DIE ÄTHERISCHEN ÖLE

III c

E. GILDEMEISTER / FR. HOFFMANN

DIE ÄTHERISCHEN ÖLE

Vierte, völlig neu bearbeitete Auflage

herausgegeben von

WILHELM TREIBS

ALLGEMEINER TEIL A

Grundlagen, Analyse und Behandlung der Inhaltsstoffe

Band III c

Die Inhaltsstoffe

AKADEMIE-VERLAG · BERLIN

1963

E. GILDEMEISTER / FR. HOFFMANN

DIE ÄTHERISCHEN ÖLE

BAND III c

Vierte, völlig neu bearbeitete Auflage

von

DIETER MERKEL

Mit 26 Tabellen

AKADEMIE-VERLAG · BERLIN
1963

Erschienen im Akademie-Verlag GmbH, Berlin W 8, Leipziger Straße 3-4

Lizenz-Nr. 202 · 100/826/63
Gesamtherstellung: IV/2/14 · VEB Werkdruck Gräfenhainichen · 1552
Bestellnummer 5102/III c · ES 18 C 5

VORWORT ZU BAND IIIc

In den ätherischen Ölen wurden zahlreiche acyclische, alicyclische, aromatische und einige heterocyclische Verbindungen aufgefunden. Neben den unsubstituierten Grundkörpern kommen die wertvollen sauerstoffhaltigen Derivate dieser Verbindungsklassen – Alkohole, Phenole, Aldehyde, Ketone, Äther, Chinone, Säuren, Ester, Lactone – sowie stickstoff- und schwefelhaltige Substanzen vor. Die Kettenverbindungen und Carbocyclen und ihre Derivate sind überwiegend Polyterpene (Mono- und Sesquiterpene neben wenig Diterpenen) und leiten sich vom Isopren als Baustein ab (vgl. Band I, S. 281).

Durch moderne, im letzten Jahrzehnt entwickelte Trenn- und Analysenverfahren, vor allem die Chromatographie in ihren verschiedenen Ausführungsformen, sind auf der einen Seite zahlreiche neue Substanzen aufgefunden, andererseits bisher als unterschiedlich angesehene Verbindungen miteinander identifiziert worden. Die quantitative analytische Erfassung der ätherischen Öle hat vor allem in den vergangenen Jahren große Fortschritte gemacht, was in einigen Fällen schon zur Komposition preisgünstiger künstlich zusammengesetzter Öle geführt hat (z. B. Bergamottöl). Trotzdem ist noch sehr viel Arbeit zu leisten, vor allem zur Auffindung und Bestimmung nur in Spuren vorhandener, oft für den Geruch aber ausschlaggebender Substanzen. In erster Linie wird hier die Gas-Chromatographie eingesetzt werden, doch auch Papier- und Dünnschichtchromatographie sind unentbehrliche Hilfsmittel für die Analyse ätherischer Öle geworden.

Die Inhaltsstoffe der ätherischen Öle werden im Band III systematisch behandelt, der infolge des außerordentlich angewachsenen Materials in vier Teile (IIIa, IIIb, IIIc und IIId) getrennt werden mußte.

Obwohl in den ätherischen Ölen nur die wasserdampfflüchtigen Bestandteile enthalten, für ihre Zusammensetzung also lediglich physikalische, keine chemischen Gesichtspunkte maßgeblich sind, werden des Zusammenhanges und des Verständnisses wegen auch einige chemisch verwandte schwer- und nichtflüchtige Stoffklassen in kürzester Form behandelt, die z. T. auch in den konkreten und absoluten Ölen enthalten sind. Für synthetische, den natürlichen verwandte, in Pflanzen noch nicht aufgefundene Riechstoffe gilt das gleiche, da einige – in erster Linie die Jonone – als wichtigste Syntheseprodukte der Parfümerie bereits jahrzehntelang verwandt wurden, bevor man ihr natürliches Vorkommen feststellte.

Die systematische Haupteinteilung geschieht nach funktionellen Gruppen, also in unsubstituierte Grundverbindungen (Kohlenwasserstoffe), Alkohole, Aldehyde usw., während die Untereinteilung den Bau der Kohlenstoffskelette (nicht isoprenoide Ketten- und Ringverbindungen, Isoprenoide und Aromaten) zugrunde legt.

Verbindungen mangelnder Reinheit und Charakterisierung oder aus Ölen zweifelhafter botanischer Herkunft werden nur kurz behandelt; Einzelheiten können aus der angegebenen Originalliteratur entnommen werden.

Die Monographien der einzelnen Verbindungen sind zur Erleichterung der Übersicht in folgende Abschnitte unterteilt: Vorkommen, Isolierung, Konstitution, Eigenschaften, Identifizierung und Verwendung. Hierbei wurden folgende Gesichtspunkte zugrunde gelegt:

a) Vorkommen: Wie in der 3. Auflage des Gildemeister-Hoffmann wurde angestrebt, die Vorkommen möglichst vollständig wiederzugeben, um die Voraussetzung für systematische Untersuchungen über Biogenese, physiologische Arten und die Verbreitung der einzelnen Verbindungen zu schaffen. Man muß hierbei jedoch stets berücksichtigen, daß in der Pflanze enthaltene ursprüngliche (native) empfindliche Inhaltsstoffe durch die Bedingungen der Isolierungs- und Aufarbeitungsprozesse verändert werden können, vor allem durch Isomerisierungen, Dehydrierungen und Dehydratisierungen. Glykoside können hydrolytisch gespalten, Ester verseift werden. Empfindliche flüchtige Verbindungen können polymerisieren und dadurch unflüchtig werden. So sind die Azulene keine nativen Bestandteile der Pflanzen, sondern entstehen während der Wasserdampfdestillation und Destillation der Öle durch spontane Dehydrierung und Decarboxylierung von nativen Proazulenen. Senföle bilden sich bei der Verarbeitung der Pflanzenteile aus glykosidischen Vorstufen. Irisöl enthält große Mengen an Myristinsäure, die bei der langdauernden Wasserdampfdestillation aus Wachsen entsteht. Viele wärme- und sauerstoffempfindliche Verbindungen können nur durch besondere Aufarbeitungsmethoden aus den betreffenden Pflanzenteilen isoliert werden, da sie bei den gebräuchlichen Laboratoriums- und Betriebsmethoden zu harzigen Produkten autoxydieren und polymerisieren, zwei radikalischen Prozessen, die eng miteinander verwandt und verbunden sind. So hat man in den letzten Jahren zahlreiche Enine, konjugierte Systeme aus zwei und mehr Doppel- und Dreifachbindungen, in Pflanzen durch Anwendung schonender Methoden nachgewiesen. Derartig empfindliche Verbindungen sind zwar für den Destillateur und Parfümeur ohne Interesse, häufig um so interessanter aber für den Biochemiker und Pharmakologen.

b) Isolierung: Isolierungsmethoden sind meist nur in den Fällen angegeben worden, wo von den üblichen destillativen Verfahren abgewichen wurde oder wo besondere Vorsicht wegen der Empfindlichkeit der betreffenden Verbindung am Platze ist.

c) Konstitution: In kürzester Form werden die Arbeiten beschrieben, die zu den Strukturformeln der einzelnen Verbindungen führen. Einzelheiten müssen der angegebenen Originalliteratur entnommen werden. Zur bildlichen Darstellung der Strukturen wurden die übersichtlichen Skelettformeln verwendet, die nur die Kohlenstoffskelette, Doppelbindungen und funktionellen Gruppen enthalten (vgl. Band I, S. 286). Durch die Konformationsanalyse (vgl. Band II) haben wir im letzten Jahrzehnt sehr konkrete Vorstellungen über die räumliche Lagerung der Moleküle gewonnen. Soweit bereits bekannt, sind die Raumformeln angegeben, bei komplizierteren Verbindungen zur besseren Übersicht daneben die gebräuchlichen, auf die Papierebene projizierten Konstitutionsformeln. Durch dicke Linien dargestellte Atombindungen treten aus der Papierebene heraus, während dünne oder gestrichelte Linien in der Ebene zu denken sind bzw. nach hinten verlaufen.

d) Eigenschaften: Von den häufig überaus zahlreichen in verschiedenen Literaturstellen angegebenen physikalischen Daten wurden jeweils die der wahrscheinlich reinsten Präparate ausgewählt und oftmals auch älteren gegenübergestellt. Auf den Abdruck der IR-Spektren als Originalkurven wurde aus Raumgründen verzichtet, sie können aber nach näheren Angaben leicht aufgefunden werden.

e) Identifizierung: Für alle Verbindungen sind, soweit beschrieben, zahlreiche kristallisierte Derivate angegeben, um den Nachweis zu erleichtern. In speziellen Fällen wurden auch deren Darstellungsvorschriften aufgenommen, bei den nach bekannten Methoden gewonnenen (Semicarbazonen usw.) dagegen nur die Schmelzpunkte. Zur Darstellung von Derivaten s. auch Band II. Farbreaktionen zur Charakterisierung von Verbindungen sind nur kurz erwähnt, da sie meist unspezifisch sind und lediglich zu einem ersten Hinweis dienen können (vgl. Band II).

Die Literatur für Band IIIc wurde im allgemeinen bis Juni 1961 erfaßt, doch sind auch bereits zahlreiche Arbeiten von 1962 ausgewertet worden.

Die Literaturzitate sind bis auf wenige Ausnahmen (Verzeichnis Band I) nach Periodica Chimica Acta (Chemisches Zentralblatt) abgekürzt.

Zahlreichen Fachkollegen danken wir für wertvolle Hinweise und Zusendung von Sonderdrucken, vor allem D. H. R. Barton (London), S. C. Bhattacharyya (Poona), A. J. Birch (Sydney), S.-G. Blohm (Stockholm), G. Büchi (Cambridge), H. Erdtman (Stockholm), G. A. Fester (Santa Fé), Y. Fujita (Osaka), O. R. Gottlieb (Rio de Janeiro), M. J. Gorjajew (Alma-Ata), A. J. Haagen-Smit (Pasadena), K. L. Handa (Jammu), W. Herz (Tallahassee), N. Hirota (Matsuyama), D. Ivanov (Sofia), A. Kergomard (Clermont-Ferrand), A. Kjaer (Kopenhagen), J. B. Lal (Kanpur), T. Matsuura (Hiroshima), P. de Mayo (London), A. L. Montes (Buenos Aires), Y.-R. Naves (Genf), S. S. Nigam (Saugar), G. Ohloff (Mülheim), J. Onishi (Kyoto), G. Ourrison (Strasbourg), A. R. Penfold (Sydney), G. W. Pigulewski (Leningrad), Sadgopal (Dehra Dun), F. Šorm (Prag), N. A. Sörensen (Trondheim), M. D. Sutherland (Brisbane), P. Teisseire (Grasse), N. Toivonen (Helsinki), J. Verghese (Madras) und G. Widmark (Stockholm).

Den Herren Dr. K. Bournot, Dr. H. Schmidt und Dr. L. Schulz von der Chemischen Fabrik Miltitz (vorm. Schimmel u. Co.) sind wir für Anregungen und Unterstützung durch Material zu besonderem Dank verpflichtet.

Die Herausgeber

INHALTSVERZEICHNIS

IV. KETONE

Berichtigungen für Band IIIb

S. 26, Formelschema:	Die Bezeichnungen „L-(+)-Menthon" und „L-(+)-iso-Menthon" sind auszutauschen, die Formeln bleiben.
S. 123, Zeile 1 und 2 nach dem 2. Formelschema:	Es ist jeweils der erste Buchstabe auszutauschen.
S. 124, Zeile 16 von oben:	*statt* Austerwell *lies* Austerweil
S. 153, Zeile 9 von oben:	*statt* Noten zur Tabelle S. 29, 146–153 *lies* Noten zur Tabelle 29, S. 146–153
S. 293, Fußnote 7:	*statt* Bull. Soc. chim. belg. **70**, (1961) *lies* Bull. Soc. chim. belg. **70**, 5 (1961)

III. ALDEHYDE

Obwohl die Aldehyde – außer *Citral* – mengenmäßig keine so große Rolle spielen wie die Kohlenwasserstoffe, Alkohole und Ketone, so sind sie doch oft für den Geruch der Öle von ausschlaggebender Bedeutung. Schon geringe Mengen können wegen ihres meist durchdringenden Geruches wesentlichen Einfluß ausüben.

Der wichtigste Vertreter dieser Verbindungsklasse ist zweifellos *Citral*, das in der Riechstoffindustrie und der Vitaminproduktion eine Schlüsselstellung einnimmt. Ist es doch nicht nur Ausgangsstoff für zahlreiche moderne Riechstoffsynthesen, sondern auch für die Herstellung der Vitamine mit Polyterpenskelett (*Vitamine A*, *E* und *K*) und damit von lebenswichtiger Bedeutung, vor allem für die Margarineveredlung. Da nun einerseits die natürlichen Citralquellen (hauptsächlich Lemongrasöl) diesen Bedarf nicht decken können und man andererseits auf von Witterungs- und politischen Einflüssen abhängigen Rohstofflieferungen keine lebensnotwendige Industrie aufbauen kann, hat man zahlreiche Synthesen entwickelt, nach denen z. T. schon produziert wird. Für die Riechstoffindustrie allein würden sich diese nicht lohnen, erst die Großproduktion der Vitamine macht diese Synthesen rentabel. Neben der Citralgewinnung aus Acetylen und Aceton (über *Dehydrolinalool*) erscheint vor allem die Produktion aus Isopren (über *Geranylchlorid*) aussichtsreich, die man mit der Isoprenkautschukherstellung koppeln kann. Näheres s. S. 91.

Die höheren aliphatischen Aldehyde haben seit Einführung der Aldehydnote in die Parfümerie eine große Bedeutung erlangt und werden in vielen Riechstoffabriken synthetisch hergestellt. Hier sind vor allem *Decyl-*, *Undecyl-*, *Undecylen-*, *Methylnonylacet-*, *Methylhexylacet-*, *Methylheptylacet-*, *Trimethylundecyl-* und *Trimethylundecylenaldehyd* zu nennen. Diese Aldehyde werden – neben Agrumenölen – vor allem für die Kopfnoten der Parfüme benutzt. Die „sogenannten Aldehyde" sind keine Aldehyde, sondern z. B.:

Aldehyd C_{14} (sog.), Pfirsichaldehyd $= \gamma$-Undecalacton
Aldehyd C_{16} (sog.), Erdbeeraldehyd $=$ Methylphenylglycidsäureäthylester
Aldehyd C_{18} (sog.), Kokosaldehyd $= \gamma$-Nonalacton.

Die niederen Glieder, die sich bestimmt wenigstens in einigen Fällen erst während der Wasserdampfdestillation bilden, findet man – wie die niederen Alkohole – besonders in den Destillationswässern und -vorläufen.

Zur Isolierung (vgl. Band II) benutzt man am besten ihre Addukte mit Natriumbisulfit. Die Identifizierung wird durch zahlreiche Derivate erleichtert. Vor allem die Semicarbazone, Oxime, 2,4-Dinitrophenylhydrazone und p-Nitrophenylhydrazone eignen sich zur Charakterisierung. Die Bestimmung der Aldehyde kann man mit der Sulfit-, der Bisulfit- und der Hydroxylaminmethode vornehmen. Näheres siehe bei den einzelnen Verbindungen und im Band II, Seite 215 bis 229.

1. Aliphatische Aldehyde

a) *Gesättigte aliphatische Aldehyde*

Formaldehyd

HCHO

Methanal

CH_2O. Mol.-Gew. 30,03

Vorkommen: im trockenen Destillat des Manilakopals (von *Agathis alba*)[1]), Terpentinöl von *Pinus Jeffreyi*[2]), Palmarosaöl[3]), Hainbuchenblätteröl[4]), Hopfenöl[5]), Ho-Sho-Öl (Shiu-Öl)[6]), Shô-Gyū-Öl[7]), im Blätteröl von *Persea pubescens* (?, wenig)[8]), im Holzöl von *Pittosporum senacia*[9]), im süßen Pomeranzenöl aus Französ.-Guinea[10]), Weintraubenöl (aus Müller-Thurgau-Wein) (?)[11]), Blätteröl von *Monarda punctata*[12]) und Blätteröl

[1]) A. Tschirch und A. Koch, Arch. Pharmaz. **240**, 202 (1902). – L. Schmölling, Chemiker-Z. **29**, 955 (1905). – Brooks, Philippine J. Sci. **5** A, 203 (1910).

[2]) C. W. Sondern, J. Amer. pharmac. Assoc. **22**, 214 (1933). – Blasdale, J. Amer. chem. Soc. **23**, 162 (1901). – Schimmel & Co., Ber. Schimmel April **1910**, 106. – A. P. Foote, J. Amer. pharmac. Assoc. **18**, 350 (1929).

[3]) Van Hulssen, Koolhaas und Rowaan, Mededeeling van het Laborat. voor Scheikundig Onderzoek te Buitenzorg 1938. Indische Mercuur **61**, 489 (1938).

[4]) Th. Curtius und H. Franzen, Liebigs Ann. Chem. **390**, 89 (1912).

[5]) Rabak, J. Agr. Res., U. S. Dept. Agric. **2**, 115 (1914). – A. C. Chapman, J. chem. Soc. (London) **83**, 505 (1903); **64**, 54 780 (1885); **1928**, 1303.

[6]) K. Keimatsu, J. pharmac. Soc. Japan No. 253, März 1903; No. 258, August 1903. Ber. Schimmel Okt. **1903**, 9; April **1904**, 9.

[7]) K. Nagai, Investigation of the Sho-Gyu and Yu-Ju Oils produced in Formosa. Taihoku 1914.

[8]) F. Rabak, U. S. Dept. Agric., Bureau of Plant Ind., Bull. No. 235, 29 (1912).

[9]) R. Salgues, Mat. Veget. **1**, 354 (1952/54).

[10]) Y.-R. Naves, Parfums de France **10**. 160 (1932). – Perfum. Record **38**, 237, 295 (1947).

[11]) K. Hennig und F. Villforth, Vorratspflege und Lebensm.-Forsch. **5**, 197, 313 (1942).

[12]) A. A. Harwood, J. Amer. pharmac. Assoc. **20**, 631 (1931).

von *Datura stramonium* (?)[13]. Außerdem ist Formaldehyd in den Destillationswässern von Schafgarbenöl[14]), des Öls von *Monarda fistulosa*[15]) und des Wurzelöls von *Valeriana Wallichii*[16]) nachgewiesen worden.

Die Anwesenheit von *Formaldehyd* in diesen Ölen ist meist durch Farbreaktionen nachgewiesen worden, die im allgemeinen unzulänglich sind.[17])
Diese Angaben müssen daher noch mit exakteren Verfahren nachgeprüft werden.

Eigenschaften: farbloses Gas mit scharfem, durchdringendem Geruch, das Haut und Schleimhäute reizt.

Schmp. —92°; Sdp. —19°; d^{-80} 0,9172; d^{-20} 0,8153.[18])

Löst sich leicht in Wasser; die 30proz. Lösung siedet bei 98,8°. *Formaldehyd* ist als 40proz. wäßrige Lösung (*Formalin*) im Handel.

Identifizierung:

a) Derivate:

p-Nitrophenylhydrazon, Schmp. 181 bis 182° (aus Benzol)[19]). Auch verdünnte Lösungen von *Formaldehyd* reagieren beim Stehen oder Erwärmen mit p-Nitrophenylhydrazin.

2,4-Dinitrophenylhydrazon, Schmp. 167° (aus Alkohol)[20]). Zu dessen Papierchromatographie vgl. E. Sundt und M. Winter[20a]).

Kondensationsprodukt mit Dimedon, Schmp. 189° (Anhydrid Schmp. 171°)[21]).

Kondensationsprodukt mit Cyclohexandion-1,3, Schmp. 135°[22]).

Nach Th. Curtius und H. Franzen[23]) oxydiert man Formaldehyd nach Entfernung evtl. vorhandener Säuren mit Silberoxyd zu Ameisensäure und weist diese nach.

[13]) A. Ssiwolobow, J. russ. physic. chem. Ges. **47**, 1561 (1915); C. **1916**, II. 227

[14]) R. E. Kremers, J. Amer. pharmac. Assoc. **10**, 252 (1921). — Auch im Öl: Miller Bull. Univ. Wisconsin, Sci. Ser. **4**, No. 9 (1916).

[15]) Wakeman, Bull. Univ. Wisconsin, No. 448, 23 (1911). — Miller, C. **1920**, II. 453.

[16]) B. C. Gulati und Sadgopal, Soap, Perfum. Cosmet. **29**, 1129, 1261 (1956).

[17]) Vgl. Th. Curtius und H. Franzen, Ber. dtsch. chem. Ges. **45**, 1715 (1912).

[18]) Nach Rodd, Chemistry of Carbon Compounds, Vol. I a, 472.

[19]) Bamberger, Ber. dtsch. chem. Ges. **32**, 1807 (1899).

[20]) Bryant, J. Amer. chem. Soc. **54**, 3760 (1932).

[20a]) Analytic. Chem. **30**, 1620 (1958).

[21]) Vorländer, Z. analyt. Chem. **77**, 247 (1929).

[22]) King und Felton, J. chem. Soc. (London) **1948**, 1372.

[23]) Ber. dtsch. chem. Ges. **45**, 1715 (1912).

Nach KLOSA[24]) kocht man die zu untersuchende neutrale Lösung mit einem Tropfen einer 1proz. alkoholischen Lösung von 4-Hydroxycumarin auf. Nachweis noch in einer Verdünnung von 1: 10000. Acetaldehyd reagiert entsprechend.

b) Farbreaktionen:

Diese sind im allgemeinen wenig spezifisch, eignen sich jedoch für erste Hinweise. Hierzu zählen u. a. die Reaktionen mit FEHLINGscher Lösung, TOLLENS Reagenz, Resorcin, Phenolphthalein, Phlorogluzin, Phenylhydrazinhydrochlorid, der HEHNER- und LEAC-Test.

Etwas spezifischer sind folgende Methoden:

1. Beim 15min. Stehen einer wäßrigen Lösung von Formaldehyd mit einer stark sauren Lösung von SCHIFFS Reagenz tritt eine blaue Färbung auf.[25])

2. Beim Erhitzen mit Chromotropsäure in Gegenwart von starker Schwefelsäure erscheint Violettfärbung, die auch zur colorimetrischen Bestimmung des Formaldehyds herangezogen wird (E. EEGRIEWE[26]), BOYD und LOGAN[27])).

Zur gaschromatographischen Bestimmung von Formaldehyd vgl. S. SANDLER und R. STORM[28]).

Verwendung: Formaldehyd hat große Bedeutung wegen seiner desinfizierenden Eigenschaften und als Ausgangsprodukt für Synthesen.

[24]) Apotheker-Z. 4, 55 (1952); C. **1952**, 7546.
[25]) Nach RODD, Chemistry of Carbon Compounds, Vol. Ia, 472.
[26]) Z. analyt. Chem. **110**, 22 (1937).
[27]) J. biol. Chem. **146**, 279 (1942).
[28]) Analytic. Chem. **32**, 1890 (1960)

Acetaldehyd

CH_3CHO

Äthanal

C_2H_4O. Mol.-Gew. 44,05

Vorkommen: Dieser Aldehyd ist – jeweils in kleinen Mengen – ziemlich oft beobachtet worden, besonders bei Verarbeitung größerer Ölmengen, so im Vorlauf von finnischem Kienöl[1]), im Öl von *Magnolia grandiflora*[14]),

[1]) O. ASCHAN, Z. angew. Chem. **20**, 1811 (1907); **26**, I. 709 (1913).

im Ananasöl[2]), Hainbuchenblätteröl[3]), Campheröl (Hon-Sho-Öl)[4]), Apfelöl[5]), Birnenöl[6]), Himbeeröl[7]), Erdbeeröl[8]), bulgarischen Rosenöl[9]), Pfirsichöl[10]), Sojabohnenöl[11]), im süßen Pomeranzenöl[12])[13]), im Öl von *Narzissus jonquilla*[14]), Citronenöl[13]), in den Ölen von *Citrus aurantium* var. *amara*[14]), *C. sinensis*[14]), *C. deliciosa* × *C. salicifolia*[14]), *C. limonum* (?)[14]), *C. aurantifolia*[14]), Teeöl[15]), Myrtenöl (?)[14]), Weintraubenöl[16]), Anisöl[17]), Muskateller Salbeiöl (aus Bulgarien)[18]), im Salbeiöl[14]), im amerikanischen (0,044%) und japanischen Pfefferminzöl[19]), Rosmarinöl[20]), Melissenöl[14]), Tabakblätteröl[21]) und im Öl von *Artemisia brevifolia*[22]), Maiglöckchenöl (?)[14]), im Öl von *Litsea cubeba*[22a]).

[2]) A. J. Haagen-Smit, J. Amer. chem. Soc. **67**, 1646, 1651 (1945).

[3]) Th. Curtius und H. Franzen, Liebigs Ann. Chem. **390**, 89 (1912).

[4]) K. Ono und M. Imoto, J. chem. Soc. Japan **59**, 1014 (1938); C. A. **33**, 2128 (1939).

[5]) F. P. Power und V. K. Chesnut, J. Amer. chem. Soc. **42**, 1509 (1920); J. W. White, Food. Res. **15**, 68 (1950). – J. J. Willaman, Canner **110**, 18 (1950); C. A. **44**, 6541 (1950). – F. E. Huelin, Austral. J. Sci. Res. **5**, 328 (1952).

[6]) H. Müller-Thurgau und A. Osterwelder, Landw. Jahrb. Schweiz **29**, 400, 509 (1915). – C. P. Haley und D. F. Fisher, J. Agr. Res. **35**, 583 (1927).

[7]) McGlumphy, J. Assoc. Offic. Agr. Chemists **22**, 378 (1939).

[8]) K. P. Dimick und B. Makower, Food Technol. **10**, 73 (1956). – Dimick und J. Corse, 131th Meet. of the Amer. chem. Soc. 1947, Abstr. 2 A, 4. – M. Winter, B. Willhalm, M. Hinder, E. Pallney und E. Sundt, Perfum. Record **49**, 250 (1958).

[9]) I. Panayotov und D. Ivanov, Perfum. Record **49**, 231 (1958).

[10]) F. B. Power und V. K. Chesnut, J. Amer. chem. Soc. **43**, 1725 (1921); **44**, 2966 (1922).

[11]) T. Yokotsuka, J. agric. chem. Soc. Japan **23**, 200 (1949); **27**, 276, 334, 359, 549 (1953). Nach C. A. **44**, 5034 (1950); C. **1956**, 590, 8776.

[12]) Y.-R. Naves, Parfums de France **10**, 160 (1932). – Perfum. Record **38**, 237, 295 (1947). – J. G. Kirchner und R. M. Miller, J. agric. Food Chem. **5**, 283 (1957).

[13]) J. B. Biale und F. T. Weiss, J. Amer. chem. Soc. **61**, 635 (1939).

[14]) L. Peyron, Soap, Perfum. Cosmet. **33**, 373 (1960). France Parfums **2**, 41 (1959).

[15]) M. A. Bokuchawa und N. I. Skobelewa, Ber. Akad. Wiss. UdSSR **112**, 896 (1957); C. A. **51**, 12238 (1957).

[16]) A. J. Haagen-Smit, F. N. Hirosawa und T. H. Wang, Food. Res. **14**, 472 (1949); C. A. **44**, 2666 (1950). – K. Hennig und F. Villforth, Vorratspflege u. Lebensm.-Forschg. **5**, 197, 313 (1942).

[17]) C. Monod und D. de Dortan, Ind. Parfumerie **5**, 401 (1950). – Gildemeister-Hoffmann, Die Ätherischen Öle, 3. Aufl. III, 507.

[18]) I. Panayotov, Perfum. Record **49**, 233 (1958).

[19]) Power und Kleber, Pharmaz. Rundschau [New York] **12**, 157 (1894). – T. Nagasawa, Shimanc Daigaku Ronshû **9**, 30 (1959); nach C. A. **54**, 11386 (1960).

[20]) E. Gildemeister und K. Stephan, Arch. Pharmaz. **235**, 584 (1897).

[21]) I. Onishi und K. Yamasaki, Bull. agric. chem. Soc. Japan **19**, 137 (1955); **21**, 95 (1957); nach C. A. **50**, 15028 (1956) und **51**, 11664 (1957).

Außerdem ist Acetaldehyd in den Destillationswässern von amerikanischem Wurmsamenöl[23]), Baumwollkrautöl[24]), Kümmelöl[25]), Irisöl[26]) und des Öles von *Monarda punctata*[27]) nachgewiesen worden.

Isolierung: am besten als Bisulfitverbindung. Diese läßt sich auch zur quantitativen Bestimmung des *Acetaldehyds* verwenden, indem man den Überschuß des Bisulfits mit Jod zurücktitriert (RIPPER[28]), FÜRTH und CARNASS[29]), PARKINSON und WAGNER[30])).

Eigenschaften: farblose, leicht bewegliche Flüssigkeit mit in Lösung ziemlich angenehmem, in konzentrierter Form jedoch die Schleimhäute reizendem Geruch.

Schmp. −120,0°; Sdp. 20,8°; d° 0,8009[31]).

Mischt sich unbegrenzt mit Wasser, kann aus diesen Mischungen aber ausgesalzen werden. Löst sich in Alkohol und Äther.

Identifizierung:

a) Derivate

p-Nitrophenylhydrazon, Schmp. 128,5°[32])

2,4-Dinitrophenylhydrazon, Schmp. 168°[33]), 147°[34]). Eignet sich nur begrenzt zum Nachweis. Über die papierchromatographische Identifizierung des 2,4-Dinitrophenylhydrazons vgl. L. PEYRON[14]) und I. PANAYOTOV[18]).

p-Jodbenzoylhydrazon, Schmp. 224° (corr.)[35])

Thiosemicarbazon, Schmp. 146°[36])

4-Phenylsemicarbazon, Schmp. 151°[37]).

22) W. COCKER, C. LIPMAN, T. B. H. MCMURRY und B. M. WHEELER, J. Sci. Food Agric. 9, 828 (1958); Ber. Schimmel 1958, 11.
22a) H. FÜRST und G. FEUSTEL, Z. Chem. 1, 22 (1961).
23) R. J. PAULY, Pharmac. Archives 7, 1 (1936).
24) F. B. POWER und V. K. CHESNUT, J. Amer. chem. Soc. 47, 1751 (1925).
25) Schimmel & Co., Ber. Schimmel Oktober 1899, 32.
26) Schimmel & Co., Ber. Schimmel April 1907, 53.
27) HARWOOD, J. Amer. pharmac. Assoc. 20, 631 (1931).
28) Monatsh. Chem. 21, 1079 (1900).
29) Biochem. Z. 26, 207 (1910).
30) Ind. Engng. Chem., Analyt. Edit. 6, 433 (1934).
31) Nach RODD, Chemistry of Carbon Compounds, Vol. Ia, 476.
32) HYDE, Ber. dtsch. chem. Ges. 32, 1813 (1899).
33) CAMPBELL, Analyst 61, 392 (1936).
34) PURGOTTI, Gazz. chim. ital. 24, I. 565.
35) SAH und HSÜ, Rec. Trav. chim. Pays-Bas 59, 349 (1940).
36) Organic Reagents for Organic Analysis.
37) SAH und MA, J. Chin. chem. Soc. 2, 32 (1934); C. 1934, II. 2209.

4-[p-Bromphenyl]-thiosemicarbazon, Schmp. 153 bis 154°[38])
4-[p-Chlorphenyl]-thiosemicarbazon, Schmp. 140°[39]).

b) Farbreaktionen: Außer den für die Aldehydgruppe typischen Reaktionen (FEHLING, TOLLENS usw.) wurde u. a. die SIMONSsche Probe zur Identifizierung des *Acetaldehyds* empfohlen. Diese beruht auf der tiefblauen Färbung mit einer 10proz. Natriumnitroprussidlösung und Piperidin. Nach LEWIN[40]) tritt diese Färbung jedoch auch mit *Propionaldehyd* und *Acrolein* auf.

Zur kolorimetrischen Bestimmung vgl. E. W. MALMBERG und Mitarbeiter[41]).

S. D. NOGARE, T. O. NORRIS und J. MITCHELL jr.[42]) bestimmten *Acetaldehyd* mit Hypojoditlösung. Das sich bildende *Jodoform* wurde spektrophotometrisch gemessen.

Zum Nachweis als *3,3-Äthyliden-bis-hydroxycumarin* (Schmp. 176–178°) vgl. S. 7.

[38]) M. TIŠLER, Z. analyt. Chem. **151**, 187 (1956).
[39]) M. PERPAR und M. TIŠLER, Z. analyt. Chem. **155**, 18 (1957).
[40]) Ber. dtsch. chem. Ges. **32**, 3388 (1899).
[41]) Microchim. Acta **1959**, 203.
[42]) Analytic. Chem. **23**, 1473 (1951).

Propionaldehyd

CH_3CH_2CHO

Propanal

C_3H_6O. Mol.-Gew. 58,08

Vorkommen: im Vorlauf des finnischen Kienöls von *Pinus silvestris* und *P. abies* (= *Picea excelsa*)[1]), im Öl von *Ulva pertusa*[2]), Zwiebelöl[3]), Campheröl (Hon-Sho-Öl)[4]), Apfelöl (aus gelagerten Äpfeln)[5]), im bul-

[1]) O. ASCHAN, C. **1914**, I. 147.
[2]) T. KATAYAMA, Bull. japan. Soc. Sci. Fisheries **21**, 412, 416 (1955); C. A. **50**, 13184 (1956).
[3]) KOHMAN, Science [New York] **106**, 625 (1947); C. (West) **1948**, II. 495.
[4]) K. ONO und M. IMOTO, J. chem. Soc. Japan **59**, 1014 (1938); C. A. **33**, 2128 (1939).
[5]) F. E. HUELIN, Austral. J. Sci. Res. **5**, 328 (1952).

garischen Rosenöl[6]), im Öl von *Rosa centifolia*[7]), äther. Sojabohnenöl[8]) und im Muskateller Salbeiöl aus Bulgarien[9]).

Eigenschaften: mit Dampf flüchtige Flüssigkeit mit an Acetaldehyd erinnerndem Geruch.

Schmp. $-81°$[10]), Sdp. 47,5 bis 49°[11]), d_4^{21} 0,8074[11]), $n_{580}^{16,6}$ 1,3695[12]). Löslich in 5 Teilen Wasser bei 20°.

Identifizierung:

p-Nitrophenylhydrazon, Schmp. 125°[13])

2,4-Dinitrophenylhydrazon, Schmp. 155°[14]). Über die papierchromatographische Identifizierung vgl. I. PANAYOTOV[6]).

p-Jodbenzoylhydrazon, Schmp. 196°[15])

Thiosemicarbazon, Schmp. 159°[16])

Dimedon-Kondensationsprodukt, Schmp. 155°, Anhydrid Schmp. 143°[17]).

4-[p-Chlorphenyl]-thiosemicarbazon, Schmp. 136°[18])

4-[p-Bromphenyl]-thiosemicarbazon, Schmp. 146°[19]).

Quantitativ kann Propionaldehyd als Bisulfitverbindung bestimmt werden, die kaum in Alkohol löslich ist.

Zur gaschromatographischen Identifizierung im Rosenöl vgl. M. CALVARANO[7]).

Ein Verfahren zur quantitativen Bestimmung von *Propionaldehyd* neben anderen Aldehyden und Ketonen entwickelten L. R. JONES und J. R. RIDDICK[20]). Dieser Aldehyd reagiert mit Ninhydrin in konz. Schwefelsäure unter Bildung einer tiefrotblauen Farbe, die bei 595 mμ gemessen wird.

[6]) I. PANAYOTOV und D. IVANOV, Perfum. Record 49, 231 (1958).
[7]) M. CALVARANO, Essenze Deriv. Agrum. 28, 157 (1958).
[8]) T. YOKOTSUKA, J. agric. chem. Soc. Japan 23, 200 (1949); 27, 276, 334, 359, 549 (1953). C. A. 44, 5034 (1950); C. 1956, 590, 8776.
[9]) I. PANAYOTOV, Perfum. Record 49, 233 (1958).
[10]) WALDEN, Z. physikal. Chem. 55, 220 (1906).
[11]) Nach RODD, Chemistry of Carbon Compounds, Vol. Ia, 477.
[12]) VOELLMY, Z. physik. Chem. 127, 345 (1927).
[13]) BAUER und STRAUSS, Ber. dtsch. chem. Ges. 65, 311 (1932).
[14]) ALLEN, J. Amer. chem. Soc. 52, 2957 (1930).
[15]) SAH und HSÜ, Rec. Trav. chim. Pays-Bas 59, 349 (1940).
[16]) FISCHER und MOOR, Mikrochem. [Wien] 15, 79 (1934).
[17]) KAO und YEN, nach C. 1932, II. 3445.
[18]) M. PERPAR und M. TIŠLER, Z. analyt. Chem. 155, 186 (1957).
[19]) M. TIŠLER, Z. analyt. Chem. 151, 187 (1956).
[20]) Analytic. Chem. 26, 1035 (1954).

Formaldehyd und – in größeren Mengen – Butyraldehyd stören. Es lassen sich noch 1 bis 3 γ mit einer Genauigkeit von $\pm$ 5% bestimmen. Die Reaktion ist spezifisch.

n-Butyraldehyd

$CH_3CH_2CH_2CHO$

n-Butanal

C_4H_8O. Mol.-Gew. 72,10

Vorkommen: im Hainbuchenblätteröl[1]), Rettichblätteröl[2]), in den Fruchtölen von *Pittosporum pullifolium*[3]), *P. vernicosum*[3]), *P. pentandrum*[3]), *P. monticolum*[3]) und *P. Campbellii*[3]), in den Holzölen von *Pittosporum polyspermum*[3]) und *P. confertiflorum*[3]), im Öl aus gelagerten Äpfeln[4]), Erdbeeröl[5]), äther. Sojabohnenöl[6]), Teeöl[7]), in den Blätterölen von *Eucalyptus cinerea*[8]) und *E. globulus*[9]), im Blütenöl von *Eucalyptus globulus*[10]), im Öl der Blätter und Zweigspitzen von *Melaleuca nodosa* (?)[11]), im Blätteröl von *Melaleuca leucadendron* (Cajeputöl)[12]), Krautöl von *Lavandula delphinensis* (0,01%)[13]), Muskateller Salbeiöl aus Bulgarien[14]), im Öl von *Monarda fistulosa*[15]), *Artemisia scoparia*[16]) und *Litsea cubeba*[16a]).

1) Th. Curtius und H. Franzen, Liebigs Ann. Chem. **390**, 89 (1912).

2) S. Takey, Y. Sakato und M. Ono, Sci. Pap. Inst. physic. chem. Res. **23**, 482 (1934); C. **1934**, I. 2770.

3) R. Salgues, Mat. veget. **1**, 351 (1952/54).

4) D. F. Meigh, J. Sci. Food Agric. **7**, 396 (1956); C. A. **50**, 12332 (1956).

5) A. Coppens und L. Hoejenbos, Rec. Trav. chim. Pays-Bas **58**, 680 (1939). – J. H. McGlumphy, Perfum. Record **44**, 352 (1953).

6) T. Yokotsuka, J. agric. chem. Soc. Japan **23**, 200 (1949); **27**, 276, 334, 359, 549 (1953); C. A. **44**, 5034 (1950); C. **1956**, 590, 8776.

7) Vgl. Band VI, Seite 12.

8) Baker und Smith, A Research on the Eucalypts and their Essential Oils, Sydney 1920, 119.

9) Schimmel & Co., Ber. Schimmel April **1904**, 47.

10) B. V. Ramaswamy und Mitarbeiter, J. Indian Inst. Sci. **28 A**, 57 (1946).

11) Baker und Smith, J. Proc. Roy. Soc. N. S. Wales **41**, 207 (1907).

12) R. Voiry, C. R. hebd. Séances Acad. Sci. **106**, 1419, 1538 (1888).

13) L. Bénézet, Bull. Soc. chim. France [5] **10**, 454 (1943).

14) Perfum. Record **49**, 233 (1958).

15) Miller, Circ. Univ. Wisconsin No. 4, Okt. 1918; Midland Drug. and Pharmac. Rev. **54**, 146 (1920).

16) K. Dakshinamurti, C. A. **47**, 10811 (1953).

16a) H. Fürst und G. Feustel, Z. Chem. **1**, 22 (1961).

Eigenschaften:

$Sdp._{760}$ 75 bis 76°; Schmp. −99°; d_4^{20} 0,817; n_D^{20} 1,3843[17]).

Löslich in 25 Teilen Wasser und in den meisten Lösungsmitteln.

Durch Oxydation mit alkalischer $KMnO_4$-Lösung entsteht *n-Buttersäure*.

Identifizierung:

p-Nitrophenylhydrazon, Schmp. 93 bis 95°[18])

2,4-Dinitrophenylhydrazon, Schmp. 123°[19]). Zu dessen papierchromatographischer Identifizierung vgl. I. PANAYOTOV[14]).

Semicarbazon, Schmp. 104°[20])

p-Jodbenzoylhydrazon, Schmp. 201°[21])

Kondensationsprodukt mit Dimedon, Schmp. 136°[22])

Kondensationsprodukt mit Cyclohexandion-1,3, Schmp. 98°[23])

4-[p-Chlorphenyl]-thiosemicarbazon, Schmp. 125°[24])

4-[p-Bromphenyl]-thiosemicarbazon, Schmp. 155°[25]).

Zur Bestimmung kann man das Bisulfit-Addukt benutzen.

[17]) Nach SCHEFLAN-JACOBS, The Handbook of Solvents, van Nostrand 1953.
[18]) SHIMA, C. **1930** II, 226.
[19]) BRYANT, J. Amer. chem. Soc. **54**, 3760 (1932).
[20]) Organic Reagents for Organic Analysis.
[21]) SAH und HSÜ, Rec. Trav. chim. Pays-Bas **59**, 349 (1940).
[22]) KAO und YEN, nach C. **1932**, II. 3445.
[23]) KING und FELTON, J. chem. Soc. (London) **1948**, 1372.
[24]) M. PERPAR und M. TIŠLER, Z. analyt. Chem. **155**, 186 (1957).
[25]) M. TIŠLER, Z. analyt. Chem. **151**, 187 (1956).

iso-Butyraldehyd

$(CH_3)_2 > CHCHO$

2-Methylpropanal

C_4H_8O. Mol.-Gew. 72,10

Vorkommen: im Öl von *Ulva pertusa*[1]), Terpentinöl von *Pinus Jeffreyi*[2]), Rettichblätteröl[3]), im Öl aus gelagerten Äpfeln[4]), im schwarzen Himbeeröl[5]),

[1]) T. KATAYAMA, Bull. japan. Soc. Sci. Fisheries **21**, 412, 416 (1955); C. A. **50**, 13184 (1956).

im Blätteröl von *Citrus aurantium*[6]), äther. Sojabohnenöl[7]), im Öl aus grünem[8]) und fermentiertem Tee[9]), im Tabakblätteröl[10].

Eigenschaften:

$Sdp._{754}$ 63,5°; d_4^{20} 0,7904; n_D^{20} 1,3738[11]).

Iso-Butyraldehyd bildet mit Wasser ein azeotropes Gemisch mit dem Siedepunkt 60,5° (mit 95 Gew.-% *iso-Butyraldehyd*)[12]).

Identifizierung:

Kondensationsprodukt mit Dimedon, Schmp. 153–154°[13]).

Semicarbazon Schmp. 125–126°[2])

Phenylsemicarbazon, Schmp. 134°[14])

2,4-Dinitrophenylhydrazon, Schmp. 183–183,5°[13]). Zu dessen papierchromatographischer Identifizierung vgl. L. Peyron[6]).

Die quantitative Bestimmung kann man durch Umsetzung mit überschüssiger $NaHSO_3$-Lösung und jodometrischer Titration[15]) oder durch Umsetzung mit Hydroxylaminhydrochlorid und Titration der freiwerdenden Säure[16]) vornehmen.

Zur Trennung von *Butyr-*, *iso-Butyr-* und *Valeraldehyd* durch Chromatographie der 2,4-Dinitrophenylhydrazone an Bentonit vgl. White[17]).

[2]) C. W. Sondern, J. Amer. pharmac. Assoc. **22**, 214 (1933).

[3]) S. Takey, Y. Sakato und M. Ono, Sci. Pap. Inst. physic. chem. Res. **23**, 482 (1934); C. **1934**, I. 2770.

[4]) D. F. Meigh, J. Sci. Food. Agric. **7**, 396 (1956); C. A. **50**, 12332 (1956).

[5]) McGlumphy, J. Assoc. Offic. Agric. Chemists **22**, 378 (1939).

[6]) L. Peyron, Soap, Perfum. Cosmet. **33**, 373 (1960).

[7]) T. Yokotsuka, J. agric. chem. Soc. Japan **23**, 200 (1949); **27**, 276, 334, 359, 549 (1953); C. A. **44**, 5034 (1950); C. **1956**, 590, 8776.

[8]) Siehe Band VI, 12.

[9]) R. Yamamoto und A. Kato, J. agric. chem. Soc. Japan **10**, 661 (1934); C. A. **28**, 7377 (1934).

[10]) I. Onishi und K. Yamasaki, Bull. agric. chem. Soc. Japan **19**, 137 (1955); **21**, 95 (1957). C. A. **50**, 15028 (1956); **51**, 11664 (1957).

[11]) Coomber und Partington, J. chem. Soc. (London) **1928**, 1450.

[12]) Hearne, Tamele und Converse, Ind. Engng. Chem. **33**, 805 (1941).

[13]) E. Abderhalden, Z. Fermentforschg. **15**, 520 (1938); C. **1938**, II. 1270.

[14]) Grammaticakis, Bull. Soc. chim. France **1949**, 414.

[15]) Parkinson und Wagner, Ind. Engng. Chem., analyt. Edit. **6**, 434 (1934).

[16]) Bryant und Smith, J. Amer. chem. Soc. **57**, 59 (1935).

[17]) Analytic. Chem. **20**, 727 (1948).

n-Valeraldehyd

$CH_3CH_2CH_2CH_2CHO$

Pentanal

$C_5H_{10}O$. Mol.-Gew. 86,13

Vorkommen: im brasilianischen Sassafrasöl (0,001%)[1], bulgarischen Rosenöl[2], äther. Sojabohnenöl[3], Nelkenöl (?)[4], in den Blätterölen von *Eucalyptus hemilampra*[5], *E. Maideni*[6], *E. cinerea*[7], *E. globulus*[8], *E. dives* Typus[9], *E. rostrata* (?)[10], im Cajeputöl[11], Niaouliöl (?)[12], Blätter- und Zweigspitzenöl von *Melaleuca nodosa*[13], Muskateller Salbeiöl aus Bulgarien[14], Lavendelöl (?)[15], Kessowurzelöl (?)[16] und im Öl von *Achillea moschata* (?)[17].

Isolierung: über das in Wasser wenig lösliche Bisulfit-Addukt.

Eigenschaften: Flüssigkeit mit scharfem, durchdringendem Geruch. Schmp. —91,5°; Sdp.$_{760}$ 103,4°; d_4^{15} 0,819; n_D^{20} 1,3882[18].

1) M. J. HICKEY, J. org. Chemistry **13**, 443 (1948). — W. RAUL und A. JACHAN, Perfum. Record **42**, 416 (1951).
2) I. PANAYOTOV und D. IVANOV, Perfum. Record **49**, 231 (1958).
3) T. YOKOTSUKA, J. agric. chem. Soc. Japan **23**, 200 (1949); **27**, 276, 334, 359, 549 (1953); C. A. **44**, 5034 (1950); C. **1956**, 590, 8776.
4) Schimmel & Co., Ber. Schimmel **1896**, **57**; April **1902**, **44**; April **1903**, 51, 52.
5) BAKER und SMITH, A Research on the Eucalypts and their Essential Oils, Sydney 1910, 57.
6) B. N. RUTOWSKI und I. W. WINOGRADOWA, Riechstoffind. **1**, 159 (1926).
7) BAKER und SMITH, A Research on the Eucalypts and their Essential Oils, Sydney 1920, 119.
8) Schimmel & Co., Ber. Schimmel April **1904**, **47**.
9) Schimmel & Co., Ber. Schimmel **1928**, **46**; **1930**, 41.
10) Schimmel & Co., Ber. Schimmel Oktober **1891**, **40**.
11) R. VOIRY, C. R. hebd. Séances Acad. Sci. **106**, 1538 (1888); Bull. Soc. chim. France [2] **50**, 108 (1888).
12) G. BERTRAND, Bull. Soc. chim. France [3] **9**, 432 (1893); C. R. hebd. Séances Acad. Sci. **116**, 1070 (1893).
13) BAKER und SMITH, J. Proc. Roy. Soc. N. S. Wales **41**, 207 (1907).
14) I. PANAYOTOV, Perfum. Record **49**, 233 (1958).
15) Schimmel & Co., Ber. Schimmel April **1903**, **41**.
16) BERTRAM und GILDEMEISTER, Arch. Pharmaz. **228**, 483 (1890).
17) Schimmel & Co., Ber. Schimmel April **1912**, **74**.
18) Nach SCHEFLAN-JACOBS, The Handbook of Solvents, Van Nostrand 1953.

Wenig löslich in Wasser, mit dem *Valeraldehyd* ein azeotropes Gemisch mit dem Siedepunkt 80,6° (bei 747 mm) bildet (mit 86% *Valeraldehyd*).

IR-Spektrum: J. LECOMTE[19]).

Identifizierung:

p-Nitrophenylhydrazon, Schmp. 74–75°[20])

2,4-Dinitrophenylhydrazon, Schmp. 107,6°[21]). Es wurden auch tiefere Schmelzpunkte beobachtet: 88°, 98° und 106,5–107°.

p-Jodbenzoylhydrazon, Schmp. 152°[22])

4-Phenylsemicarbazon, Schmp. 126°[23])

Thiosemicarbazon, Schmp. 65°[24])

Zur papierchromatographischen Identifizierung als 2,4-Dinitrophenylhydrazon vgl. I. PANAYOTOV[14]).

Zur Bestimmung durch Umsetzung mit überschüssigem $NaHSO_3$ und jodometrischer Titration des Überschusses vgl. PARKINSON und WAGNER[25]).

19) C. R. hebd. Séances Acad. Sci. **202**, 1920 (1936).
20) SCHMIDT, PETERSON und FRED, J. biol. Chem. **61**, 170 (1924).
21) AIRS, FIRTH und GARNER, J. chem. Soc. (London) **1946**, 1089.
22) SAH und HSÜ, Rec. Trav. chim. Pays-Bas **59**, 349 (1940).
23) SAH und MA, J. chin. chem. Soc. **2**, 32 (1934); C. **1934**, II. 2209.
24) C. NEUBERG und W. NEIMANN, Ber. dtsch. chem. Ges. **35**, 2052 (1902).
25) Ind. Engng. Chem., analyt. Edit. **6**, 434 (1934).

iso-Valeraldehyd

$$\begin{matrix} CH_3 \\ CH_3 \end{matrix} \Big\rangle CHCH_2CHO$$

3-Methylbutanal-1. 2-Methyl-n-butyraldehyd

$C_5H_{10}O$. Mol.-Gew. 86,13

Vorkommen: im Palmarosaöl[1]), westindischen Lemongrasöl[2]), Java-Citronellöl[3]), ostindischen Sandelholzöl[4]), Campheröl (Hon-Sho-Öl)[5]), Cay-

1) C. J. VAN HULSSEN und D. R. KOOLHAAS, Mededeeling van het Laboratorium voor Scheikundig Onderzoek te Buitenzorg 1938.
2) Y.-R. NAVES, Parfums de France **9**, 60 (1931).
3) J. DUPONT und L. LABAUNE, Ber. Roure-Bertrand Fils, April **1912**, 8. – H. BOHNSACK, Ber. dtsch. chem. Ges. **76**, 564 (1943).
4) Schimmel & Co., Ber. Schimmel Oktober **1910**, 98.
5) K. ONO und M. IMOTO, J. chem. Soc. Japan **59**, 1014 (1938); C. A. **33**, 2128 (1939).

enne Linaloeöl (?)[6]), Rettichblätteröl[7]), in den Blütenölen von *Pittosporum coriaceum*[8]) und *P. glabrum*[8]), in den Fruchtölen von *Pittosporum vernicosum*[8]) und *P. monticolum*[8]), in den Holzölen von *Pittosporum floribundum*[8]), *P. polyspermum*[8]), *P. confertiflorum*[8]), *P. senacia*[8]), im Öl von *Rosa centifolia* aus Kalabrien[9]), im Öl aus gelagerten Äpfeln (Spuren)[10]), im äther. Sojabohnenöl[11]), im Öl aus fermentiertem[12]) und grünem Tee[13]), in den Blätterölen von *Eucalyptus diversicolor*[14]), *E. microcorys*[15]), *E. Lehmanni*[16]), *E. cornuta*[17]), *E. Bosistoana*[18]), *E. bicolor*[19]), *E. Maideni*[20]), *E. vernicosa*[21]), *E. Smithii*[22]), *E. parramattensis* (?)[23]), *E. parvifolia* (?)[24]), *E. pumilia* (?)[25]), *E. pulverulenta* (5%)[26]), *E. Perriniana* (?)[27]), *E. goniocalyx*[28]), *E. globulus* (aus Portugal, 1–2%)[29]), *E. cordata* (?)[30]), *E. spahtulata* (?)[31]),

[6]) Schimmel & Co., Ber. Schimmel Oktober **1911**, 60; April **1912**, 84.
[7]) S. Takei, Y. Sakato und M. Ono, Sci. Pap. Inst. physic. chem. Res. **23**, 482 (1934); C. **1934**, I. 2770.
[8]) R. Salgues, Mat. vegetabiles **1**, 340 (1952/54).
[9]) M. Calvarano, Essenze Deriv. Agrumari **28**, 157 (1958).
[10]) D. F. Maigh, J. Sci. Food Agric. **7**, 396 (1956); C. A. **50**, 12332 (1956).
[11]) T. Yokotsuka, J. agric. chem. Soc. Japan **23**, 200 (1949); **27**, 276, 334, 359, 549 (1953); C. A. **44**, 5034 (1950); C. **1956**, 590, 8776.
[12]) R. Yamamoto und A. Kato, J. agric. chem. Soc. Japan **10**, 661 (1934); C. A. **28**, 7377 (1934).
[13]) Siehe Band VI, 12.
[14]) Baker und Smith, Pharmac. J. **75**, 356 (1905).
[15]) Baker und Smith, A Research on the Eucalypts, Sydney 1910, 56. – T. G. H. Jones und F. N. Lahey, Proc. Roy. Soc. Queensland **50**, 43 (1938).
[16]) Baker und Smith, A Research on the Eucalypts and their Essential Oils, Sydney 1920, 77.
[17]) Baker und Smith, ebenda 92.
[18]) Baker und Smith, ebenda 96.
[19]) Baker und Smith, ebenda 102.
[20]) B. N. Rutowski und I. W. Winogradowa, Riechstoffind. Kosmetik **1**, 159 (1926).
[21]) Baker und Smith, A Research on the Eucalypts of Tasmania, Hobart **1912** 42.
[22]) Baker und Smith, A Research on the Eucalypts and their Essential Oils, Sydney 1920, 138, 346.
[23]) Baker und Smith, ebenda 146.
[24]) Baker und Smith, ebenda 147.
[25]) Baker und Smith, ebenda 148.
[26]) Schimmel & Co., Ber. Schimmel April **1902**, 29. – B. N. Rutowski und I. W. Winogradowa, Riechstoffind. **1926**, 173.
[27]) Baker und Smith, A Research on the Eucalypts and their Essential Oils, Sydney 1920, 156.
[28]) Baker und Smith, ebonda 1910, 88.
[29]) P. A. Laurent und M. M. Rato, Ind. Parfumerie **12**, 4 (1957).
[30]) Baker und Smith, A Research on the Eucalypts and their Essential Oils, Sydney 1910, 209.
[31]) Philipps, J. Roy. Soc. W. Australia **9**, 107 (1923).

E. viminalis (4%)[32], *E. macarthuri*[33]), *E. citriodora*[34]) *E. bicostata*[35]) und *E. maculata*[36]), im Blütenöl von *Eucalyptus globulus*[37]), im Öl der Blätter und Zweige von *Homoranthus virgatus* (?)[38]), Wurzelöl von *Pavonia odorata* (3%)[39]), Blätteröl von *Darwinia grandiflora*[40]), im französischen[41]), amerikanischen[42]) und japanischen Pfefferminzöl[43]), im Krautöl von *Lavandula delphinensis* (0,02%)[44]), in den Ölen von *Monarda fistulosa*[45]), *Salvia Schimperi*[46]), *Salvia officinalis*[47]), Blätteröl von Citrus *aurantium* var. *amara*[47]), im Öl von *Teucrium chamaedrys*[48]), im indischen Baldrianöl[49]), im Öl von *Achillea moschata*[50]), *Helichrysum italicum*[51]), *Eucalyptus deglupta*[51a]) und *Litsea cubeba*[51b]).

Isolierung: über die in Wasser wenig lösliche Bisulfitverbindung.

32) B. N. Rutowski und I. W. Winogradowa, Riechstoffind. **1926**, **174**.

33) A. R. Penfold und F. R. Morrison, Museum of Applied Arts and Sciences Sydney, Bull. **2**, 15 (1951).

34) H. H. G. McKern und M. C. Spies, J. Proc. Roy. Soc. N. S. Wales **87**, 24 (1953).

35) A. R. Penfold und F. R. Morrison, Perfum. Record **22**, 137 (1931).

36) H. H. G. McKern, M. C. Spies und J. L. Willis, J. Proc. Roy. Soc. N. S. Wales **88**, 15 (1955).

37) B. V. Ramaswamy und Mitarbeiter, J. Indian Inst. Sci. **28 A**, 57 (1946).

38) A. R. Penfold, J. Proc. Roy. Soc. N. S. Wales **56**, 193 (1923).

39) K. K. Baslas, Perfum. Record **50**, 896 (1959).

40) A. R. Penfold, J. Proc. Roy. Soc. N. S. Wales **57**, 237 (1923).

41) Roure-Bertrand Fils, Ber. April **1909**, 40.

42) F. B. Power und C. Kleber, Arch. Pharmaz. **232**, 642 (1894).

43) Tanaka, J. chem. Soc. Japan **50**, 546 (1929); C. A. **25**, 5507 (1931). – T. Hiraizumi, Perfum. Record **50**, 585 (1959).

44) L. Bénézet, Bull. Soc. chim. France [5] **10**, 454 (1943).

45) Miller, Circ. Univ. Wisconsin No. 4, Oktober 1918.

46) P. Rovesti, Riv. ital. Essenze, Profumi, Piante officin., Olii veget., Saponi **40**, 31 (1958).

47) L. Peyron, France Parfums **2**, 41 (1959).

48) P. Rovesti, Ind. Parfumerie **12**, 334 (1957); Riv. ital. Essenze, Profumi, Piante officin., Olii veget., Saponi **40**, 163 (1958).

49) B. C. Gulati und Sadgopal, Soap. Perfum. Cosmet. **29**, 1129, 1261 (1956).

50) G. Biadene, Riv. ital. Essenze, Profumi, Piante officin., Olii veget., Saponi **39**, 175 (1957).

51) P. Rovesti, Riv. ital. Essenze, Profumi, Piante officin., Olii veget., Saponi **17**, 29 (1935).

51a) M. D. Sutherland, L. J. Webb und J. W. Wells, Austral. J. Sci. **18**, 357 (1960); C, A. **54**, 23200 (1960).

51b) H. Fürst und G. Feustel, Z. Chem. **1**, 22 (1961).

Eigenschaften: Flüssigkeit mit unangenehmem, zum Husten reizendem Geruch.

Schmp. — 51°, Sdp.$_{760}$ 92,5°, d_4^{17} 0,803, n_D^{20} 1,3902[52]).

Kaum löslich in Wasser, leicht in Alkohol und Äther.

UV-Spektrum: CONRAD-BILLROTH[53]).

IR-Spektrum: KELLNER[54]).

RAMAN-Spektrum: KOHLRAUSCH und KÖPPL[55]).

Identifizierung: durch Oxydation zu *iso-Valeriansäure* und durch folgende Derivate:

p-Nitrophenylhydrazon, Schmp. 116°[56])

2,4-Dinitrophenylhydrazon, Schmp. 123°[57])

Semicarbazon, Schmp. 131 bis 132°[58]), 126 bis 127°[59])

Thiosemicarbazon, Schmp. 52 bis 56°[60])

p-Jodbenzoylhydrazon, Schmp. 152°[61])

Kondensationsprodukt mit Dimedon, Schmp. 157° (Anhydrid Schmp. 173°)[62]).

Den gaschromatographischen Nachweis des *iso-Valeraldehyds* im Rosenöl beschrieb M. CALVARANO[63]).

Zur Bestimmung mit überschüssiger Natriumbisulfitlösung und jodometrischer Titration vgl. PARKINSON und WAGNER[64]).

52) Nach SCHEFLAN-JACOBS, The Handbook of Solvents, van Nostrand 1953.
53) Z. physikal. Chem. [B] **23**, 318 (1933).
54) Proc. Roy. Soc. (London) [A] **157**, 105 (1936).
55) Z. physikal. Chem. [B] **24**, 383 (1934).
56) FISCHER, ERTEL und LÖWENBERG, Ber. dtsch. chem. Ges. **64**, 34 (1931).
57) ALLEN, J. Amer. chem. Soc. **52**, 2957 (1930).
58) HEILMANN, Bull. Soc. chim. France [5] **4**, 1074 (1937).
59) FISCHER, ERTEL und LÖWENBERG, Ber. dtsch. chem. Ges. **64**, 34 (1931).
60) NEUBERG und NEIMANN, Ber. dtsch. chem. Ges. **35**, 2052 (1902).
61) SAH und HSÜ, Rec. Trav. chim. Pays-Bas **59**, 349 (1940).
62) ABDERHALDEN, Z. physiol. Chem. **252**, 87 (1938).
63) Essenze Deriv. Agrumari **28**, 157 (1958).
64) Ind. Engng. Chem., analyt. Edit. **6**, 434 (1934).

n-Capronaldehyd

$CH_3CH_2CH_2CH_2CH_2CHO$

n-Hexylaldehyd. n-Hexanal

$C_6H_{12}O$. Mol.-Gew. 100,16

Vorkommen: im Latschenkiefernöl[1]), Nadelöl von *Pinus silvestris* (?)[2]), Campheröl (Hon-Shoöl)[3]), Fruchtöl von *Pittosporum pullifolium*[4]), Apfelöl[5]), Erdbeeröl (0,03–0,2‰)[6]), Teeöl[7]), Blätteröl von *Eucalyptus globolus*[8]), Blütenöl von *Eucalyptus globolus* (?)[9]), Lavandinöl (Spuren)[10]), Tabakblätteröl[11]).

Isolierung: über das in Wasser wenig lösliche Bisulfitaddukt.

Eigenschaften: Flüssigkeit mit in großer Verdünnung fruchtartigem Geruch. $Sdp._{760,6}$ 128,0–128,2°; d_4^{20} 0,81392; n_D^{20} 1,40390[12]).

Sehr wenig löslich in Wasser, gut in Alkohol und Äther. Läßt sich leicht zu *n-Capronsäure* oxydieren, schon beim Stehen an der Luft.

UV-Spektrum: CONRAD-BILLROTH[13]).

Identifizierung:

2,4-Dinitrophenylhydrazon, Schmp. 106 bis 107°[14]). Zu dessen papierchromatographischem Nachweis vgl. E. SUNDT und M. WINTER[14a]).

1) H. WIENHAUS und H. NAHME, Dissertat. H. NAHME Göttingen 1928.
2) W. SANDERMANN, Seifensieder-Ztg. **66**, 803, 833, 863; **67**, 15, 45 (1940).
3) K. ONO und M. IMOTO, J. chem. Soc. Japan **59**, 1014 (1938); C. A. **33**, 2128 (1939).
4) R. SALGUES, Mat. veget. **1**, 351 (1952/54).
5) J. W. WHITE, Food Res. **15**, 68 (1950). – J. J. WILLAMAN, Canner **110**, 18 (1950); C. A. **44**, 6541 (1950).
6) M. WINTER, B. WILLHALM, M. HINDER, E. PALINY und E. SUNDT, Perfum. Record **49**, 250 (1958).
7) R. YAMAMOTO und K. ITO, C. A. **32**, 1865 (1938); Parfums de France **16**, 200 (1938). – S. TAKEI, Bull. phys. chem. Res. Tokyo **17**, 871 (1938); C. A. **34**, 1809 (1940).
8) Schimmel & Co., Ber. Schimmel April **1904**, 47. – CH. E. BURKE und CH. C. SCALIONE, C. **1915**, I. 1263.
9) B. V. RAMASWAMY und Mitarbeiter, J. Indian Inst. Sci. **28 A**, 57 (1946).
10) G. IGOLEN, Thèse présentée a la Faculté des Sciences de Marseille 1944.
11) I. ONISHI und K. YAMASAKI, Bull. agric. chem. Soc. Japan **21**, 95 (1957); C. A. **61**, 11664 (1957).
12) BRUYLANTS, Bull. Soc. chim. Belg. **41**, 334 (1932).
13) Z. physikal. Chem. [B] **23**, 318 (1933).
14) NEWMAN, J. Amer. chem. Soc. **57**, 734 (1935).
14a) Analytic. Chem. **30**, 1620 (1958).

p-Jodbenzoylhydrazon, Schmp. 148 bis 149°[15])

Semicarbazon, Schmp. 113 bis 115[16])

Kondensationsprodukt mit Dimedon, Schmp. 108,5°[17])

4-[p-Chlorphenyl]-thiosemicarbazon, Schmp. 88°[18])

4-[p-Bromphenyl]-thiosemicarbazon, Schmp. 95°[19]).

Zur Bestimmung durch Umsetzung mit NH_2OH-sulfat und Titrieren der freiwerdenden Säure vgl. SCHULTES[20]).

Verwendung: zur Darstellung künstlicher Arrak-, Butter-, Honig- und Rumaromen.

[15]) SAH und HSÜ, Rec. Trav. chim. Pays-Bas **59**, 734 (1940).
[16]) H. BOHNSACK, Ber. dtsch. chem. Ges. **75**, 504 (1942).
[17]) KAO und YEN, C. **1932**, II. 3445.
[18]) M. PERPAR und M. TIŠLER, Z. analyt. Chem. **155**, 186 (1957).
[19]) M. TIŠLER, Z. analyt. Chem. **151**, 187 (1956).
[20]) Angew. Chemie **47**, 258 (1934).

3-Methylpentanal-1

$$CH_3CH_2\underset{\displaystyle CH_3}{\underset{|}{C}H}CH_2CHO$$

$C_6H_{12}O$. Mol.-Gew. 100,16

H. BOHNSACK[1]) wies im Vorlauf von Java-Citronellöl einen linksdrehenden Aldehyd nach, der evtl. mit *3-Methyl-pentanal-1* identisch ist.

Optisch nicht einheitliches (-) *(S)-3-Methylpentanal-1* erhielten LEVENE und ROTHEN[2]) durch Kochen der Mg-Verbindung aus (+) (S)-1-Brom-2-methylbutan mit Orthoameisensäuretriäthylester in Äther und Hydrolyse des Reaktionsprodukts mit 5n-H_2SO_4. Es hatte folgende Eigenschaften:

$Sdp._{760}$ 122°[2]); d_4^{25} 0,8010[2]); n_D^{25} 1,3989[3]); $[\alpha]_D^{25}$ -2,46° (c = 13,4, Heptan)[2]).

Die racemische Form siedet bei 35–36° (28 mm). Deren 2,4-Dinitrophenylhydrazon schmilzt bei 93–94°, das Semicarbazon bei 126–127°[4]).

[1]) Ber. dtsch. chem. Ges. **76**, 564 (1943).
[2]) LEVENE und ROTHEN, J. biol. Chem. **111**, 745 (1935).
[3]) LEVENE und ROTHEN, J. chem. Physics **4**, 51 (1936).
[4]) ADKINS und KRSEK, J. Amer. chem. Soc. **71**, 3053 (1949).

Önanthaldehyd

$CH_3(CH_2)_5CHO$

Önanthol. n-Heptylaldehyd. n-Heptanal

$C_7H_{14}O$. Mol.-Gew. 114,18

Vorkommen: im Rosenöl[1]), kalifornischen Citronenöl[1a]) und Muskateller Salbeiöl[2]), wahrscheinlich auch im Hyazinthenöl[3]) und im Ylang-Ylangöl[4]).

Isolierung: über die schwerlösliche Bisulfitverbindung.

Eigenschaften: Flüssigkeit mit durchdringendem, charakteristischem Fettgeruch. – Geruch anfangs schweißig, dann blütig mit weinhefeartigem Fond, säuerlich fruchtig[5]).

Schmp. 43,71°[6]), Sdp.$_{760}$ 152,6°[6]), d_4^{20} 0,8219[7]), n_D^{20} 1,4113[8]).

Löslich in etwa 12 Vol. 50proz. Alkohols und in 4 Vol. 60proz. Alkohols.

Oxydation mit $KMnO_4$ ergibt *Önanthsäure.*

Identifizierung:

p-Nitrophenylhydrazon, Schmp. 73°[9])

2,4-Dinitrophenylhydrazon, Schmp. 108°[10])

Semicarbazon, Schmp. 111 bis 112°[11])

4-Phenylsemicarbazon, Schmp. 133°[12])

p-Jodbenzoylhydrazon, Schmp. 190 bis 191°[13])

Kondensationsprodukt mit Dimedon, Schmp. 103° (Anhydrid Schmp. 112°)[14])

[1]) C. F. Seidel und M. Stoll, Helv. chim. Acta **42**, 1830 (1959).
[1a]) R. A. Bernhard, J. Chromat. **3**, 471 (1960).
[2]) P. Teisseire, Recherches No. 9, 10 (1959); France Parfums **4**, 243 (1961).
[3]) L. Hoejenbos und A. Coppens, Rec. Trav. chim. Pays-Bas **50**, 708, 1046 (1931).
[4]) L. S. Glichitch und Y.-R. Naves, Parfums de France **10**, 7, 76 (1932).
[5]) K. Bergwein, Dragoco-Berichte 1959, 193.
[6]) McKenna, Tartar und Lingafelter, J. Amer. chem. Soc. **71**, 730 (1949).
[7]) Sherrill, J. Amer. chem. Soc. **52**, 1991 (1930).
[8]) Cook, Heilbron und Stern, J. chem. Soc. (London) **1948**, 2031.
[9]) Noorduyn, Rec. Trav. chim. Pays-Bas **38**, 348 (1919).
[10]) Campbell, Analyst **61**, 392 (1936).
[11]) Nomura und Iwamoto, C. **1929**, II. 3021.
[12]) Sah und Ma, J. Chin. chem. Soc. **2**, 32 (1934); C. **1934**, II. 2209.
[13]) Sah und Hsü, Rec. Trav. chim. Pays-Bas **59**, 349 (1940).
[14]) Izzo und Dawson, J. org. Chemistry **14**, 1046 (1949).

4-[p-Chlorphenyl]-thiosemicarbazon, Schmp. 81°[15])
4-[p-Bromphenyl]-thiosemicarbazon, Schmp. 88,5°[16])

Zur titrimetrischen Bestimmung mit Hydroxylammoniumchlorid und Kalilauge vgl. MEYER[17]) und LEA[18]), zur Bestimmung mit Natriumbisulfit und Jod LEA[18]) sowie PARKINSON und WAGNER[19]).

Den gaschromatographischen Nachweis von *Önanthol* im Muskateller Salbeiöl beschrieb P. TEISSEIRE[2]), im Citronenöl R. A. BERNHARD[1a]).

Verwendung: für orangeartige Gerüche[5]).

[15]) M. PERPAR und M. TIŠLER, Z. analyt. Chem. 155, 186 (1957).
[16]) M. TIŠLER, Z. analyt. Chem. 151, 187 (1956).
[17]) Dtsch. Parfümerie-Ztg. 19, 3 (1933).
[18]) Ind. Engng. Chem., analyt. Edit. 6, 242 (1934).
[19]) Ind. Engng. Chem., analyt. Edit. 6, 434 (1934).

n-Caprylaldehyd

$CH_3(CH_2)_6CHO$

n-Octylaldehyd. n-Octanal-1

$C_8H_{16}O$. Mol.-Gew. 128,21

Vorkommen: in den Terpentinölen von *Pinus Sabiniana*[1]) und *P. Jeffreyi*[2]), Formosa-Citronellöl (0,2%)[3]), im Blütenöl von *Cynometra ananta*[4]), Citronenöl[5]), im süßen Pomeranzenöl[6]), im bitteren Orangenöl[35]), Schalenöl von *Citrus aurantium* subsp. *nobilis* var. *Poonensis*[7]), mexikan. Limettöl[8]),

[1]) W. C. BLASDALE, J. Amer. chem. Soc. 23, 162 (1901). – A. H. UHL, J. Amer. pharmac. Assoc. 24, 380 (1935).
[2]) C. W. SONDERN, J. Amer. pharmac. Assoc. 22, 214 (1933). – A. P. FOOTE, ebenda 18, 350 (1929).
[3]) L. BÉNÉZET, L. FAVRE, G. IGOLEN und R. PALLAUD, Bull. Soc. chim. France 1954, 553; 1955, 37.
[4]) R. SALGUES, Privatmitteilung.
[5]) H. E. BURGESS, Proc. chem. Soc. (London) 17, 171 (1901). – H. v. SODEN und W. ROJAHN, Ber. dtsch. chem. Ges. 34, 2809 (1901). – F. ELZE, Riechstoffind. 1926, 181. – POORE, US Dept. Agr., Tech. Bull. No. 241, März 1932. – M. CALVARANO, Essenze Deriv. Agrumari 27, 173 (1957). – R. A. BERNHARD, J. Chromat. 3, 471 (1960).
[6]) Y.-R. NAVES, Parfums de France 10, 160 (1932); Perfum. Record 38, 237, 295 (1947). – BENEZET und IGOLEN, Bull. Soc. chim. France 1946, 359. – M. CALVARANO, Essenze Deriv. Agrumari 29, 147 (1959).
[7]) T. IKEDA und Y. FUJITA, J. chem. Soc. Japan 51, 349 (1930); C. A. 25, 3438 (1931).
[8]) E. GUENTHER und E. E. LANGENAU, J. Amer. chem. Soc. 65, 959 (1943).

Mandarinenöl[9]), Tangerinenöl[10]), Pampelmusenöl (gepreßt)[11]), Schalenöl von *Citrus kotokan* var.[12]), Limett-Petitgrainöl[13]), Mulilamöl (von *Xanthoxylum rhetsa*)[14]), Liebstocköl (?)[15]), Lavandinöl (Spuren)[16]), im Krautöl von *Lavandula delphinensis* (0,03%)[17]) und im Muskateller Salbeiöl[18]).

Isolierung: über die schwerlösliche Bisulfitverbindung.

Eigenschaften: Flüssigkeit mit kräftigem, an *Önanthol* erinnerndem, scharfem Geruch, der zugleich citronenähnlich und krautig ist. – Rosenartig fruchtig, Jasminnote mit wachsartigem Fond[19]).

Sdp. 171–173°[20]), $Sdp._9$ 60–61°[21]); d^{20} 0,8211[21]), n_D^{20} 1,42167[20]).

UV-Spektrum: CONRAD-BILLROTH[22]).

IR-Spektrum: FREYMANN[23]).

RAMAN-Spektrum: KOHLRAUSCH und KÖPPL[24]).

Oxydation mit $KMnO_4$ ergibt *Caprylsäure.*

Identifizierung:

p-Nitrophenylhydrazon, Schmp. 80°[25]), 75°[26])
2,4-Dinitrophenylhydrazon, Schmp. 106°[27])
p-Jodbenzoylhydrazon, Schmp. 155°[28])
Semicarbazon, Schmp. 101°[29])

[9]) M. D. RIGANESIS und M. CALVARANO, Essenze Deriv. Agrumari **26**, **167** (**1956**).
[10]) E. K. NELSON, Amer. Perfumer **29**, **347** (**1934**); J. Amer. chem. Soc. **56**, **1392** (**1934**). – H. H. MOTTERN, Ind. Engng. Chem. **26**, **636** (**1934**).
[11]) E. K. NELSON und H. H. MOTTERN, Ind. Engng. Chem. **26**, **634** (**1934**).
[12]) K. SEBE, J. chem. Soc. Japan **54**, **973** (**1933**); C. A. **28**, **257** (**1934**).
[13]) M. C. PEYRON, France Parfums **1**, No. **6**, **17** (**1958**).
[14]) Y.-R. NAVES, C. A. **45**, **4889** (**1951**).
[15]) H. HAENSEL, Geschäftsber. April-September 1908.
[16]) G. IGOLEN, Thèse Marseille 1944; nach Ber. Schimmel **1948**, **56**.
[17]) L. BÉNÉZET, Bull. Soc. chim. France [5] **10**, **454** (**1943**).
[18]) P. TEISSEIRE, Recherches **9**, **10** (**1959**); France Parfums **4**, **243** (**1961**).
[19]) K. BERGWEIN, Dragoco-Ber. **1959**, **193**.
[20]) HARRIES und OPPENHEIM, C. **1916**, II. **993**.
[21]) F. W. SEMMLER, Ber. dtsch. chem. Ges. **42**, **1161** (**1909**).
[22]) Z. physikal. Chem. **23**, **318** (**1933**).
[23]) Ann. physique [10] **20**, **274** (**1933**).
[24]) Z. physikal. Chem. **24**, **384** (**1934**).
[25]) STEPHEN, J. chem. Soc. (London) **127**, **1875** (**1925**).
[26]) RINKES, Rec. Trav. chim. Pays-Bas **45**, **821** (**1926**).
[27]) ALLEN, J. Amer. chem. Soc. **52**, **2957** (**1930**).
[28]) SAH und HSÜ, Rec. Trav. chim. Pays-Bas **59**, **349** (**1940**).
[29]) FISCHER, DÜLL und ERTEL, Ber. dtsch. chem. Ges. **65**, **1472** (**1932**).

Thiosemicarbazon, Schmp. 94 bis 95°[30])
4-[p-Chlorphenyl]-thiosemicarbazon, Schmp. 112,5°[31])
4-[p-Bromphenyl]-thiosemicarbazon, Schmp. 112,5°[32])
Kondensationsprodukt mit Dimedon, Schmp. 89,8°[33]).

Zur jodometrischen Bestimmung in verdünntem Äthanol vgl. SCHWARZ[34]).

Den gaschromatographischen Nachweis beschrieben M. CALVARANO[35]), R. A. BERNHARD[36]) und P. TEISSEIRE[18]).

Zum chromatographischen und spektrophotometrischen Nachweis vgl. M. CALVARANO[37]) sowie M. D. RIGANESIS und M. CALVARANO[6]).

Verwendung: zur Herstellung künstlicher Cherry-, Aprikosen- und Pflaumenaromen und zur Imitation von Citronen- und Orangenölen. Für Rosen- und Jasmintypen[19]).

[30]) Schimmel & Co., Ber. Schimmel April **1915**, 48.
[31]) M. PERPAR und M. TIŠLER, Z. analyt. Chem. **155**, 186 (1957).
[32]) M. TIŠLER, Z. analyt. Chem. **151**, 187 (1956).
[33]) KAO und YEN, Sci. Rep. Tsing Hua Univ. A 1, 187; C. **1932**, II. 3445.
[34]) Ann. chim. applicata **24**, 352 (1934); C. **1935**, I. 489.
[35]) M. CALVARANO, Essenze Deriv. Agrumari **29**, 147 (1959).
[36]) J. Chromat. **3**, 471 (1960).
[37]) Essenze Deriv. Agrumari **27**, 173 (1957).

Pelargonaldehyd

$CH_3(CH_2)_7CHO$

n-Nonylaldehyd. n-Nonanal

$C_9H_{18}O$. Mol.-Gew. 142,23

Vorkommen: im Terpentinöl von *Pinus Sabiniana*[1]) und *P. Jeffreyi*[2]), Irisöl[3]), Ingweröl[4]), Ceylon-Zimtöl[5]), Seychellen-Zimtöl (?)[6]), im Blätteröl

[1]) W. C. BLASDALE, J. Amer. chem. Soc. **23**, 162 (1901). – A. H. UHL, J. Amer. pharmac. Assoc. **34**, 380 (1935).
[2]) W. C. BLASDALE, J. Amer. chem. Soc. **23**, 162 (1901). – Schimmel & Co., Ber. Schimmel April **1910**, 106. – C. W. SONDERN, J. Amer. pharmac. Assoc. **33**, 214 (1933).
[3]) Schimmel & Co., Ber. Schimmel April **1907**, 53. – B. T. BROOKS, J. Amer. chem. Soc. **38**, 430 (1916).
[4]) B. T. BROOKS, J. Amer. chem. Soc. **38**, 430 (1916). – K. C. MOUDGILL, J. Soc. chem. Ind. **5**, 251 (1928).
[5]) Schimmel & Co., Ber. Schimmel April **1902**, 65. – H. WALBAUM und O. HÜTHIG, J. prakt. Chem. [2] **66**, 47 (1902).
[6]) Schimmel & Co., Ber. Schimmel April **1913**, 106.

von *Pittosporum eugenioides*[7]), Rosenöl[8]), im Öl von *Rosa centifolia*[9]), Blätteröl von *Eremocitrus glauca* (12%)[10]), Mullilamöl[11]), Citronenöl[12]), im süßen Pomeranzenöl (Spuren)[13]), Schalenöl von *Citrus aurantium* subsp. *nobilis* var. *Poonensis* (?)[14]), im bitteren Orangenöl (Bigaradeöl)[15]), mexikanisch. Limettöl[16]), Mandarinenöl[17]), im Öl von *Ocimum canum*[18]) im Muskateller Salbeiöl[36]), im Öl von *Rosa borbonica* (0,4%)[18a]) und *Tagetes erecta* (2,4%[18b])

Isolierung: über die schwerlösliche Bisulfitverbindung.

Eigenschaften: Flüssigkeit mit durchdringendem, an Citronellal und Rose erinnerndem Geruch, der angenehmer als der des Octylaldehyds ist.

$Sdp._{22}$ 91–92°; d^{16} 0,8280; n_D^{18} 1,4274[19]). $Sdp._{0,1}$ 40–42°[20])

UV-Spektrum: Conrad-Billroth[21]).

Raman-Spektrum: Kohlrausch und Köppl[22]).

7) C. L. Carter und W. V. Heazlewood, J. Soc. chem. Ind. **68**, 34 (1949).

8) H. Walbaum und K. Stephan, Ber. dtsch. chem. Ges. **33**, 2302 (1900). – Ber. Schimmel Oktober **1900**, 57. – A. Kobler, Dissertat. Zürich 1950. – I. Panayotov und D. Ivanov, Perfum. Record **49**, 231 (1958).

9) M. Calvarano, Essenze Deriv. Agrumari **28**, 157 (1958).

10) L. F. Hitchcock und T. G. H. Jones, Proc. Roy. Soc. Queensland **47**, 85 (1936).

11) Y.-R. Naves, C. A. **45**, 4889 (1951).

12) H. E. Burgess, Proc. chem. Soc. (London) **17**, 171 (1901). – H. v. Soden und W. Rojahn, Ber. dtsch. chem. Ges. **34**, 2809 (1901). – F. Elze, Riechstoffind. **1926**, 181. – R. A. Bernhard, J. Chromat. **3**, 471 (1960). – M. Calvarano, Essenze Deriv. Agrumari **27**, 173 (1957).

13) Y.-R. Naves, Parfums de France **10**, 160 (1932); Perfum. Rec. **38**, 237, 295 (1947). – M. Calvarano, Essenze Deriv. Agrumari **29**, 147 (1959).

14) T. Ikeda und Y. Fujita, J. chem. Soc. Japan **51**, 349 (1930); C. A. **25**, 3438 (1931).

15) G. Igolen und D. Sontag, Chim. et Ind. **35**, 157 (1941). – M. Calvarano, Essenze Deriv. Agrumari **29**, 147 (1959).

16) E. Guenther und E. E. Langenau, J. Amer. chem. Soc. **65**, 959 (1943).

17) Schimmel & Co., nach C. 1901 II 1007. M. D. Riganesis und M. Calvarano, Essenze Deriv. Agrumari **26**, 167 (1956).

18) J. N. Tayal und S. Dutt, Proc. Nat. Acad. Sci. India 8, 120 (1938). C. A. **33**, 5992 (1939).

18a) I. C. Nigam, G. N. Gupta und D. R. Dhingra, Indian Perfumer **3**, Pt. 2,81 (1959); C. A. **55**, 20336 (1961).

18b) M. L. Sharma, M. C. Nigam, K. L. Handa und I. C. Chopra, Perfum. Record **52**, 561 (1961).

19) Ishikawa und Miyata, Sci. Rep. Tokyo Bunrika Daigaku [A] **3**, 262 (1939); C. A. **1940**, 981.

20) Scanlan und Swern, J. Amer. chem. Soc. **62**, 2308 (1940).

21) Z. physikal. Chem. [B] **23**, 318 (1933).

22) Z. physikal. Chem. [B] **24**, 384 (1934).

Oxydation mit $KMnO_4$ führt zu *Pelargonsäure*.

Identifizierung:

Semicarbazon, Schmp. 101,5°[23])
Thiosemicarbazon, Schmp. 77°[24])
4-Phenylsemicarbazon, Schmp. 131–132°[25])
2,4-Dinitrophenylhydrazon, Schmp. 106,5°[23]), 96°[26])
p-Jodbenzoylhydrazon, Schmp. 135–136°[27])
Kondensationsprodukt mit Dimedon, Schmp. 86,3°[28])
α-Nonyliden-β-naphthocinchoninsäure, Schmp. 234°[29])
4-[p-Chlorphenyl]-thiosemicarbazon, Schmp. 107°[30])
4-[p-Bromphenyl]-thiosemicarbazon, Schmp. 114°[31]).

Zur Bestimmung durch Umsetzung mit $KHSO_3$ und jodometrischer Rücktitration vgl. SCHWARZ[32]), zur Bestimmung durch Kochen mit 0,5n-benzylalkoholischer Kalilauge und Rücktitration der unverbrauchten KOH vgl. S. SABETAY und R. PALFRAY[33]).

M. CALVARANO wies *n-Nonanal* im Rosenöl[9]) und in süßem und bitterem Orangenöl[34]) gaschromatographisch nach, R. A. BERNHARD[35]) auf gleiche Weise im Citronenöl, P. TEISSEIRE[36]) im Muskateller Salbeiöl.

Zum chromatographischen und spektrophotometrischen Nachweis in Agrumenölen vgl. M. D. RIGANESIS und M. CALVARANO[37]).

Verwendung: sehr vielseitig, wenn auch jeweils nur in geringen Mengen, z. B. für Rosen-, Ingwer-, Citronen-, Zimt-, Iris- und Cassietypen.

[23]) KING, J. chem. Soc. (London) **1942**, 389.
[24]) SCHORGER, Ind. Engng. Chem. **6**, 541 (1914).
[25]) SAH und MA, J. Chin. chem. Soc. **2**, 32 (1934); C. **1934**, II. 2209.
[26]) ALLEN, J. Amer. chem. Soc. **52**, 2957 (1930).
[27]) SAH und HSÜ, Rec. Trav. chim. Pays-Bas **59**, 352 (1940).
[28]) KAO und YEN, C. **1932**, II. 3445.
[29]) WALBAUM und STEPHAN, Ber. dtsch. chem. Ges. **33**, 2303 (1900).
[30]) M. PERPAR und M. TIŠLER, Z. analyt. Chem. **155**, 186 (1957).
[31]) M. TIŠLER, Z. analyt. Chem. **151**, 187 (1956).
[32]) Ann. chim. applicata **24**, 354 (1934).
[33]) C. R. hebd. Séances Acad. Sci. **198**, 1515 (1934).
[34]) Essenze Deriv. Agrumari **29**, 147 (1959).
[35]) J. Chromat. **3**, 471 (1960).
[36]) P. TEISSEIRE, Recherches **9**, 10 (1959); France Parfums **4**, 243 (1961).
[37]) M. CALVARANO, Essenze Deriv. Agrumari **27**, 173 (1957). – M. D. RIGANESIS und CALVARANO, ebenda **26**, 167 (1956).

n-Decylaldehyd

$CH_3(CH_2)_8CHO$

n-Decanal. Caprinaldehyd

$C_{10}H_{20}O$. Mol.-Gew. 156,26

Vorkommen: in den Terpentinölen von *Pinus Sabiniana*[1]), *P. Jeffreyi*[2]) und *P. torreyana* (10%)[3]), im Edeltannennadelöl (?)[4]), Sadebaumöl[5]), ostindischen Lemongrasöl[6]), westindischen Lemongrasöl[7]), kaukasischen Lemongrasöl (2%)[8]), Formosa-Citronellöl (0,3%)[9]), Irisöl[10]), Ingweröl (?)[11]), im Blütenöl von *Chimonanthus fragrans* (= *Calycanthus praecox*)[12]), im Holzöl (?)[13])[14]) und Blätteröl (40–65%)[14]) von *Cinnamomum micranthum*, in den Blütenölen von *Pittosporum gayanum*[15]), *P. Dallii*[15]), *P. ramiflorum*[15]), *P. tobira*[15]), *P. halophylum*[15]), *P. tenuifolium*[15]), *P. eugenioides*[15]), *P. floribundum*[15]), in den Cassieblütenölen von *Acacia farnesiana*[16])[17]) und *A. cavenia* (?)[16]), in den Blütenölen von *Oxystigma Buchholzii* (26%)[18]), *Baikiaea insignis* (46%)[19]) und *B. robynsii* (Hauptbestandteil)[19]), im Fruchtöl von

[1]) A. H. Uhl, J. Amer. pharmac. Assoc. **24**, 380 (1935).

[2]) Schimmel & Co., Ber. Schimmel April **1910**, 106. – C. W. Sondern, J. Amer. pharmac. Assoc. **22**, 214 (1933). – A. P. Foote, ebenda **19**, 350 (1929).

[3]) A. J. Haagen-Smit, C. T. Redemann und N. T. Mirov, J. Amer. chem. Soc. **69**, 2014 (1947).

[4]) Bertram und Walbaum, Arch. Pharmaz. **231**, 291 (1893).

[5]) F. Elze, Chemiker-Ztg. **34**, 767 (1910).

[6]) Schimmel & Co., Ber. Schimmel Oktober **1905**, 42.

[7]) Y.-R. Naves, Parfums de France **9**, 10 (1931).

[8]) B. N. Rutowski und I. W. Winogradowa, Riechstoffind. **5**, 15 (1930).

[9]) L. Bénézet, L. Favre, G. Igolen und R. Pallaud, Bull. Soc. chim. France **1954**, 553; **1955**, 37.

[10]) Schimmel & Co., Ber. Schimmel April **1907**, 53.

[11]) F. D. Dodge, 8th Internat. Congr. Applied Chem., Washington und New York 1912, Band VI, S. 77.

[12]) G. Louveau, Rev. Marques, Parfum. Savonn. **9**, 531, 573, 622 (1931); C. **1932**, II. 932.

[13]) T. Ikeda, J. chem. Soc. Japan **51**, 335 (1930).

[14]) Y. Fujita und Yamashita, J. chem. Soc. Japan **65**, 385, 511, 591 (1944); C. A. **41**, 3509 (1947). – Vgl. Y. Fujita, Acta Phytotax. Geobot. [Japan] **18**, 178 (1960).

[15]) R. Salgues, Mat. vegetabiles **1**, 344 (1952/54).

[16]) H. Walbaum, J. prakt. Chem. [2] **68**, 235 (1903).

[17]) Schimmel & Co., Ber. Schimmel Oktober **1899**, 58; April **1901**, 16; April **1903**, 16.

[18]) R. Salgues, Mat. vegetabiles **2**, 281 (1957).

[19]) R. Salgues, Mat. vegetabiles **2**, 282 (1957).

Fagara xanthoxyloides (?)[20], im Citronenöl[21], im italienischen (0,3–2,7%)[22], spanischen[23], kalifornischen[24], brasilianischen (0,5–2,2%)[25], israelischen (1,1–1,5%)[26] (2,5–2,9%)[27], Florida-[28] und Guinea-Orangenschalenöl (süß, Portugalöl)[29], im Schalenöl von *Citrus aurantium* subsp. *nobilis* var. *Poonensis*[30], im bitteren Orangenöl (Bigaradeöl)[31], Petitgrain Bergamotteöl[32], im mexikanischen Limettöl[33], Petitgrain Limettöl[34], Mandarinenöl[35], Tangerinenöl[36], Pompelmusenöl aus Florida (wenig)[37] und Japan (29,5%)[38], Neroliöl[39], Schalenöl von *Citrus kotokan* var.[40], Mullilamöl[41], im Veilchen-

[20]) H. PRIESS, Ber. dtsch. pharmaz. Ges. **21**, 227 (1911).

[21]) H. E. BURGESS, Proc. chem. Soc. (London) **17**, 171 (1901). – H. v. SODEN und W. W. ROJAHN, Ber. dtsch. chem. Ges. **34**, 2809 (1901). – F. ELZE, Riechstoffind. **1926**, 189. – C. 1958, 12548. – R. A. BERNHARD, J. Chromat. **3**, 471 (1960). – M. CALVARANO, Essenze Deriv. Agrumari **27**, 173 (1957).

[22]) K. STEPHAN, J. prakt. Chem. [2] **62**, 525 (1900). – E. GUENTHER, Amer. Perfumer **24**, 589 (1929). – D. LAFACE, Fruits d'outre mer 8, 114 (1953). – P. ROVESTI, Riv. ital. Essenze, Profumi, Piante officin., Olii veget., Saponi **37**, **145** (1955); Ind. Parfumerie **11**, 51 (1956).

[23]) Schimmel & Co., Ber. Schimmel **1921**, 22; **1927**, 44; **1929**, 40. – ARENS, Afinidad **17**, 31 (1940).

[24]) C. W. LINDSAY und W. E. BAYER, Ind. Engngn. Chem. **45**, 876 (1953). – H. D. POORE, U. S. Dept. Agric., Techn. Bull. No. 241, März 1932.

[25]) Nach E. GUENTHER, The Essential Oils, Vol. III, 166.

[26]) M. GORDON und PILNIK, Ind. Parfumerie **8**, 148 (1953).

[27]) J. J. NICHOLS, Pharmac. J. **159**, 87 (1947).

[28]) FOOTE und GELPI, J. Amer. pharmac. Assoc. **32**, 145 (1943).

[29]) Y.-R. NAVES, Parfums de France **10**, 163, 181 (1932). – L. BÉNÉZET und G. IGOLEN, Bull. Soc. chim. France **1946**, 359.

[30]) T. IKIDA und Y. FUJITA, J. chem. Soc. Japan **51**, 349 (1930); C. A. **25**, 3438 (1931).

[31]) G. IGOLEN und D. SONTAG, Chim. et Ind. **35**, 157 (1941). – M. CALVARANO, Essenze Deriv. Agrumari **29**, 147 (1959).

[32]) L. S. GLICHITCH und Y.-R. NAVES, Parfums de France **7**, 252 (1929).

[33]) E. GUENTHER und E. E. LANGENAU, J. Amer. chem. Soc. **65**, 959 (1943).

[34]) L. PEYRON, France Parfums **1**, No. **6**, 17 (1958).

[35]) H. WALBAUM, J. prakt. Chem. [2] **62**, 135 (1900). – E. L. SAUL, Amer. Perfumer **48**, No. 9, S. 59 (1946). – M. D. RIGANESIS und M. CALVARANO, Essenze Deriv. Agrumari **26**, 167 (1956).

[36]) E. K. NELSON, Amer. Perfumer **29**, 347 (1934); J. Amer. chem. Soc. **56**, 1392 (1934). – E. K. NELSON und H. H. MOTTERN, Ind. Engng. Chem. **26**, 636 (1934).

[37]) E. K. NELSON und H. H. MOTTERN, Ind. Engng. Chem. **26**, 634 (1934).

[38]) S. KOMATSU, J. chem. Soc. Japan **51**, 478 (1930); C. A. **26**, 717 (1932).

[39]) Schimmel & Co., Ber. Schimmel Oktober **1902**, 60. – WALBAUM und HÜTHIG, J. prakt. Chem. [2] **66**, 481 (1902); **67**, 385 (1903).

[40]) K. SEBE, J. chem. Soc. Japan **54**, 973 (1933); C. A. **28**, 257 (1934).

[41]) Y.-R. NAVES, C. A. **45**, 4889 (1951).

blätteröl (?)[42]), Coriandersamen-[43]) und -krautöl (10%)[44]), im Krautöl von *Lavandula delphinensis* (0,028%)[45]), Muskateller Salbeiöl aus Bulgarien[46]) und im Balanöl (?)[47]).

Isolierung: über die schwerlösliche Bisulfitverbindung, die sich mit wäßriger Sodalösung wieder zerlegen läßt. Nach F. D. DODGE[48]) kann diese zur Abtrennung des *Decanals* von *Citral* und *Citronellal* dienen.

Zur Abscheidung mit Hilfe des Reagenzes P von A. GIRARD und G. SANDULESCO vgl. A. WEISSENBERG und D. GINSBURG[47a]); das gebildete Acethydrazon läßt sich wie die Ketonderivate spalten.

Eigenschaften: Flüssigkeit mit starkem, angenehm an Orangenschalen erinnerndem Geruch.

Schmp. 17–18°[49]); Sdp.$_{760}$ 207–210°[50]), Sdp.$_{12}$ 90,4–91,4°[51]); d^{20} 0,8502; n_D^{20} 1,4287[52]).

Schwer löslich in Wasser, löslich in Alkohol und Äther.

RAMAN-Spektrum: KOHLRAUSCH und KÖPPL[51]).

IR-Spektrum: LECOMTE[59]).

Beim Stehen an der Luft oder bei der Oxydation mit $KMnO_4$ entsteht *n-Caprinsäure*.

Identifizierung:

Semicarbazon, Schmp. 101,5–102,5°[53])
Thiosemicarbazon, Schmp. 99–100°[54])
4-Phenylsemicarbazon, Schmp. 108–110°[55])
2,4-Dinitrophenylhydrazon, Schmp. 104°[56])

42) H. v. SODEN, J. prakt. Chem. [2] **110**, 273 (1925).
43) WALBAUM und MÜLLER, WALLACH-Festschrift Göttingen **1909**, Seite 654. – K. TODENHÖFER, Riechstoffe und Aromen **5**, 210 (1955).
44) A. J. CARLBLOM, J. prakt. Chem. [2] **144**, 227, 233, 255 (1936).
45) L. BÉNÉZET, Bull. Soc. chim. France [5] **454** (1943).
46) I. PANAYOTOV, Perfum. Record **49**, 233 (1958).
47) Schimmel & Co., Ber. Schimmel April **1911**, 124.
47a) Bull. Res. Council Israel Sect. A **5** A, 268 (1956); nach frdl. zuges. Kopie.
48) J. Amer. chem. Soc. **37**, 2760 (1915).
49) NELSON und MOTTERN, J. Amer. chem. Soc. **56**, 1238 (1934).
50) ESCOURROU, Bull. Soc. chim. France [5] **6**, 1180 (1939).
51) KOHLRAUSCH und KÖPPL, Z. physikal. Chem. [B] **24**, 384 (1934).
52) UHL, J. Amer. pharmac. Assoc. **24**, 381 (1935).
53) BRJUSSOWA, SCHAGALOWA und NOWIKOWA, C. A. **36**, 3781 (1942).
54) Schimmel & Co., Ber. Schimmel April **1915**, 47.
55) SAH und MA, J. Chin. chem. Soc. **2**, 32 (1934); C. **1934**, II. 2209.
56) ALLEN, J. Amer. chem. Soc. **52**, 2958 (1930).

p-Jodbenzoylhydrazon, Schmp. 151–152°[57])
Kondensationsprodukt mit Dimedon, Schmp. 91,7°[58])
n-Decyl-β-naphthocinchoninsäure, Schmp. 237°
4-[p-Chlorphenyl]-thiosemicarbazon, Schmp. 106,5°[60])
4-[p-Bromphenyl]-thiosemicarbazon, Schmp. 116,5°[61]).

Zur Bestimmung des *Decanals* mit Hydroxylammoniumchlorid und Bromphenolblau als Indikator vgl. Schimmel u. Co.[62]).

Den gaschromatographischen Nachweis beschrieben R. A. Bernhard[63]) und M. Calvarano[64]). Zur chromatographischen und spektrophotometrischen Identifizierung vgl. M. D. Riganesis und M. Calvarano[65]).

Verwendung: sehr vielseitig, wenn auch nur in geringen Mengen. Zur Herstellung von künstlichen ätherischen Ölen, besonders Citrusölen. Für Rose, Neroli, Jasmin, Cyclamen und Cassieblüte[66]).

[57]) Sah und Hsü, Rec. Trav. chim. Pays-Bas **59**, 349 (1940).
[58]) Kao und Yen, C. **1932**, II. 3445.
[59]) C. R. hebd. Séances Acad. Sci. **180**, 1482 (1925).
[60]) M. Perpar und M. Tišler, Z. analyt. Chem. **155**, 186 (1957).
[61]) M. Tišler, Z. analyt. Chem. **151**, 187 (1956).
[62]) Ber. Schimmel **1939**, 153.
[63]) J. Chromat. **3**, 471 (1960).
[64]) Essenze Deriv. Agrumari **29**, 147 (1959).
[65]) Essenze Deriv. Agrumari **26**, 167 (1956); **27**, 173 (1957).
[66]) K. Bergwein, Dragoco-Ber. 1959, 193.

n-Undecylaldehyd

$CH_3(CH_2)_9CHO$

n-Undecanal

$C_{11}H_{22}O$. Mol.-Gew. 170,29

Vorkommen: im Mandarinen-[1]) und Citronenöl[2]).

Eigenschaften: Flüssigkeit mit charakteristischem, anhaltendem, rosenähnlichem Geruch, der an frisch gesonnte Wäsche erinnert. Geruch tuberosen-rosen-irisartig, wenig fruchtgrün[3]).

[1]) M. D. Riganesis und M. Calvarano, Essenze Deriv. Agrumari **26**, 167 (1956).
[2]) R. A. Bernhard, J. Chromat. **3**, 471 (1960).
[3]) K. Bergwein, Dragoco-Ber. 1959, 194.

Sdp.$_{20}$ 118–120°[4]); d_4^{23} 0,8251[5]); n_D^{23} 1,14324[4]).
RAMAN-Spektrum: BONINO und MANZONI-ANSIDEJ[6]).

Identifizierung:

Semicarbazon, Schmp. 103°[5])[7])
2,4-Dinitrophenylhydrazon, Schmp. 104°[8])
4-[p-Chlorphenyl]-thiosemicarbazon, Schmp. 85°[9])
4-[p-Bromphenyl]-thiosemicarbazon, Schmp. 87,5°[10]).

Den gaschromatographischen Nachweis beschrieb R. A. BERNHARD[2]).

Zur jodometrischen Bestimmung vgl. SCHWARZ[11]), zur Bestimmung durch Kochen mit benzylalkoholischer Kalilauge und Rücktitration mit H_2SO_4 vgl. S. SABETAY und R. PALFRAY[12]).

Verwendung: für Tuberose, Iris, Grün- und Phantasiegerüche[3]).

4) DAVIES und HODGSON, J. Soc. chem. Ind. **62**, 128 (1943).
5) BLAISE und GUÉRIN, Bull. Soc. chim. France [3] **29**, 1206 (1903).
6) Mem. Accad. Bologna [9] **1**, 29 (1933/34); C. **1935**, I. 1197.
7) TOYAMA und TSUCHIYA, C. **1934**, I. 2677.
8) ALLEN, J. Amer. chem. Soc. **52**, 2958 (1930).
9) M. PERPAR und M. TIŠLER, Z. analyt. Chem. **155**, 186 (1957).
10) M. TIŠLER, Z. analyt. Chem. **151**, 187 (1956).
11) Ann. Chim. applicata **34**, 354 (1935).
12) C. R. hebd. Séances Acad. Sci. **198**, 1513, 1515 (1934).

Laurinaldehyd

$CH_3(CH_2)_{10}CHO$

n-Dodecylaldehyd. n-Dodecanal. Lauraldehyd

$C_{12}H_{24}O$. Mol.-Gew. 184,31

Vorkommen: in den Terpentinölen von *Pinus Sabiniana* (?)[1]) und *P. torreyana* (0,2%)[2]), im Edeltannennadelöl (wenig)[3]), in den Nadelölen von *Pinus heterophylla* (*P. cubensis*, ?)[4]), und *P. palustris* (?, Spuren)[5]), im Blätteröl von *Chamaecyparis lawsoniana* (?)[6]), im Öl von *Furcraea gigantea*[7]),

1) A. H. UHL, J. Amer. pharmac. Assoc. **24**, 380 (1935).
2) A. J. HAAGEN-SMIT, C. T. REDEMANN und N. T. MIROV, J. Amer. chem. Soc. **69**, 2014 (1947).
3) BERTRAM und WALBAUM, Arch. Pharmaz. **231**, 291 (1893). – Schimmel & Co., Ber. Schimmel April **1904**, 48.
4) A. W. SCHORGER, Ind. Engng. Chem. **6**, 723 (1914). – Ber. Schimmel April **1915**, 27. 5) Siehe Fußnote 4.
6) Schimmel & Co., Ber. Schimmel Oktober **1910**, 134.
7) R. SALGUES, C. R. hebd. Séances Acad. Sci. **242**, 2392 (1956).

Blätteröl von *Pittosporum cornifolium*[8]), Citronenöl[9]), süßen Pomeranzenöl[10]), ditteren Pomeranzenöl[11]), bitteren Pomeranzenblätterwasseröl[12]), Mandarinenöl[13]), mexikan. Limettöl[14]).

Isolierung: über die schwer lösliche Bisulfitverbindung.

Eigenschaften: Flüssigkeit mit fettigem, in Verdünnung veilchenähnlichem Geruch.

Schmp. 11°[15])[16])[17]); Sdp.$_{3,5}$ 99,5 bis 100°[17]); $n_D^{24,7}$ 1,4328[17]).

IR-Spektrum: FREYMANN[18]).

RAMAN-Spektrum: BONINO und MANZONI-ANSIDEI[19]).

Geht beim Aufbewahren in flüssigem Zustand in *trimeren Laurinaldehyd* über[20]). Daneben findet Autoxydation zu *Laurinsäure* (Schmp. 44°) statt.

Identifizierung:

Semicarbazon, Schmp. 105,5 bis 106,5°[15])
Thiosemicarbazon, Schmp. 100[21])
p-Nitrophenylhydrazon, Schmp. 90°[22])
2,4-Dinitrophenylhydrazcn, Schmp. 106°[23]), 107 bis 108°[24])
4-[p-Chlorphenyl]-thiosemicarbazon, Schmp. 100°[25])
4-[p-Bromphenyl]-thiosemicarbazon, Schmp. 96°[26]).

[8]) R. SALGUES, Mat. vegetabiles 1, 353 (1952/54).
[9]) F. ELZE, Riechstoffind. **1926**, 181. – M. CALVARANO, Essenze Deriv. Agrumari **27**, 173 (1957).
[10]) Y.-R. NAVES, Parfums de France **10**, 160 (1932); Perfum. Record **38**, 237, 295 (1947). – M. CALVARANO, Essenze Deriv. Agrumari **29**, 147 (1959).
[11]) G. IGOLEN und D. SONTAG, Chim. et Ind. **35**, 157 (1941). – M. CALVARANO, Essenze Deriv. Agrumari **29**, 147 (1959).
[12]) G. IGOLEN, Parfums de France **17**, 55, 79 (1939).
[13]) M. D. RIGANESIS und M. CALVARANO, Essenze Deriv. Agrumari **26**, 167 (1956).
[14]) E. GUENTHER und E. E. LANGENAU, J. Amer. chem. Soc. **65**, 959 (1943).
[15]) ZAAR, J. prakt. Chem. [2] **132**, 169 (1932).
[16]) LIEBER, J. Amer. chem. Soc. **71**, 2864 (1949).
[17]) ERICKSON und CAMPBELL, J. Amer. chem. Soc. **76**, 4472 (1954).
[18]) Ann. Physique [10] **20**, 274 (1933).
[19]) Mem. Accad. Bologna [9] 1, 29 (1933/34); C. **1935**, I. 1197.
[20]) KAUFMANN und KIRSCHNEK, Fette Seifen einschl. Anstrichmittel **55**, 850 (1953).
[21]) Organic Reagents for Organic Analysis.
[22]) MANNICH und NADELMANN, Ber. dtsch. chem. Ges. **63**, 798 (1930).
[23]) ALLEN, J. Amer. chem. Soc. **52**, 2958 (1930).
[24]) REEVE und ADKINS, J. Amer. chem. Soc. **62**, 2876 (1940).
[25]) M. PERPAR und M. TIŠLER, Z. analyt. Chem. **155**, 186 (1957).
[26]) M. TIŠLER, Z. analyt. Chem. **151**, 187 (1956).

Zum gaschromatographischen Nachweis vgl. M. CALVARANO[27]), zum chromatographischen und spektrophotometrischen Nachweis vgl. M. D. RIGANESIS und M. CALVARANO[28]).

Verwendung: sehr vielseitig, jeweils in geringen Mengen. Für Tuberose, Cassie, Veilchen, Fougère, Foin coupé, Chypre und Conifereng erüche[29]).

[27]) Essenze Deriv. Agrumari **29**, 147 (1959).
[28]) Essenze Deriv Agrumari **26**, 167 (1956); **27**, 173 (1957).
[29]) K. BERGWEIN, Dragoco-Ber. **1959**, 194.

Myristinaldehyd

$CH_3(CH_2)_{12}CHO$

n-Tetradecylaldehyd. n-Tetradecanal

$C_{14}H_{28}O$. Mol.-Gew. 212,36

Vorkommen: im Terpentinöl von *Pinus Sabiniana*[1]), Holzöl von *Cinnamomum micranthum* (?)[2]), Pla-chiuriöl[3]) und im Rindenöl von *Ocotea usambarensis* (1%)[4]).

Eigenschaften: wachsartige Masse mit schwachem Geruch. Schmp. 23°, Sdp.$_{10}$ 155°[5]).

Beim Aufbewahren polymerisiert *Myristinaldehyd* schnell zu einer weißen Masse mit dem Schmelzpunkt 65°.

Identifizierung:

Semicarbazon, Schmp. 106,5°[5])
Oxim, Schmp. 82,5°[5])
p-Nitrophenylhydrazon, Schmp. 95°[6]).

[1]) A. H. UHL, J. Amer. pharmac. Assoc. **24**, 380 (1935).
[2]) T. IKEDA, J. chem. Soc. Japan **51**, 335 (1930).
[3]) T. IKEDA, S. TAKEDA, H. NAKAMA und T. YOKOHARA, J. chem. Soc. Japan **61**, 583 (1940); C. A. **36**, 6754 (1942).
[4]) R. SCHMIDT und K. WEILINGER, Ber. dtsch. chem. Ges. **39**, 652 (1906). — HALBERKANN, Arch. Pharmaz. **254**, 247 (1916).
[5]) H. STEPHEN, J. chem. Soc. (London) **127**, 1874 (1925).
[6]) KRAFFT, Ber. dtsch. chem. Ges. **15**, 1724 (1882).

n-Pentadecylaldehyd

$CH_3(CH_2)_{13}CHO$

n-Pentadecanal

$C_{15}H_{30}O$. Mol.-Gew. 226,39

Vorkommen: im Holzöl von *Cinnamomum micranthum*[1]).

Eigenschaften: Schmp. 24 bis 25°, Sdp.$_{25}$ 185°[2]).

Identifizierung:

Semicarbazon, Schmp. 108 bis 109°[3])
p-Nitrophenylhydrazon, Schmp. 94 bis 95°[4])
2,4-Dinitrophenylhydrazon, Schmp. 107,5°[4])

[1]) T. Ikeda, J. chem. Soc. Japan **51**, 335 (1930). – Fujita und Yamashita, ebenda **65**, 385, 591 (1944); C. A. **41**, 3509 (1947). – Vgl. Y. Fujita, Acta Phytotax. Geobot. [Japan] **18**, 178 (1960).
[2]) Nach E. Rodd, Chemistry of Carbon Compounds, Vol. Ia, 477.
[3]) Lauer, Gensler und Miller, J. Amer. chem. Soc. **63**, 1154 (1941).
[4]) Landa, Bull. Soc. chim. France [4] **37**, 1237 (1925).

Palmitinaldehyd

$CH_3(CH_2)_{14}CHO$

n-Hexadecylaldehyd. n-Hexadecanal

$C_{16}H_{32}O$. Mol.-Gew. 240,42

Vorkommen: im konkreten Mimosenblütenöl[1]).

Eigenschaften: paraffinähnliche Masse mit schwachem Geruch. Schmp. 34°, Sdp.$_{29}$ 200 bis 202°[2]).

Identifizierung:

Semicarbazon, Schmp. 107°[2])
Oxim, Schmp. 88°[2])
Thiosemicarbazon, Schmp. 109°[3])
2,4-Dinitrophenylhydrazon, Schmp. 105 bis 107°[4]).

[1]) S. Sabetay und L. Trabaud, Perfum. Record **31**, 123 (1940).
[2]) Le Sueur, J. chem. Soc. (London) 87, 1892 (1905).
[3]) Feulgen und Behrens, Z. physiol. Chem. **177**, 229 (1928).
[4]) Reindel und Mitarbeiter, Liebigs Ann. Chem. **544**, 122, 134 (1940).

Stearinaldehyd

$CH_3(CH_2)_{16}CHO$

n-Octadecylaldehyd. n-Octadecanal

$C_{18}H_{36}O$. Mol.-Gew. 268,47

Vorkommen: im konkreten Eichenmoosöl (von *Evernia prunastri*)[1]) und im Holzöl von *Cinnamomum micranthum* (?)[2]).

Isolierung: über die schwerlösliche Bisulfitverbindung (Schmp. 143° Zers.).

Eigenschaften: Nadeln (Benzin).

Schmp. 38 bis 39°[3]), $Sdp._{22}$ 212 bis 213°[4]).

Polymerisiert beim Stehen schnell zu einer weißen Masse (Schmp. 80°) Oxydation führt zu *Stearinsäure*.

Identifizierung:

Semicarbazon, Schmp. 108 bis 109°[5])
Thiosemicarbazon, Schmp. 112°[6])
p-Nitrophenylhydrazon, Schmp. 101°[5])
2,4-Dinitrophenylhydrazon, Schmp. 105°[3]).

[1]) M. Stoll und W. Scherrer, Communication XVIIe Congrès Chim. ind. Paris 1937, numéro d'ordre 29; nach Ber. Schimmel **1939**, 19.

[2]) T. Ikeda, J. chem. Soc. Japan **51**, 335 (1930). – T. Ikeda, S. Takeda, H. Nakama und T. Yokohara, C. A. **36**, 6754 (1942). – Fujita und Yamashita, J. chem. Soc. Japan **65**, 385, 591 (1944).

[3]) Kaufmann und Kirschnek, Fette Seifen einschl. Anstrichmittel **55**, 848 (1953).

[4]) Nametkin und Tenewa, J. allg. Chem. [russ.] **12**, 232 (1942).

[5]) H. Stephan, J. chem. Soc. (London) **127**, 1867 (1925).

[6]) Anchel und Waelsch, J. biol. Chemistry **152**, 503 (1944).

b) *Ungesättigte aliphatische Aldehyde*

Methacrolein

$$CH_2{=}C(CH_3){-}CHO$$

Methacrylaldehyd. 2-Methylacrolein. 2-Methylpropenal.

„Artemisal"

C_4H_6O. Mol.-Gew. 70,09

Vorkommen: M. ADAMS und F. S. OAKBERG[1]) isolierten aus dem Blätteröl von *Artemisia tridentata typica* (schwarzer Salbei) in einer Menge von 5% einen Aldehyd, den sie als *Artemisal* bezeichneten. Später wiesen C. R. KINNEY, T. W. JACKSON, L. E. DEMYTT und A. W. HARRIS[2]) nach, daß dieser mit *Methacrolein* identisch ist; sie fanden in diesem Öl 3%.

Eigenschaften: durchdringend riechende Flüssigkeit.

Sdp. 73,5°; d_4^{20} 0,830; n_D^{20} 1,4191[3]).

Sdp.$_{752}$ 66,5°; d_4^{25} 0,8138; n_D^{25} 1,4098[4]).

In 100 ccm Wasser lösen sich 6,4 g *Methacrolein*, in Alkohol und Äther ist es leicht löslich. Bildet mit Wasser ein azeotropes Gemisch mit 93,3% *Methacrolein*, das bei 63,9° siedet.

UV-Spektrum: HOLMAN, LUNDBERG und BURR[5]).

IR-Spektrum: BARNES, LIDDEL und WILLIAMS[6]).

Identifizierung:

Semicarbazon, Schmp. 197,5 bis 198°[3])
p-Nitrophenylhydrazon, Schmp. 161 bis 163°[3])
2,4-Dinitrophenylhydrazon, Schmp. 206 bis 206,5°[3]).

[1]) J. Amer. chem. Soc. 56, 457 (1934).
[2]) J. org. Chemistry 6, 612 (1941).
[3]) SHRINER und SHARP, J. Amer. chem. Soc. 62, 2245 (1940).
[4]) ROGERS, J. Amer. chem. Soc. 69, 1243 (1947).
[5]) J. Amer. chem. Soc. 67, 1389 (1945).
[6]) Ind. Engng. Chem., anal. Edit. 15, 693 (1943).

Hexen-2-al-1

$CH_3CH_2CH_2CH{=}CHCHO$

α, β-Hexenal. α, β-Hexylenaldehyd. β-Propylacrolein. Blätteraldehyd

$C_6H_{10}O$. Mol.-Gew. 98,14

Vorkommen: TH. CURTIUS und H. FRANZEN[1]) haben diesen interessanten Aldehyd durch Wasserdampfdestillation aus grünen Blättern folgender Pflanzen gewonnen: Adlerfarn, Pappel, Weide, Walnuß, Hainbuche, Haselnuß, Birke, *Alnus incana*, Schwarzerle, Rotbuche, Edelkastanie, Eiche, *Ulmus campestris*, *Polygonum sachalinense*, Himbeere, Akazie, Lupine, Klee, Steinklee, Ahorn, Roßkastanie, Weintraube, *Aegopodium podagraria*, *Syringa vulgaris*, *Vinca minor*, *Sambucus nigra* und *S. racemosa*.

Hexen-2-al-1 wurde außerdem in folgenden Ölen nachgewiesen: Vorlauf des Java-Citronellöls (?)[2]), Campheröl (Hon-Shoöl)[3]), Rettichblätteröl (5 bis 6%)[4]), Maulbeerblätteröl[5]), Apfelöl[6]), Erdbeeröl[7]), Weintraubenöl[8]), Teeöl[9]) und im Krautöl von *Lavandula delphinensis* (0,016%)[10]).

H. JANISTYN[11]) berichtete, daß der durch Oxydation von *trans-Hexen-3-ol-1* mit Chromsäure entstehende Aldehyd im Tee, Efeu, in Nelken-, Eichen-, Buchen-, Weizen-, Rettich-, Maulbeer-, Veilchen- und Gurkenblättern enthalten ist.

[1]) TH. CURTIUS und H. FRANZEN, Liebigs Ann. Chem. **390**, 89 (1912).
[2]) H. BOHNSACK, Ber. dtsch. chem. Ges. **76**, 564 (1943).
[3]) K. ONO und M. IMOTO, J. chem. Soc. Japan **59**, 1014 (1938); C. A. **33**, 2128 (1939).
[4]) S. TAKEI, Y. SAKATO und M. ONO, Sci. Pap. Inst. physic. chem. Res. **23**, 482 (1934); C. **1934**, I. 2770.
[5]) T. WATANABE, Nature [London] **182**, 326 (1958).
[6]) J. W. WHITE, Food Res. **15**, 68 (1950). – J. J. WILLAMAN, Canner **110**, 18 (1950); C. A. **44**, 6541 (1950).
[7]) K. P. DIMICK und B. MAKOWER, Food Technol. **10**, 73 (1956). – DIMICK und J. CORSE, Amer. Perfumer **71**, No. 2, 45 (1958). – M. WINTER, B. WILLHALM, M. HINDER, E. PALLUY und E. SUNDT, Perfum. Record **49**, 250 (1958).
[8]) A. J. HAAGEN-SMIT, F. N. HIROSAWA und T. H. WANG, Food Res. **14**, 472 (1949).
[9]) S. TAKEI und Y. SAKATO, Bull. Inst. phys.-chem. Res. [Abstr.] Tokyo **14**, No. 4, 36 (1935). – TAKEI, SAKATO und M. ONO, Sci. Pap. Inst. phys. chem. Res. **23**, No. 482/497 (1934); C. **1934**, I. 2770. C. A. **27**, 2224 (1933); **29**, 8229 (1935). – M. TSUJIMURA, Sci. Pap. Inst. phys.-chem. Res. **34**, 406 (1938); C. **1939**, I. 2004. – R. YAMAMOTO und A. KATO, J. agric. chem. Soc. Japan **10**, 661 (1934); C. A. **28**, 7377 (1934). – H. SHIMIZU, Koryo **20**, 8 (1952); C. A. **46**, 7288 (1952).
[10]) L. BÉNÉZET, Bull. Soc. chim. France [5] **10**, 454 (1943).

Es ist nicht gesichert, ob alle Autoren das gleiche *Hexen-2-al-1* in Händen hatten. Wahrscheinlich handelt es sich meist um die trans-Form.

Isolierung: CURTIUS und FRANZEN[1]) versetzten das Wasserdampfdestillat mit einer alkoholischen Lösung von m-Nitrobenzhydrazid, wobei sich ein bei 167° schmelzendes Hydrazon bildete. Der aus diesem regenerierte Aldehyd ließ sich mit Silberoxyd zu *α-β-Hexylensäure* oxydieren.

Nach W. NYE und H. A. SPOHR[12]) gelingt die Gewinnung des Aldehyds nur, wenn man das Destillat vorher einige Zeit der Luft aussetzt, evtl. durch enzymatische Bildung aus Hexen-3-ol-1. TAKEI, SAKATO und ONO[13]) sind jedoch der Ansicht, daß *Hexenal* schon in den frischen Blättern enthalten ist. CURTIUS und FRANZEN betrachteten *Hexen-2-al-1* als Zwischenstufe der Umwandlung von Zuckern in Fette. Nach REINKE (1897) und A. MEYER[14]) ist es ein Glied der Photosynthesen bei der Assimilation der Blätter.

Konstitution: erkannt von TH. CURTIUS und H. FRANZEN[1]) durch Oxydation zu *α, β-Hexylensäure*. Der natürliche Aldehyd ist die *trans*-Form[14a]).

Da die Bezeichnungen *Blätteraldehyd* und *Blätteralkohol* (*Hexen-3-ol-1*) Anlaß zu der Annahme geben, daß diese Stoffe gleiche Struktur besitzen – was nicht der Fall ist – läßt man nach H. BOHNSACK[15]) diese besser fallen.

Hexen-2-al-1 wurde erstmals von Schimmel & Co.[16]) synthetisch erhalten, und zwar durch Reduktion von *Hexylensäure* mit Ameisensäure in Dampfform an MnO bei 350°.

Hexen-2-al-1 bildet sich außerdem bei der Oxydation von *Hexen-2-ol-1* mit verd. Chromschwefelsäure bei 5°[17]), bei der Reduktion von *Penten-1-carbonsäure-1-[o-tolyl]imidchlorid*[18]) oder von *1-Brompenten-1-carbonsäure-1-phenylimidchlorid* mit $CrCl_2$ in ätherischer Salzsäure[19]), bei der Dehydratisierung von *Hexen-2-diol-1,4* oder *Hexen-3-diol-1,2* mit siedender

11) Seifensieder-Ztg. **67**, 1625 (1940).

12) Arch. Biochem. **2**, 23 (1943); C. **1947** E II, 1325 (1957).

13) Sci. Pap. Inst. phys.-chem. Res. Tokyo **23**, No. 482/7 (1934); nach C. A. **28**, 3178 (1934).

14) Vgl. Ber. Schimmel **1918**, 120.

14a) M. ONO und A. HATANAKA, Bull. Inst. Insect Control **25**, 168 (1960); Agric. biol. Chem. [Tokyo] **25**, 7 (1961) [deutsch].

15) H. BOHNSACK, Fette und Seifen **52**, 30 (1949).

16) Ber. Schimmel **1918**, 41.

17) DELABY und GUILLOT-ALLÈGRE, C. R. hebd. Séances Acad. Sci. **192**, 1468 (1931); Bull. Soc. chim. France [4] **53**, 308 (1933).

18) v. BRAUN und RUDOLPH, Ber. dtsch. chem. Ges. **67**, 274 (1934).

19) v. BRAUN und OSTERMEYER, Ber. dtsch. chem. Ges. **70**, 1005 (1937).

verd. Phosphorsäure[20]), beim Kochen von *1,1,3-Triäthoxyhexan* mit 2proz. HCl[21]). Beim Erhitzen von *4 Hydroxy-5-oxo-2-propyl-2,5-dihydrofuran* unter N_2 auf 270 bis 320° entsteht wahrscheinlich die *trans*-Form[22]).

H. BOHNSACK[15]) beschrieb die Darstellung von *Hexen-2-al-1* durch Hydrierung von *Hexadien-2,4-al-1* oder durch Kondensation von *Acetaldehyd* mit *n-Butyraldehyd* in Piperidin-Eisessig.

Eine einfache Synthese beschrieben kürzlich A. HATANAKA und M. ONO[22a]).

Eigenschaften: farbloses, eigentümlich scharf krautiggrün riechendes, zuweilen acroleinartig kratzendes Öl.

natürliches Hexen-2-al-1: Sdp.$_{17}$ 47 bis 48°; $d_4^{17,9}$ 0,8470; $n_D^{17,9}$ 1,44602[1]).
synthetisches Hexen-2-al-1:

Sdp.$_{760}$ 146°; Sdp.$_{65}$ 80°; d^{17} 0,8610; n_D^{17} 1,4480[20]).
Sdp. 150° (korr.), Sdp.$_{18,5}$ 49,5°; d_4^{13} 0,861; n_D^{13} 1,4470[17]).
Sdp.$_{12}$ 43°; d_4^{20} 0,8491; n_D^{18} 1,4462[18]).

Hexen-2-al-1 autoxydiert an der Luft langsam, zeigt aber wenig Neigung zur Polymerisation. Bei der Autoxydation bildet sich u. a. *Penten-1-carbonsäure-1.* Es zersetzt sich etwas bei Destillation unter Normaldruck. Gibt mit verd. Natronlauge ein in Äther lösliches, nach Kamillen riechendes Produkt[17]). Oxydation mit Ag_2O ergibt *α, β-Hexylensäure* (Schmp. 33°).

Das Acetal aus *Hexen-2-al-1* und 2 Molekülen *Hexen-3-ol-1* (*cis*-Form) riecht citronenartig; Sdp.$_2$ 110° (S. TAKEI, Y. SAKATO und M. ONO[23]). *Blätteraldehyd* besitzt Insektenlockwirkung[25]) und ist ein mögliches Bruchstück des *n-Hexadien-10,12-ol-1,* des Sexuallockstoffs des Seidenspinners, sowie giftiger Sekrete von *Enrycotis Florida* W gegen andere Insekten[26]).

Identifizierung:

Semicarbazon, Schmp. 172 bis 173°[16]), 175 bis 176°[17]), 179°[20]).
p-Nitrophenylhydrazon, Schmp. 137°[1])[18]), 139°[17]).

[20]) PRÉVOST, Bull. Soc. chim. France [5] **11**, 224 (1944).
[21]) HOAGLIN und HIRSH, J. Amer. chem. Soc. **71**, 3472 (1949).
[22]) H. SCHINZ und ROSSI, Helv. chim. Acta **31**, 1961 (1948).
[22a]) Bull. agric. chem. Soc. Japan **24**, 532 (1960).
[23]) S. TAKEI, Y. SAKATO und M. ONO, Bull. Inst. phys.-chem. Res. [Abstr.] Tokyo **7**, 12 (1934).
[24]) TSUJIMURA, Sci. Pap. Inst. phys.-chem. Res. Tokyo **34**, 406 (1938); C. A. **32**, 8029 (1938).
[25]) T. WATANABE, Nature [London] **182**, 325 (1958).
[26]) A. BUTENANDT, R. BECKMANN, D. STAMM und E. HECKER, Z. Naturf. **14b**, 283 (1959).

2,4-Dinitrophenylhydrazon, Schmp. 144° (?)[23], 196°[24]). Zu dessen papierchromatographischem Nachweis vgl. E. SUNDT und M. WINTER[27]).

m-Nitrobenzoylhydrazon, Schmp. 166 bis 167°[1]).

Benzoylhydrazon, Schmp. 112 bis 113°[1]).

Zur Farbreaktion mit SCHIFFschem Reagens vgl. DELABY und GUILLOT-ALLÈGRE[17]).

Verwendung: Wegen seines intensiven Grüngeruches wird *Hexen-2-al-1* in einigen Parfümkompositionen verwendet. Große Bedeutung hat es zur Verbesserung zahlreicher Aromamischungen erlangt, in denen es jeweils in sehr kleinen Mengen zugesetzt ist; es bildet z. B. einen wichtigen Bestandteil von Apfel-, Aprikosen-, Pflaumen- und Birnenaromen.

[27]) Analytic. Chem. **30**, 1620 (1958).

Hepten-2-al-1

$CH_3CH_2CH_2CH_2CH=CHCHO$

β-Butylacrolein. 3-Butylacrolein

$C_7H_{12}O$. Mol.-Gew. 112,17

Vorkommen: im ätherischen Sojabohnenöl[1]).

Synthetisch erhielten es DELABY und GUILLOT-ALLÈGRE[2]) durch Oxydation von *3-Butylallylalkohol* mit verdünnter Chromschwefelsäure in der Kälte (neben *3-Butylacrylsäure*).

Eigenschaften: angenehm riechende Flüssigkeit.

$Sdp._{14}$ 80 bis 85°, n_D^{20} 1,4314[1]);

Sdp. 165 bis 167°, d_4^{17} 0,864, n_D^{17} 1,4468[2]).

Verändert sich beim Aufbewahren; bei der Destillation unter Normaldruck erfolgt geringe Zersetzung. Oxydation mit Ag_2O in alkalischer Lösung führt zu *3-Butylacrylsäure*.

Identifizierung:

Semicarbazon, Schmp. 169°[1])

p-Nitrophenylhydrazon, Schmp. 115,5 bis 116°[1])

2,4-Dinitrophenylhydrazon, Schmp. 131,5 bis 132°[1]).

[1]) C. J. MARTIN, A. J. SCHEPARTZ und B. F. DAUBERT, J. Amer. chem. Soc. **70**, 2601 (1948).

[2]) DELABY und GUILLOT-ALLÈGRE, Bull. Soc. chim. France [4] **53**, 305, 308 (1933).

Octen-2-al-1

$CH_3CH_2CH_2CH_2CH_2CH{=}CHCHO$

3-Pentylacrolein

$C_8H_{14}O$. Mol.-Gew. 126,19

Vorkommen: im Öl von *Achasma walang* Val. (*Amomum walang*) (P. VAN ROMBURGH [1]).

Bildet sich neben anderen Produkten bei der Autoxydation von Baumwollsamenöl [2]).

Eigenschaften: aromatisch riechende Flüssigkeit.

$Sdp._{14}$ 83° [1]).

UV-Spektrum: SWIFT und Mitarbeiter [2]).

Oxydation mit Sauerstoff führt zu *Hepten-1-carbonsäure-1*, mit alkalischer $KMnO_4$-Lösung zu *Capronsäure* [1]).

Identifizierung:

Semicarbazon, Schmp. 163° [1]), 169 bis 170° [3]).

[1]) P. VAN ROMBURGH, Rec. Trav. chim. Pays-Bas 57, 494 (1938).
[2]) SWIFT und Mitarbeiter, J. Amer. Oil Chemists Soc. 26, 298 (1949).
[3]) POWELL und HAGEMANN, J. Amer. chem. Soc. 66, 373 (1944).

Nonen-2-al-1

$CH_3CH_2CH_2CH_2CH_2CH_2CH{=}CHCHO$

3-Hexylacrolein

$C_9H_{16}O$. Mol.-Gew. 140,22

Vorkommen: im Irisöl (W. TREIBS [1])).

Nonen-2-al-1 bildet sich u. a. bei der Oxydation von *Nonen-2-ol-1* mit verdünnter Chromschwefelsäure in der Kälte (DELABY und GUILLOT-ALLÈGRE [2])) und – neben *Azelainaldehydsäure* – durch Einwirkung von Pb_3O_4 in Eisessig auf niedrigschmelzende *9,10,12-Trihydroxy-stearinsäure* bei 55 bis 65° (SCANLAN und SWERN [3])).

[1]) Chem. Ber. 83, 431 (1950).
[2]) DELABY und GUILLOT-ALLÈGRE, Bull. Soc. chim. France [4] 53, 314 (1933).
[3]) SCANLAN und SWERN, J. Amer. chem. Soc. 62, 2311 (1940).

Eigenschaften: angenehm riechendes Öl.

Sdp.$_{21}$ 100 bis 102°; d_4^{21} 0,898; n_D^{15} 1,4414[2]).

Sdp.$_{0,1}$ 56 bis 58°; d_4^{25} 0,8418; n_D^{25} 1,4502[3]).

Zersetzt sich z. T. bei Destillation unter Normaldruck.

Oxydiert sich an der Luft langsam unter Bildung von *Nonen-2-säure-1.*

Zur Konfiguration vgl. ZOBRIST und SCHINZ[4]), SCHINZ und ROSSI[5]) sowie DELABY und GUILLOT-ALLÈGRE[2]).

Identifizierung:

Semicarbazon, Schmp. 165 bis 165,5°[3])
p-Nitrophenylhydrazon, Schmp. 113°[2])
2,4-Dinitrophenylhydrazon, Schmp. 126°[3]).

[4]) Helv. chim. Acta **35**, 2382 (1952).
[5]) Helv. chim. Acta **31**, 1956 Anm. 3 (1948).

Nonadien-2,6-al-1

$CH_3CH_2CH{=}CHCH_2CH_2CH{=}CHCHO$

Nonadien-2^t · 6^t-al-1

$HC(CH_2CH_3){=}CHCH_2CH_2CH{=}CHCHO$

Nonadien-2^t · 6^c-al-1.
Veilchenblätteraldehyd

$C_9H_{14}O$. Mol.-Gew. 138,20

Vorkommen: H. v. SODEN[1]) und TREFF, RITTER und WITTRISCH[2]) untersuchten als Erste das ätherische Öl aus Veilchenblättern und stellten in ihm einen Aldehyd fest. WALBAUM und ROSENTHAL[3]) gelang die Isolierung; sie ermittelten die Bruttoformel $C_9H_{14}O$. L. RUZICKA[4]) wies nach, daß das Öl der Blätter etwa 10 mal mehr (30 bis 50%) von diesem Aldehyd enthält als das der Blüten.

[1]) J. prakt. Chem. [2] **110**, 273 (1925).
[2]) J. prakt. Chem. [2] **113**, 357 (1926).
[3]) H. WALBAUM und A. ROSENTHAL, Schimmel Jubiläumsber. **1929**, 211.
[4]) L. RUZICKA und H. SCHINZ, Helv. chim. Acta **17**, 760, 1592 (1934); **18**, 381 (1935). – RUZICKA und Mitarbeiter, C. R. XVIIe Congr. Chim. Ind. **1937**, 915; nach Perfum. Record **29**, 174 (1938).

S. Takei und M. Ono[5]) isolierten *Nonadien-2,6-al-1* aus Gurkenöl.

Isolierung: am besten über das Semicarbazon, aus dem der Aldehyd rein gewonnen werden kann (L. Ruzicka und H. Schinz[6])).

Konstitution: H. Walbaum und A. Rosenthal[3]) ermittelten, daß der *Veilchenblätteraldehyd* eine unverzweigte Kette mit zwei isolierten Doppelbindungen enthält. Sie gewannen durch Oxydation mit Silberoxyd eine Säure $C_9H_{14}O_2$, deren Methylester bei der katalytischen Hydrierung *Pelargonsäuremethylester* ergab.

Die Lage der beiden Doppelbindungen erkannten Späth und Kesztler[7]) sowie Ruzicka und Schinz[8]). Letztere erhielten bei der Hydrierung des *Nonadienal-semicarbazons* in Gegenwart von Platinschwarz *Pelargonaldehyd-semicarbazon*, in Gegenwart von PtO_2 *n-Nonylsemicarbazid.*

Theoretisch sind vier *cis-trans*-Isomere zu erwarten:

2_{trans}, 6_{trans}- (I), 2_{trans}, 6_{cis}- (II), 2_{cis}, 6_{trans}- und 2_{cis}, 6_{cis}- *Nonadienal-1.* Von diesen sind jedoch nur (I) und (II) bekannt, da cis-α, β-ungesättigte Aldehyde instabil sind.[11])

Die erste Totalsynthese eines *Nonadienals* gelang L. Ruzicka und H. Schinz[6]).

Sie reduzierten *Sorbinsäureester* nach Bouveault-Blanc zu *Hexen-3-ol-1*, dessen Jodid über die Grignard-Verbindung durch Umsetzung mit *Acrolein* in das Carbinol $CH_3CH_2CH{=}CHCH_2CH_2CHOHCH{=}CH_2$ übergeführt wurde. Das aus diesem durch Einwirkung von PBr_3 erhaltene *1-Brom-nonadien-2,6* wurde zu *Nonadien-2,6-ol-1* verseift und mit Chromsäure zu *Nonadien-2,6-al-1* oxydiert (Semicarbazon Schmp. 156—157°). Dieses ist nicht mit *Veilchenblätteraldehyd* identisch.

Eine ähnliche Synthese führten Takei und Mitarbeiter[8]) durch; sie gingen jedoch von *natürlichem Blätteralkohol* – den sie als *trans-Hexen-3-ol-1* ansahen – aus. Sie erhielten ein Produkt (Semicarbazon Schmp. 157,5°), das sie für identisch mit Veilchenblätteraldehyd und als *trans-trans*-Isomeres ansahen.

In einer späteren Arbeit vermuteten L. Ruzicka, H. Schinz und B.-P. Susz[9]), daß das aus *synthetischem Hexen-3-ol-1* gewonnene *Nonadienal*

[5]) S. Takei und M. Ono, J. agric. chem. Soc. Japan **15**, 193 (1939); nach C. A. **33** 6524 (1939).

[6]) L. Ruzicka und H. Schinz, Helv. chim. Acta **17**, 1602 (1934).

[7]) Ber. dtsch. chem. Ges. **67**, 1496 (1934).

[8]) S. Takei, M. Ono, Y. Kuroiwa, T. Takahata und T. Sima, Bull. agric. chem. Soc. Japan **14**, 65 (1938); J. agric. chem. Soc. Japan **14**, 717 (1938). C. **1938**, II. 3696.

[9]) L. Ruzicka, H. Schinz und B.-P. Susz, Helv. chim. Acta **27**, 1561 (1944).

trans, trans-Konfiguration, der *natürliche Veilchenblätteraldehyd* und der von TAKEI aus *natürlichem Hexen-3-ol-1* dargestellte Aldehyd *trans-cis*-Konfiguration besitzen, da für *natürlichen Blätteralkohol* inzwischen *cis*-Struktur nachgewiesen worden war.

Zur gleichen Ansicht kam H. HUNSDIECKER[10]) durch seine Synthese des *Nonadienals*, ausgehend von *Blätteralkohol* aus Pfefferminzöl.

Interessant ist hierbei, daß *natürlicher Veilchenblätteraldehyd* und die aus *natürlichem Hexen-3-ol-1* hergestellten Präparate geruchlich kaum zu unterscheiden sind, während bei den anderen Produkten bei gleicher Grundnote recht deutliche Unterschiede vorhanden sind.

Eine Totalsynthese des *natürlichen Veilchenblätteraldehyds* gelang F. SONDHEIMER[11]).

Ausgehend von *Dipropargyl* (*Hexadiin-1,5*) erhielt er mit Natrium in flüssigem Ammoniak und Behandlung mit Äthyljodid hauptsächlich *Octadiin-1,5*. Dessen GRIGNARD-Verbindung ergab mit Äthylorthoformiat *Nonadiin-2,6-aldiäthylacetal*, das durch selektive Hydrierung in *Nonadien-2[cis],6[cis]-aldiäthylacetal* übergeführt wurde. Aus dieser Verbindung erhielt er durch saure Hydrolyse *Nonadien-2,6-al-1*, wobei gleichzeitig Umlagerung in das *2(trans),6(cis)*-Isomere dieses Aldehyds erfolgt. (Die Stabilität der *cis-α, β*-ungesättigten Aldehyde der Struktur RCH=CH-CHO ist sehr gering; SONDHEIMER konnte zeigen, daß die saure Hydrolyse von *cis-Crotonaldehyd-diäthylacetal* ausschließlich zum *trans-Crotonaldehyd* führt.) Für die Identität des *synthetischen Aldehyds* mit dem aus Veilchenblätteröl erhaltenen *natürlichen Nonadienal* sprechen die Mischschmelzpunkte verschiedener Derivate und die übereinstimmenden IR-Spektren.

Die Reaktion der GRIGNARD-Verbindung des *Octadiin-1,5* mit gasförmigem *Formaldehyd* führte zu *Nonadiin-2,6-ol-1*, das nach selektiver Hydrierung zu *Nonadien-2[trans],6[cis]-al-1* oxydiert wurde.

Beide synthetischen Verbindungen besaßen den Geruch des *natürlichen Veilchenblätteraldehyds*.

Die Konfiguration dieser Aldehyde, vor allem auch der zu den Synthesen verwendeten *Hexenole*, untersuchten auch L. CROMBIE und S. H. HARPER[12]).

Eine neue, in wenigen Stufen mit guten Ausbeuten verlaufende Synthese der beiden *Nonadienale* beschrieb kürzlich CH. JUTZ[13]).

Ausgangsprodukte sind auch hier die beiden *Hexenole*. *cis-Hexen-3-ol-1* („*Blätteralkohol*") wurde nach F. SONDHEIMER[14]) synthetisiert. Zur Gewinnung des *trans*-

[10]) H. HUNSDIECKER, Ber. dtsch. chem. Ges. **80**, 140 (1947).
[11]) F. SONDHEIMER, J. Amer. chem. Soc. **74**, 4040 (1952).
[12]) Perfum. Record **41**, 199 (1950).
[13]) CH. JUTZ, Chem. Ber. **92**, 1983 (1959).
[14]) J. chem. Soc. (London) **1950**, 877.

Hexen-3-ol-1 wurde nach S. E. BOXER und R. P. LINSTEAD[15]) *Malonsäure* mit *n-Butyraldehyd* in Triäthanolamin kondensiert, wobei fast ausschließlich *trans-Hexen-3-säure-1* entsteht. Diese wurde als Äthylester mit $LiAlH_4$ fast quantitativ zu *trans-Hexen-3-ol-1* reduziert.

Die beiden *Hexenole* wurden mit $SOCl_2$ in Pyridin in die entsprechenden *Chloride* verwandelt, die nach H. NORMANT[16]) mit Mg in Tetrahydrofuran in die GRIGNARD-Verbindungen übergeführt wurden. Diese konnten dann mit *1-[N-Methylanilino]-propen-1-al-3* in 71- bis 75proz. Ausbeute zu den beiden *Nonadienalen* umgesetzt werden.

Die Eigenschaften von *Nonadien-2[trans],6[cis]-al-1* und aller Derivate stimmen mit dem Naturprodukt überein. *Nonadien-2[trans],6[trans]-al-1* wurde erstmals rein erhalten; Mischschmelzpunkte entsprechender Derivate der beiden Isomeren zeigen keine deutlichen Depressionen, sondern liegen unscharf zwischen denen der reinen Verbindungen.

Nach F. ZOBRIST und H. SCHINZ[17]) ist *natürlicher Veilchenblätteraldehyd* nicht einheitlich, sondern enthält wahrscheinlich geringe Mengen eines Isomeren.

Zur Konfiguration der *Hexenole* und *Nonadienole* s. Band IIIa.

Eigenschaften:

Nonadien-2[trans],6[cis]-al-1, Veilchenblätteraldehyd: Öl mit dem charakteristischen, durchdringenden Geruch frischer Veilchenblätter.

$Sdp._{12}$ 89 bis 90°; d_4^{24} 0,8658; n_D^{24} 1,4700 (aus Veilchenblättern)[6]).

$Sdp._{11}$ 88 bis 88,5°; $n_D^{18,5}$ 1,4732 (synthetisch)[13]).

$Sdp._{10}$ 88°; n_D^{21} 1,4710 (synthetisch)[11]).

Nonadien-2[trans],6[trans]-al-1: riecht schärfer als der natürliche Aldehyd.

$Sdp._{10}$ 88 bis 89°; $n_D^{21,5}$ 1,4689[13]).

$Sdp._{11}$ 85 bis 87°; d_4^{20} 0,8678; n_D^{20} 1,4660[9]).

IR-Spektren: F. SONDHEIMER[11]), CH. JUTZ[13]).

[15]) J. chem. Soc. (London) 1931, 740.

[16]) Z. B. C. R. hebd. Séances Acad. Sci. **240**, 314, 631 (1955); **242**, 202 (1957).

[17]) F. ZOBRIST und H. SCHINZ, Helv. chim. Acta **35**, 2382 (1952).

Identifizierung: Die beiden isomeren *Nonadienale* bilden folgende Derivate (Schmp. angegeben):

	Nonadien-2[trans], 6[cis]-al-1 Veilchenblätteraldehyd		Nonadien-2[trans] 6[trans]-al-1
	nat.	synthet.	
Semicarbazon	158–159°[3]) 157,5°[5])	156–157°[13])	167–168°[13]) 162–164°[9]) 160–161°[10])
p-Nitrophenylhydrazon	95–97°[9])	97,5–98,5°[11]) 97–98°[13])	111°[13])
2,4-Dinitrophenylhydrazon	113°[5])	112–113°[11])[13])	137°[13])

Verwendung: die gleiche wie Hexen-3-ol-1.

Decen-2-al-1

$CH_3(CH_2)_6CH{=}CHCHO$

3-Heptylacrolein

$C_{10}H_{18}O$. Mol.-Gew. 154,24

Vorkommen: im Öl von *Achasma walang* (Hauptbestandteil)[1]), im süßen Pomeranzenöl aus Guinea[2]), im Öl von *Citrus aurantium* var. *amara* (?)[3]) und im Corianderkrautöl[4]).

Isolierung: durch fraktionierte Destillation. Aus der Bisulfitverbindung und dem Semicarbazon kann der Aldehyd nicht wieder regeneriert werden.

Konstitution: von P. VAN ROMBURGH[1]) ermittelt. Der Aldehyd gab bei der Oxydation mit alkalischer $KMnO_4$-Lösung *Caprylsäure*, bei der Hydrierung in wäßrigem Essigester mit Pt-schwarz hauptsächlich *Decanol*, in Gegenwart von PtO_2 dagegen *Decansäure* neben *Decanal*.

DELABY[5]) erhielt *Decen-2-al-1* durch Oxydation von *Decen-2-ol-1* mit $K_2Cr_2O_7$ in verdünnter Schwefelsäure bei 10°.

[1]) P. VAN ROMBURGH, Rec. Trav. chim. Pays-Bas **57**, 494 (1938).
[2]) Y.-R. NAVES, Parfums de France **10**, 160 (1932); Perfum. Record **38**, 237, 295 (1947).
[3]) L. PEYRON, Soap, Perfum. Cosmet. **33**, 373 (1960); France Parfums **2**, No. 12, 1 (1959); nach frdl. zuges. Sonderabdruck.
[4]) A. J. CARLBLOM, J. prakt. Chem. [2] **144**, 225 (1936).

Eigenschaften: Öl, das in frischem Zustand nach Orangen, später stearinartig riecht.

Sdp. 229 bis 231°, $Sdp._{13}$ 104°; d_{15}^{19} 0,846; n_D^{19} 1,4538[1]).

$Sdp._{11,5}$ 107 bis 107,5°; $d_4^{17,5}$ 0,846; $n_D^{17,5}$ 1,4533[5]).

UV-Spektrum: SWIFT und Mitarbeiter[6]).

Beim Stehen an der Luft bildet sich *Nonen-1-carbonsäure-1*. Gibt mit Tetranitromethan keine Färbung.

Identifizierung:

Semicarbazon, Schmp. 162°[1]), 167 bis 168°[6]), 168,5°[5]).

2,4-Dinitrophenylhydrazon, Schmp. 128,8°[6]).

Über den (wahrscheinlichen) papierchromatographischen Nachweis des *Decen-2-al-1* als 2,4-Dinitrophenylhydrazon im Öl der bitteren Orange vgl. L. PEYRON[3]).

Man kann *Decen-2-al-1* auch zu *Decanol* (Sdp. 228 bis 231°) hydrieren, dessen *α-Naphthylurethan* bei 70° schmilzt.

[5]) R. DELABY, Bull. Soc. chim. France [5] **3**, 2380 (1936).

[6]) SWIFT und Mitarbeiter, J. Amer. chem. Soc. **71**, 1512 (1949).

8-Methylnonen-2-al-1

$$\begin{array}{l}CH_3CHCH_2CH_2CH_2CH_2CH{=}CHCHO\\ \quad\;\;|\\ \quad CH_3\end{array}$$

$C_{10}H_{18}O$. Mol.-Gew. 154,24

Vorkommen: im Öl aus dem grünen Kraut des blühenden Corianders (von *Coriandrum sativum* L.)[1]).

Isolierung: durch fraktionierte Destillation. Aus der Bisulfitverbindung läßt sich der Aldehyd nur in verschwindenden Mengen regenerieren.

Konstitution: wurde aus den Ergebnissen der katalytischen Hydrierung mit $PdCl_2$ und Nickel und der Oxydation mit $KMnO_4$ in Sodalösung geschlossen.

[1]) A. J. CARLBLOM, J. prakt. Chem. [2] **144**, 225 (1936).

Decadien-2,4-al-1

$CH_3CH_2CH_2CH_2CH_2CH=CH-CH=CH-CHO$

$C_{10}H_{16}O$. Mol.-Gew. 152,23

Dieser Aldehyd ist nach D. LEFORT und J. SORBA[1]) im ätherischen Erdnußöl (von *Arachis hypogaea*) enthalten.

[1]) Bull. de l'I. T. E. R. G. **89**, 383 (1953); Bull. Soc. chim. France **1956**, 69.

Dodecen-2-al-1

$CH_3(CH_2)_8CH=CHCHO$

3-Nonylacrolein

$C_{12}H_{22}O$. Mol.-Gew. 182,30

Vorkommen: im Öl von *Achasma walang*[1]), im Öl von *Eryngium foetidum* (viel)[2]) und im süßen Pomeranzenöl aus Guinea[3]).

Eine Synthese beschrieb R. DELABY[4]).

Eigenschaften: zunächst mandarinenartig, später unangenehm riechende Flüssigkeit. $Sdp._1$ 108 bis 109°[4]).

Oxydation mit $KMnO_4$ in K_2CO_3-Lösung führt zu *Caprinsäure* und anderen Verbindungen[2]).

Identifizierung: *Semicarbazon*, Schmp. 165 bis 166°[4]).

[1]) P. VAN ROMBURGH, Rec. Trav. chim. Pays-Bas **57**, 494 (1938).
[2]) D. R. KOOLHAAS, Rec. Trav. chim. Pays-Bas **51**, 460 (1932).
[3]) Y.-R. NAVES, Parfums de France **10**, 160 (1932); Perfum. Record **38**, 237, 295 (1947).
[4]) R. DELABY, Bull. Soc. chim. France [5] **3**, 2375 (1936).

Tridecen-2-al-1

$CH_3(CH_2)_9CH=CHCHO$

3-Decylacrolein

$C_{13}H_{24}O$. Mol.-Gew. 196,32

Vorkommen: im Öl aus unreifen Samen der Schungulipflanze aus Turkmenistan (M. A. ISSKENDEROW[1])).

[1]) M. A. ISSKENDEROW, J. angew. Chem. [russ.] **10**, 1450 (1937); C. **1938**, I. 1892.

Tridecen-2-al-1 entsteht neben *2-Äthyliden-undecanal-1* bei der Kondensation von *Undecanal* mit CH_3CHO in Gegenwart von $NaNH_2$ in Äthanol und Äther, Acetylierung des erhaltenen Gemisches von *3-Hydroxy-tridecanal-1* und *3-Formyl-dodecanol-2* und Erhitzen des Reaktionsproduktes mit Cu-Pulver auf 150° (STOLL[2])).

Eigenschaften:

$Sdp._{10}$ 115 bis 118°; d_{20}^{20} 0,8662; n_D^{20} 1,4596[1]).

$Sdp._{0,28}$ 106 bis 108°; $d_4^{19,6}$ 0,8476; n_D^{19} 1,4582[2]).

Ozonisierung führt zu *Undecylsäure*, Oxydation mit $KMnO_4$ zu *Undecylsäure* und *Oxalsäure* und Einwirkung von Ag_2O zu *Tridecen-2-säure-1*. Hydrierung an Platin in Äthanol ergibt *Tridecylalkohol*.

Identifizierung: das *Semicarbazon* schmilzt bei 158 bis 159°[2]).

[2]) STOLL, Helv. chim. Acta **30**, 995 (1947).

2-Methyldodecen-2-al-1

$$CH_3(CH_2)_8CH{=}\overset{\overset{\displaystyle CH_3}{|}}{C}{-}CHO$$

$C_{13}H_{24}O$. Mol.-Gew. 196,32

Vorkommen: M. A. ISSKENDEROW[1]) wies nach, daß das aus unreifen Samen der Schungulipflanze aus Turkmenistan gewonnene Öl zu 70% aus diesem Aldehyd besteht.

Eigenschaften: $Sdp._{10}$ 118 bis 124°, d_{20}^{20} 0,8658, n_D^{20} 1,4596.

Bei der Oxydation mit feuchtem Silberoxyd bildet sich *2-Methyldodecen-2-säure-1* (Schmp. 18,5°, Sdp. 165°), mit $KMnO_4$ *n-Decyl-*, *Oxal-* und *Ameisensäure*.

Identifizierung:

Semicarbazon, Schmp. 158°

Oxim, Schmp. 79 bis 80°.

[1]) J. angew. Chem. [russ.] **10**, 1450 (1937); nach C. **1938**, I. 1892.

Tridecadien-2,4-al-1

$CH_3CH_2CH_2CH_2CH_2CH_2CH_2CH_2CH=CH-CH=CHCHO$

$C_{13}H_{22}O$. Mol.-Gew. 194,31

Vorkommen: zu 9% im Öl der unreifen Samen der Schungulipflanze aus Turkmenistan (M. A. ISSKENDEROW[1])).

Eigenschaften: Sdp.$_{10}$ 135 bis 137°; d_{20}^{20} 0,8662; n_D^{20} 1,4618[1]).

Oxydation mit feuchtem Silberoxyd führt zu *Dodecadien-1,3-carbonsäure-1*, mit wäßriger $KMnO_4$-Lösung zu *Oxalsäure* und *Pelargonsäure*.

Identifizierung:

Semicarbazon, Schmp. 160°[1])
Oxim, Schmp. 73°[1]).

[1]) M. A. ISSKENDEROW, J. angew. Chem. [russ.] **10**, 1450 (1937); C. **1938**, I. 1892.

Pentadecadien-5,10-al-1

$CH_3(CH_2)_3CH=CH(CH_2)_3CH=CH(CH_2)_3CHO$

$C_{15}H_{26}O$. Mol.-Gew. 222,36

Vorkommen: H. WIENHAUS und K. MUCKE[1]) fanden im Edeltannenterpentinöl aus Niederösterreich ein *Pentadecadienal*, dem wahrscheinlich obige Struktur zukommt.

Eigenschaften: Öl.

d^{20} 0,8530; n_D^{20} 1,4501.

Ozonolyse führt zu *Valeraldehyd*, Oxydation mit alkal. $KMnO_4$ zu wahrscheinlich *Glutarsäure*. Hydrierung in Eisessig in Gegenwart von Platinschwarz ergibt *Pentadecanol-1*.

Identifizierung:

Semicarbazon, Schmp. 88 bis 89°
Oxim, Schmp. 76°.

[1]) Ber. dtsch. chem. Ges. **75**, 1830 (1942).

2. Polyprenaldehyde

a) *Monoterpenaldehyde*

α) Acyclische Monoterpenaldehyde

Citronellal

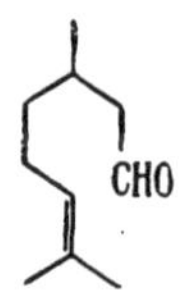

l-Form auch: Rhodinal

$C_{10}H_{18}O$. Mol.-Gew. 154,24

Vorkommen: *Citronellal* wurde zuerst von GLADSTONE[1]) im Citronellöl beobachtet. Es ist in ätherischen Ölen nicht sehr weit verbreitet, in einigen aber in großen Mengen enthalten. Meistens liegt die rechtsdrehende Form vor.

[1]) J. chem. Soc. (London) **25**, 7 (1872).

Drehungs-richtung	Menge (in %)[2]	Öl bzw. Mutterpflanze
Pinaceae		
	0,2	*Agathis australis*, Blätteröl (Winter)[3]
Cupressaceae		
	?	*Cupressus sempervirens*, Fruchtöl[4]
Gramineae		
		Palmarosaöl[5]
	ca. 1	Lemongrasöl, ostindisches[6]
l	ca. 0,1	Lemongrasöl, westindisches[7]
d	5–16 (5,5–9)	Ceylon-Citronellöl[8]
	25–54 (meist 32–40)	Java-Citronellöl[9]
	35–45	Formosa-Citronellöl[10]
	24,7	Seychellen-Citronellöl[11]
	32–42	Citronellöl aus Neu-Guinea[12]
d	10,5	Citronellöl aus Jammu und Kaschmir[13]
	43,1	*Cymbopogon winterianus* (Somaliland)[14]
		C. coloratus[15]
	7	*Andropogon fragrans* (*A. Martini* var.)[16]
		Java lemon olie (aus einer *Andropogon*art)[17]
Piperaceae		
	?	Pfefferöl[18]
Lauraceae		
		Litsea citrata Blume = *L. cubeba* Pers. = *Tetranthera polyantha* var. *citrata* Nees, Rindenöl[19]
	29–40	dto., Öl aus den blühenden Zweigen (May-Changöl)[20]
	60	dto., Stammöl[21]
	1	dto., Fruchtöl[22]
		Krangeanöl (aus einer *Litsea*-Art)[23]
Rutaceae		
		Aegle marmelos, Blätteröl[24]
	8	*Xanthoxylum piperitum* (japan. Pfefferöl)[25]
		Fagara Lemairei, Fruchtöl[26]
d	H	*Barosma pulchella*, Blätteröl[27]
	viel	*Toddalia aculeata*, Blätteröl[28]
		Phebalium nudum, Blätteröl[29]
d		dto., Rindenöl[30]
	?	*Melicope ternata*, Blätteröl[31]
		Citronenöl[32]
		Mandarinenöl[33]
l	80	*Citrus hystrix*, Blätteröl (Combavablätteröl)[34]

Drehungs-richtung	Menge (in %)[2])	Öl bzw. Mutterpflanze
	26	*C. hystrix* var. *torosa*, Schalenöl[35])
		C. maxima, Schalenöl[36])
		C. aurantiflora, Schalenöl[36])
Anacardiaceae		
		Mangifera indica, Blütenöl[36a])
Myrtaceae		
l	62–80	*Backhousia citriodora* var. A[37])
d + l	65–80	*Eucalyptus citriodora*, austral.[38])[39])[40])
dl	65,8–77	*E. citriodora* Type[41])
	17,4	*E. citriodora* var. A[42])[43])
	79,6–86,7	*E. citriodora*, brasilianisches Öl[44])
		E. citriodora, Blütenknospenöl[62])
	wenig	*Leptospermum scoparium*, Blätteröl[45])
	31–41,4	*L. Liversidgei* var. B, Öl der Blätter und Zweige[46])
d	35	*L. citratum* Typus, Blätteröl[47]), austral.
d	34–35	dto. aus Ostafrika[48])[49])
	?	*Melaleuca linariifolia*, Öl der Blätter und endständigen Zweige[50])
d	54–80	*Baeckea citriodora*, Öl der Blätter und Zweige[51])
Labiatae		
	0,016	*Lavandula delphinensis*, Krautöl[52])
		Melissenöl[53])
	3,9	dto.[54])
		Ocimum canum Sims = *Ocimum americanum* Mill. *forma* von den Seychellen[55])
	16	*O. canum*, in Nordindien wildwachsend[56])
	7	dto.[57])
	5,4	*O. canum* f. *citrata*[58])
	?, 2,8	*O. gratissimum*[59])
	34	*O. pilosum*[60])
		Stachys recta[61])

Noten zur Tabelle S. 53/54.

[2]) H = Hauptbestandteil, ? = Vorkommen unsicher.

[3]) J. R. Hosking, Rec. Trav. chim. Pays-Bas **47**, 578 (1928).

[4]) K. K. Baslas, Perfum. Record **50**, 823 (1959).

[5]) C. J. van Hulssen und D. R. Koolhaas, Mededeeling van het Laboratorium voor Scheikundig Onderzoek te Buitenzorg, 1938. Indische Mercuur **61**, 489 (1938).

[6]) Doebner, Ber. dtsch. chem. Ges. **31**, 1891 (1898). – F. W. Semmler, ebenda **24**, 203 (1891); **31**, 3001 (1898). In manchen Ölen ist Citronellal abwesend.

[7]) Y.-R. Naves, Parfums de France **9**, 60 (1931).

8) DODGE, Amer. chem. J. **11**, 456 (1889); **12**, 553 (1890); C. **1890**, I. 127. – F. W. SEMMLER, Ber. dtsch. chem. Ges. **26**, 2254 (1893). Teilweise racemisiert: Y.-R. NAVES, Perfum. Record **39**, 346 (1948). – J. A. ROGERS jr., Toilet Goods Assoc., Proc. sci. Sect. **1959**, No. 32, 9.
9) Schimmel & Co., Ber. Schimmel April **1900**, 11; April **1902**, 14; Oktober **1912**, 40. – J. A. ROGERS, jr., Toilet Goods Assoc., Proc. sci. Sect. **1959**, No. 32, 9.
10) K. KAFUKU, J. chem. Ind. Tokyo **19**, 411 (1916); J. Soc. chem. Ind. **35**, 865 (1916). – P.-H. YEH, Perfum. Record **47**, 421 (1956).
11) Bull. Imp. Inst. **6**, 109 (1908); **18**, 338 (1920).
12) W. SPOON, Chem. Weekblad **54**, 236 (1958); C. A. **52**, 15839 (1958).
13) VISHWA PAUL und K. L. HANDA, Indian Oil and Soap **25**, 246 (1960); nach frdl. zuges. Sonderabdruck.
14) F. PIETRAMELLARA, Riv. ital. Essenze, Profumi, Piante officin., Olii veget., Saponi **39**, 60 (1957).
15) Bull. Imp. Inst. **8**, 145 (1910); **10**, 27 (1912). – E. GOULDING und J. C. EARL, Proc. chem. Soc. London **30**, 10 (1914).
16) G. LOUVEAU, Rev. Marques, Parfums France **11**, 311 (1933).
17) Schimmel & Co., Ber. Schimmel April **1903**, 21.
18) Schimmel & Co., Ber. Schimmel Oktober **1890**, 39. – O. SCHREINER und E. KREMERS, Pharmac. Archives **4**, 61 (1901). – H. HAENSEL, Pharmaz. Ztg. **50**, 412 (1905).
19) Schimmel & Co., Ber. Schimmel April **1905**, 87; April **1909**, 87.
20) C. J. VAN HULLSEN und D. R. KOOLHAAS, Rec. Trav. chim. Pays-Bas **59**, 105 (1940).
21) K. KAFUKU und R. KATO, J. chem. Soc. Japan **59**, 1096 (1938); C. A. **33**, 1878 (1939). – KATO, ebenda **54**, 517 (1951); C. A. **47**, 6610 (1953).
22) Y.-R. NAVES und A. V. GRAMPOLOFF, C. R. hebd. Séances Acad. Sci. **248**, 2029 (1959).
23) VAN HULSSEN und KOOLHAAS, Rec. Trav. chim. Pays-Bas **59**, 105 (1940).
24) K. K. BASLAS und S. S. DESHAPANDE, J. Indian chem. Soc. **26**, 231 (1949).
25) So UCHIDA, J. Soc. chem. Ind. Japan, Suppl. **15**, 941, 1066 (1912); **31**, 216 B (1928); C. **1928**, II. 2294. – ASAHINA und KONNO, J. pharmac. Soc. Japan **1916**, 801; Apotheker-Ztg. **32**, 556 (1917).
26) M. DENIS, Congr. chim. Ind. Bruxelles **15**, I. 162 (1936); C. **1936**, II. 3373.
27) Schimmel & Co., Ber. Schimmel April **1909**, 96; April **1910**, 17.
28) Schimmel & Co., Ber. Schimmel **1893**, 65. – BROOKS, Philippine J. Sci. **6**, A. 344 (1911).
29) C. B. RADCLIFFE und W. J. SHORT, J. Soc. chem. Ind. **47**, T. 324 (1928); C. **1929**, I. 1276.
30) L. H. BRIGGS und R. C. CAMBIE, Tetrahedron **2**, 256 (1958).
31) C. B. RADCLIFFE, Trans. New Zealand Inst. **60**, 251 (1929).
32) O. DOEBNER, Arch. Pharmaz. **232**, 688 (1894); Ber. dtsch. chem. Ges. **27**, 352 (1894). – L. S. LADELLS, Pharmac. J. [3] **24**, 586 (1894). – H. v. SODEN und W. ROJAHN, Ber. dtsch. chem. Ges. **34**, 2809 (1901). – M. CALVARANO, Essenze Deriv. Agrumari **27**, 173 (1957). – R. A. BERNHARD, J. Chromat. **3**, 471 (1960).
33) M. D. RIGANESIS und M. CALVARANO, Essenze Deriv. Agrumari **26**, 167 (1956).
34) M. G. IGOLEN, Bull. Soc. chim. France **1958**, 583; Parfumerie Cosmét. Savons **1**, 51 (1958).

35) S. S. TANCHICO und A. P. WEST, Philippine J. Sci. 52, 263 (1933); C. 1934, I. 3668.
36) L. PEYRON, France Parfums 2, No. 12, 41 (1959).
36a) BASLAS, Perfum. Record 52, 156 (1961).
37) A. R. PENFOLD und Mitarbeiter, Austral. J. Sci. 12, 24 (1950); J. Proc. Roy. Soc. N. S. Wales 85, 123 (1952).
38) Schimmel & Co., Ber. Schimmel 1888, 16.
39) A. R. PENFOLD und F. R. MORRISON, Museum of Applied Arts and Sciences, Sydney 3, 15 (1953).
40) A. CHIRIS, Parfums de France 1925, 18. – A. ST. PFAU, Perfum. Record 16, 183 (1925).
41) H. H. G. MCKERN und M. C. SPIES, J. Proc. Roy. Soc. N. S. Wales 87, 24 (1953).
42) A. R. PENFOLD, F. R. MORRISON, J. L. WILLIS, H. H. G. MCKERN und M. C. SPIES, J. Proc. Roy. Soc. N. S. Wales 85, 120 (1952).
43) P. S. RAO und K. BHATIA, Indian Soap J. 24, 8 (1958).
44) W. RAOUL, Rev. Quím. ind. [Rio de Janeiro] 25, No. 285, 17 (1956); C. A. 51, 10844 (1957).
45) W. F. SHORT, J. Soc. chem. Ind. 45, T. 96 (1926).
46) A. R. PENFOLD, J Proc. Roy. Soc. N. S. Wales 56, 82 (1922); 65, 185 (1932).
47) A. R. PENFOLD, F. R. MORRISON und S. SMITH-WHITE, J. Proc. Roy. Soc. N. S. Wales 76, 93 (1942). – Y.-R. NAVES, Perfum. Record 39, 346 (1948). – CHALLINOR, CHEEL und PENFOLD, J. Proc. Roy. Soc. N. S. Wales 52, 175 (1918).
48) ST. ARCTANDER, Parfümerie und Kosmetik 39, 68 (1958).
49) W. S. A. MATTHEWS und G. B. PICKERING, C. R. du XXXe Congr. Internat. chim. Ind. Liège 1958; nach frdl. zuges. Sonderabdruck; C. A. 54, 3863 (1960).
50) Schimmel & Co., Ber. Schimmel Oktober 1906, 13.
51) A. R. PENFOLD und J. L. WILLIS, J. Proc. Roy. Soc. N. S. Wales 89, 186 (1956). – H. H. G. MCKERN, F. R. MORRISON und PENFOLD, ebenda 90, 34 (1957).
52) L. BÉNÉZET, Bull. Soc. chim. France [5] 10, 454 (1943).
53) Schimmel & Co., Ber. Schimmel Oktober 1894, 37; Oktober 1895, 58. – L. PEYRON, France Parfums 2, No. 12, 41 (1959).
54) R. SALGUES, Rev. gen. sci. 52, 35 (1942); C. A. 39, 5398 (1945).
55) Bull. Imp. Inst. 32, 532 (1934).
56) J. N. RAKSHIT, Perfum. Record 29, 402 (1938).
57) J. N. TAYAL und S. DUTT, Proc. Nat. Acad. Sci. India 8, 120 (1938); C. 1939, II. 1589. – S. DUTT, Indian Soap J. 6, 248 (1940).
58) P. ROVESTI, Ind. Parfumerie 8, 156 (1953).
59) Soap, Perfumery and Cosmetics 19, 285 (1946). – Vgl. S. S. NIGAM und S. DUTT, Indian Soap J. 10, 19 (1944).
60) BHADURI, J. Amer. chem. Soc. 36, 1772 (1914). – Schimmel & Co., Ber. Schimmel 1936, 9.
61) R. SALGUES, C. A. 39, 5398 (1945).
62) P. S. RAO und V. K. SOOD, Soap, Perfum. Cosmet. 34, 1123 (1961).

Die **Isolierung** des *Citronellals* aus an diesem reichen Ölen (Citronellöl, Öl von *Eucalyptus citriodora* u. a.) bietet keine Schwierigkeiten, da es leicht in Form seiner kristallisierten Bisulfitverbindung abzuscheiden ist. Da

Citronellal durch Säuren und Alkalien stark angegriffen und weitgehend verändert wird, wendet man zur Zersetzung der Bisulfitverbindung Alkalicarbonat an.

Gegen $NaHSO_3$ verhält sich *Citronellal* ähnlich wie *Citral*; außer der kristallisierten normalen Anlagerungsverbindung mit einem Molekül Bisulfit – Addition an der Carbonylgruppe – liefert es auch Hydrosulfonsäurederivate mit einem (Addition an die Doppelbindung) oder zwei Molekülen $NaHSO_3$ (Addition an Carbonylgruppe und Doppelbindung).[65]) Nur aus dem normalem Addukt läßt sich *Citronellal* regenerieren; aus den Hydrosulfonsäuren kann man es weder durch Soda noch durch Alkalilaugen wiedergewinnen.

Mit neutralem Sulfit reagiert *Citronellal* ebenfalls unter Bildung eines nicht zerlegbaren Hydrosulfonsäurederivates, die Reaktion tritt aber nur ein, wenn man von Anfang an einen starken CO_2-Strom in das Gemisch einleitet oder allmählich eine andere Säure in genügender Menge hinzufügt. Dieses Verhalten des *Citronellals* kann zu seiner Trennung von *Citral* benutzt werden, das auch mit neutralem Sulfit ohne weiteres in Reaktion tritt. Man muß hierbei nur darauf achten, daß das bei der Umsetzung frei werdende NaOH in dem Maße, wie es sich bildet, neutralisiert wird.

Eine weitere Trennungsmethode gründet sich darauf, daß *Citronellal* nur mit einer konzentrierten Lösung von Natriumsulfit und Natriumbicarbonat reagiert, während *Citral* dies auch mit einer verdünnten Lösung tut.[66])

Da *Methylheptenon* auch mit einer konzentrierten Lösung von Natriumsulfit und Natriumbicarbonat nicht reagiert, so ist damit gleichzeitig ein Weg zur Befreiung des *Citronellals* von etwa beigemengtem *Methylheptenon* gegeben.[67])

F. Tiemann[65])[66]) gab zur Abscheidung von *Citronellal* aus Citronellöl oder aus dem Öl von *Eucalyptus citriodora* folgende Vorschrift an:

Eine 35proz. wäßrige Natriumsulfitlösung wird von überschüssiger schwefliger Säure durch Einleiten von Luft befreit. Dann wird das *Citronellal* oder die citronellalhaltige Fraktion zusammen mit Eisstückchen zugegeben und die Mischung geschüttelt. Die abgeschiedene normale Bisulfitverbindung wird von anhaftenden organischen Verunreinigungen durch Absaugen, Durchkneten mit etwas Alkohol und erneutem Absaugen befreit. Das Addukt wird bei Zimmertemperatur durch Einwirkung von Soda oder Laugen quantitativ zersetzt.

65) F. Tiemann, Ber. dtsch. chem. Ges. **31**, 3305 (1898).
66) F. Tiemann, Ber. dtsch. chem. Ges. **32**, 815 (1899).
67) F. Tiemann, Ber. dtsch. chem. Ges. **32**, 834 (1899).

J. ZIMMERMANN[68]) beschrieb ein Verfahren, das sich an das von TIEMANN empfohlene anlehnt, sich jedoch leichter durchführen lassen und bessere Ausbeuten als dieses liefern soll.

Hierzu neutralisiert man in Gegenwart von Phenolphthalin eine 35proz. Lösung von (wasserfreiem) Natriumsulfit mit verdünnter Schwefelsäure und gibt dann etwa 2% Natriumsulfat hinzu. Nach Abkühlen wird unter Rühren langsam das Öl zugegeben, wobei sich die Bisulfitverbindung des Citronellals abscheidet. Die Temperatur sollte immer zwischen 20 und 21° liegen. Die alkalische Lösung wird laufend mit 10proz. wäßriger Essigsäure bis zur schwach alkalischen Reaktion versetzt. Nach Beendigung der Zugabe des Öls wird noch eine halbe Stunde gerührt, der Niederschlag abgepreßt, und durch Kneten mit Äther von anhaftendem ätherischem Öl befreit. Die trockene Kristallmasse wird dann in wenig heißem Wasser gelöst, gekühlt und in einem Scheidetrichter mit Äther und konzentrierter Sodalösung bis zur völligen Auflösung geschüttelt. Die ätherische Schicht wird mit Wasser gewaschen, der Äther abdestilliert und das zurückbleibende *Citronellal* durch Wasserdampfdestillation gereinigt.

Zur Reinigung des *Citronellals* über die Bisulfitverbindung vgl. auch LEWINSOHN[69]).

Die Isolierung von *Citronellal* aus Java-Citronellöl durch fraktionierte Destillation und weitere Destillation im Kathodenstrahl-Vakuum beschrieben H. I. WATERMAN, F. J. NELLENSTEYN und N. P. J. DAAMEN[70]).

Zur Reindestillation von *Citronellal* aus Java-Citronellöl mit Triäthylborat vgl. KAUFMANN[71]).

Zur Reinigung von *Citronellal* durch Zugabe von Glykol, Isolierung des azeotropen Gemisches und Entfernen des Glykols durch Verdünnen mit Wasser vgl. LECAT[72]).

Die Sorption von *Citronellal* aus dem Dampfgemisch mit N_2 an aktivierter, granulierter Kohle untersuchten T. G. PLATSCHENOW und K. K. MICHAILOWA[73]), die Adsorption an aktivierter Bleicherde (Frankonit) CARLSOHN und MÜLLER[74]).

Konstitution: F. W. SEMMLER[75]) erkannte *Citronellal* als olefinischen Aldehyd; durch Oxydation erhielt er *Citronellsäure* $C_{10}H_{18}O_2$. DODGE[76])

[68]) Pharmac. Tiedschrift voor Nederlandsch-Indie **5**, 293 (1928).
[69]) Perfum. Record **14**, 361 (1923).
[70]) Rec. Trav. chim. Pays-Bas **46**, 509 (1927).
[71]) D.R.P. 582917 (1929); Frdl. **19**, 735.
[72]) Rec. Trav. chim. Pays-Bas **47**, 15, Anm. 17 (1928).
[73]) J. angew. Chem. [russ.] **26**, No. 5, 482 (1953); C. **1954**, 2588.
[74]) Ber. dtsch. chem. Ges. **71**, 866 (1938).
[75]) Ber. dtsch. chem. Ges. **24**, 209 (1891); **26**, 2254 (1893).
[76]) Amer. chem. J. **12**, 553 (1890).

reduzierte Citronellal mit Natriumamalgam zu *Citronellol*. Die Strukturaufklärung des *Citronellals* hängt also eng mit der des *Citronellols* zusammen (vgl. hierzu Band IIIa, Seite 500).

Früher wurde allgemein angenommen, daß *Citronellal* – wie alle anderen acyclischen Polyprene – als Gemisch von Isopropenyl- (II) und Isopropylidenform (I) vorliegt.

Zu diesem Schluß führten u. a. die Untersuchungen von HARRIES und Mitarbeitern. So erhielten HARRIES und SCHAUWECKER[77]) bei der Oxydation von *Citronellal-dimethylacetal* mit $KMnO_4$ und Hydrolyse des gebildeten Hydroxyacetals *Dihydroxy-citronellal*, das bei weiterer Oxydation mit Chromsäure eine Ketosäure $C_9H_{16}O_3$ ergab. Andererseits isolierten HARRIES und HIMMELMANN[78]) aus den Produkten der Ozonolyse *Aceton* und *β-Methyladipinsäure*; sie nahmen an, daß *Citronellal* aus 40% (I) und 60% (II) besteht. Auch die Ozonolyse von *Citronellal-dimethylacetal*, bei der HARRIES, WAGNER und COMBERG[79]) *Ameisensäure* (aus II), *Aceton* (aus I), *Methyloctanon-al-peroxyd* (aus II), den *Halbaldehyd der β-Methyladipinsäure*, *5-Methylcyclopenten-1-aldehyd* und die entsprechende *Säure* (aus I) erhielten, deutet auf ein Gemisch beider Isomeren hin. Auch H. RUPE[80]) und DUPONT, DESREUX und DULOU[81]) (RAMAN-Spektrum) bestätigten dies.

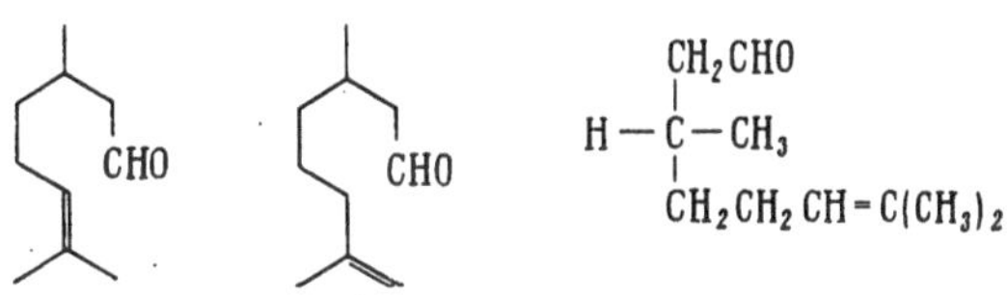

(I) (II) (+) (R)-Citronellal (III)

Dagegen hielt A. VERLEY[82]) den Aldehyd aus Java-Citronellöl für die einheitliche Form (II) und nannte nur diesen (wie BARBIER und BOUVEAULT) *Citronellal*. Für *Rhodinal* aus *7-Hydroxy-dihydro-citronellal* nahm er Struktur (I) an. Diese Ansicht hat sich jedoch nicht bestätigt. *Rhodinal* und *Citronellal* sind keine Strukturisomeren, ersteres ist lediglich die l-Form von *Citronellal*.

VERLEY fand für seine Präparate zwei unterschiedliche Semicarbazone: Schmp. 83,5° (aus *Citronellal*) und 75,5° (aus *Rhodinal*), Mischschmelzpunkt 73 bis 74°. Diese Präparate waren jedoch nicht optisch rein, sondern Mischungen der op-

77) Ber. dtsch. chem. Ges. **34**, 2981 (1901).
78) Ber. dtsch. chem. Ges. **41**, 2187 (1908).
79) Liebigs Ann. Chem. **410**, 8 (1915).
80) Liebigs Ann. Chem. **402** 149 (1914); **409**, 339, 353 (1915).
81) Bull. Soc. chim. France [5] **4**, 2016 (1937).
82) Bull. Soc. chim. France [4] **43**, 846 (1928).

tischen Isomeren unterschiedlicher Zusammensetzung. Wie H. I. WATERMAN und E. B. ELSBACH[83]) feststellten, enthielten diese außerdem *iso-Pulegol.*

VERLEYS Anzweifelungen der Ozonolyseergebnisse widerlegten V. GRIGNARD und J. DOEVRE[84]). Sie betonten, daß während der Ozonolyse und der Spaltung der Ozonide keine Isomerisierung stattfindet. Nach ihren Untersuchungen enthalten *Citronellal* und *Rhodinal* vorwiegend die β-Form (I). Sie stellten fest, daß sich die β-Form (I) unter dem Einfluß von Säuren teilweise in die α-Form (II) umlagert.

Auch H. W. THOMPSON und D. H. WHIFFEN[85]) stellten durch IR-Untersuchungen in Handelsprodukten überwiegend die β-Form fest.

Später kamen sowohl J. DOEVRE[86]) auf Grund einer verbesserten Ozonolysemethode als auch Y.-R. NAVES[87]) mittels der RAMAN-Spektren zu dem Ergebnis, daß in den reinen Verbindungen keine α-Form nachzuweisen ist.

Heute steht fest, daß das aus ätherischen Ölen mit schonenden Methoden gewonnene *Citronellal* – wie die anderen acyclischen Polyprene – keine Isopropenylform (II) enthält. Dies ergab sich durch Untersuchung der Infrarot-[88])[89]) und RAMAN-Spektren[88]) sowie der Ozonolyse.[88]) Erst unter dem Einfluß saurer Reagentien während der Isolierung aus den Ölen oder bei späteren Umsetzungen tritt teilweise Isomerisierung in die α-Form (II) auf. Gleichartig können z. B. schon Destillationskolonnen mit saurer Auskleidung wirken.

Ein *Citronellal*, das CARROLL und Mitarbeiter[89]) durch Dehydratisieren von *Hydroxydihydro-citronellal* mit m-Xylolsulfonsäure unter 1 mm Hg bei 90° gewonnen hatten, bestand dagegen zum großen Teil aus der α-Form (II). Dies ist wahrscheinlich darauf zurückzuführen, daß die – theoretisch in gleicher Menge zu erwartende – β-Form leichter zu *iso-Pulegol* cyclisiert wird.

Die Konfiguration des *d-Citronellals* wurde als (III) erkannt[90]) (zur Konfigurationsbezeichnung vgl. CAHN, INGOLD und PRELOG[91])). Zur Ab-

[83]) Bull. Soc. chim. France [4] **45**, 137 (1929).

[84]) Bull. Soc. chim. France [4] **45**, 809 (1929).

[85]) J. chem. Soc. (London) **1948**, 1414.

[86]) Parfums de France **12**, 197 (1934).

[87]) Perfum. Record **40**, 40 (1949).

[88]) Y.-R. NAVES, Bull. Soc. chim. France **1951**, 505; Perfum. Record **42**, 294 (1951).

[89]) M. F. CARROLL, R. G. MASON, H. W. THOMPSON und R. C. S. WOOD, J. chem. Soc. (London) **1950**, 3457. – Vgl. BARNARD und Mitarbeiter, ebenda 920. – M. D. SUTHERLAND, J. Amer. chem. Soc. **75**, 5945 (1953).

[90]) Vgl. K. FREUDENBERG und W. HOHMANN, Liebigs Ann. Chem. **584**, 54 (1953).

[91]) Experientia [Basel] **12**, 81 (1956).

leitung der absoluten Konfiguration vgl. auch R. LUKEŠ und Mitarbeiter[92]).

Die Synthese des *Citronellals* hängt eng mit der des *Citronellols* zusammen, da beide durch Reduktion bzw. Oxydation ineinander übergeführt werden können (s. Band IIIa, Seite 500 und 501).

Die Oxydation des natürlichen oder auf verschiedenen Wegen synthetisierten *Citronellols* (TIEMANN und SCHMIDT[93])) verläuft im allgemeinen mit schlechten Ausbeuten, da das gebildete *Citronellal* durch die Säure des Oxydationsmittels leicht zu *iso-Pulegol* (Weiteroxydation zu *iso-Pulegon*) cyclisiert wird (s. S. 63).

Man kann *Citronellal* besser durch partielle katalytische Hydrierung von *Citral* gewinnen.[94]) So erhielten z. B. A. A. BAY, W. G. TSCHERKAJEW und T. A. DILMAN[95]) in Anwesenheit von Nickel als Katalysator in einem Lösungsmittel bei 150 bis 200 Atm. und 20 bis 100° 89 bis 95% *Citronellal*; außer *Citronellol* entstanden keine Nebenprodukte.

LAUCHENAUER und H. SCHINZ[96]) gewannen (+)(*R*)-*Citronellal* durch Behandeln von (+)(*R*)-*Citronellol* mit Al-isopropylat und Erhitzen der erhaltenen Aluminiumverbindung mit Zimtaldehyd unter 13 mm Hg auf 140 bis 180°.

Citronellal bildet sich auch beim Leiten von *d-Citronellol* oder *Geraniol*-Dampf über Cu bei 280° (W. TREIBS und H. SCHMIDT[97])). Durch katalytische Dehydrierung von *Geraniol* an einem Cu/Cr-Katalysator erhielten W. N. KRASEWA und A. A. BAG[98]) 60 bis 70% *Citronellal.*

Beim Behandeln von optisch aktivem *2,6-Dimethyl-nonen-2-diol-8,9* mit Bleitetraacetat in Benzol oder Eisessig bei 35 bis 40°[99]) und beim Erhitzen von höherschmelzendem *Menthoglykol* auf 540° unter 30 bis 40 mm Druck[100]) entsteht u. a. ebenfalls *Citronellal.*

V. GRIGNARD und J. DOEVRE[101]) erhielten beim Erhitzen von *d-iso-Pulegol* auf 500° bei 25 mm Hg neben unverändertem *iso-Pulegol* etwa 75% *d-Citronellal.*

[92]) Croat. Chim. Acta **29**, 201 (1957); C. A. **53**, 17898 (1959).
[93]) Ber. dtsch. chem. Ges. **30**, 33 (1897).
[94]) SKITA, Ber. dtsch. chem. Ges. **42**, 1634 (1909). – ARMSTRONG und HILDITCH, Proc. Roy. Soc. [A] **108**, 127 (1925).
[95]) Öl- und Fettind. [russ.] **18**, No. 9, S. 20 (1953); nach C. **1954**, 11562.
[96]) Helv. chim. Acta **32**, 1272 (1949).
[97]) Ber. dtsch. chem. Ges. **60**, 2340 (1927). [98]) C. A. **53**, 12590 (1959).
[99]) GRUNDMANN, Liebigs Ann. Chem. **524**, 42 (1936).
[100]) J. DOEVRE, Bull. Soc. chim. France [4] **53**, 173 (1933).
[101]) C. R. hebd. Séances Acad. Sci. **190**, 1164 (1930).

Zur *Biogenese* von *d-Citronellal* in den Pflanzen vgl. u. a. KREMERS[102]) FRANCESCONI, MANFREDO und ASTENGO[103]), FRANCESCONI[104]), READ[105]), A. J. BIRCH, D. BOULTER, R. I. FRYER, P. J. THOMSON und J. L. WILLIS[106]).

Eigenschaften: farblose Flüssigkeit mit erfrischendem, melissenähnlichem Geruch.

d-Citronellal: An technischen Präparaten eigener Darstellung wurde im Laboratorium von Schimmel & Co. beobachtet:

Sdp. 205 bis 208°, $Sdp._{4,5}$ 72 bis 73°; d_{15} 0,855 bis 0,860; n_D^{20} 1,444 bis 1,452; α_D + 10 bis + 11°.

Später wurde u. a. gefunden:

$Sdp._{10}$ 88°; d_4^{20} 0,8515; n_D^{20} 1,4468; $[\alpha]_{578}$ + 13,14°, $[\alpha]_{546}$ + 15°, $[\alpha]_{436}$ + 33,12°[107]).

$Sdp._5$ 69 bis 71°; d_4^{15} 0,8553; n_D^{20} 1,4467; $[\alpha]_D^{20}$ + 11,02°[108]).

l-Citronellal (*Rhodinal*):

$Sdp._{10,5}$ 88°; d_{15}^{15} 0,8555; n_D^{20} 1,4477; α_D — 14,21° (aus *Backhousia citriodora* var. *A*)[109]).

$Sdp._{12}$ 89 bis 90°; d_4^{17} 0,856; n_D^{17} 1,4481; α_D^{17} — 4°48′ (durch katalytische Hydrierung von *l-Citronellol* [mit Benzoylchlorid behandelt] aus Geraniumöl)[110]).

dl-Citronellal: $Sdp._{15}$ 106 bis 108°[111]); $Sdp._{10}$ 79 bis 81°, d_4^{17} 0,8535[112]) (durch katalytische Hydrierung von *Citral*).

Diese Präparate bestanden ganz oder vorwiegend aus der β-Form (I). Eine vorwiegend aus *α-Citronellal* (II) bestehende Mischung erhielten CARROLL und Mitarbeiter[89]); sie fanden d_4^{20} 0,8501 und n_D^{20} 1,4450.

Löslich in 5 bis 6 Vol. 70proz. Alkohols. *Citronellal* bildet mit einigen Verbindungen azeotrope Gemische, z. B. mit *Benzylalkohol* (44 Gew.-% Citronellal, Sdp. 203,0°), *Äthylenglykol* (etwa 47 Gew.-% Citronellal, Sdp. 188,5°), *Guajacol* (13,5 Gew.-% Citronellal, Sdp. 204,55°) und *Campher* (Sdp. 207,5°).

[102]) J. biol. 50, 31 (1922). [103]) Ann. chim. applicata 15, 63 (1925).
[104]) Riv. ital. Essenze, Profumi, Piante officin. 10, 2, 33, 92 (1928).
[105]) J. Soc. chem. Ind. 48, 786 (1929). [106]) Tetrahedron Letters No. 3, 1 (1959).
[107]) NAVES, BRUS und ALLARD, C. R. hebd. Séances Acad. Sci. 200, 1113 (1935).
[108]) KIMURA, Bull. chem. Soc. Japan 10, 335 (1935).
[109]) A. R. PENFOLD, F. R. MORRISON, J. L. WILLIS, H. H. G. MCKERN und M. C. SPIES, J. Proc. Roy. Soc. N. S. Wales 85, 123 (1952).
[110]) J. DOEVRE, Bull. Soc. chim. France [4] 45, 1098 (1929).
[111]) A. SKITA, Ber. dtsch. chem. Ges. 42, 1634 (1909).
[112]) PAAL, D.R.P. 298193; C. 1917, II. 145.

UV-Spektrum: PURVIS[113]), MÜLLER[114]), Y.-R. NAVES und P. ARDIZIO[115]).

IR-Spektrum: H. W. THOMPSON und D. H. WHIFFEN[85]), M. F. CARROLL, R. G. MASON, H. W. THOMPSON und R. C. S. WOOD[89]), Y.-R. NAVES[88]).

RAMAN-Spektrum: NAVES, BRUS und ALLARD[107]), Y.-R. NAVES[87])[88]).

Citronellal ist als ungesättigter Aldehyd sehr reaktionsfähig und vor allem gegen Oxydationsmittel sehr empfindlich.

So wird es schon beim Lagern im Licht unter Luftzutritt stark verändert. SERNAGIOTTO[116]) wies in der dabei entstehenden Mischung u. a. *Aceton*, *β-Methyladipinsäure*, *2-Methylpentancarbonsäure-1*, *Dihydroxycitronellsäure*, *iso-Pulegol* und *Menthon* nach. H. I. WATERMAN und E. B. ELSBACH[117]) stellten dagegen nur die Bildung von *Citronellsäure* und *Peroxyden* fest, *iso-Pulegol* entsteht ihrer Meinung nach nicht.

Bereits LABBÉ[118]) wies auf die tiefgehenden Veränderungen hin, die *Citronellal* beim Lagern erleidet. In einem Falle war dabei unter Selbsterhitzung auf 120° (!) ein braunes Öl entstanden, das nach *iso-Pulegol* roch und folgende Konstanten aufwies: d^{15} 0,9270, n_D^{20} 1,4724, α_D $-1°15'$. Die Acetylierung ergab 32,4% *iso-Pulegol*, der Gehalt an *Citronellal* betrug nur noch 1%. In der Hauptsache entstanden Polymerisationsprodukte.

Durch UV-Bestrahlung von *Citronellal* bei 40 bis 50° erhielten BOGERT und HASSELSTRÖM[119]) *iso-Pulegol* und ein *trimeres Citronellal* $C_{30}H_{54}O_3$.

Die große Tendenz zur Cyclisierung zu *iso-Pulegol* ist eine der charakteristischsten Eigenschaften des *Citronellals*. Sie wurde zuerst von TIEMANN und SCHMIDT[120]) bei der Einwirkung von Essigsäureanhydrid auf den Aldehyd beobachtet; das entstehende *iso-Pulegylacetat* liefert bei der Hydrolyse *iso-Pulegol* (V). Den Mechanismus dieser Cyclisierung untersuchte F. W. SEMMLER[121]); er stellte fest, daß *Citronellal-enolacetat* (IV) und etwas *-diacetat* als Zwischenprodukte auftreten:

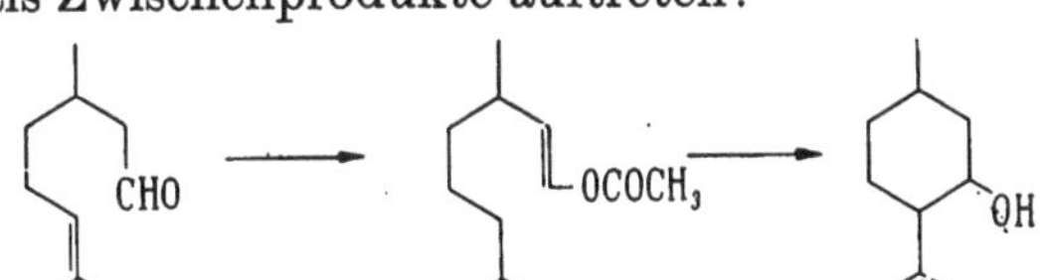

(I) (IV) (V)

[113]) J. chem. Soc. (London) **125**, 415 (1924).
[114]) Ber. dtsch. chem. Ges. **74**, 1749 (1941).
[115]) Helv. chim. Acta **31**, 1243 (1948).
[116]) Atti R. Accad. Lincei **24**, 850 (1915) [5].
[117]) Rec. Trav. chim. Pays-Bas **53**, 730 (1934).
[118]) Bull. Soc. chim. France [3] **31**, 1023 (1899).
[119]) J. Amer. chem. Soc. **53**, 4095 (1930).
[120]) Ber. dtsch. chem. Ges. **29**, 913 (1896); **20**, 27 (1897).
[121]) Ber. dtsch. chem. Ges. **42**, 2016 (1909).

Auch Aktivkohle bewirkt Cyclisierung zu *iso-Pulegol* (neben *Di-iso-pulegyläther* und geringen Mengen eines Terpenkohlenwasserstoffs) (KIMURA[122]).

Nach PRINS[123]) verläuft die Cyclisierung leicht mit 85- bis 90proz. Ameisensäure oder 80proz. Phosphorsäure.

Das über die Bisulfitverbindung gereinigte *Citronellal* des Handels enthält stets *iso-Pulegol*[124]).

Im Gegensatz zu TIEMANN und SEMMLER nahm R. HORIUCHI[125]) an, daß bei der Cyclisierung eine direkte Kondensation zwischen den Gruppierungen

$$\begin{matrix} CH_2 \searrow \\ CH_3 \nearrow \end{matrix} CCH_2 - \text{ und } - CHO \text{ erfolgt.}$$

Cyclisierung von *d-Citronellal* mit 5proz. Schwefelsäure ergab ein Gemisch von 2 Teilen *cis-* und 1 Teil *trans-iso-Pulegolhydrat* (H. E. ZIMMERMANN und J. ENGLISH jr.[126])), auch als *Menthoglykol* (*p-Menthandiol-3,8*)[127]) bezeichnet. Auch durch mehrtägiges Schütteln mit 0,5proz. Salzsäure bei 37° führt zu *Menthoglykol* (KUHN und LÖW[128])). Zur Geschwindigkeit dieser Umwandlung vgl. PRICE und DICKMAN[129]).

Citronellal-enolacetat (Sdp.$_7$ 110°) erhielt H. SCHMIDT[130]) in 75proz. Ausbeute durch Kochen von *Citronellal* mit molekularen Mengen Essigsäureanhydrid; es stellt ein farbloses Öl mit frischem, citronellalartigem Geruch dar. A. RISER[131]) stellte durch Ozonisierung fest, daß dieses nur die Isopropylidenform enthält. Er erhielt durch langsames Zufügen von *Citronellal* zu Natriumacetat und Essigsäureanhydrid in der Wärme ein Produkt mit folgenden Eigenschaften: Sdp.$_{10}$ 112°, n_D^{20} 1,4567, d^{20} 0,8996, $[\alpha]_D$ −8,1°.

Reduktion von *Citronellal* mit Natriumamalgam in alkoholischer, durch Zusatz von Essigsäure stets schwach sauer gehaltener Lösung führt zu *Citronellol* (TIEMANN und SCHMIDT[132])). Auch bei phytochemischer Reduktion mit Hefe bildet sich *Citronellol* (NEUBERG und MAYER[133])).

122) Bull. Soc. chem. Japan **10**, 335 (1935).
123) Chem. Weekblad **14**, 627 (1917).
124) F. TIEMANN, Ber. dtsch. chem. Ges. **32**, 825 (1899). – LABBÉ, Bull. Soc. chim. France [3] **21**, 1023 (1899).
125) Mem. Coll. Sci. Kyoto Imp. Univ. A **11**, 171 (1928); C. **1928**, II. 1326.
126) J. Amer. chem. Soc. **75**, 2367 (1953).
127) BARBIER und LÉSER, C. R. hebd. Séances Acad. Sci. **124**, 1308 (1897).
128) Z. physiol. Chem. **254**, 143 (1938).
129) Ind. Engng. Chem. **40**, 260 (1948).
130) Ber. Schimmel **1938**, 130.
131) Bull. Soc. chim. France [5] **20**, 570 (1953).
132) Ber. dtsch. chem. Ges. **29**, 906 (1896).
133) Biochem. Z. **71**, 174 (1915).

Zur technischen Darstellung von *Citronellol*, wozu die Hauptmenge des aus Citronellöl isolierten *Citronellals* verwendet wird, benutzt man als Reduktionsmittel Aluminiumamalgam.

Katalytische Hydrierung in Gegenwart von Platin oder Palladium führt zu dem gesättigten *Dihydro-citronellal* (PAAL[134])), in Gegenwart von Nickel unter schwachem Druck dagegen zu *3,7-Dimethyloctanol* (v. BRAUN und KAISER[135])). Nach Angaben von DELÉPINE und HANEGRAAFF[136]) wird mit RANEY-Nickel die Aldehydgruppe schneller hydriert als die Doppelbindung; partielle Hydrierung führt daher zu *Citronellol*, vollständige zu *Dihydrocitronellol*. Bei der Hydrierung an Nickel unter Zusatz von NaOH beobachteten sie teilweise Disproportionierung unter Bildung von *Citronellsäure*. K. SUZUKI[137]) ist der Ansicht, daß auch nach Aufnahme von nur 1 Mol im Produkt etwas *Dihydro-citronellol* enthalten ist. Er stellte fest, daß *Citronellal* an Platin zu *Dihydro-citronellal*, bei Zusatz von etwas $FeSO_4$ dagegen vorwiegend zu *Citronellol* reduziert wird; $FeSO_4$ verhindert die Wasserstoffaufnahme an der Doppelbindung.

Die Reduktion des *Citronellals* zu *Citronellol* gelingt auch durch Aluminiumisopropylat (YOUNG, HARTUNG und CROSSLEY[138])).

Bei ein- bis zweitägigem Stehenlassen von *Citronellal* mit Aluminiumäthylat, anfangs unter Eiskühlung, entsteht *Citronellsäure-citronellylester*; mit Magnesium-aluminiumäthylat entsteht *7-Citronelloyloxymethyl-2, 6, 10, 14-tetramethyl-pentadecadien-2,13-ol-8* als Hauptprodukt neben obigem Ester (VILLANI und NORD[139])).

Zur Oxydation mit Ozon s. unter Konstitution. Mit Perbenzoesäure bildet Citronellal ein *Monoxyd*, das sich zu einem *Glykol* hydrolysieren läßt (PRILESCHAJEW[140])).

Bei vorsichtiger Oxydation mit Silberoxyd entsteht die zugehörige *Citronellsäure* $C_{10}H_{18}O_2$ (F. W. SEMMLER[141])); P.-Y-YEH[142]) erhielt hierbei 83%.

Energische Oxydation mit $KMnO_4$ oder Chromsäure liefert *Aceton* und *β-Methyladipinsäure* (TIEMANN und SCHMIDT[143])).

134) DRP. 298193. 135) Ber. dtsch. chem. Ges. **56**, 2271 (1923).
136) Bull. Soc. chim. France [5] **4**, 2087 (1937). C. R. hebd. Séances Acad. Sci. **205**, 187 (1937).
137) Bull. Inst. physic.-chem. Res. [Abstracts] Tokyo **2**, 3 (1929); C. **1929**, I. 1435.
138) J. Amer. chem. Soc. **58**, 101 (1936).
139) J. Amer. chem. Soc. **69**, 2606 (1947).
140) Ber. dtsch. chem. Ges. **42**, 4814 (1909); J. russ. phys.-chem. Soc. **43**, 609 (1911).
141) Ber. dtsch. chem. Ges. **24**, 208 (1891); **26**, 2256 (1893).
142) Essays and Papers in Memory of Late President Fu Ssu-Nien **1952**, 233; nach C. A. **49**, 236 (1955). 143) Ber. dtsch. chem. Ges. **29**, 908 (1896).

Die Oxydation von *Citronellal* mit SeO_2 untersuchten K. K. CHAKRAVARTI und S. C. BHATTACHARRYYA[144]).

Einwirkung von Alkalien führt zu Verharzung.

Mit Halogenen und Halogenwasserstoffsäuren bildet *Citronellal* instabile, ölige Additionsprodukte, die sich schnell zersetzen.[145]) Ein Chloraladdukt beschrieb J. J. ZEEHUISEN[146]).

Die Halbacetale mit *Decylalkohol*, *Citronellol* und anderen Alkoholen beschrieben RUTOWSKI und SABRODINA[147]). Einwirkung von 1proz. methanolischer Salzsäure führt zu dem *Dimethylacetal*.

Durch Kondensation von *Citronellal* mit Malonsäure entsteht *Citronellidenessigsäure*[148]), die als Phenylimidchlorid mit $CrCl_2$ zu *Citronellidenacetaldehyd* reduziert werden kann.[149])

In Analogie zur Bildung von *Pseudojonon* aus *Citral* und *Aceton* entsteht aus *Citronellal* und *Aceton* bei der Behandlung mit verdünntem Alkali *Dihydropseudojonon* (2,6-Dimethylundecadien-2,8-on-10)[150]). Dieses läßt sich jedoch nicht zu *Dihydrojonon* cyclisieren; bei der Einwirkung von BF_3 entsteht vielmehr das *Pyranderivat* (VII)[151]).

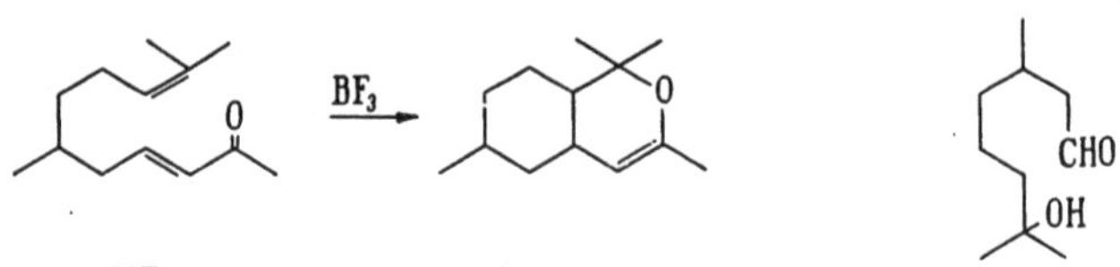

(VI) (VII) (VIII)

Außer diesen Kondensationsreaktionen untersuchten RUPE und Mitarbeiter[152]) auch die Einwirkung von GRIGNARD-Reagentien auf den Aldehyd. Sie nahmen an, daß hierbei nicht nur die Carbonylgruppe reagiert,

144) Perfum. Record **46**, 341 (1955).
145) Amer. chem. J. **14**, 203 (1892).
146) J. Sci. Res. Indonesia **1**, 9 (1952); C. A. **49**, 238 (1955).
147) J. angew. Chem. [russ.] **11**, 306 (1938); C. **1938**, II. 2580.
148) H. RUPE und W. LOTZ, Ber. dtsch. chem. Ges. **36**, 2798 (1903); **40**, 2813 (1907). – RUZICKA und STEIGER, Helv. chim. Acta **10**, 684 (1927).
149) VON BRAUN und RUDOLPH, Ber. dtsch. chem. Ges. **67**, 1735 (1934).
150) HAARMANN und REIMER (F. TIEMANN), D. R. P. 75128. – H. RUPE und W. LOTZ, Ber. dtsch. chem. Ges. **36**, 2801 (1903).
151) Y.-R. NAVES, und P. ARDIZIO, Bull. Soc. chim. France **1953**, 494. – Die von J. L. SIMONSEN und L. N. OWEN (The Terpenes, Vol. I, 77 [1953]) erwähnte Cyclisierung zu *Dihydrojonon* wurde von RUPE nicht beschrieben.
152) Liebigs Ann. Chem. **402**, 149 (1914); **409**, 339, 353 (1915). – Vgl. COURTOT, Le Magnésium en Chimie organique, Nancy 1916, S. 317 und 324.

sondern auch die Doppelbindung. Nach H. GILMANN und W. F. SCHULZ[153]) findet an die Doppelbindung jedoch keine Anlagerung statt.

Durch Hydratisierung der Bisulfitverbindung mit Mineralsäuren und nachfolgender Behandlung mit Alkalien entsteht aus *Citronellal* *2-Hydroxydihydrocitronellal* (VIII) (CHOLMER[154])) (Semicarbazon Schmp. 96°, 2,4-Dinitrophenylhydrazon Schmp. 85°). Dieses hat heute große Bedeutung in der Parfümerie erlangt, wenn sein frischer, angenehmer Geruch auch hauptsächlich auf der Anwesenheit von freiem *Citronellal* beruht; reines „*Hydroxycitronellal*" ist fast geruchlos. Die Darstellung von *Hydroxycitronellal* aus synthetischem *Citronellal* in 65proz. Ausbeute beschrieben kürzlich auch W. G. SCHERKAJEW, A. A. BAG und S. A. PREPELKINA[155]).

Eine Synthese von *Citronellal* und *Hydroxydihydrocitronellal* aus *Pinan* über das durch dessen Pyrolyse bei 600 bis 620° erhaltene *2,6-Dimethyloctadien-2,7* beschrieb R. L. WEBB[155a]).

Bei der Herstellung des *Hydroxy-dihydrocitronellals* durch Säurehydrolyse der Bisulfitverbindung des *Citronellals* erhält man als Nebenprodukt ein neutrales, in Bisulfitlösung unlösliches Öl. Aus diesem isolierten M. STOLL und B. BOLLE[156]) 2 Verbindungen $C_{20}H_{38}O_3$ und $C_{20}H_{36}O_2$. Unter der Einwirkung der Säure wird *Citronellal* teilweise in *Hydroxydihydropulegol* übergeführt, das sich dann mit Citronellal und *Hydroxy-dihydrocitronellal* acetalisiert.

Durch Hydrierung eines Gemisches stereoisomerer *3-Methylcitrale* erhielt Y.-R. NAVES[157]) *3-Methyl-citronellal* (Semicarbazon Schmp. 100 bis 101°, 2,4-Dinitrophenylhydrazon Schmp. 72,5 bis 73°); es läßt sich analog in *Hydroxy-dihydro-3-methylcitronellal* überführen.

Das C_9-Homologe des Citronellals stellten X. A. DOMÍNGUEZ und C. D. SALDANA[158]) durch DARZENS-Reaktion aus Methylheptenon her; analog erhielten sie die C_{11}- und C_{12}-Homologen.

d-Citronellal wird durch *Bacterium xylinum* in Wasser bzw. *B. ascedens* in physiologischer Kochsalzlösung in Gegenwart von $CaCO_3$ unter anaeroben Bedingungen bei 35 bis 37° in *d-Citronellol* und *d-Citronellsäure* umgewandelt (MOLINARI[159])). Im Organismus von Kaninchen geht *Citronellal* in *Mentho-*

[153]) J. Amer. chem. Soc. **52**, 3588 (1930). – Vgl. YOUNG und SIEGEL, ebenda **66**, 354 (1944).
[154]) C. **1936**, I. 2072. – Vgl. A. VERLEY, Bull. Soc. chim. France [4] **43**, 849 (1928).
[155]) Nach C. A. **53**, 18082 (1959). – W. J. MOULIHAN, J. org. Chem. **23**, 689 (1958).
[155a]) A. P. 2902495 (Glidden and Co.); C. A. **54**, 2404 (1960).
[156]) Helv. chim. Acta **31**, 1 (1948).
[157]) Bull. Soc. chim. France **1952**, 519.
[158]) Ciencia [Mexiko] **15**, 31 (1955); nach C. A. **50**, 8445 (1956).
[159]) Biochem. Z. **216**, 212 (1929).

glykol über, das dann im Harn als *p-Menthandiol-3,8-D-glucuronid-3* ausgeschieden wird (KUHN und LÖW[160]).

Nach Injektion von *d-Citronellal* in den Saft von lebender *Ficus retusa* wies Y. FUJITA[161]) nach 15 Monaten in diesem *d-Citronellol*, *Geraniol*, *Nerol* und *l-Limonen* nach.

Über die antiseptische Wirkung des *Citronellals* vgl. RIDEAL, SCIVER und RICHARDSON[162]), über die wachstumshemmende Wirkung auf Tuberkelbazillen SCHÖBL[163]).

Identifizierung:

1. *Semicarbazon*, Schmp. 83,5° (aktiv) bzw. 96° (inaktiv)[164]).

A. W. SCHORGER[165]) gab für das Semicarbazon der l-Form (aus *Pinus jeffreyi*) Schmp. 91 bis 92° an.

Das Semicarbazon scheidet sich quantitativ ab, wenn eine alkoholische Lösung des Aldehyds mit einer wässrigen Lösung von Semicarbazidhydrochlorid und Natriumacetat geschüttelt wird. Die rohe Verbindung wird durch Umkristallisieren aus Chloroform und Ligroin gereinigt; weiße Blättchen.

Das Semicarbazon des vorwiegend die α-Form (II) enthaltenden Gemisches von CARROLL und Mitarbeitern[89]) schmolz bei 65°.

2. *Thiosemicarbazon*, Schmp. 54 bis 55°.

3. *2,4-Dinitrophenylhydrazon*, Schmp. 76,5 bis 78°[166]), 76,5°[167]), 81°[168]).

Die Identifizierung des 2,4-Dinitrophenylhydrazons durch radiale Papierchromatographie untersuchte L. PEYRON[169]).

4. *Citronellyl-β-naphthocinchoninsäure*, Schmp. 225° (farblose Nadeln aus verdünntem Alkohol) (DOEBNER[170])).

160) Z. physiol. Chem. **254**, 141 (1938).
161) J. chem. Soc. Japan **62**, 1011 (1941); C. A. **41**, 2775 (1947).
162) Perfum. Record **21**, 341 (1930).
163) Philippine J. Sci. **25**, 134 (1925); C. **1925**, I. 2699.
164) TIEMANN und SCHMIDT, Ber. dtsch. chem. Ges. **30**, 34 (1897). – TIEMANN, ebenda **31**, 3307 (1898).
165) Ind. Engng. Chem. **5**, 972 (1913).
166) ALLEN, J. Amer. chem. Soc. **52**, 2955 (1930).
167) GRUNDMANN, Liebigs Ann. Chem. **524**, 42 (1936).
168) A. R. PENFOLD, F. R. MORRISON, J. L. WILLIS, H. H. G. MCKERN und M. C. SPIES, J. Proc. Roy. Soc. N. S. Wales **85**, 123 (1952).
169) La France et ses Parfums **2**, 41 (1959).
170) Ber. dtsch. chem. Ges. **27**, 2025 (1894).

Zur Darstellung s. bei *Citral* (S. 105). Die rohe Säure wird aus salzsäurehaltigem Alkohol umkristallisiert, das erhaltene Chlorhydrat im Ammoniak gelöst und das Ammoniumsalz durch Essigsäure zerlegt; die so gereinigte Verbindung wird aus verdünntem Alkohol umkristallisiert.

Beim Erhitzen über ihren Schmelzpunkt geht die Citronellyl-β-naphthocinchoninsäure unter CO_2-Abspaltung in Citronellyl-β-naphthochinolin über, eine aus verdünntem Alkohol oder Ligroin in seidenglänzenden Nadeln vom Schmp. 53° kristallisierende Base.

5. *Citronelliden-cyanessigsäure*, Schmp. 137 bis 138° (TIEMANN[171])). Zur Darstellung s. unter *Citral* (S. 106). Diese Säure liefert ein charakteristisches, schwer lösliches Natriumsalz, das auch zur Trennung von *Citral* benutzt werden kann.

6. *5-[2,6-Dimethylhepten-5-yl]-hydantoin*, Schmp. 172 bis 172,5° (HENZE und SPEER[172])). Durch Reaktion von *Citronellal* mit KCN und $(NH_4)CO_3$ in verdünntem Äthanol bei 58 bis 60°.

7. Zum Nachweis kann man auch das *Citronellidenaceton* darstellen, das ein bei 167° schmelzendes Semicarbazidosemicarbazon bildet (RUPE und SCHLOCHOFF[173])).

8. *Citronelliden-1,1-dimethylcyclohexandion-3,5*, Schmp. 70 bis 71° (A. BERNARDI[174])). Durch Kondensation mit Dimedon.

Die **Bestimmung** des *Citronellals* in ätherischen Ölen erfolgt im allgemeinen durch Umsetzung mit Hydroxylaminhydrochlorid und Titration der in Freiheit gesetzten HCl mit alkoholischer KOH.[175]) (s. Band II, S. 224).

Die hierfür beschriebenen verschiedenen Verfahren verglichen die Chemiker der Fa. Roure-Bertrand Fils et Justin Dupont[176]) miteinander. Sie fanden, daß die Methode von STILLMAN und REED[177]) die beste ist und die

171) Ber. dtsch. chem. Ges. **32**, 824 (1899).

172) J. Amer. chem. Soc. **64**, 523 (1942).

173) Ber. dtsch. chem. Ges. **36**, 4377 (1903).

174) Ann. Chim. applicata **17**, 163 (1927).

175) Vgl. hierzu BENNETT und DONOVAN, Analyst **47**, 150 (1922). – A. RECLAIRE und D. B. SPOELSTRA, Perfum. Record **18**, 131 (1927). – BENNETT und SALAMON, Analyst **52**, 693 (1928). – R. MEYER, Dtsch. Parfum.-Ztg. **14**, 307; Riechstoffind. **3**, 136 (1928). – WATERMAN und ELSBACH, Rec. Trav. chim. Pays-Bas **48**, 1087 (1929). Perfum. Record **20**, 392 (1929). – ALLAN und Mitarbeiter, Analyst **57**, 773 (1932). – STILLMAN und REED, Perfum. Record **23**, 278 (1932).– SABETAY, Bull. Soc. chim. France [5] **5**, 1422 (1938).

176) Recherches **1937**, 132; nach Ber. Schimmel **1938**, 168.

177) Perfum. Record **23**, 278 (1932).

genauesten Werte ergibt. Auch die Methode nach ROWAAN und KOOLHAAS[178]) führt bei Java-Citronellöl bei exakter Ausführung zu genauen Werten. Genauigkeit beider Methoden etwa 2%.

Nach letzterer Methode gibt man in eine 150-ml-Flasche etwa 2 g Citronellöl (genau eingewogen), 10 ccm 95proz. Alkohol, 20 Tropfen einer 0,1proz. alkoholischen Bromphenolblaulösung und neutralisiert mit n/10-KOH. Hierauf fügt man aus einer Bürette 20 ccm alkoholische n/2-KOH und 20 ccm 5proz. alkoholischer $NH_2OH \cdot HCl$ (mit Meßzylinder gemessen) hinzu. Man schüttelt um, läßt die Mischung bei Zimmertemperatur eine Stunde lang stehen und titriert den Überschuß an KOH mit alkoholischer n/2-HCl bis zum Farbumschlag auf gelbgrün. Zum Vergleich der Farbe dient ein Blindversuch. Der Citronellalgehalt berechnet sich nach folgender Formel:

$$\% \text{ Citronellal} = \frac{(b-a) \cdot N \cdot 15{,}4}{g},$$

wo b = Zahl ccm verbrauchter HCl im Blindversuch,
a = Zahl ccm verbrauchter HCl der Bestimmung,
N = Normalität der HCl und g = Gewicht des Öls.

Die Methode von STILLMAN und REED ist im Band II (S. 227) beschrieben. Vergleichende Untersuchungen der älteren Methoden der Citronellalbestimmung nach DUPONT und LABAUNE[179]), RECLAIRE und SPOELSTRA[180]) (s. u.), BENNETT und SALAMON[181]) und K. J. HOLTAPPEL[182]) führten Schimmel & Co.[183]) durch.

C. T. BENNETT und M. S. SALAMON[181]) lösten 5 g $NH_2OH \cdot HCl$ in 9 ccm Wasser, gaben zu dieser Lösung 80 ccm 90proz. Alkohols, fügten 2 ccm Bromphenolblaulösung (0,1 g Bromphenolblau mit 3 ccm n/20-NaOH anreiben und mit Wasser auf 25 ccm ergänzen) hinzu und neutralisierten mit alkoholischer n/2-KOH und ergänzten mit Alkohol (90proz.) auf 100 ccm. Zu 2 g Citronellöl gibt man 20 ccm dieser Lösung, schüttelt um und titriert sogleich mit alkoholischer n/2-KOH langsam zurück.

$$\% \text{ Citronellal} = \frac{7{,}7 \times \text{ccm verbrauchter n/2-KOH}}{\text{Ölmenge in g}}$$

Die Arbeitsweise HOLTAPPELS unterscheidet sich von dieser dadurch, daß man Öl und Hydroxylaminlösung zunächst auf − 2° abkühlt und dafür sorgt, daß die Temperatur während der Bestimmung 10° nicht übersteigt, da sonst Nebenreak-

178) ROWAAN, Chem. Weekbl. **29**, 603 (1932). – ROWAAN und KOOLHAAS, ebenda **32**, 405 (1935).
179) GILDEMEISTER-HOFFMANN, Die Äther. Öle, 2. Aufl. Bd. II, S. 241.
180) Perfum. Record **18**, 130 (1927).
181) Analyst **1927**, 693.
182) Parfums de France **6**, 5 (1928).
183) Ber. Schimmel **1928**, 20.

tionen auftreten (HOLTAPPEL arbeitete allerdings unter tropischen Bedingungen!)[184]) Außerdem gab er nach erfolgtem Farbumschlag noch 5 ccm n/2-KOH zu, ließ noch 15 Min. stehen und titrierte den Überschuß an Alkali mit alkoholischer n/2-HCl zurück.

Schimmel & Co.[183]) fanden, daß diese Methoden übereinstimmende Werte ergeben, wenn man den Überschuß bei der HOLTAPPEL-Methode 3 Stunden einwirken läßt.

Das Verfahren der Fa. DAUPHIN[185]) stimmt im Prinzip mit diesen Methoden überein; als Indikator zogen sie jedoch Helianthin vor, außerdem beschränkten sie die Titrierzeit auf 2 Minuten.

Nach A. R. PENFOLD[186]) gibt die Methode von HOLTAPPEL bzw. DAUPHIN bei citronellalreichen Ölen nur dann genaue Werte, wenn man nach folgender Arbeitsweise verfährt:

Etwa 2 g Öl (genau gewogen) und das Gemisch von 20 ccm einer Bromphenolblau enthaltenden 5proz. $NH_2OH \cdot HCl$-Lösung und 30 ccm n/2-KOH werden auf — 10° gekühlt und gemischt. Nachdem man das Gemisch 15 Minuten auf dem Dampfbad erwärmt hat, läßt man abkühlen und titriert mit alkoholischer n/2-HCl.

H. I. WATERMAN und E. B. ELSBACH[187]) zeigten, daß kleine Mengen HCl in alkoholischer Lösung zersetzend auf *Citronellal* einwirken. Aus dem Grunde empfahlen sie, die *Citronellal*bestimmung (Methode von DAUPHIN-HOLTAPPEL) nicht mit $NH_2OH \cdot HCl$, sondern mit dem Acetat oder mit freiem Hydroxylamin durchzuführen. Sie erhielten mit letzterem gleiche Werte wie nach dem von Schimmel & Co.[183]) modifizierten HOLTAPPEL-Verfahren.

Es ist zu berücksichtigen, daß die *Citronellale* des Handels oft Peroxyde enthalten. Diese können die Bestimmung des *Citronellals* beeinflussen, indem sie das Hydroxylamin teilweise oxydieren und die Bildung von Säure veranlassen.

Das Essential Oil Sub-Committee[188]) legte eine Standardmethode zur Bestimmung von *Citronellal* mit NH_2OH fest.

Die Reaktion wird hiernach bei 0° ausgeführt und die freie HCl sofort mit alkoholischer n/2-KOH unter Verwendung von p-Dimethylamino-azobenzol als Indikator titriert. Wenn keine Rotfärbung mehr erfolgt, läßt man die Mischung 1 Stunde bei Zimmertemperatur stehen, bevor man die Titration beendet. Das Resultat ist durch den Faktor 1,008 zu korrigieren.

[184]) Ber. Schimmel **1928**, 10 Anm. 6.

[185]) Parfumerie moderne **28**, 455 (1934). Parfums de France **6**, 77 (1928).

[186]) Perfum. Record **20**, 392 (1929).

[187]) Rec. Trav. chim. Pays-Bas **48**, 1087 (1929).

[188]) Analyst **57**, 773 (1932); nach Ber. Schimmel **1933**, 100.

Eine direkte Methode zur Citronellalbestimmung in Java-Citronellölen mit technisch befriedigenden Resultaten beschrieb F. D. DODGE[189]).

10 ccm Java-Citronellöl (mit 30 bis 40% Aldehyd) werden mit 5 ccm etwa 33proz. Sulfitlösung in einem Cassiakölbchen gut durchgeschüttelt und dann mit 2 bis 5 ccm 10proz. säurefreier $NaHSO_3$-Lösung versetzt. Die Mischung schüttelt man wiederum gut durch, bis sie plötzlich seifig wird und einen beständigen Schaum gibt. Dann fügt man unter Schütteln 50 bis 60 ccm Bisulfitlösung hinzu. Nach einer Stunde hat sich die Lösung fast ganz geklärt und darüber das ätherische Öl abgesetzt. Man füllt, wenn die Flüssigkeit nicht mehr seifig ist, mit Bisulfitlösung auf, läßt über Nacht stehen und errechnet aus der Restölmenge den Gehalt an Aldehyd. Wenn die Bestimmung genau nach Vorschrift durchgeführt wird, ist das Öl frei von Aldehyd und kann weiter zur Bestimmung von *Geraniol* dienen. Bei Ölen mit geringerem Citronellalgehalt ist die Phenylhydrazinmethode (s. Band II, S. 216) vorzuziehen.

A. RECLAIRE und D. B. SPOELSTRA[190]) stellten fest, daß die Bestimmung des sogenannten „*Gesamtgeraniols*" (*Geraniol + andere acetylierbare Alkohole + Citronellal*) sehr ungenau ist, da von den beim Übergang von *Citronellal* in *iso-Pulegylacetat* auftretenden Zwischenstufen *Citronellal-enolacetat* und *-diacetat* stets wechselnde Mengen im Acetylierungsgemisch zurückbleiben, d. h., die Acetylierungszahlen fallen je nach der Menge des vorhandenen Diacetats mehr oder weniger zu hoch aus. Sie schlugen deshalb vor, in dem nach DUPONT und LABAUNE[191]) oximierten Öl den Stickstoffgehalt nach KJELDAHL zu bestimmen und daraus den Citronellalgehalt zu berechnen. In einem anderen Teil des oximierten Öls ermittelt man durch 2stündiges Acetylieren und 2stündiges Verseifen den Alkoholgehalt (vgl. hierüber Band IIIa, S. 563ff.).

Die Bestimmung des *Citronellals* durch Erhitzen mit Essigsäureanhydrid nach der Oximierung (Bildung von *Citronellsäurenintril*) nach DUPONT und LABAUNE ist nach ZIMMERMANN ungenau.[192])

Einen Vergleich der verschiedenen Bestimmungsmethoden führte auch HOFFMAN[193]) durch.

Eine Methode zur Bestimmung von *Citronellal* in Ölen von *Eucalyptus citriodora* aus Dichte und Brechungsindex beschrieben A. G. NEYBERGH und A. COPET[194]).

[189]) Amer. Perfumer **24**, 11 (1929).
[190]) Berichten van de Afdeeling Handelsmuseum van de Kon. Vereeniging Koloniaal Instituut **1927**, No. 31; nach Ber. Schimmel **1928**, 17.
[191]) Chim. et Ind. **17**, 905 (1927).
[192]) Rec. Trav. chim. Pays-Bas **50**, 283 (1931).
[193]) C. A. **42**, 8417 (1948).
[194]) Ind. Parfumerie **10**, 461 (1955).

M. CALVARANO[195]) wies *Citronellal* im Citronenöl, M. D. RIGANESIS und M. CALVARANO[196]) im Mandarinenöl papierchromatographisch nach. Die Trennung der einzelnen Aldehyde nahmen sie durch Säulenchromatographie an SiO_2 vor.

Die Identifizierung des *Citronellals* neben anderen Aldehyden durch Chromatographie an „chromatostrips" untersuchte T. FURUKAWA[197]).

Den gaschromatographischen Nachweis und die Bestimmung von *Citronellal* im Citronellöl beschrieben Y.-R. NAVES und A. ODERMATT[198]), im Citronenöl R. A. BERNHARD[199]).

Die polarographische Bestimmung von *Citronellal* untersuchten J. OGRIN und J. BRAUN[200]), H. HASSELBACH[201]) und K. SCHWABE, G. OHLOFF und H. BERG[202]). Letztere führten die Bestimmung in 80proz. Alkohol mit einer 0,1-molaren Lösung von Tetraäthyl-ammoniumjodid als Leitelektrolyten aus.

L. H. NARODNY[203]) stellte eine lineare Beziehung zwischen n_D^{20} und d^{15} von Citronellöl aus Java, Formosa, Guatemala und Dominica auf, aus der der ungefähre Prozentgehalt an *Citronellal* abgelesen werden kann. Die geradlinige Kurve genügt der Gleichung $n_D^{20} = 0{,}51 \cdot d^{15} + 1{,}019$.

Verwendung: *Citronellal* ist ein wichtiger Grundstoff in der Riechstoffindustrie und Parfümerie. Neben direktem Einsatz in Parfümen und Seifen und zur Geruchsverbesserung technischer Produkte dient es teils zur Produktion von *Hydroxydihydro-citronellal*, das als Grundstoff für Maiglöckchen- und Fliederparfüme verwendet wird, teils zur Herstellung von *Menthol* (über *iso-Pulegol*, s. Band IIIb, S. 30) und *Citronellol*.

195) Essenze Deriv. Agrumari **27**, 173 (1957).
196) Essenze Deriv. Agrumari **26**, 167 (1956).
197) J. Sci. Hiroshima Univ. A **21**, 285 (1958).
198) C. R. hebd. Séances Acad. Sci. **247**, 687 (1958).
199) J. Chromat. **3**, 471 (1960).
200) Zawod. Lab. **10**, 467 (1941); nach Ber. Schimmel **1952/53**, 165.
201) Chem. Technik **5**, 317 (1953).
202) Z. Elektrochem., Ber. Bunsenges. physik. Chem. **57**, 293 (1953).
203) Perfum. Record **46**, 145 (1955).

Citral

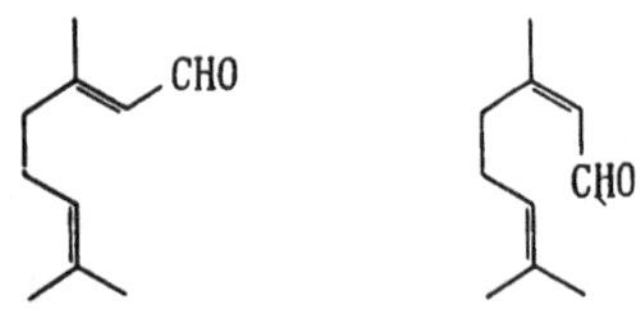

Citral a (I) Geranial — Citral b (II) Neral

$C_{10}H_{16}O$. Mol.-Gew. 152,23

Dieser für die Riechstoffindustrie so bedeutende Aldehyd ist zuerst von J. BERTRAM[1]) im Laboratorium von Schimmel & Co. im Öl von *Backhousia citriodora* aufgefunden und *Citral* genannt worden, da er sich mit dem citronenartig riechenden Bestandteil des Citronenöls als identisch erwies.

Vorkommen:

Menge (in %)[2])	Öl bzw. Mutterpflanze
Pinaceae	
Spuren	Douglasfichtennadelöl (von *Pseudotsuga Douglasii* = *P. mucronata* = *P. taxifolia*)[3])
Cupressaceae	
0,7	*Juniperus turkestanica*, Nadelöl[3a])
Pandanaceae	
1,82	Pandanusöl (Kewdaöl)[4])
Gramineae	
	Palmarosaöl[5])
mindestens 75	Lemongrasöl, ostindisches[6])
81,4	dto., Malabar-[6a])
65–86	dto., westindisches[7])
77,3–79	dto., brasilianisches[8])
64	dto., formosanisches[9])
70–85	dto., aus Ceylon[10])
55	dto., aus dem Kaukasus[11])
etwa 0,2	Java-Citronellöl[12])
viel	*Cymbopogon coloratus*, Blätteröl[13])
?	*C. (javanensis) rectus*[14])
wenig	Gingergrasöl aus Jammu und Kaschmir[15])
?	*Andropogon fragrans* (A. martini var.)[16])
60,7 a, 32,2 b	*Elionurus viridulus*[17])
Cyperaceae	
	Kyllinga triceps, Öl der Rhizome[18])

Menge (in %)[2]	Öl bzw. Mutterpflanze
Zingiberaceae	
	Alpinia alba[19])
	Ingweröl[20])
Piperaceae	
	Pfefferöl[21])
Magnoliaceae	
15	*Magnolia kobus*, Blätteröl (Kobuschiöl)[22])
6–7	dto., Öl aus jungen Zweigen[23])
Spuren	*Magnolia salicifolia*, Blätteröl[24])
Lauraceae	
etwa 25	*Cinnamomum Loureirii*, Blätteröl (japanisches Zimtöl)[25])
65	*Lindera citriodora*[26])
	Sassafrasblätteröl (von *Sassafras albidum*)[27])
	Tetranthera polyantha, Fruchtöl (Tetrantheraöl)[28])
8	dto., Rindenöl[29])
6–22	dto., Blätteröl[30])
90	*Litsea citrata*, aus China[31])
5–7	dto., May-Changöl[32])
70	*Litsea cubeba*, Fruchtöl[33])
	Krangeanöl (von einer *Litsea*-Unterart)[34])
	Lorbeerbeerenöl[34a])
Pittosporaceae	
	Pittosporum gayanum, Blütenöl[35])
1,6	*P. tobira*, Blütenöl[35])
Rosaceae	
?	Erdbeerblätteröl[36])
0,5–1	Rosenöl[37])
	Rosa centifolia, aus Kalabrien[38])
0,4	*R. borbonica*[38a])
Geraniaceae	
	Réunion-Geraniumöl[39])
Rutaceae	
?	japanisches Pfefferöl[40])
6	*Xanthoxylum acanthopodium*[41])
	Fagara Lemairei, Fruchtöl[42])
	Eremocitrus glauca, Blätteröl[43])
10	*Aeglè marmelos*, Blätteröl[44])
wenig	*Phebalium dentatum*, Blätteröl[45])
	Ph. nudum, Blätteröl[46])
?	*Melicope ternata*, Blätteröl[47])
3,5–5	Citronenöl, italienisches[48])
3,4–4,5	dto., spanisches[49])

Menge (in %)[2])	Öl bzw. Mutterpflanze
2,2–3,0	dto., israelitisches[50])
3,85–4,1	dto., cypriotisches[51])
1,2–3,2	dto., kalifornisches[52])
2,3–3,2	dto., brasilianisches[53])
2,7–3,5	dto., australisches[54])
40–54	dto. terpenfreies[55])
15	Petitgrain Citronenöl, italienisches[56])[61])
38,4	dto., ungarisches[57])
34–37	Petitgrainöl der Galet-Citrone[57a])
3,6	Galgalfruchtöl[58])
	Orangenschalenöl, süßes (*Citrus aurantium* L. var. *dulcis* L. ex parte)[59])[148])[61])
10	Orangenblätteröl, süßes (Portugal-Petitgrainöl), algerisches[60])[61])
	Orangenschalenöl, bitteres[148])[61])
	Orangenblätteröl, bitteres (Petitgrain Bigaradeöl, *Citrus aurantium* subspec. *amara*)[61])
36	*Citrus aurantifolia*, Blätteröl[62])[61])
	Bergamottöl[63])
etwa 2,5	Petitgrain Bergamottöl[64])
	Cedratöl[65])
6	Cedrinoöl[66])
6,6–9	Limettöl, westindisches, gepreßt[67]) (nach EOA Standards 4,5–8,4%)
0,5–2,5	dto., destilliert[68])
5,4–7,2	Limettöl, mexikanisches, gepreßt[69])
1,15	dto., destilliert[70])
3,6	Limettöl, indisches[71])
34–37	Limett-Petitgrainöl[72])
	Mandarinenöl, kalabrisches[73])
1,05–1,53	dto., brasilianisches[74])
?	Tangerinenöl[75])
	Pompelmusenöl, destilliert[76])[61])
	dto., gepreßt[77])
10 (?)	Pompelmusenblätteröl[78])[61])
40	*Citrus hystrix*, Schalenöl[79])
1,06	*C. macrocarpa*, Schalenöl[79a])
	Luvunga scandens, Beerenöl[80])
	Fortunella japonica, Petitgrainöl[80a])
Meliaceae	
7	*Aglaia odoratissima*, Samenöl[81])
Myrtaceae	
2,5	Bayöl[82])

Menge (in %)[2])	Öl bzw. Mutterpflanze
62,5	*Calyptranthes paniculata*[83])
	Eugenia occlusa, Blätteröl[84])
95–97	*Backhousia citriodora*, Blätteröl[85])
5	*Eucalyptus australiana* Typus, Blätteröl[86])
	E. australiana var. *latifolia*, Blätteröl[87])
? wenig	*E. fraximoides*, Blätteröl[88])
?	*E. vitrea*, Blätteröl[89])
?	*E. australiana* var. *B*, Blätteröl[90])
?	*E. Luehmanniana*, Blätteröl[91])
1	*E. dives* var. *B*, Blätteröl[92])
	E. dives var. *C*, Blätteröl[93])
30–40	*E. Staigeriana*, Blätteröl[94])
	E. patentinervis, Blätteröl[95])
	E. citriodora, Blütenknospenöl[149])
wenig	*Leptospermum scoparium*, Blätteröl[96])
35–50	*L. Liversidgei* Typus, Öl der Blätter und Zweige[97])
50–70	dto.[98])
70–80	*L. Liversidgei* var. *A.*, Blätteröl[99])
0,25–0,75	*L. flavescens*, Blätteröl[100])
45–50	*L. citratum*, Blätteröl[101])
16–20	*L. citratum* var. *B*, Blätteröl[102])
	L. lanigerum, Blätteröl[103])
0,9	*L. ericoides*, Öl der Blätter und Zweige[104])
	Melaleuca viridiflora, Blätteröl[105])
Umbelliferae	
2	*Libanotis transcaucasica*, Fruchtöl[106])
Verbenaceae	
	Verbenaöl (von *Lippia citriodora*)[107])
wenig	*Lippia alba*, Blätteröl[108])
	Acantholippia seriphioides, Blätteröl[109])
2,6	*Lantana camara*, aus Dehli[109a])
Labiatae	
25–50	*Dracocephalum Moldavica* aus der SU[110])
35–50	dto., aus Bulgarien[111])
34,1 a-, 11,6 b-	*D. stamineum*[112])
etwa 10	*Nepeta cataria* var. *citriodora*, Blätteröl[113])
bis 14	dto.[114])
wenig	*Nepeta malabarica* L. (= *Anisomeles malabarica* R. Br.)[115])
17,2	*N. mussini*[116])
4,80	*N. hindostana*[116a])
	Perilla frutescens[117])
20	*P. ocimoides*[118])
59,3	*P. citriodora*[119])

Menge (in %)[2])	Öl bzw. Mutterpflanze
H	*Ocimum americanum* Mill. *forma* = *O. canum* Sims. (von den Seychellen)[120])
50	*O. canum* aus Indien[121])
60	dto.[122])
66,6	*Ocimum gratissimum*[123])
etwa 56	*O. menthaefolium* var. *citrata*[124])
41	*O. pilosum*[125])
etwa 70	*O. canum* f. *citrata*, aus Afrika[126])
30	*Orthodon citraliferum*[127])
etwa 1	Melissenöl, französisches[128])[61])
13–34	Spanisches Verbenaöl (*Thymus hiemalis*)[129])
?	*Monarda citriodora*[130])
?	*Aeolanthus Gamwelliae*, Blütenöl[131])
?	*Lavandula vera*, Krim[132])
	Lavendelöl[133])
?	*Lavandula stoechas*[61])
0,016	*Lavandula delphinensis*, Krautöl[134])
60	*Micromeria microphylla*[135])
etwa 30	*M. abyssinica* var. *citrata*[136])
etwa 60	*M. biflora* var. *citrata*[137])
Compositae	
34	*Artemisia caspia* var. *citriodora*[138])
Spuren?	*A. Hauseniana*[139])
	A. Balchanorum[140])
6	*Blumea lacera*, Blätteröl[141])
	Pectis odorata[142])
1,65	*Stoebe cinerea* var. *γ-cinerea*[143])
etwa 2	*S. cinerea* var. *plumosa*[143])
	Psila spartioides (früher *Pseudobaccharus spartioides*)[144])
	Sphaeranthus indicus[145])
?	*Erigeron canadensis*[146])
	Tagetes filifolia[147])
8,5	*Cythocline lyrata*[147a])

Noten zur Tabelle S. 74–78

[1]) Ber. Schimmel April **1888**, 17.

[2]) H = Hauptbestandteil, ? = Vorkommen nicht sicher.

[3]) C. T. Bennett, Perfum. Record **11**, 218 (1920).

[3a]) M. J. Gorjajew und D. R. Dshalilow, Nachr. Akad. Wiss. Kasachst. SSR, chem. Ser **1959**, No. 2, 107 (1960); C. **1961**, 10777.

[4]) S. N. Dhingra, D. R. Dhingra und G. N. Gupta, Perfum. Record **42**, 114 (1951); **45**, 219 (1954). – Sadgopal, Soap, Perfum. Cosmet. **32**, 801 (1959).

5) C. J. van Hulssen und D. R. Koolhaas, Mededeeling van het Laboratorium voor Scheikundig Onderzoek te Buitenzorg 1938. – P. Teisseire, Recherches **1953**, 33 (No. 3).

6) J. Bertram, Ber. Schimmel Oktober **1888**, 17. – F. D. Dodge, Amer. chem. J. **12**, 553 (1890); Ber. dtsch. chem. Ges. **24**, 90 (1891). – Barbier und Bouveault, C. R. hebd. Séances Acad. Sci. **131**, 1159 (1895). – F. Tiemann, Ber. dtsch. chem. Ges. **31**, 3297, 3278, 3324 (1898); **32**, 107, 115 (1899); **33**, 877 (1900).

6a) P.-H. Yeh, Perfum. Record **52**, 344 (1961).

7) Y.-R. Naves, Parfums de France **9**, 60 (1931).

8) W. Raoul, Rev. quim. ind. [Rio de Janeiro] **25**, No. 285, 17 (1956).

9) K. Kafuku, J. chem. Ind. Tokyo **19**, 403 (1916); **20**, 825 (1917); J. Soc. chem. Ind. **35**, 865 (1916); **37**, 74 A (1918).

10) M. G. de Silva, Manufact. Chemist **30**, 415 (1959).

11) B. N. Rutowski und I. W. Winogradowa, Riechstoffind. **5**, 15 (1930).

12) Schimmel & Co., Ber. Schimmel April **1910**, 29.

13) Bull. Imp. Inst. **8**, 145 (1910); **10**, 27 (1912). – E. Goulding und J. C. Earl, Proc. chem. Soc. (London) **30**, 10 (1914).

14) J. J. Hoffmann, Pharmac. Weekbl. **56**, 1279 (1919); Apotheker-Z. **43**, 652 (1920).

15) S. S. Chaudhary, G. Singh und K. L. Handa, Indian J. Pharmac. **20**, 70 (1958).

16) G. Louveau, Rev. Marques Parfum. Savonn. **11**, 311 (1933).

17) G. Fester, J. Retamar, A. Ricciardi und R. L. Fonseca, Rev. Fac. Ingen. Quim. **28**, 9 (1959).

18) P. Rovesti und G. L. Variati, Riv. italiana Essenze, Profumi, Piante officin., Olii veget., Saponi **41**, 167 (1959); Parfum. Cosmét. Savons **7**, 215 (1959).

19) S. S. Pickles und J. C. Earl, Proc. chem. Soc. (London) **29**, 164 (1913).

20) Schimmel & Co., Ber. Schimmel Oktober **1905**, 34.

21) Schimmel & Co., Ber. Schimmel Oktober **1890**, 39. – O. Schreiner und E. Kremers, Pharmac. Archives **4**, 61 (1901). – H. Haensel, Pharmaz.-Ztg. **50**, 412 (1905).

22) Schimmel & Co., Ber. Schimmel Oktober **1903**, 81. – E. Charabot und G. Laloue, C. R. hebd. Séances Acad. Sci. **146**, 183 (1908); Bull. Soc. chim. France [4] **3**, 381 (1908). – Ber. Schimmel April **1908**, 56.

23) Y. Asahina und H. Nakamura, J. pharmac. Soc. Japan No. 322, Dez. 1908; Ber. Schimmel April **1909**, 53. – Y. Fujita, J. Japan Botany **30**, No. 6, 188 (1955); C. A. **52**, 7620 (1958).

24) T. Matsuura und Y. Watanabe, J. Sci. Hiroshima Univ. Ser. A **16**, 169 (1952); C. **1953**, **4455**; nach frdl. zuges. Sonderdruck. – Y. Fujita, J. Japan. Botany **30**, 188 (1955); C. A. **52**, 7620 (1958).

25) Schimmel & Co., Ber. Schimmel Oktober **1904**, 100.

26) Y. Fujita, J. Japan. Botany **31**, No. 6, 28 (1956); nach Ber. Schimmel **1958**, 56. – N. Kawamo und T. Oishi, Yakugaku Zasshi **80**, 1796 (1960); C. A. **55**, 9794 (1961).

27) Power und Kleber, Pharmac. Review **14**, 103 (1896).

28) Schimmel & Co., Ber. Schimmel Oktober **1888**, **44**. – Charabot und Laloue, C. R. hebd. Séances Acad. Sci. **146**, **349** (1908).

[29]) Schimmel & Co., Ber. Schimmel April **1905**, 87; April **1909**, 87.

[30]) Schimmel & Co., Ber. Schimmel April **1905**, 87; April **1909**, 87.

[31]) M. Chiang-Hsi-Chang, Parfum. Cosmét. Savons 1, 12 (1958); Perfum. Record **49**, 14 (1958).

[32]) C. J. van Hulssen und D. R. Koolhaas, Rec. Trav. chim. Pays-Bas **59**, 105 (1940). – A. Chiris, Parfums de France **7**, 206 (1929).

[33]) K. Kafuku und R. Kato, J. chem. Soc. Japan **59**, 1096 (1938); C. A. **33**, 1878 (1939). – Y.-R. Naves und A. V. Grampoloff, C. R. hebd. Séances Acad. Sci. **248**, 2029 (1959) (80%).

[34]) C. J. van Hulssen und D. R. Koolhaas, Rec. Trav. chim. Pays-Bas **59**, 105 (1940).

[34a]) I. C. Nigam, G. N. Gupta und D. R. Dhingra, Perfum. Record **51**, 351 (1960).

[35]) R. Salgues, Materiae vegetabiles **1**, 344 (1952/54).

[36]) H. Franzen und A. Wagner, Sitzungsber. Heidelberg. Akad. Wiss. Math.-naturw. Klasse Abt. A **1920**, 2. Abh. Heidelberg 1920.

[37]) Schimmel & Co., Ber. Schimmel Oktober **1900**, 57. – A. Kobler, Dissertat. Zürich 1950, S. 148. – I. Panayotov und D. Ivanov, Perfum. Record **49**, 231 (1958).

[38]) M. Calvarano, Essenze Deriv. Agrumari **28**, 157 (1958).

[38a]) I. C Nigam, G. N. Gupta und D. R. Dhingra, Indian Perfumer **3**, Pt. 2, 82 (1959); C. A. **55**, 20336 (1961).

[39]) E. Charabot und G. Laloue, C. R. hebd. Séances Acad. Sci. **136**, 1467 (1903).

[40]) Schimmel & Co., Ber. Schimmel Oktober **1890**, 49.

[41]) A. N. Dey und S. Kumar, Perfum. Record **48**, 343 (1957).

[42]) M. Denis, Congr. chim. Ind. Bruxelles **15**, I. 162 (1936); C. **1936**, II. 3373.

[43]) L. F. Hitchcock und T. G. H. Jones, Proc. Roy. Soc. Queensland **47**, 85 (1936); C. **1937**, I. 2281.

[44]) K. K. Baslas und S. S. Deshapande, J. Indian chem. Soc. **28**, 19 (1951).

[45]) A. R. Penfold, J. Proc. Roy. Soc. N. S. Wales **60**, 340 (1927).

[46]) C. B. Radcliffe und W. J. Short, J. Soc. chem. Ind. **47**, T. 324 (1928).

[47]) C. B. Radcliffe, Trans. New Zealand Inst. **60**, 251 (1929).

[48]) J. Bertram, Ber. Schimmel Oktober **1888**, 17. – E. Guenther, Amer. Perfumer **25**, 9 (1930). – L. Bonaccorsi, Boll. uff. Agrumi **5**, 46 (1930). – R. Fischer und Th. Kartnig, Arzneimittel-Forsch. **7**, 365 (1957). – M. Calvarano, Essenze Deriv. Agrumari **27**, 173 (1957).

[49]) E. Guenther, The Essential Oils, Vol. III, 111.

[50]) H. E. Eschinazi, Perfum. Record **43**, 7 (1952). – M. Gordon und Pilnik, Ind. Parfumerie **8**, 148 (1953).

[51]) L. C. Lanites, Perfum. Record **46**, 113 (1955).

[52]) Beobachtungen im Laboratorium von Schimmel & Co. – E. Guenther, Amer. Perfumer **35**, No. 1, 35; No. 2, 57 (1937). – E. J. Parry, Perfum. Record **30**, 288 (1939). – R. A. Bernhard, J. Chromat. **3**, 471 (1960).

[53]) W. Raoul, Rev. Quim. ind. [Rio de Janeiro] **25**, No. 285, 17 (1956); C. A. **51**, 10844 (1957).

[54]) E. J. Parry, Perfum. Record **15**, 250 (1924).

[55]) G. Romeo, s. Band V, 514. – H. H. Bennett, Perfum. Record **25**, 112 (1934).

[56]) G. Litterer, Bull. Soc. chim. France **33**, 1081 (1905). – L. S. Glichitch und Y.-R. Naves, Parfums de France **7**, 60, 320 (1929).

57) G. HORTOBÁGYI und V. SZABÓ, Perfum. Record **49**, 171 (1958).
57a) L. PEYRON, France et ses Parfums **1**, No. 6 (1958).
58) S. S. NIGAM und S. DUTT, Indian Soap J. **11**, 225 (1946).
59) F. W. SEMMLER, Ber. dtsch. chem. Ges. **24**, 202 (1891). – E. K. NELSON und H. H. MOTTERN, J. Amer. chem. Soc. **56**, 1238 (1934). – E. GUENTHER und CH. H. GRIMM, ebenda **60**, 933 (1938). – Y.-R. NAVES, Parfums de France **10**, 160 (1932). – C. W. LINDSAY und W. E. BAYER, Ind. Engng. Chem. **45**, 876 (1953). – L. BENEZET und G. IGOLEN, Bull. Soc. chim. France **1946**, 359.
60) G. LITTERER, Bull. Soc. chim. France [3] **33**, 1079 (1905). – L. S. GLICHITCH und Y.-R. NAVES, Parfums de France **7**, 223 (1929).
61) L. PEYRON, France Parfums **2**, No. 12, 41 (1959); Soap, Perfum. Cosmet. **33**, 373 (1960).
62) B. C. BANERJI und S. KUMAR, Perfum. Record **48**, 343 (1957). – L. PEYRON, France Parfums **1**, No. 6, 17 (1958); nach frdl. zuges. Sonderabdruck.
63) D. A. MOSSMAN, Dissertat. New York 1932, 49. – S. SABETAY und L. TRABAUD, Bull. Soc. chim. France **10**, 45 (1943). – D. LAFACE, Parfum. Cosmét. Savons **2**, 341 (1959).
64) L. S. GLICHITCH und Y.-R. NAVES, Parfums de France **7**, 252 (1929).
65) S. GULLI, Chemist and Druggist **60**, 19 (1902). – Schimmel & Co., Ber. Schimmel Oktober **1895**, 18.
66) S. GULLI, Chemist and Druggist **60**, 19 (1902); **62**, 22 (1903). – H. E. BURGESS, Analyst **26**, 260 (1901).
67) Beobachtungen im Laboratorium von Schimmel & Co.
68) Nach den EOA Standards and Specifications.
69) Beobachtungen im Laboratorium von Schimmel & Co.
70) E. GUENTHER und E. E. LANGENAU, J. Amer. chem. Soc. **65**, 959 (1943).
71) S. S. NIGAM und S. DUTT, Indian Soap J. **11**, 225 (1946).
72) L. PEYRON, France Parfums **1**, No. 6, 17 (1958); nach frdl. zuges. Sonderdruck.
73) M. D. RIGANESIS und M. CALVARANO, Essenze Deriv. Agrumari **26**, 167 (1956); nach frdl. zuges. Sonderdruck.
74) W. RAOUL, Rev. Quím. ind. [Rio de Janeiro] **25**, No. 285, 17 (1956); C. A. **51**, 10844 (1957).
75) E. K. NELSON, Amer. Perfumer **29**, 347 (1934); J. Amer. chem. Soc. **56**, 1392 (1934). – H. H. MOTTERN, Ind. Engng. Chem. **26**, 636 (1934).
76) H. P. ZOLLER, Ind. Engng. Chem. **10**, 364 (1918).
77) E. K. NELSON und H. H. MOTTERN, Ind. Engng. Chem. **26**, 634 (1934).
78) B. T. BROOKS, Philippine J. Sci. **6**, A 349 (1911).
79) Jaarb. dep. Landb. in Ned.-India Batavia **1909**, 64; Ber. Schimmel **1911**, 50.
79a) I. C. NIGAM, D. R. DHINGRA und G. N. GUPTA, Indian Perfumer **2**, Pt. 2, 36 (1958); C. A. **55**, 18020 (1961).
80) K. K. BASLAS, Perfum. Record **50**, 124 (1959). – Vgl. aber Y.-R. NAVES, Perfum. Record **50**, 304 (1959).
80a) G. N. GUPTA und J. C. GUPTA, Indian Perfumer **1**, 36 (1957); C. A. **55**, 23940 (1961).
81) K. K. BASLAS, J. Indian chem. Soc. **32**, 445 (1955).
82) F. B. POWER und C. KLEBER, Pharmac. Rundschau [New York] **13**, 66 (1895). – G. DUPONT, R. DULOU, G. CLÉMENT und N. G. MARTINEZ, Bull. Soc. chim.

France **1954**, 1082. – N. G. MARTINEZ NADAL, Amer. Perfumer **73**, No. 6, 22 (1959).
[83]) Schimmel & Co., Ber. Schimmel April **1904**, 98.
[84]) Schimmel & Co., Ber. Schimmel April **1911**, 124.
[85]) J. BERTRAM, Ber. Schimmel **1888**, April, 20; Oktober **1888**, 17; April **1905**, 83. – PENFOLD und Mitarbeiter, Austral. J. Sci. **13**, 24 (1950).
[86]) BAKER und SMITH, A Research on the Eucalypts and their Essential Oils, Sydney 1920, 174, 336, 351. – A. R. PENFOLD und F. R. MORRISON, Museum of Appl. Arts and Sciences, Sydney, Bull. **2**, 5 (1951). – RALPH, J. Proc. Roy. Soc. N. S. Wales **80**, 208 (1946).
[87]) A. R. PENFOLD und F. R. MORRISON, Museum of Applied Arts and Sciences Sydney, Bull. **2**, 10 (1951). – PENFOLD, Perfum. Record **13**, 324 (1922).
[88]) BAKER und SMITH, A Research on the Eucalypts and their Essential Oils, Sydney 1920, 256.
[89]) BAKER und SMITH, ebenda 1910, 176; Proc. Linnean Soc. N. S. Wales **1900**, 305.
[90]) A. R. PENFOLD und F. R. MORRISON, Museum of Applied Arts and Sciences Sydney, Bull. **2**, 13 (1951). – BAKER und SMITH, a. a. O. 1920, 280, 344, 372.
[91]) BAKER und SMITH, a. a. O., 1920, 286.
[92]) A. R. PENFOLD und F. R. MORRISON, J. Proc. Roy. Soc. N. S. Wales **61**, 54 (1927).
[93]) A. R. PENFOLD und F. R. MORRISON, J. Proc. Roy. Soc. N. S. Wales **61**, 63 (1927); **62**, 78 (1928).
[94]) BAKER und SMITH, a. a. O. 1920, 319. – Perfum. Record **29**, 127 (1938). – Y.-R. NAVES, Perfum. Record **39**, 345 (1948).
[95]) BAKER und SMITH, a. a. O. 1910, 196.
[96]) W. F. SHORT, J. Soc. chem. Ind. **45**, T. 96 (1926).
[97]) A. R. PENFOLD, J. Proc. Roy. Soc. N. S. Wales **56**, 82 (1922).
[98]) H. H. G. MCKERN und J. L. WILLIS, Perfum. Record **48**, 16 (1957).
[99]) A. R. PENFOLD, J. Proc. Roy. Soc. N. S. Wales **56**, 82 (1922).
[100]) A. R. PENFOLD, Perfum. Record **13**, 82 (1922).
[101]) A. R. PENFOLD, F. R. MORRISON und S. SMITH-WHITE, J. Proc. Roy. Soc. N. S. Wales **76**, 93 (1942). – Y.-R. NAVES, Perfum. Record **39**, 346 (1948). – ST. ARCTANDER, Parfümerie und Kosmetik **39**, 68 (1958). – W. S. A. MATTHEWS und G. B. PICKERING, C. R. XXXIe Congr. Int. Chim. Ind., Liège Sept. 1958; nach frdl. zuges. Sonderabdruck.
[102]) A. R. PENFOLD, F. R. MORRISON, H. H. G. MCKERN und J. L. WILLIS, Museum of Applied Arts and Sciences, Sydney, Bull. **2**, 5 (1951).
[103]) A. R. PENFOLD, J. Proc. Roy. Soc. N. S. Wales **60**, 73 (1926).
[104]) C. W. JOHNSON und W. F. SHORT, Report Austral. Assoc. Advancement of Science **16**, 220 (1923); nach J. Soc. chem. Ind. **45**, T. 96 (1926).
[105]) T. G. H. JONES und W. L. HAENKE, Proc. Roy. Soc. Queensland **48**, 41 (1937); C. **1937**, II. 3539.
[106]) E. N. ZARAISKAJA und YU. G. BORISYUK, Trudy Khar'kov Farmatsevt. Inst. **1957**, No. 1, 185; C. A. **53**, 8545 (1959).
[107]) P. BARBIER, Bull. Soc. chim. France [3] **31**, 635 (1899). – F. TIEMANN, Ber. dtsch. chem. Ges. **33**, 884 (1900). – M. KERSCHBAUM, ebenda **33**, 886 (1900). – B. N. RUTOWSKI und I. W. WINOGRADOWA, Riechstoffind. **3**, 191 (1928). – C. BESORA, Farmac. nueva **18**, 378 (1953); C. **1954**, 4896.

108) G. A. FESTER, E. A. MARTINUZZI, J. RETAMAR und Y. RICCIARDI, Rev. Fac. ing. quím. 24, 37, 52 (1955); Bol. Acad. Nac. Córdoba 40, 189 (1958). C. A. 51, 7658 (1957).
109) G. A. FESTER, E. A. MARTINUZZI, J. A. RETAMAR, A. RICCIARDI und F. TABOADA, Rev. Fac. ing. Quim. 23, 15 (1954); Bol. Acad. Nac. Cordoba 40, 189 (1958); C. A. 51, 6083 (1957).
109a) S. DUTT, Indian Perfumer 4, Pt. 1,15 (1960); C. A. 55, 27784 (1961).
110) B. N. RUTOWSKI und I. W. WINOGRADOWA, Riechstoffindustrie 4, 137, 164 (1929).
111) ST. ILIEVA und G. ZOLOTOVITVC, Riv. ital. Essenze, Profumi, Piante officin., Olii veget. Saponi 40, 447 (1958). – Vgl. J. HOLUBEK und J. BRYM, Pharmazie 11, 598 (1956).
112) M. I. GORJAJEW, M. G. PUGACHEW und I. M. SCHABANOW, Nachr. Akad. Wiss. Kasachst. SSR Ser. Chem. 1956, No. 9, 55; C. 1959, 14898.
113) B. N. RUTOWSKI und I. W. WINOGRADOWA, Riechstoffind. 4, 43 (1929). – Vgl. J. HOLUBEK und J. BRYM, Pharmazie 11, 598 (1956). – HOLUBEK und B. KROULIK, Pharmazie 12, 52 (1957).
114) B. BOGAJEWSKAJA und E. PAWELCZIK, Biuletin Naukowi 1, 103 (1955); nach Ber. Schimmel 1957, 80.
115) Schimmel & Co., Ber. Schimmel 1930, 95. – S. B. RAO und D. N. MAJUMDOR, Indian J. Pharmac 7, 123 (1945).
116) M. SAWICKA, Dissertationes Pharmac. 8, 231 (1956); nach C. A. 51, 3929 (1957).
116a) S. S. NIGAM und R. M. PUROHIT, Res. Bull., Chem. Soc. Univ. Saugar 1, 21 (1958). Nach frdl. Mitteilung.
117) Vgl. J. HOLUBEK und J. BRYM, Pharmazie 11, 598 (1956).
118) J. JANICKI und I. TOBOLEWICZ, Przemysl Spozywczy 7, 56 (1953); C. A. 51, 8380 (1957).
119) H. KONDO und S. YAMAGUCHI, J. pharmac. Soc. Japan 446, 263 (1919); J. chem. Soc. (London) 116, 492 (1919). – SUZUKI, J. pharmac. Soc. Japan 56, 841 (1936); C. A. 33, 552 (1939).
120) Bull. Imp. Inst. 32, 239 (1934).
121) J. N. RAKSHIT, Perfum. Record 29, 402 (1938).
122) J. N. TAYAL und S. DUTT, Proc. Nat. Acad. Sci. India 8, 120 (1938); C. 1939, II. 1589. – DUTT, Indian Soap J. 6, 248 (1940).
123) S. S. NIGAM und S. DUTT, Indian Soap J. 10, 19 (1944).
124) P. ROVESTI, Riv. ital. Essenze, Profumi, Piante officin., Olii veget., Saponi 34, 247 (1952).
125) A. BHADURI, J. Amer. chem. Soc. 36, 1772 (1914).
126) P. ROVESTI, Ind. Parfumerie 8, 156 (1953).
127) Y. FUJITA und O. MINAMINO, J. chem. Soc. Japan, pure Chem. Sect. 79, 1017 (1958); C. 1959, 13023.
128) R. SALGUES, Rev. gen. sci. 52, 35 (1942); C. A. 39, 5398 (1945). – Öl aus Calabrien enthielt 31,8% (ALBRICCI, Riv. ital. Essenze 7, 16 (1925).
129) PARRY und BENNETT, Chemist and Druggist 69, 481 (1906). – M. KERSCHBAUM, Ber. dtsch. chem. Ges. 33, 887 (1900).
130) I. W. BRANDEL, Pharmac. Rev. 22, 153 (1904).
131) Bull. Imp. Inst. 33, 449 (1935); Ber. Schimmel 1936, 5.

132) V. V. WILLIAMS und W. S. SMIRNOW, J. Gen. Chem. Russ. 6, 190 (1936); Brit. chem. Abstr. B 1936, 715.
133) L. BÉNÉZET, Parfumerie 1943, 153, 208.
134) L. BÉNÉZET, Bull. Soc. chim. France [5] 10, 454 (1943).
135) East Afr. agr. J. 1, 469 (1936); Ber. Schimmel 1948, 66.
136) P. ROVESTI, Ind. Parfumerie 7, 166 (1952).
137) P. ROVESTI, Ind. Parfumerie 7, 167 (1952).
138) S. SPIRIDONOWA, Bull. Nauk. Issledow. Khi. Farm. Inst. 1930, 8; Brit. chem. Abstr. B 1933, 172.
139) N. M. ISMAILOW, R. M. ABBASSOW und R. JA. RZAZADE, Ber. Akad. Wiss. Aserbaidschan. SSR 11, 553 (1955).
140) R. YA. RAFANOWA, M. B. STREBEIKO und N. G. KROKHIN, USSR Patent 103725 (1956); C. A. 51, 3656 (1957).
141) K. K. BASLAS und S. S. DESHAPANDE, J. Indian chem. Soc. 27, 25 (1950); C. A. 44, 7027 (1950).
142) G. A. FESTER, E. A. MARTINUZZI, J. A. RETAMAR und A. RICCIARDI. Bol. Acad. Nac. Cienc. 39, 375, 405 (1956); C. 1958, 9630.
143) B. DE ST. J. VAN DER RIET, J. chem. Metall. and Mining Soc. S. Africa Sept. 1933. Nach Ber. Schimmel 1934, 69.
144) G. A. FESTER und Mitarbeiter, Rev. Fac. ing. Quím. 25, 56 (1956). – Vgl. jedoch G. FESTER, J. RETAMAR und A. RICCIARDI, ebenda 27, 5 (1958).
145) K. K. BASLAS, Perfum. Record 50, 765 (1959).
146) FOOTE und MATTHEWS, J. Amer. pharmac. Assoc. 28, 1031 (1939).
147) G. A. FESTER, E. A. MARTINUZZI und M. A. GARGALLO, Rev. Fac. Quím. Ind. Agr. 15/16, 3 (1946/47); An. Soc. Sci. Argentina 44, 457 (1947); C. A. 42, 4309 (1948).
147a) S. S. NIGAM und R. M. PUROHIT, Perfum. Record 52, 555 (1961).
148) M. CALVARANO, Essenze Deriv. Agrumari 29, 147 (1959).
149) P. S. RAO und V. K. SOOD, Soap, Perfum. Cosmet. 34, 1123 (1961).

Isolierung: In technischem Maßstab gewinnt man *Citral* gewöhnlich aus Lemongrasöl. Die üblichste und billigste Methode hierzu ist die fraktionierte Destillation im Vakuum und die Auslese der besten Fraktionen nach dem Geruch. Diese enthalten im allgemeinen 92 bis 95% *Citral* neben etwas *Citronellal*, *Citronellol*, *Geraniol* und anderen Terpenen. Der unangenehme lemongrasähnliche Geruch vor allem der zuerst übergehenden Fraktionen ist auf die Anwesenheit von *Methylheptenon* zurückzuführen; schon Spuren davon machen *Citral* für den direkten Einsatz als Riechstoff unbrauchbar.

Benötigt man ein reineres *Citral*, muß man vor der letzten Rektifizierung eine Reinigung über das Bisulfitaddukt einschalten. Das aus diesem in Freiheit gesetzte *Citral* hat einen Aldehydgehalt von 98% und mehr. Da *Citral* zwei Doppelbindungen, davon eine konjugiert zur Carbonylgruppe, enthält, reagiert es noch komplizierter mit $NaHSO_3$ als *Citronellal*; $NaHSO_3$ kann sich sowohl an die Carbonylgruppe als auch an eine oder beide Doppelbindungen anlagern, wobei je nach Darstellungsart instabile oder stabile Addukte entstehen. Aus diesem Grund ist es besser, das neutrale Natriumsulfit zu verwenden (Vorschrift s. u.).

TIEMANN und SEMMLER[150]) fanden, daß das normale Addukt (III) erhalten wird, wenn die Natriumbisulfitlösung Essigsäure oder nicht zu große Mengen freier schwefliger Säure enthält. Hierzu löst man am besten 100 Teile $NaHSO_3$ in 200 Teilen Wasser und gibt zu dieser Lösung 25 Teile Essigsäure. Nach Eingießen von 100 Teilen *Citral* wird in der Kälte heftig gerührt. Es scheidet sich die schwer lösliche, kristallisierte Bisulfitverbindung (III) ab, die durch Sodalösung oder Natronlauge nicht quantitativ gespalten werden kann, etwa 10 bis 15% *Citral* gehen dabei verloren (wahrscheinlich durch Bildung cyclischer Bisulfitverbindungen). Sie läßt sich aus Bisulfitlösung oder etwas Essigsäure enthaltendem Methylalkohol umkristallisieren. Nachteilig ist, daß hierbei Citronellal und Methylheptenon auch reagieren.

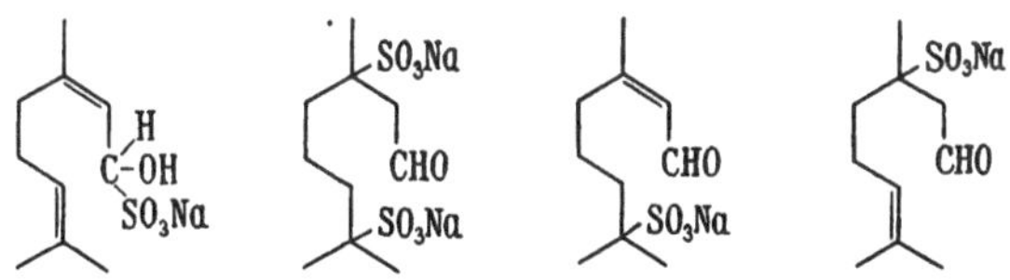

(III) (IV) (V) (VI)

Läßt man die kristallisierte Verbindung in gelinder Wärme mit überschüssiger Bisulfitlösung stehen, so löst sie sich unter Bildung eines *labilen Dihydrodisulfonsäurederivats* des *Citrals* (IV), aus dem sich nicht mehr durch Alkalicarbonat, wohl aber durch Alkalihydroxyd *Citral* regenerieren läßt. Steigt die Temperatur bei der Lösung der kristallisierten Verbindung (III) zu hoch, so läßt sich auch durch Alkalihydroxyd kein *Citral* mehr aus der Flüssigkeit abscheiden, da sich das Natriumsalz eines *stabilen*, nicht spaltbaren *Dihydrodisulfonsäurederivats* (ein Isomeres von IV) gebildet hat. Dieses entsteht unter Abspaltung von *Citral* ebenfalls, wenn die normale Bisulfitverbindung (III) in Wasser suspendiert und längere Zeit mit Wasserdampf behandelt wird, bis sie in Lösung gegangen ist. Wird die Lösung des spaltbaren citraldihydrodisulfonsauren Natriums mit *Citral* geschüttelt, so nimmt sie dieses auf und geht in das durch Alkalien leicht zerlegbare *citralhydromonosulfonsaure Natrium* (V oder VI) über. Die gleiche Verbindung bildet sich, wenn man das stabile Diaddukt mit verdünntem Alkali schüttelt.

Das erwähnte *labile dihydrodisulfonsaure Natriumsalz* des *Citrals* entsteht auch, wenn man eine wäßrige Lösung von Natriumsulfit mit *Citral* schüttelt:

$$C_9H_{15}CHO + 2Na_2SO_3 + 2H_2O \longrightarrow C_9H_{17}(SO_3Na)_2CHO + 2NaOH.$$

Da das bei der Reaktion frei werdende Natriumhydroxyd das *Citral* aus der eben gebildeten Verbindung wieder abscheiden würde, muß man das entstandene NaOH durch verdünnte Essigsäure, Schwefelsäure oder ein

[150]) Ber. dtsch. chem. Ges. **26**, 2708 (1893). – TIEMANN, ebenda **31**, 3310, 3317 (1898).

saures Salz, wie $NaHSO_3$ oder $NaHCO_3$, binden. TIEMANN[151]) gab hierzu folgende Vorschrift an:

Eine durch wenig Phenolphthalein rot gefärbte Lösung von 350 g $Na_2SO_3 \cdot 7 H_2O$ in 1 l Wasser wird mit 100 g *Citral* geschüttelt, indem man die eintretende stark alkalische Reaktion immer von neuem durch allmählich hinzugefügte etwa 20proz. Schwefelsäure aufhebt. Man muß die Lösung immer schwach hellrot gefärbt halten, da sich sonst vorübergehend die in saurer Lösung ausschließlich entstehende, schwer lösliche, normale Natriumbisulfitverbindung des *Citrals* abscheidet.

Die günstigsten Bedingungen zur Abscheidung dieser Verbindung untersuchten HIBBERT und CANNON[152]); sie gaben die folgende gebräuchlichere Methode an.

Eine Mischung von 1750 g krist. $Na_2SO_3 \cdot 7 H_2O$, 625 g $NaHCO_3$ und 5 l Wasser wird bei Zimmertemperatur etwa 2 Stunden gerührt, bis sich das feste Carbonat gelöst hat. Die Lösung wird dann mit Hilfe eines Eisbades auf 5 bis 10° gekühlt und unter starkem Rühren mit 500 g Rohcitral versetzt. Das starke Rühren wird dann unter möglichst weitgehendem Ausschluß von Luftzutritt drei bis vier Stunden fortgesetzt. Unter diesen Bedingungen geht nur *Citral* in Lösung, hauptsächlich als labile Dihydrodisulfonsäureverbindung. Die Lösung wird dann zur Entfernung aller nicht in Reaktion getretenen Verunreinigungen zweimal mit je 500 ccm Äther durchgerührt und jeweils wieder vom Äther abgetrennt.

Zu 400 ccm der Lösung von *Citraldihydrodisulfonsäure* werden unter heftigem Rühren erst 150 ccm Äther, dann eine 10proz. Natronlauge zugegeben, bis sich kein Öl mehr abscheidet. Die Mischung wird eine halbe Minute heftig geschüttelt, die ätherische Citrallösung abgetrennt, aus dieser Spuren von Alkali durch sofortiges Waschen mit einigen ccm einer Weinsäurelösung entfernt und mit Wasser nochmals nachgewaschen. Die Behandlung wird mit der abgetrennten Mutterlauge wiederholt, die beiden ätherischen Lösungen werden vereinigt.

Den gleichen Prozeß wiederholt man mit wiederum 400 ccm der Citraldihydrodisulfonsäurelösung, bis die gesamte Lösung wieder gespalten ist. Die ätherische Lösung wird dann mit Na_2SO_4 getrocknet, der Äther abdestilliert und der Rückstand im Vakuum rektifiziert. Geht man von einem guten Handelscitral aus, so erhält man etwa 80% *reines Citral.*

In der beschriebenen Weise reagieren nur α, β-ungesättigte Aldehyde. Man kann daher so *Citral* von *Geraniol*, *Citronellol*, *Citronellal* und *Methylheptenon* befreien.

Die Reaktion von *Citral* mit Natriumbisulfit untersuchte P. TEISSEIRE[151a]) gaschromatographisch.

Das handelsübliche *Citral* wird praktisch nur durch Fraktionierung gewonnen.

[151]) Ber. dtsch. chem. Ges. **31**, 3317 (1898).
[151a]) Recherches **1960**, 44 (Dezember).
[152]) J. Amer. chem. Soc. **46**, 119 (1924).

Die Trennung von *Citral a* und *Citral b* kann man nach F. TIEMANN[150][151]) über das normale Bisulfitaddukt vornehmen. Das Addukt des *Citrals a* ist schwerer löslich als das des *Citrals b*. Suspendiert man daher das Addukt des *gewöhnlichen Citrals* in Wasser und überschichtet mit Äther, so kann man durch partielle Zersetzung mit Soda in der Kälte *Citral b* in Freiheit setzen, das vom Äther aufgenommen wird.

Man kann aber *Citral b* auch durch kurzes Schütteln mit alkalischer Cyanessigsäurelösung von *Citral a* befreien, welches hierbei wesentlich schneller reagiert.

Vgl. hierzu auch DODGE[153]).

Konstitution: F. W. SEMMLER[154]) identifizierte *Citral* mit einem von ihm zunächst *Geranial* genannten Aldehyd, den er bei vorsichtiger Oxydation von *Geraniol* erhielt.[155])

DODGE[156]) erkannte die abnormen Reaktionen mit $NaHSO_3$ und die optische Inaktivität des *Citrals*.

Citral entsteht auch durch Oxydation von *Linalool*. Wegen der Deutung dieser Reaktion bestanden damals langdauernde Meinungsverschiedenheiten zwischen TIEMANN und SEMMLER auf der einen, BARBIER und Mitarbeitern auf der anderen Seite.[157])

Durch Oxydation von *Citral* mit ammoniakalischem Silberoxyd zu *Geraniumsäure* $C_{10}H_{16}O_2$ wies SEMMLER[158]) eine Aldehydgruppe nach. Die richtige Strukturformel wurde von F. TIEMANN und F. W. SEMMLER[159]) erkannt, als sie unter den Produkten der Oxydation des *Citrals* mit verd. $KMnO_4$-Lösung und anschließend mit Chromsäure *Aceton*, *Lävulinsäure* und *Oxalsäure* nachwiesen:

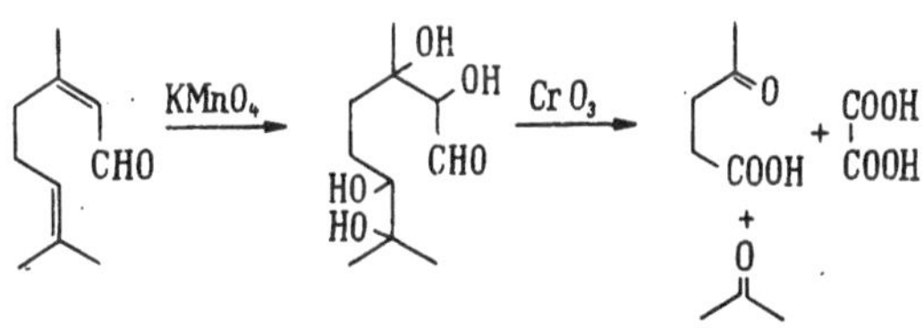

Eine Bestätigung dieser Struktur (II) brachte die Beobachtung VERLEYS[160]), daß *Citral* bei längerer Einwirkung von Alkalien in *Methylheptenon*

[153]) Amer. chem. J. **12**, 553 (1890).
[154]) Ber. dtsch. chem. Ges. **24**, 201 (1891).
[155]) F. W. SEMMLER, Ber. dtsch. chem. Ges. **23**, 2965, 3556 (1890).
[156]) Amer. Chem. J. **12**, 553 (1890).
[157]) Vgl. J. L. SIMONSEN und L. N. OWEN, The Terpenes Vol. I, 84 (1953).
[158]) Ber. dtsch. chem. Ges. **23**, 2965, 3556 (1890).
[159]) Ber. dtsch. chem. Ges. **28**, 2132 (1895).
[160]) Bull. Soc. chim. France [3] **17**, 175 (1897).

(VII) und *Acetaldehyd* gespalten wird. Entsprechend fanden P. Barbier und G. Léser[161]) unter den Chromsäureoxydationsprodukten des *Citrals* neben *Geraniumsäure* (VIII) *Methylheptenon* (VII) und *Methylheptenoncarbonsäure* (IX). (IX) entsteht wahrscheinlich über den cyclischen Alkohol (X), dessen Bildung der Cyclisierung des *Citronellals* zu *iso-Pulegol* (s. Bd. III b) entspricht.

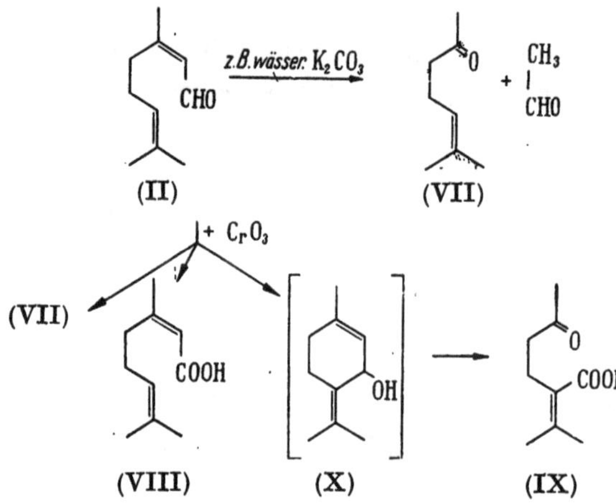

Die Reformatski-Synthese der *Geraniumsäure* (VIII) aus *Methylheptenon* (VII) und *Jod-*[162]) bzw. *Bromessigsäureester*[163]) bestätigte deren Struktur. F. Tiemann[163]) konnte zeigen, daß beim Erhitzen von *geraniumsaurem Calcium* mit *Calciumformiat Citral* gebildet wird.

P. Barbier und L. Bouveault[164]) stellten fest, daß das gewöhnliche *Citral* keine einheitliche Verbindung ist, da es zwei unterschiedliche Semicarbazone bildet; sie trennten es in *Citral a* (Hauptbestandteil) und *Citral b*[165]). Durch spätere Untersuchungen[166]) wurde dies bestätigt; die Methoden zur Trennung der beiden Isomeren sind unter „Isolierung" angedeutet.

Die Strukturaufklärung dieser beiden *Citrale* ist eng mit *Geraniol* und *Nerol* verbunden, da *Citral a* (*Geranial*) durch Oxydation von *Geraniol*,

161) Bull. Soc. chim. France [3] 17, 590 (1897).

162) P. Barbier und L. Bouveault, C. R. hebd. Séances Acad. Sci. **122**, 393 (1896).

163) F. Tiemann, Ber. dtsch. chem. Ges. **31**, 828 (1898).

164) C. R. hebd. Séances Acad. Sci. **118**, 983, 1050 (1894); **121**, 1159 (1895); **122**, 393 (1896).

165) Oft werden diese beiden Isomeren auch als α- und *β-Citral* bezeichnet. Da man andererseits zwischen α-(*Isopropenyl-*) und β-Form (*Isopropyliden*form) unterscheidet, führt dies leicht zu Irrtümern. Deshalb sollte die Bezeichnung *Citral a* und *b* streng eingehalten werden.

166) Tiemann und Krüger, Ber. dtsch. chem. Ges. **31**, 820 (1898). – Stiehl, J. prakt. Chem. [2] **58**, 51 (1898); **59**, 497 (1899).

Citral b (*Neral*) entsprechend aus *Nerol* erhalten wird (s. Band IIIa, S. 553ff., 571ff.). Es hat sich ergeben, daß *Citral a* und *b cis-trans*-Isomere sind und die Strukturen (I) bzw. (II) besitzen, entsprechend *Geraniol* (XI) und *Nerol* (XII) (TIEMANN).

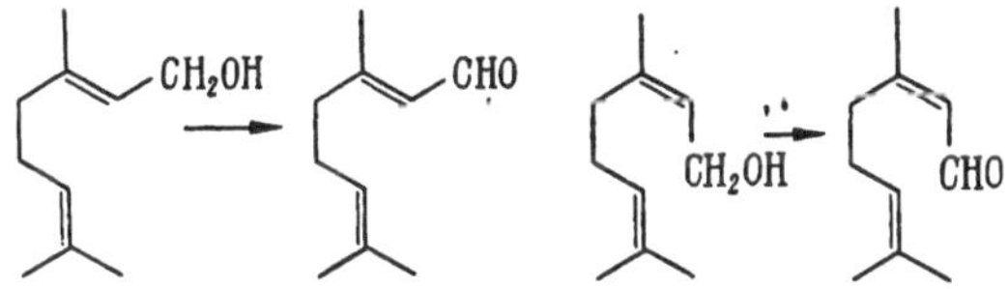

Geraniol (XI) Citral a (I) Nerol (XII) Citral b (II)

Dies wurde von HARRIES und Mitarbeitern[167]) durch Ozonolyse bestätigt, da beide *Citrale* hierbei die gleichen Oxydationsprodukte liefern: *Aceton*, *Lävulinaldehyd* und (wahrscheinlich) *Glyoxal*.

Die quantitative Ozonolyse des *Citrals* führte GRIGNARD, DOEVRE und ESCOURROU[168]) zu dem Schluß, daß dieses zu 93% aus der Isopropylidenform (β-Form) besteht, da neben etwas Formaldehyd die entsprechende Menge Aceton entstand. Man nahm deshalb auch in der Folgezeit an, daß die aus den Ölen isolierten *Citrale* als Mischungen von hauptsächlich Isopropylidenform und weniger Isopropenyl-(α-)Form vorliegen.

Durch Untersuchungen in den letzten Jahren, besonders mittels Infrarot- und RAMAN-Spektroskopie und verbesserter Ozonolysemethoden (DOEVRE-NAVES), hat sich jedoch ergeben, daß *Citral a* und *b* in den ätherischen Ölen – wie alle acyclischen Polyprene – nur als *Isopropylidenform* vorkommen[169])[170]). Erst bei der Einwirkung saurer Reagenzien während der Isolierung – schon durch saure Auskleidungen in Destillationskolonnen – erfolgt eine teilweise Umlagerung der β- in die α-Form. Am stärksten ist dies bei den acyclischen Monoterpenalkoholen ausgeprägt (vgl. Band IIIa, S. 500, 525, 553, 572).

Trotz der einfachen Gewinnung aus dem relativ billigen Lemongrasöl ist die Synthese des *Citrals* ausgiebig bearbeitet worden, vor allem in den letzten Jahren. Grund dafür ist in erster Linie der rapid steigende Bedarf an *Citral* für die *Vitamin A*-Synthese, den die Lemongrasöle in Zukunft nicht mehr decken können. Außerdem wirken sich, vor allem für eine große Vitamin-

[167]) Ber. dtsch. chem. Ges. **36**, 1933 (1903); **40**, 2823 (1907); Liebigs Ann. Chem. **343**, 351 (1905).

[168]) Bull. Soc. chim. France [4] **35**, 932 (1924).

[169]) G. DUPONT, V. DESREUX und R. DULOU, Bull. Soc. chim. France [5] **4**, 2016 (1937).

[170]) Y.-R. NAVES, Bull. Soc. chim. France **1951**, 505; Perfum. Record **42**, 294 (1951).

produktion, die Preis- und Qualitätsschwankungen und die Abhängigkeit von der Witterung ungünstig aus.

Die *acyclischen Monoterpenalkohole* können auf verschiedenen Wegen in *Citral* übergeführt werden; diese Verfahren haben aber im allgemeinen keine technische Bedeutung.

So erhält man 50% *Citral* beim Leiten von *Geraniol*dampf und Sauerstoff über Silberasbest bei 300 bis 310° und 25 bis 30 mm[171]) und bei der katalytischen Oxydation von *Geraniol* mit Luft bei 500° und 80 bis 150 mm Hg an Kupfer.[172])

Die OPPENAUER-Oxydation von *Geraniol* zu *Citral* kann man z. B. durch Umsetzung mit Aluminiumphenolat und Benzol und Oxydation der erhaltenen Al-Verbindung mit Chinon[173]) oder durch Umsetzung mit Aluminiumisopropylat im Vakuum bei 75 bis 120° und Oxydation mit Piperonal[174]) vornehmen.

Kondensiert man das aus dem Toluolsulfonat des *Geraniols* mit Pyridin entstehende Pyridiniumsalz mit Nitrosodimethylanilin, so erhält man ein Nitron, das bei der üblichen Spaltung *Citral* ergibt.[175])

Durch Umsetzung von *Geranylbromid* (aus *Linalool* mit HBr oder PBr_3 gewonnen) mit dem Kaliumsalz des 2-Nitropropans erhielten O. ISLER und Mitarbeiter [176]) in über 75proz. Ausbeute *Citral*. Die entsprechende Reaktion mit Nitrocyclohexan ist in einem sowjetischen Patent beschrieben.[177])

Die Oxydation von *Linalool* mit Natrium- oder Kaliumbichromat und Schwefelsäure, die unter Allylumlagerung zu Geraniol und dessen Oxydation zu Citral führt[178]), wurde so weit verbessert, daß man z. B. nach M. STOLL und A. COMMARMONT[179]) eine Ausbeute von 42% (mit Essigsäure-Schwefelsäure in Benzol), nach S. KRZYZANOWSKI und Z. RYBAKOW[180]) 59,6% (mit 0,8 Teilen Schwefelsäure und 1 Teil $Na_2Cr_2O_7$ bei 48° in 3 Stunden) erhält.

Die Citralgewinnung aus *Linalool* spielt in der Sowjetunion eine Rolle; als Ausgangsmaterial verwendet man das linaloolreiche Corianderöl.[181])

[171]) MOUREU und MIGNONAC, C. R. hebd. Séances Acad. Sci. **171**, 652 (1920); Bull. Soc. chim. France [4] **29**, 100 (1921).

[172]) I. TOMINACA und C. F. HSÜ, J. Taiwan Pharmac. Assoc. **2**, 2 (1950); nach C. A. **46**, 889 (1952).

[173]) YAMASHITA und MATSUMURA, J. chem. Soc. Japan **64**, 506 (1943); nach C. A. **41**, 3753 (1947).

[174]) A. LAUCHENAUER und H. SCHINZ, Helv. chim. Acta **32**, 1273 (1949).

[175]) P. KARRER und A. EPPRECHT, Helv. chim. Acta **24**, 1039 (1941).

[176]) M. MONTAVON, H. LINDLAR, R. MARBET, R. RUEGG, G. RYSER, G. SAUCY, P. ZELLER und O. ISLER, Helv. chim. Acta **40**, 1250 (1957).

[177]) S. M. MAKIN und W. B. MOCHALIN, Russ. P. 122252 (1959); nach C. A. **54**, 5437 (1960).

[178]) F. W. SEMMLER, Ber. dtsch. chem. Ges. **25**, 1180 (1892). — O. BERTRAM und H. WALBAUM, J. prakt. Chem. [2] **45**, 599 (1892).

[179]) Helv. chim. Acta **32**, 1354 (1949).

[180]) Prace Glównego Inst. Przemyslu i Spozywczego **4**, No. 3, 50 (1954); nach C. A. **49**, 15176 (1955).

[181]) Vgl. z. B. R. JA. SSADOGURSKAJA, Russ. P. 65479 (1941); C. **1948**, II. 1223.

Große Perspektiven für die Riechstoff- und Vitaminproduktion haben zwei Totalsynthesen eröffnet, die kürzlich bekannt wurden.

Eine von diesen benutzt *Isopren* als Ausgangsmaterial.

Lange schon wurde versucht, Polyprenverbindungen aus *Isopren* bzw. dessen Derivaten zu gewinnen. So erhielt z. B. T. WAGNER-JAUREGG[182]) durch Hydratisierung von *Isopren* nach BERTRAM-WALBAUM in Eisessig-Schwefelsäure neben unverändertem *Isopren, Methylbutenolen* und etwas *Kautschuk* ein kompliziertes Gemisch, in dem er wenig *Geraniol, dl-Linalool* und *dl-α-Terpineol* nachwies.

T. LENNARTZ[183]) gewann auf ähnlichem Wege aus *Isopren Prenol* (*2-Methylbuten-2-ol-4*), *Prenyl-* und *Geranylacetat, Farnesol,* einen *aliphatischen Diterpenalkohol* und andere Alkohole.

Linalool und *Geraniol* wiesen auch A. I. LEBEDEWA und L. F. ALMASHI[184]) in den Produkten der Einwirkung von HCl und HF auf *Dimethylvinylcarbinol* nach.[185])

Auch durch Behandlung von *Isopren* mit halogenierten Essigsäuren entstehen Terpenalkohole (T. LENNARTZ[186])).

Eine aussichtsreiche Synthese des *Citrals* aus *Isopren* beschrieben A. A. PETROW, K. W. LEETS und Mitarbeiter[187]).

Sie addierten unter dem Einfluß verschiedener Katalysatoren (besonders $SnCl_4$, $TiCl_4$, $ZnCl_2$) *Isopren-monohydrochlorid* an *Isopren.* Hierbei entstehen in etwa 20 bis 25proz. Ausbeute Gemische von Polyprenylchloriden, die hauptsächlich aus *Geranyl-, Terpinyl-* und *Farnesylchlorid* bestehen. Aus der Monoterpenchloridfraktion erhielten sie mittels der SOMMELETschen Reaktion (Umsetzung mit Urotropin und anschließender Spaltung des Urotropinsalzes mit Formaldehyd) *Citral* (hierbei reagieren nur primäre Chloride, also nur *Geranylchlorid*). Die Reaktion läßt sich dadurch vereinfachen, daß man in *Isopren* HCl-Gas bis zur Aufnahme eines halben Mols einleitet und anschließend ohne Isolierung des Hydrochlorids „telomerisiert".

182) Liebigs Ann. Chem. **496**, 52 (1932); **488**, 176 (1931).

183) Ber. dtsch. chem. Ges. **76**, 831 (1943).

184) J. allg. Chem. [russ.] **28**, 904 (1958); C. A. **52**, 17088 (1958).

185) Vgl. auch A. E. FAWORSKI und A. I. LEBEDEWA, Bull. Soc. chim. France [5] **6**, 1347 (1939).

186) Z. Naturforschg. **1**, 684 (1946). – M. HUNT, A. P. 2460291; C. A. **43**, 3039 (1949).

187) K. W. LEETS, JA. JE. KATSCHANOW und A. SCHUMEIKO, Öl- und Fettind. [russ.] **23**, No. 8, 33 (1957); C. **1958**, 8206. – LEETS, SCHUMEIKO, A. A. ROSENOJER, N. W. KUDRJASCHEWA und A. PILJAWSKAJA, J. allg. Chem. [russ.] **27**, 1510 (1957); C. A. **52**, 3733 (1958). – LEETS, J. allg. Chem. [russ.] **28**, 1823 (1958). – LEETS, PILJAWSKAJA und M. I. KOROWKINA, ebenda **27**, 2969 (1957); C. **1959**, 3508. – Vgl. LEETS und A. A. PETROW, J. allg. Chem. [russ.] **26**, 1113 (1956). – PETROW, N. A. RASUMOW und M. L. GENUSOW, ebenda **28**, 1128 (1958). – PETROW, CH. W. BALJAN, JU. I. CHERUSE, E. JU. SCHWARTZ und L. L. TSCHERENKOWA, ebenda **28**, 1435 (1958); **29**, 1876 (1959). – PETROW, BALJAN CHERUSE, SCHWARTZ und T. W. JAKOWLENA, ebenda **29**, 445 (1959).

Das erhaltene *Geranylchlorid* kann man außer in *Citral* natürlich auch in *Geraniol* überführen. Als Nebenprodukt bei der SOMMELET-Reaktion erhält man (durch Verseifung der nicht reagierenden Anteile) *Linalool* (?) und *α-Terpineol*.

Die nicht dimerisierten Ausgangsprodukte können im Kreislauf geführt werden. Dennoch stehen einer technischen Anwendung dieser Synthese noch große Schwierigkeiten im Wege.

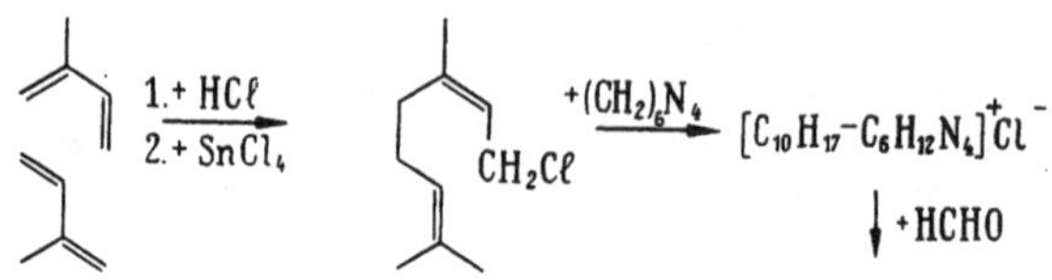

Citral (II)

(Auf die Synthese der Monoterpenalkohole aus *Myrcen* [aus *β-Pinen* durch Pyrolyse] wurde schon im Band IIIa [S. 555] hingewiesen).

Die Citralsynthese von O. ISLER und Mitarbeitern[188]) geht einen völlig anderen Weg. Im Prinzip liegt ihr die Umlagerung von *Dehydro-linalool* in *Citral* zugrunde.

H. RUPE und Mitarbeiter[189]) glaubten zwar zunächst, bei der Umlagerung verschiedener Acetylencarbinole mit Ameisensäure α, β-ungesättigte Aldehyde erhalten zu haben (Reaktion A). Später wies man jedoch nach, daß hierbei nicht die der

$$\begin{matrix} R_1 \\ R_2 \end{matrix}\!\!>\!CH-\overset{R_3}{\overset{|}{C}}=CH-CHO \xleftarrow{A} \begin{matrix} R_1 \\ R_2 \end{matrix}\!\!>\!CH-\underset{OH}{\underset{|}{\overset{R_3}{\overset{|}{C}}}}-C\equiv CH \xrightarrow{B} \begin{matrix} R_1 \\ R_2 \end{matrix}\!\!>\!C=\overset{R_3}{\overset{|}{C}}-CO-CH_3$$

Allylverschiebung von Vinylcarbinolen (*Linalool* → *Geraniol*, *Nerolidol* → *Farnesol*) analoge Reaktion erfolgt (RUPE-Umlagerung), sondern in der Mehrzahl der Fälle α, β-ungesättigte Methylketone entstehen[190]) (Reaktion B).

[188]) G. SAUCY, R. MARBET, H. LINDLAR und O. ISLER, Chimia **12**, 326 (1958); Angew. Chemie **71**, 81 (1959); Helv. chim. Acta **42**, 1945 (1959). – Vgl. G. I. SAMOCHWALOW, M. A. MIROPOLSKAJA und S. JA. MELNIK, C. A. **55**, 15534 (1961).

[189]) H. RUPE und E. KAMBLI, Helv. chim. Acta **9**, 672 (1926). – RUPE, W. MESSNER und KAMBLI, dto. **11**, 449 (1928). – RUPE und L. GIESLER, ebenda **656**. – RUPE, A. WIRZ und P. LOTTER, ebenda **965**. – RUPE und A. GASSMANN, ebenda **12**, 193 (1929). – RUPE und H. HIRSCHMANN, ebenda **14**, 687 (1931). – RUPE und F. KUENZI, ebenda 708. – RUPE und H. WERDENBERG, ebenda **18**, 542 (1935). – T. TAKESHIMA, J. Sci. Res. Inst. [Tokyo] **45**, 211 (1951); C. A. **47**, 6864 (1953).

[190]) H. RUPE und F. KUENZI, Helv. chim. Acta **14**, 701 (1931). – RUPE, R. HAEKKER, E. KAMBLI und N. WASIELEFF, ebenda **16**, 685 (1933). – RUPE und H. WERDENBERG, ebenda **18**, 542 (1935). – C. D. HURD und R. F. CHRIST, J. Amer. chem. Soc. **59**, 118 (1937). – C. C. PRICE und S. L. MEISEL, ebenda **69**, 1497 (1947). K. SUGA und S. WATANABE, J. chem. Soc. Japan, pure Chem. Sect. **79**, 1167 (1958); C. **1959**, 13175.

Reaktion A tritt im allgemeinen nur ein, wenn sich die zur Ketongruppe konjugierte Doppelbindung nicht ausbilden kann. So gibt z. B. $C_6H_5-CHOH-C\equiv CH$ mit Schwefelsäure in Dioxan fast quantitativ *Zimtaldehyd* (I. Iwai und Y. Okajima[191]).

Dementsprechend entsteht aus *Dehydro-linalool* beim Erhitzen mit konzentrierter Ameisensäure nicht *Citral*, sondern ein α, *β-ungesättigtes Keton* $C_{10}H_{16}O$ (Sdp.$_{13}$ 91,5 bis 92°, n_D^{20} 1,4818; Semicarbazon Schmp. 215 bis 216°, Oxim Schmp. 104,5 bis 105,5°, 2,4-Dinitrophenylhydrazon Schmp. 184 bis 185°) mit minzig-kümmligem Geruch (D. Merkel[192]).

Dagegen lassen sich die *Acetate* von *Acetylencarbinolen* pyrolytisch in *Allenacetate* umwandeln, die durch Hydrolyse α, *β-ungesättigte Aldehyde* ergeben (P. D. Landor und S. R. Landor[193]). Diese Reaktion verwendeten O. Isler und Mitarbeiter[188]) für ihre Citralsynthese, die nach folgendem Schema verläuft:

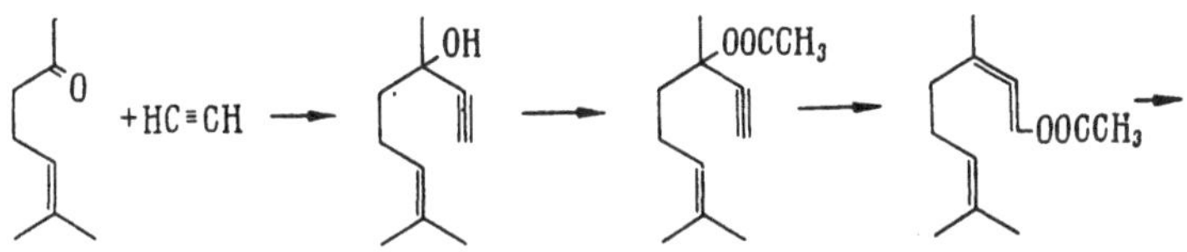

Auf diesem Weg lassen sich auch *Methylcitrale*, *Farnesal* u. a. herstellen. Diese Synthese soll bereits industriell angewendet werden.

Außer diesen beiden sind noch andere interessante Synthesen beschrieben worden.

So kondensierten Arens, van Dorp, van Dijk, Brandt, Hubers und Pieters[194]) *Isoprenhydrobromid* mit Acetessigester zu *2-Methylhepten-2-on-6* und lagerten an dieses Äthoxy-acetylen über die Grignard-Verbindung an. Das hierbei entstehende *3,7-Dimethyl-1-äthoxy-hydroxy-octen-6-in-1* hydrierten sie mit Pd/$BaSO_4$ partiell zum *3,7-Dimethyl-1-äthoxy-hydroxy-octadien-1,6*, das bei der Einwirkung von HCl *Citral* ergibt (68% auf *Methylheptenon* bezogen!).

Die Synthese des *Citrals* aus *Methylheptenon-diäthylacetal* nach folgendem Schema beschrieben G. I. Ssamochwalow, L. A. Wakulowa, T. W. Men, L. T. Schurarewa, W. I. Koltunowa und N. A. Preobraschenski[195]).

[191]) Yakugaku Zasshi 79, 1284 (1959); C. A. 54, 4474 (1960).

[192]) D. Merkel, Veröffentlichung in Vorbereitung. — Vgl. H. Rupe und G. Lang, Helv. chim. Acta 12, 1133 (1929).

[193]) J. chem. Soc. (London) 1956, 1015.

[194]) Rec. Trav. chim. Pays-Bas 67, 973 (1948).

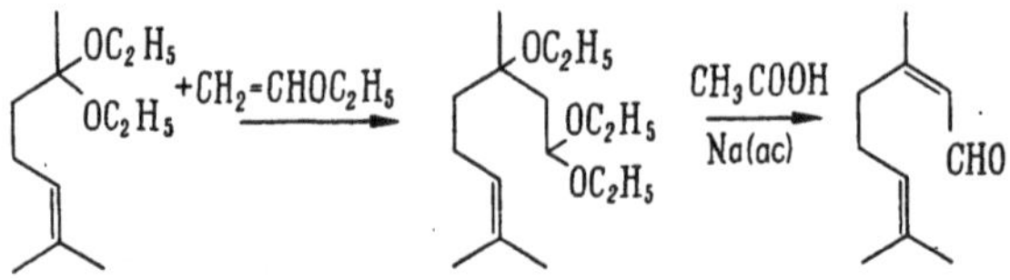

Eine Synthese von *Citral* und seinen Homologen führten auch I. N. NASAROW, S. M. MAKIN, W. B. MOCHALIN und D. W. NASAROWA[196]) durch.

57% *Citral* erhielt P. G. BAY[196a]) aus *Geranylalkyläthern* durch Behandlung mit tert.-Butylchromat.

Zur biochemischen Analogie zwischen *Citral* und *Perillen* (s. Band III d) vgl. GUILICO und Mitarbeiter[197]).

Eigenschaften: Frisch destilliert sind die *Citrale* farblose, dünnflüssige, optisch inaktive Flüssigkeiten mit charakteristischem, starkem, citronenähnlichem Geruch.

Das *Citral* des Handels ist gewöhnlich schwach gelb gefärbt. *Citral* läßt sich bei Normaldruck nicht unzersetzt destillieren.

Für das über die Bisulfitverbindung gereinigte *Citral* wurden im Laboratorium von Schimmel & Co. folgende Daten bestimmt:

aus Lemongrasöl: $Sdp._{12}$ 110 bis 111°, d^{15} 0,893, n_D^{17} 1,49015;
aus Citronenöl: $Sdp._{5}$ 92 bis 93°, d^{15}0,8926, n_D^{20}1,48853.

M. MITCHELL und H. J. STRAUSS[198]) fanden für *Citrale* aus den gleichen Ölen folgende Eigenschaften.

aus Lemongrasöl: $Sdp._{12}$ 106 bis 107°, $d_{15,5}^{15,5}$ 0,895, n_D^{20} 1,4858;
aus Citronenöl: $Sdp._{12}$ 103 bis 104°, $d_{15,5}^{15,5}$ 0,895, n_D^{20} 1,4885.

An Handelspräparaten eigener Produktion stellten Schimmel & Co. fest: d^{15} 0,892 bis 0,895, n_D^{20} 1,487 bis 1,489, löslich in 5 bis 7 Vol. 60proz. Alkohols.

Für die beiden isomeren *Citrale* bestimmte F. TIEMANN[199]):

Citral a: $Sdp._{20}$ 118 bis 119°, d^{20} 0,8898, n_D^{20} 1,4891;
Citral b: $Sdp._{20}$ 117 bis 118°, d^{20} 0,8888, n_D^{20} 1,49001.

195) J. allg. Chem. [russ.] **29**, 2575 (1959); Russ. P. 118496 (1959).
196) J. allg. Chem. [russ.] **29**, 3965 (1959).
196a) A. P. 3002025, C. A. **56**, 554 (1962).
197) Tetrahedron **1**, 177, 186 (1957).
198) Perfum. Record **39**, 312 (1948).
199) Ber. dtsch. chem. Ges. **32**, 117, 120 (1899); **33**, 880 (1900). – Vgl. AUWERS und EISENLOHR, J. prakt. Chem. [2] **82**, 116 (1910); **84**, 14 (1911).

Y.-R. NAVES[200]) stellte für die durch fraktionierte Destillation genügend gereinigten Isomeren folgende Daten fest:

Citral a: Sdp.$_{2,6}$ 92 bis 93°, d_4^{20} 0,8888, n_D^{20} 1,48982;

Citral b: Sdp.$_{2,6}$ 91 bis 92°, d_4^{20} 0,8869, n_D^{20} 1,48690.

Wie aus den Strukturen zu erwarten ist, zeigen die Molekularrefraktionen der *Citrale* eine deutliche Exaltation; NAVES[200]) fand für *Citral a* MR_D 49,50, für *Citral b* MR_D 49,36.

UV-Spektrum: PURVIS[201]), SMAKULA[202]), BURAWOY[203]), HEILBRON und Mitarbeiter[204]), NAVES und ARDIZIO[205]).

IR-Spektrum: THOMAS und WHIFFEN[206]), NAVES[207]).

RAMAN-Spektrum: BONINO und CELLA[208]), DUPONT, DESREUX und DULOU[209]), NAVES[207]).

Fluoresciert im ultravioletten Licht schwach violett oder blau[210]).

Bei Ausschluß von Sauerstoff bleibt *Citral* selbst bei mehrjährigem Stehen, bei Bestrahlung mit ultraviolettem Licht und beim Erhitzen auf 100° unverändert. Da es eine Aldehydgruppe und zwei Doppelbindungen enthält, ist es jedoch gegen Oxydationsmittel sehr empfindlich. Schon beim Stehen an der Luft wird *Citral* unter Vertiefung der Gelbfärbung oxydiert. Polymerisiert sich an der Luft in 20 Stunden unter Aufnahme von 0,5 Mol Sauerstoff[211]).

Zum Verhalten gegen ammoniakalische Silberoxydlösung, Chromsäure, Kaliumpermanganat und Ozon s. unter „Konstitution".

Die Epoxydierung von *Citral* mit 30%igem H_2O_2 bei pH 8 führt zu 75% *2,3-Epoxycitral* (Sdp.$_1$ 63 bis 67°, n_D^{20} 1,4609)[210a]).

Thermische Zersetzung des *Citrals* bei 485° unter 160 mm Druck ergibt u. a. *Isobutylen*, *Isopren*, *β, β-Dimethylacrolein*, etwas *Acetaldehyd*, wahrscheinlich

200) Bull. Soc. chim. France **1952**, 521.
201) J. chem. Soc. (London) **125**, 415 (1924).
202) Angew. Chemie **47**, 659 (1934).
203) J. chem. Soc. (London) **1939**, 1185; **1941**, 20.
204) J. chem. Soc. (London) **1942**, 730.
205) Helv. chim. Acta **31**, 1240 (1948).
206) J. chem. Soc. (London) **1948**, 1414.
207) Bull. Soc. chim. France [5] **18**, 505 (1951).
208) Mem. Accad. Italia **3**, Chimica No. **4**, 18 (1932); C. **1933**, II. 1306.
209) Bull. Soc. chim. France [5] **4**, 2016 (1937).
210) MÜLLER, J. prakt. Chem. [2] **154**, 211 (1940).
210a) G. B. PAYNE, J. org. Chemistry **26**, 250 (1961).
211) THOMPSON und BURK, J. Amer. chem. Soc. **57**, 711 (1935).

Geraniolen, Dimethyloctadiene (J. DOEUVRE und R. DESMULE[212])). Beim Erhitzen mit Aktivkohle auf 135° erhielt KIMURA[213]) *p-Cymol*, einen Kohlenwasserstoff $C_{20}H_{28}$ und andere Produkte.

Die Dehydratisierung des *Citrals* zu *p-Cymol* wurde zuerst von F. W. SEMMLER[214]) bei der Einwirkung von $KHSO_4$ beobachtet. VERLEY[215]) führte *Citral* mit Schwefelsäure in Essigester in *1-Methyl-4-isopropyliden-cyclohexen-1-ol-3* über; dies entspricht der Cyclisierung des *Citronellals* zu *iso-Pulegol*. HORIUCHI, OTSUKI und OKUDA[216]) wiesen nach, daß bei der Einwirkung von 20proz. Schwefelsäure bei 20° neben *p-Cymol, 3,4-Dihydrotoluol, Isopropylalkohol* (?) und *Aceton* das sog. „*Citralterpen*" (*Menogeren, p-Menthatrien-1,5,4*(8)) entsteht. *p-Cymol* erhält man auch bei der Destillation des *Citrals* mit Jod (BOGERT und FOURMAN[217])).

Die Reduktion des *Citrals* mit Natriumamalgam in schwach saurer Lösung führt zu *Geraniol* (DODGE, TIEMANN). VERLEY[215]) erhielt mit Zinkstaub in Essigsäure ein *Pinakon* $C_{20}H_{34}O_2$, WIEMANN[218]) mit verkupfertem Zink einen *Aldehyd* $C_{20}H_{32}O$. Erhitzen mit Magnesiumäthylat und Isopropylalkohol ergibt ein Gemisch aus *Geraniol* und *Nerol* (PONNDORF[219])). Die kathodische Reduktion verläuft unbefriedigend und führt u. a. zu *Geraniol* (LAW[220])).

Die Hauptprodukte der katalytischen Hydrierung richten sich sehr nach den verwendeten Katalysatoren. So erhielten A. SKITA[221]) mit kolloidalem Palladium *Citronellal* und *Citronellol*, G. VAVON[222]) mit Platinschwarz *2,6-Dimethyloctan* und *2,6-Dimethyloctanol-8* (*Dihydro-citronellol*), R. ADAMS und B. S. GARVEY[223]) mit ADAMS-Katalysator und der jeweils äquiva-

[212]) Bull. Soc. chim. France [5] **3**, 196 (1936).

[213]) Bull. chem. Soc. Japan **10**, 335 (1935).

[214]) Ber. dtsch. chem. Ges. **24**, 202 (1891).

[215]) Bull. Soc. chim. France [3] **21**, 408 (1899).

[216]) Bull. Soc. chem. Soc. Japan **14**, 505 (1939). — Die Kinetik der Cyclisierung mit verd. Säuren im Vergleich zu *Citronellal* untersuchten C. H. PRICE und L. M. DICKMAN (Ind. Engng. Chem. **40**, 257 [1948]). Die Geschwindigkeit ist hiernach (mit 50proz. H_2SO_4 in Essigester) bei *Citronellal* etwa 500 mal größer als bei *Citral*.

[217]) Amer. Perfumer **38**, 345 (1933).

[218]) Bull. Soc. chim. France [5] **2**, 1213 (1935); Ann. Chim. [11] **5**, 278, 294 (1936).

[219]) Angew. Chem. **39**, 140 (1926); Schimmel & Co., PONNDORF, D.R.P. 535954 (1924); Frdl. **17**, 581.

[220]) J. chem. Soc. (London) **101**, 1024 (1912).

[221]) Ber. dtsch. chem. Ges. **42**, 1634 (1909).

[222]) Ann. chim. [9] **1**, 169 (1914).

[223]) J. Amer. chem. Soc. **48**, 477 (1926).

lenten Wasserstoffmenge stufenweise *Geraniol*, *Citronellol* und *2,6-Dimethyloctanol-8*. Zur Hydrierung an platinierter Aktivkohle in Gegenwart von H_2PtCl_6 in Äthanol vgl. PACKENDORFF[224]).

Die selektive Hydrierung zu einem Gemisch von *Geraniol* und *Nerol* beschrieben u. a. A. A. BAG und Mitarbeiter.[225]) Durch Druckhydrierung an Kobalt-Kieselgur in Methanol bei 115 bis 120° geht *Citral* in *Geraniol* über.[226])

Hydrierung unter hohem Druck an Nickel ergibt *2,6-Dimethyloctan* und *2,6-Dimethyloctanol-8*, an Palladium nur *2,6-Dimethyloctan* (IPATIEFF[227])). v. BRAUN und KAISER[228]) erhielten an Nickel bei mittlerem Druck nur *2,6-Dimethyloctanol-8*. Durch Hydrierung bei 190° unter vermindertem Druck oder bei 180° unter Normaldruck gewann ESCOURROU[229]) ausschließlich *dl-Citronellal*. 89 bis 95% *dl-Citronellal* erhielten A. A. BAG, W. G. TSCHERKAJEW und T. A. DILMAN[230]) mit Nickel in Lösungsmitteln bei 150 bis 200 at und 20 bis 100°. Bei der Hydrierung von *Citral* mit RANEY-Nickel bei niedrigem Druck in der Kälte entstehen *dl-Citronellal* und *dl-Citronellol* (DUPONT, DESREUX und DULOU[231])).

Das mit *Citronellal* isomere *Dihydrocitral* mit der Doppelbindung in Konjugation zur Carbonylgruppe stellten C. C. PRICE und J. A. PAPPALARDO[232]) über *β-Chlorvinyl-isohexylketon* dar.

Bei der Reduktion von *Citral* mit Hefe entsteht *Geraniol* (NEUBERG und KERB[233])).

Enolacetat und Diacetat des *Tetrahydro-citrals* untersuchte P.-H. YEH[233a]).

Citral-enolacetat (XIII) erhielten SEMMLER und SCHOSSBERGER[234]) durch Digerieren von *Citral* mit Essigsäureanhydrid und Natriumacetat neben wenig Diacetat. Es ließ sich durch die üblichen Methoden nicht ver-

[224]) Ber. dtsch. chem. Ges. **67**, 907 (1934).
[225]) C. A. **53**, 12590 (1959).
[226]) Bush Inc., A. P. 2448047 (1947); C. A. **43**, 1063 (1949).
[227]) Ber. dtsch. chem. Ges. **45**, 3220 (1912).
[228]) Ber. dtsch. chem. Ges. **56**, 2268 (1923). – Vgl. PALFRAY, Bull. Soc. chim. France [5] **7**, 406 (1940).
[229]) Bull. Soc. chim. France [4] **43**, 1204 (1928); Parfums de France **1925**, 93; Chim. et Ind. **14**, 519 (1925). – Vgl. W. J. HOULIHAN, J. org. Chemistry **23**, 689 (1958).
[230]) Öl- u. Fettind. [russ.] 18, No. 9, S. 20 (1953); C. **1954**, 11562.
[231]) Bull. Soc. chim. France [5] **4**, 2024 (1937).
[232]) J. Amer. chem. Soc. **72**, 2613 (1950).
[233]) Biochem. Z. **92**, 111 (1918).
[233a]) Riechstoffe u. Aromen **11**, 322 (1961).
[234]) Ber. dtsch. chem. Ges. **44**, 991 (1911).

seifen, mit Natriumamalgam in methanolischer Lösung in Gegenwart von Essigsäure entsteht *iso-Geraniol* (XIV) (Diphenylurethan Schmp. 73°). Die Hydrolyse des *Citral-enolacetats* gelang H. SCHMIDT[235]) durch Erwärmen mit absolutem Methanol und Aluminiumisopropylat. Er erhielt hierbei ein *iso-Citral* in 30proz. Ausbeute, das sich durch einen sehr feinen und frischen Geruch nach Citronen vom *Citral* unterscheidet. Da er bei dessen Oxydation mit $KMnO_4$ und CrO_3 nicht Ketoadipinsäure, sondern nur Aceton und Essigsäure erhielt, nahm er für *iso-Citral* Struktur (XV) an, (XVI) hielt er für unwahrscheinlich.

Dieses *iso-Citral* ist ein dünnflüssiges, schwach gelbgefärbtes, optisch inaktives Öl, das in seinen physikalischen Daten nur wenig, in seinen chemischen Eigenschaften jedoch ziemlich von *Citral* abweicht (Sdp.$_{12}$ 95 bis 97°, d^{15} 0,890, n_D^{20} 1,4838, Semicarbazon Schmp. 140°, Naphthocinchoninsäure Schmp. 196°). Mit $NaHSO_3$ reagiert es nicht, das Semicarbazon läßt sich mit Oxal- oder Phthalsäure nur unvollkommen spalten, mit Cyanessigsäure tritt keine Kondensation ein.

Es ist H. SCHMIDT nicht gelungen, SEMMLERS *iso-Geraniol* in dieses *iso-Citral* zu überführen. Auch M. MOUSSERON-CANET und M. J. BOCH[236]) erhielten bei dem Versuch, *iso-Geraniol* (aus *Citral-enolacetat* mit $LiAlH_4$) mittels MnO_2 zu *iso-Citral* zu oxydieren, nur *Citral a* und *b*. Sie gaben an, daß bei der SCHMIDTschen Hydrolyse 60% *iso-Citral* und 40% *Citral* entstehen.

Das gleiche *iso-Citral* erhielt P. Z. BEDOUKIAN[237]) durch milde Hydrolyse von *Citral-enolacetat*; er fand: Sdp.$_4$ 70°, d_{25}^{25} 0,886 und n_D^{25} 1,4685.

Nach A. RISER[238]) entstehen bei der Bildung des *Citralenolacetats* zwei isomere Verbindungen:

trans-Form: Sdp.$_9$ 126 bis 127°, d^{20} 0,9388, n_D^{20} 1,5038.
cis-Form: Sdp.$_9$ 127 bis 128°, d^{20} 0,9408, n_D^{20} 1,5070.

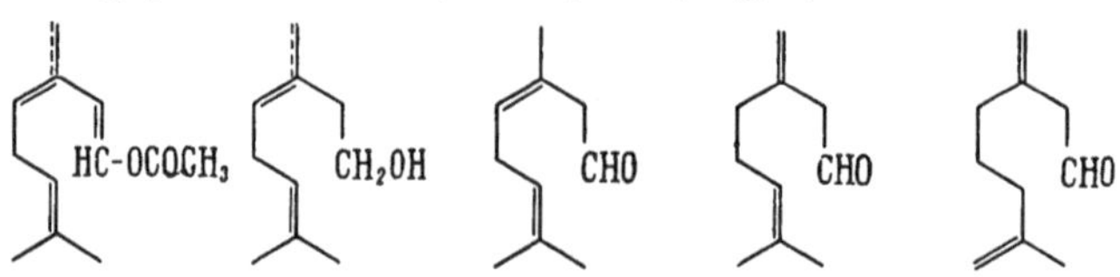

(XIII) (XIV) (XV) (XVI) (XVII)

A. VERLEY[239]) vermutete, daß das *Citral* des Citronenöls in der Hauptsache aus sog. *γ-Citral* besteht, dem er Struktur (XVII) zuschrieb. Es soll

[235]) Ber. Schimmel **1939**, **114**. [236]) Bull. Soc. chim. France **1957**, 1103.
[237]) Ind. chim. belg. Suppl. **2**, **607** (1959); nach C. A. **54**, **4653** (1960).
[238]) Bull. Soc. chim. France [5] **20**, 570 (1953).
[239]) Amer. Perfumer **21**, 480 (1926); Riechstoffind. **1927**, 11. Experimentelle Daten sind nicht angegeben worden.

ähnliche Konstanten haben wie *Citral a* und *b*, aber frischer, angenehmer und citronenähnlicher riechen. Nach H. J. STRAUSS[240]) soll es vor den beiden Isomeren außerdem durch größere Neigung zur Cyclisierung, Verharzung und Umwandlung in *p-Cymol* ausgezeichnet sein.

Wie M. MITCHELL und H. J. STRAUSS[241]) später bemerken, hat man oft festgestellt, daß *Citral* aus Citronenöl hochwertiger ist als das aus Lemongrasöl. Die Untersuchung der Semicarbazone ergab jedoch, daß die *Citrale* aus beiden Ölen identisch sind. Dagegen unterscheiden sie sich deutlich von *iso-Citral*. Nach ihrer Ansicht ist *iso-Citral* (= *γ-Citral*?) nicht der Hauptbestandteil des Citronenöl-Citrals und ist vielleicht in diesem überhaupt nicht vorhanden. Der etwas feinere Geruch des im großen aus Citronenöl gewonnenen *Citrals* soll durch Spuren von Terpenen bedingt sein, die dem Citral des Handels aus Lemongrasöl immer anhaften.

Zu *iso-Citral* und *iso-Geraniol* vgl. F. PORSCH und H. FARNOW[241a]) und G. OHLOFF[241b])

Nach HAWORTH und LAPWORTH[242]) geht *Citral* schwer in Acetale über. Halbacetale erhielten Schimmel & Co.[243]) mit *d-* und *dl-Citronellol* und *Geraniol*, RUTOWSKI und SABRODINA[244]) mit *Phenyläthylalkohol*. Beim Kochen mit Ortho-ameisensäuretriäthylester in Äthanol in Gegenwart von NH_4Cl entsteht *3-Äthoxy-1-methyl-4-isopropyliden-cyclohexen-1* (SIGMUND und HIRSCHDÖRFER[245])).

Außer zu Verbindungen vom *p-Menthan-Typ* können sich die *Citrale* auch zu solchen vom *Cyclogeraniolen-Typ* cyclisieren (vgl. Band III a, S. 25). Diese können jedoch nicht direkt aus den *Citralen* hergestellt werden, da die Tendenz zur Bildung von *p-Cymol* bei der Einwirkung wasserabspaltender Mittel zu groß ist.

Die ersten *cyclo-Citrale* erhielt STREBEL[246]) durch Einwirkung verdünnter Schwefelsäure auf die *Citryliden-cyanessigsäuren* und Hydrolyse der gebildeten *α-* und *β-cyclo-Citrylidencyanessigsäure*; es entsteht hierbei ein Gemisch aus *α-* (XVIII) und hauptsächlich *β-cyclo-Citral* (XIX). Später fanden HAARMANN und REIMER[247]) die auch heute hauptsächlich angewandte

[240]) Perfum. Record **38**, 260 (1947).
[241]) Perfum. Record **39**, 312 (1948).
[241a]) Dragoco-Ber. 7, 215 (1960).
[241b]) Tetrahedron Letters **1960**, No. 11, 10.
[242]) J. chem. Soc. (London) **121**, 83 (1922).
[243]) Ber. Schimmel **1933**, 80, 81.
[244]) J. angew. Chem. [russ.] **11**, 304 (1938); C. **1938**, II. 2580.
[245]) Monatsh. Chem. **58**, 276 (1931).
[246]) DRP 108335.
[247]) DRP 123747.

Methode; sie cyclisierten *Citralanil* mit konz. Schwefelsäure und destillierten das Produkt nach Verdünnung mit Wasserdampf über. Auch hierbei entsteht vorwiegend *β-cyclo-Citral* (XIX). H. B. Henbest, B. L. Shaw und G. Woods[248]) wiesen als Nebenprodukt dieser Reaktion kleine Mengen *1-Acetyl-4,4-dimethylcyclohexen-1* nach. Außerdem erhält man natürlich *p-Cymol.*

Die *cyclo-Citrale* können außerdem aus den entsprechenden *cyclo-Geraniumsäuren* (Merling[249])) und durch Oxydation der *cyclo-Geraniole*[247]) erhalten werden.

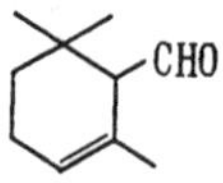

α-cyclo-Citral
(XVIII)

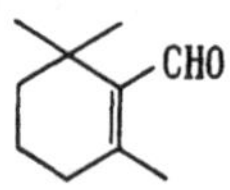

β-cyclo-Citral
(XIX)

α-cyclo-Citral läßt sich aus dem Gemisch dadurch isolieren, daß man durch Behandlung mit Natriumamalgam in essigsaurer Lösung das β-Isomere in hochsiedende Produkte überführt. *β-cyclo-Citral* erhält man aus dem Semicarbazongemisch durch Wasserdampfdestillation in Gegenwart von Phthalsäure; *α-cyclo-Citral-semicarbazon* wird hierbei nicht hydrolysiert. Die auf diese Weise gereinigten Isomeren haben folgende Eigenschaften:

	α-cyclo-Citral	β-cyclo-Citral
Sdp. (mm)	90—95° (20)	62—63° (3)[250])
d	d^{15} 925	d_4^{20} 0,9533[250])
n_D^{20}		1,49830[250])
IR-Spektrum		Y.-R. Naves[250])
UV- ,,		Y.R. Naves[250])
Semicarbazon	Schmp. 206°	Schmp. 167—168°[250])
4-Phenylsemicarbazon		Schmp. 165—166°[250])
2,4-Dinitrophenylhydrazon	Schmp. 171—172°	Schmp. 172,5—173,5°[250])
Oxim		Schmp. 84°[251])

Die *cyclo-Citrale* lassen sich mit Aceton zu α- bzw. *β-Jonon* kondensieren; leichter erhält man diese allerdings über die *Pseudojonone* (s. u. und S. 371 ff.).

Wegen der Cyclisierungstendenz bildet *Citral* mit Halogenwasserstoffsäuren keine Additionsprodukte.

[248]) J. chem. Soc. (London) **1952**, 1154.
[249]) Ber. dtsch. chem. Ges. **41**, 2064 (1908).
[250]) Y.-R. Naves und P. Ardizio, Bull. Soc. chim. France **1954**, 330.
[251]) Alessandri, Atti R. Accad. Lincei [5] **19**, II. 122 (1910).

Die größte Bedeutung für die Riechstoffindustrie hat die leichte Kondensation des *Citrals* mit Verbindungen, die eine aktive Methylengruppe enthalten. Diese Reaktionen finden im allgemeinen – nach der Aldolkondensation – in alkalischem Medium statt. Die wichtigsten von diesen sind die Kondensationen mit *Aceton* zu *Pseudojonon* (Cyclisierung zu den *Jononen*) und mit *Methyläthylketon* zu *n-* und *iso-Methylpseudojonon* (Cyclisierung zu *n-* bzw. *iso-Methyljononen*); sie sind ausführlich bei den *Jononen* beschrieben (S. 387).

Außer diesen beiden Ketonen hat man u. a. auch *Methylpropylketon*[252]) *Acetylaceton*[253]), *Acetaldehyd*[254]), *Acetessigester*[255]) kondensiert. Zur Kondensation mit Ketonen vgl. z. B. H. Köster[256]).

Die Kondensation von *Citral* mit *Malonsäure* ergibt eine Verbindung $C_{13}H_{18}O_4$, die Verley[257]) als *Citryliden-malonsäure* (XX) ansah. Kuhn und Hoffer[258]) identifizierten sie später als ein *Dilacton*, für das sie Struktur (XXI) vorschlugen. Auf Grund von Kernresonanz- und Infrarotspektren und der Untersuchung des Bildungs- und Decarboxylierungsmechanismus ermittelten J. B. Hyne, T. Mole und P. C. Wailes[259]) Struktur (XXII).

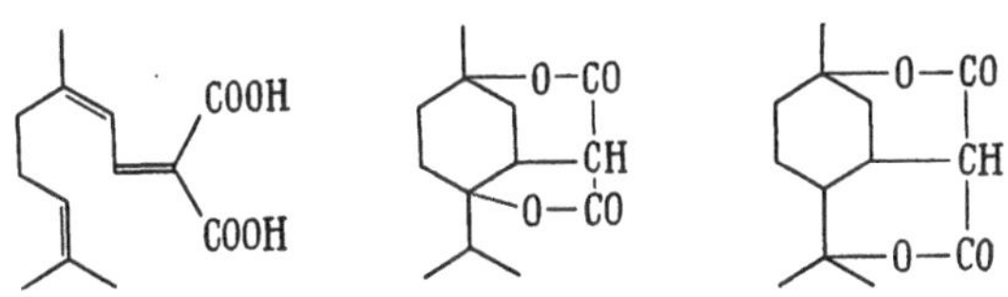

(XX) (XXI) (XXII)

Die Reformatski-Reaktion führt über *Citryliden-essigsäure* zu einem *bicyclischen Lacton* (P. de Tribolet, G. Gamboni und H. Schinz[260]))

Zwecks Gewinnung *homologer Jonone* und *Irone* sind die *homologen Citrale* ausgiebig untersucht worden, vor allem die verschiedenen *Methylcitrale*. Sie sind im allgemeinen ziemlich umständlich herzustellen.

252) DRP 150771. 253) DRP 126960.

254) Kuhn, Badstübner und Grundmann, Ber. dtsch. chem. Ges. **69**, 98 (1936). – Batty, Burawoy, Heilbron, Jones und Lowe, J. chem. Soc. (London) **1937**, 755. – Barraclough, Batty, Heilbron und Jones, ebenda **1939**, 1549.

255) Verley, Bull. Soc. chim. France [3] **21**, 416 (1899). – Knoevenagel und Mitarbeiter, Ber. dtsch. chem. Ges. **35**, 392 (1902); J. prakt. Chem. [2] **97**, 288 (1918); **102**, 305 (1921). 256) Chem. Ber. **80**, 248 (1947).

257) Bull. Soc. chim. France [3] **21**, 415 (1899).

258) Ber. dtsch. chem. Ges. **64**, 1243 (1931).

259) Chem. and Ind. **1959**, 1446. – C. E. Berkoff und L. Crombie, Proc. chem. Soc. (London) **1959**, 400; J. chem. Soc. (London) **1960**, 3734.

260) Helv. chim. Acta **41**, 1587 (1958).

Für die *3-Methylcitrale* gab Y.-R. NAVES[261]) folgende Eigenschaften an (durch Oxydation von *3-Methyllinalool* erhalten): *trans-3-Methylcitral*: Sdp.$_2$ 98 bis 99°, d_4^{20} 0,8996, n_D^{20} 1,49464; *cis-3-Methylcitral*: Sdp.$_2$ 96 bis 97°, d_4^{20} 0,8978, n_D^{20} 1,49282.

Nach A. VERLEY[262]) erhält man *3-Methylcitral* durch 10stündiges Kochen von *Citral* mit Methylsulfat und Pyridin in Diäthylenglykol.

Die Synthese *homologer Myrcene* aus *Citral* über 1-Methyl-, 1-Äthyl-, 1-Phenyl- und 1-Benzylgeraniol beschrieben M. MOUSSERON-CANET, M. MOUSSERON und J. BOCH[262a]).

Citral soll als Duftstoff in Ameisen enthalten sein.[263])

Biogenetisch ist wahrscheinlich *Linalool* die Grundsubstanz für *Citral*[264]).

Nach Verfütterung von *Citral* an Hunde oder Kaninchen tritt im Harn *Hildebrandtsäure* (*2-Methylheptadien-1,5-dicarbonsäure-1.6*) und *Dihydrohildebrandtsäure* (*2-Methylhepten-5-dicarbonsäure-1,6*) auf (s. Band IIIa, S. 560)[265]). In *Ficus retusa* L. injiziertes *Citral* geht in mehreren Wochen in *Geraniol, l-Citronellol, d-2-Methylhepten-2-ol-6* und *2-Methylhepten-2on-6* über.[266]) Gärende Hefe reduziert *Citral* zu *d-Citronellol*[267]).

Zur Wirkung von *Citral* auf den tierischen Organismus vgl. z. B. JU. I. SCHILLINGER[268]). Bewirkt Mutarotationen bei *Drosophila*[269]). Zur wachstumshemmenden Wirkung auf *Bac. tuberculosis* vgl. SCHÖBL[270]).

Citral soll ein wirksames zusätzliches Behandlungsmittel bei Kehlkopf- und Lungentuberkulose sein; seine antiallergische und analgetische Wirkung wird durch sein Eingreifen in den durch die Tbc gestörten Histaminstoffwechsel (Normalisierung des vegetativen Nervensystems) erklärt. *Citral* ist ohne toxische und stark reizende Wirkungen und hat starke Antihistamineigenschaften (F. I. DOBROMYLSKI[271])). Auf die Antihistaminwirksamkeit des *Citrals* wiesen auch Ss. D. BALACHOWSKI und Mitarbeiter[272]) hin.

[261]) Bull. Soc. chim. France **1952**, 519, 521.
[262]) A. P. 2837569; nach C. A. **52**, 18513 (1958).
[262a]) Bull. Soc. chim. France **1959**, 597.
[263]) Vgl. Naturwissenschaften **46**, 469 (1959).
[264]) Vgl. P. LANGLAIS und L.-J. BOLLINGER, Ind. Parfumerie **3**, 175 (1948).
[265]) R. KUHN und LIVADA, Z. physiol. Chem. **220**, 246 (1933). – KUHN, F. KÖHLER und L. KÖHLER, ebenda **242**, 175 (1936).
[266]) Y. FUJITA, J. chem. Soc. Japan **65**, 88 (1944); C. A. **41**, 3510 (1947).
[267]) FISCHER, Fortschr. Chem. organ. Naturstoffe **3**, 33, 51 (1939).
[268]) Hyg. u. Sanitätswesen [russ.] **1950**, No. 3, 37; C. **1951**, II. 1016.
[269]) RAPOPORT, Ber. Akad. Wiss. UdSSR **61**, 714 (1948); C. A. **43**, 1115 (1949).
[270]) Philippine J. Sci. **25**, 134 (1925); C. **1925**, I. 2699.
[271]) F. I. DOBROMYLSKI, Nachr. Oto-Rhino-Laryngologie [russ.] **10**, No. 6, 57 (1948); C. **1950**, II. 1108. – DOBROMYLSKI und L. R. SCHAPIRO, ebenda **10**, No. 15, 70 (1948); C. **1950**, II. 1107.
[272]) Ber. Akad. Wiss. UdSSR **54**, 243 (1946); C. **1947**, I. 741.

Die biologische Wirkung des *Citrals* untersuchten M. L. ROCHLINA und Mitarbeiter[273]) an verschiedenen isolierten tierischen Organen.

Zur hemmenden Wirkung von *Citral* auf das Wachstum von Tumoren vgl. BOYLAND und MAWSON[274]) sowie BADGER und Mitarbeiter[275]). Hiernach wirkt es auf Impfsarkome und Spontantumore wachstumshemmend.

Die bakteriostatische Wirksamkeit von u. a. *Citral* gegen zahlreiche Bakterienstämme untersuchten J. R. MÖSE und G. LUKAS[276]).

Zur Behandlung von Glossalgie verwendete JA. SS. PEKKER[277]) unter anderem auch *Citral* in Form von Zungenbädern; es wurde eine merkliche analgetische Wirkung beobachtet.

Zur thyreotropen, epithelisierenden und regenerierenden Wirkung vgl. M. ROCHLIN[278]).

Identifizierung: Da *Citral* einen ziemlich durchdringenden Geruch besitzt, so wird man meist schon durch diesen auf seine Anwesenheit in einem ätherischen Öl hingewiesen. Zum Nachweis scheidet man den Aldehyd als Bisulfitverbindung ab und charakterisiert das aus dieser regenerierte *Citral* durch ein kristallisiertes Derivat. Da das aus ätherischen Ölen isolierte *Citral* vorwiegend aus *Citral a* besteht, sind dessen Derivate meist leichter rein zu erhalten als die des *Citral b*.

Semicarbazon, Schmp. 164° (*Citral a*) und 171° (*Citral b*)[279]).

Zu einer Auflösung von 5 Teilen *Citral* (oder der zu prüfenden Fraktion) in 30 Teilen Eisessig setzt man eine Lösung von 4 Teilen Semicarbazid-hydrochlorid in wenig Wasser; nach kurzer Zeit scheiden sich erhebliche Mengen eines Semicarbazons in Nadeln aus, das nach zwei- bis dreimaligem Umkristallisieren aus Methanol scharf bei 164° schmilzt. Aus der von diesem Semicarbazon abfiltrierten Mutterlauge läßt sich die bei 171° schmelzende Verbindung des *Citrals b* gewinnen. Gemische der beiden Semicarbazone zeigen Schmelzpunkte, die zwischen 130° und 171° liegen.

Thiosemicarbazon, Schmp. 107 bis 108°[280]).

Semioxamazon, Schmp. 190 bis 191°[281]).

2,4-Dinitrophenylhydrazon: eignet sich nicht besonders zur Identifizierung der *Citrale*, da aus den Isomerengemischen Derivate mit unterschiedlichen

273) Nachr. Ophthalmol. [russ.] **37**, 28 (1948); C. **1948**, E. 1292.

274) Biochem. J. **32**, 1982 (1938); **34**, 1196 (1940).

275) Proc. Roy. Soc. (London) [B] **130**, 286 (1942).

276) Arzneimittelforschg. **7**, 687 (1957).

277) Stomatologie [Moskau] **1948**, No. 4, S. 26; C. **1949**, II. 1212.

278) Sowjet. Med. **1949**, Heft 8; Pharmaz. Zentralh. **89**, 211 (1950).

279) BARBIER, C. R. hebd. Séances Acad. Sci. **121**, 1159 (1895). — TIEMANN, Ber. dtsch. chem. Ges. **31**, 3331 (1898); **32**, 115 (1899); **33**, 877 (1900).

280) Nach GILDEMEISTER-HOFFMANN, Die Äther. Öle, 3. Aufl. Bd. I, 515.

281) Ebenda.

Schmelzpunkten gewonnen wurden. So wurden beobachtet: Schmp. 103°[282]), 119 bis 120°[283]), 116°[284]), 108 bis 110° und 96°[285]), 115° und 99°[286]), 107 bis 108° und 95 bis 96°[287]), 125 bis 125,5 und 95 bis 96°[288]).

A. LAUCHENAUER und H. SCHINZ[289]) fanden für *Citral a* (aus *Geraniol* durch Oxydation nach LAUCHENAUER-SCHINZ) ein 2,4-Dinitrophenylhydrazon mit Schmp. 134°. GRÜTTER[290]) erhielt nach Chromsäureoxydation von *Geraniol* 95% eines 2,4-Dinitrophenylhydrazons mit Schmp. 134° und wenig eines solchen mit Schmp. 98°, bei der gleichen Behandlung von *Nerol* 55% des letzteren und 45% des höherschmelzenden Derivates. Durch Umsetzung der Semicarbazone von *Citral a* und *b* mit 2,4-Dinitrophenylhydrazin-hydrochlorid gewann er aus ersterem ein Derivat mit Schmp. 134°, aus *Citral b* ein solches mit Schmp. 96 bis 98°.

Y.-R. NAVES und H. BARBIER[291]) unterzogen die verschiedenen 2,4-Dinitrophenylhydrazone einer sehr kritischen Betrachtung, da sie nach der GRÜTTERschen Methode aus *Citral b-semicarbazon* (Schmp. 171°) neben dem bei 96 bis 98° schmelzenden Derivat auch das schon von NAVES und P. ARDIZIO[288]) beobachtete mit Schmp. 125 bis 125,5° erhielten. Nach ihren Ergebnissen schmelzen

Citral a-2,4-dinitrophenylhydrazon bei 134 bis 135°,
Citral b-2,4-dinitrophenylhydrazon bei 125 bis 125,5°.

Das bei 96 bis 98° schmelzende Produkt setzt sich aus gleichen Teilen *Citral a-* und *Citral b-2,4-dinitrophenylhydrazon* zusammen.

Über die papierchromatographische Identifizierung des *Citrals* als 2,4-Dinitrophenylhydrazon vgl. I. PANAYOTOV und D. IVANOV[292]) (Nachweis im Rosenöl) und L. PEYRON[292a]) (Nachweis in den Ölen von *Citrus aurantium*

282) RODUTA und QUIBILAN, Rev. filipina med. farm. **27**, 123 (1936); C. A. **31**, 98 (1937).
283) TAKEI, SAKATO und ONO, Bull. Inst. phys. chem. Res. [Tokyo] **16**, 7 (1937); C. A. **31**, 6815 (1937).
284) SHRINER und FUSON, Systematic Identification of Organic Compounds, New York **1948**, 229.
285) ALLEN, J. Amer. chem. Soc. **52**, 2958 (1930).
286) STRAIN, J. Amer. chem. Soc. **57**, 760 (1939).
287) M. IGOLEN und G. IGOLEN, Parfums de France **15**, 115 (1938).
288) Y.-R. NAVES und P. ARDIZIO, Helv. chim. Acta **31**, 1926 (1948).
289) Helv. chim. Acta **32**, 1273 (1949).
290) Dissertat. ETH Zürich 1950; nach NAVES und BARBIER, Bull. Soc. chim. France **1953**, 568.
291) Bull. Soc. chim. France **1953**, 568.
292) Perfum. Record **1958**, 231.
292a) France Parfums **2**, 41 (1959); nach freundlichst zugesandtem Sonderabdruck.

var. *amara*, *C. sinensis*, *C. limonum*, *C. maxima*, *C. aurantifolia*, *Lippia citriodora*, *Melissa officinalis*).

Die 2,4-Dinitrophenylhydrazone von *Citral* und *Methylheptenon* trennten H. FÜRST und G. FEUSTEL[293]) papierchromatographisch mit Sonnenblumenöl als stationäre Phase, Isopropanol/Wasser (3 : 1) als mobile Phase.

Die Trennung binärer Gemische von 2,4-Dinitrophenylhydrazonen durch Säulenchromatographie an Kieselsäure und Bentonit untersuchte A. L. MONTES[293a]), so der Derivate von *Citral* und *Vanillin*. Nach der chromatostrip-Methode konnten J. LABAT und A. L. MONTES[293b]) die binären Gemische der 2,4-Dinitrophenylhydrazone von *Citral* und *Carvon*, *Menthon*, *Campher*, *Fenchon*, *Laurinaldehyd* oder *Furfurol* durch Entwicklung mit Benzol, die von *Citral* und *Zimtaldehyd*, *Benzaldehyd*, *Vanillin*, *Salicylaldehyd* oder *Piperonal* durch Entwicklung mit Ligroin/Äther gut trennen.

Die UV- und IR-Spektren der 2,4-Dinitrophenylhydrazone untersuchten Y.-R. NAVES und H. BARBIER[291]).

3-Nitrobenzhydrazon, Schmp. 100 bis 101°[294]).

Nitroguanylhydrazon, Schmp. 135 bis 136,5°[295]).

α-Citryl-β-naphthocinchoninsäure, Schmp. 200 bis 201°[296]).

Nach DOEBNER[296]) löst man zu deren Darstellung 12 g Brenztraubensäure und 20 g *Citral* (oder des betreffenden Öls) in absolutem Alkohol, gibt zu der Lösung 20 g β-Naphthylamin – ebenfalls in absolutem Alkohol gelöst – hinzu und kocht die Mischung etwa 3 Stunden im Wasserbad am Rückflußkühler. Nach dem Erkalten wird die in kristallinischem Zustand abgeschiedene Citrylnaphthocinchoninsäure abfiltriert und durch Waschen mit Äther gereinigt; ist die Säure zu stark verunreinigt, so löst man sie in Ammoniak und scheidet sie aus der filtrierten Lösung durch Neutralisieren mit Essigsäure ab. Der so erhaltene reine Körper kristallisiert aus Alkohol in gelben Blättchen; sein Schmelzpunkt ist von DOEBNER mit 197° angegeben worden, er liegt jedoch etwas höher und wird leicht bei 200° oder wenig darüber gefunden.

α-Citryl-β-naphthocinchoninsäure besitzt Struktur (XXIII).

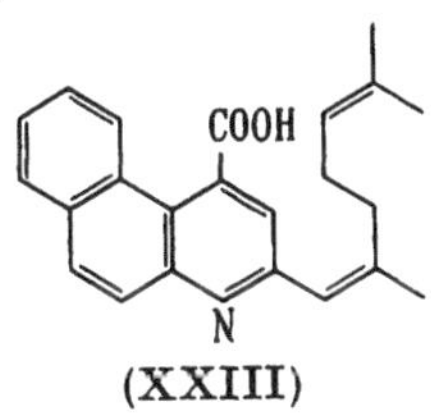

(XXIII)

[293]) Z. Chem. 1, 22 (1961).
[293a]) An. Asoc. Quím. Argent. 40, 273 (1952).
[293b]) An. Asoc. Quím. Argent. 41, 166 (1953).
[294]) STRAIN, J. Amer. chem. Soc. 57, 758 (1935).
[295]) WHITMORE, REVUKAS und SMITH, J. Amer. chem. Soc. 57, 706 (1935).

Zu beachten ist bei der Darstellung der Naphthocinchoninsäure, daß bei geringem Gehalt an *Citral* die durch Zersetzung eines Teiles der angewandten Brenztraubensäure zu *Acetaldehyd* verursachte Bildung von *α-Methyl-β-naphthocinchoninsäure* stattfindet; diese schmilzt erst bei 310° und ist in Alkohol schwerer löslich als die *Citrylnaphthocinchoninsäure*, sie bleibt also beim Auskochen der rohen Naphthocinchoninsäure im Rückstand.

Sind neben *Citral* noch andere Aldehyde zugegen, so ist außerdem zu beachten, daß sich auch von diesen Naphthocinchoninsäuren ableiten. So hat DOEBNER bei der Reaktion von Fraktionen des Citronenöls neben der *Citryl-* auch die *Citronellylnaphthocinchoninsäure* (Schmp. 225°) gefunden.

Citral a und *b* bilden die gleiche Säure.

Citryliden-cyanessigsäure, Schmp. 122° (aus *Citral a*) bzw. 94 bis 95° (aus *Citral b*)[297]).

Zur Darstellung dieser gut kristallisierenden, zum Nachweis sehr geeigneten Derivate gab TIEMANN[297]) folgende Vorschrift an:

Zu einer Lösung von einem Mol Cyanessigsäure in etwa dem dreifachen Gewicht Wasser gibt man zwei Mol NaOH (als 30proz. Natronlauge) und ein Mol *Citral*; beim Schütteln löst sich dieses, wenn es rein ist, völlig auf. Aus der klaren oder durch Ausschütteln mit Äther gereinigten Lösung scheiden Säuren die *Citryliden-cyanessigsäure* kristallinisch oder als bald erstarrendes Öl aus; durch Lösen in Benzol und Fällen mit Ligroin ist sie in derben, gelben Kristallen zu erhalten.

Da sich *Citral b* mit Cyanessigsäure langsamer kondensiert als *Citral a*, so kann dieses Verhalten zu einer Trennung der beiden Stereoisomeren benutzt werden (s. S. 87).

Die beiden isomeren *Citryliden-cyanessigsäuren* besitzen Struktur (XXIV) bzw. (XXV) (die sterische Zuordnung der Carboxyl- und Cyangruppe ist willkürlich gewählt):

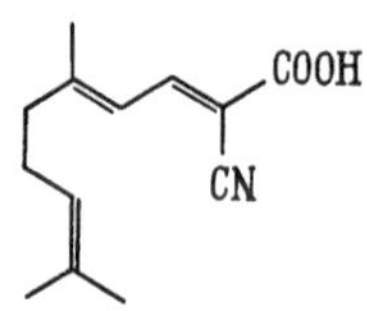

Citryliden-a-cyanessigsäure
(XXIV)

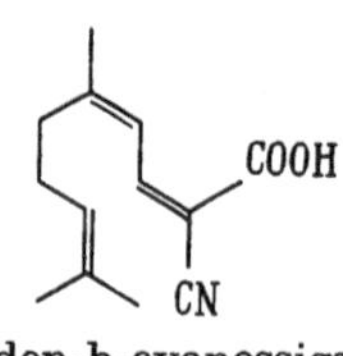

Citryliden-b-cyanessigsäure
(XXV)

Zur Kondensation des *Citrals* mit Barbitursäure, die auch zur Bestimmung dienen kann, vgl. L. LEVI und P. M. LAUGHTON[298]).

[296]) DOEBNER, Ber. dtsch. chem. Ges. **27**, 354, 2026 (1894); **31**, 1891 (1898). – Dieses Werk, 3. Auflage Band I, S. 515.

[297]) F. TIEMANN, Ber. dtsch. chem. Ges. **31**, 3329 (1898); **33**, 880 (1900).

[298]) J. agric. Food Chem. **7**, 850 (1959).

Die **Bestimmung** des Citrals führt man im allgemeinen mit Hydroxylamin oder Natriumsulfit aus (s. Band II, S. 222 bis 228).

Das *Sulfitverfahren* hat sich in der von H. C. BURGESS[299]) angegebenen Form eingebürgert (s. Band II, S. 222). Es wird vor allem zur Bestimmung von *Citral* im Lemongrasöl angewendet, da Natriumsulfit nur mit *Citral* reagiert und daher vor Natriumbisulfit und Hydroxylamin den Vorteil hat, daß es nicht mit den anderen Aldehyden des Lemongrasöls und nicht mit *Methylheptenon* reagiert. Mit der Bisulfitmethode erhält man bei Lemongrasölen immer höhere Werte, als dem wahren Citralgehalt entspricht.

Nach F. D. DODGE[300]) ist ein Nachteil der Sulfitmethode, daß die Sulfonatlösung auch mehr oder weniger große Mengen nichtaldehydischer Teile des Öls lösen kann (hierauf beruht eine Bestimmungsmethode von DODGE für *Linalool*, *Terpineol* und *Geraniol*). Darum sollte man, wo dies möglich ist, das Sulfitverfahren durch die Titration mit Hydroxylamin in der Kälte ersetzen.

Am häufigsten bestimmt man Citral durch *Oximierung*, die nur geringe Substanzmengen benötigt, kurze Zeiten erfordert, auch kleine Mengen erfaßt und auch in Gegenwart größerer Mengen organischer Säuren durchführbar ist (s. Band II, S. 224 bis 228).

Man unterscheidet hierbei eine direkte Methode, bei der man die nach der Einwirkung von Hydroxylaminhydrochlorid freigewordene Salzsäure mit Lauge titriert (A. H. BENNETT[301])) (Band II, S. 225), und eine indirekte Methode, bei der man mit überschüssigem freiem Hydroxylamin behandelt und den verbliebenen Überschuß mit einer Säure titiert (R. C. STILLMANN und R. M. REED[302])) (Band II, S. 227). Zur Bestimmung mit Hydroxylamin vgl. auch NAVES[303]), MEYER[304]), LAGNEAU[305]), SIMMONS und Mitarbeiter[306]), BENNETT und DONOVAN[307]).

Mit der Bestimmung des *Citrals* im Citronenöl befaßten sich auch C. T. BENNETT und M. S. SALAMON[308]). Sie benutzten $NH_2OH \cdot HCl$, ließen

[299]) Analyst **29**, 78 (1904). — Vgl. TIEMANN, Ber. dtsch. chem. Ges. **31**, 3317 (1898). — S. S. SADTLER, Amer. J. Pharmacy **76**, 84 (1904); J. Amer. chem. Soc. **27**, 1321 (1905). — SCHMALFUSS, WERNER und KRAUL, Z. analyt. Chem. **87**, 164 (1932).

[300]) Amer. Perfumer. **40**, No. 5, S. 41 (1940).

[301]) Analyst **34**, 14 (1909).

[302]) Perfum. Record **23**, 278 (1932).

[303]) Parfums de France **10**, 198 (1932).

[304]) Dtsch. Parfümeurztg. **19**, 3 (1933).

[305]) Ann. Falsificat. **26**, 87 (1933).

[306]) Analyst **59**, 106 (1934).

[307]) Analyst **47**, 151 (1922).

[308]) Analyst **52**, 693 (1927); nach Ber. Schimmel **1928**, 19.

dieses aber nicht, wie J. WALTHER und später A. BENNETT, in der Wärme, sondern bei gewöhnlicher Temperatur auf den Aldehyd einwirken.

5 g Hydroxylaminhydrochlorid werden in 9 ccm heißem Wasser gelöst und 80 ccm 90proz. Alkohols zugesetzt. Dann gibt man 2 ccm Bromphenolblaulösung zu, neutralisiert nötigenfalls mit alkoholischer n/2-KOH und füllt mit 90proz. Alkohol auf 100 ccm auf.

Man gibt nun zu 10 bis 20 g Citronenöl (genau gewogen) 200 ccm obiger Lösung, schüttelt um und titriert sogleich unter Umschwenken die in Freiheit gesetzte Salzsäure mit alkoholischer n/2-KOH zurück (langsam).

$$\% \ Citral = \frac{7{,}6 \cdot \text{verbrauchte ccm n/2-KOH}}{\text{Ölmenge in g}}.$$

K. J. HOLTAPPEL[309]) kühlte das Öl zunächst auf —2° und sorgte dafür, daß die Temperatur des Gemisches während der Bestimmung nicht über 10° steigt (Vermeidung von Nebenreaktionen). Außerdem gab er nach erfolgtem Farbumschlag noch 5 ccm n/2-KOH zu dem Gemisch, ließ eine Viertelstunde bei Zimmertemperatur stehen und titrierte den Überschuß an Alkali mit alkoholischer n/2-HCl zurück.

Schimmel & Co.[310]) verlängerten die Beobachtungszeit auf drei Stunden, während deren sie laufend die noch frei werdende HCl nachtitrierten. Sie erhielten so sehr gute Werte.

Die Citralbestimmung mit Phenylhydrazin hat an Bedeutung verloren.

Mehrmals ist auf die Möglichkeit, *Citral* polarographisch zu bestimmen, hingewiesen worden.[311])

Nach H. HASSELBACH[312]) läßt sich *Citral* auf diese Weise gut neben *Citronellal* bestimmen.

Zu der als Leitelektrolyt dienenden n/10-NH_4Cl-Lösung in 50proz. Alkohol wurden nacheinander zweimal 0,2 ccm einer 2proz. Lösung eines *Citral-Citronellal*-Gemisches oder eines ätherischen Öls in 96proz. Alkohol gegeben und nach Entlüftung mit N_2 die jeweiligen Polarogramme aufgenommen. Zuletzt wurden noch 0,2 ccm einer 2proz. *Citral*- oder *Citronellallösung* in 96proz. Alkohol als Testlösung

[309]) Parfums de France **6**, 5 (1928).

[310]) Ber. Schimmel **1928**, 19—21; **1929**, 152—153.

[311]) B. JA. OGRIN und A. A. BRAUN, C. **1943**, I. 220. — M. I. GERBER, S. B. KUSNETZOWA und M. B. NEIMANN, J. analyt. Chem. [russ.] **4**, 103 (1949); C. **1949**, E. 1095. — B. BITTER, Collect. Trav. chim. Tchéchoslov. **15**, 677 (1950). — K. SCHWABE, G. OHLOFF und H. BERG, Z. Elektrochem., Ber. Bunsenges. physikal. Chem. **57**, 293 (1953). — H. HASSELBACH, Chem. Technik **5**, 317 (1953). — E. KNOBLOCH, Acta chim. Acad. Sci. hung. **9**, 471 (1956); C. **1959**, 5074. — J. HOLUBEK, Pharmaz. Zentralhalle **95**, 129 (1956). — E. KNOBLOCH, K. HEJNO, Z. ARNOLD, K. MŇOUČEK und Z. BACÍK, Československ. Farmac. **6**, 241 (1957).

[312]) Chemische Technik **5**, 317 (1953).

hinzugefügt. Aus den Differenzen der Stufenhöhen der Strom-Spannungskurven mit und ohne Testlösung wird der Prozentgehalt an *Citral* oder *Citronellal* berechnet.

Über eine potentiometrische Methode zur Kontrolle der Citralgewinnung berichteten K. I. BOGATSCHEWA, O. M. CHOLMER und JE. SS. SHURAWLEWA[313]).

Es wurden mehrere Verfahren beschrieben, die *Citral* colorimetrisch bestimmen. So empfahlen BAILEY und BEEBE[314]) m-Phenylendiamin, TATTJE[315]) 3,5-Dinitrobenzoesäure. J. BOUGAULT und E. CATTELAIN[316]) benutzten die Eigenschaft des *Citrals*, die Farbänderung blau → rosa von alkalisch-alkoholischer Methylblaulösung stark zu katalysieren; es sollen sich hiermit noch 0,02 mg *Citral* in 5 ccm Flüssigkeit sicher nachweisen lassen. W. L. STANLEY, R. C. LINDWALL und S. H. VANNIER[317]) beschrieben eine spezifische colorimetrische Bestimmung von *Citral* in Citronenöl.

Diese beruht darauf, daß *Citral* mit einer alkoholischen Lösung von Vanillin und Piperidin einen in Alkohol löslichen Komplex bildet (605 mμ), wogegen andere Carbonylverbindungen gelbe, rote oder orangefarbene Verbindungen bilden. Nur *Dihydrocitral* und *Pseudojonon* stören.

Über die spektrophotometrische Analyse bei der Bewertung der Qualität von Citronenölen vgl. M. D. RIGANESIS[318]). Neue Anwendungen der Spektrophotometrie bei der Analyse von Agrumenölen beschrieben F. LAFACE und M. D. RIGANESIS[319]), die spektrophotometrische Bestimmung von *Citral* mit GIRARDS Reagenz T J. B. STENLAKE und W. D. WILLIAMS[320]).

Mit Hilfe der charakteristischen Absorption des *Citrals* bei 238 mμ bestimmten K. L. SURVE, K. K. CHAKRAVARTI und S. C. BHATTACHARYYA[321]) den Gehalt ostindischer Lemongrasöle; hierbei wird nur *Citral* erfaßt.

Es wird zunächst eine Eichkurve durch Messung der Absorption verschiedener, bekannter Mischungen von reinem *Citral* mit *Geraniol* und Umrechnung in die molaren Extinktionskoeffizienten ermittelt, die eine Gerade darstellt.

Zur Bestimmung werden 18 bis 21 mg des Öles in einen 25 ccm-Meßkolben eingewogen, mit reinem Alkohol aufgefüllt, das Maximum bei 238 mμ gemessen und der molare Extinktionskoeffizient berechnet. Den Citralgehalt liest man aus der Eichkurve ab.

313) Öl- und Fettind. [russ.] **22**, No. 8, 22 (1956); C. **1958**, 4339.
314) Ind. Engng. Chem., analyt. Edit. **13**, 834 (1941).
315) Pharmac. Weekbl. **92**, 729 (1957); Miltitzer Ber. **1959**, 31.
316) J. Pharmac. et Chim. [8] **21**, 437 (1935); C. **1935**, II. 3409.
317) J. agric. Food Chem. **6**, 858 (1958); C. **1960**, 2032.
318) Essenze Deriv. Agrumari **25**, 61, 156 (1955).
319) Ricerca sci. **26**, 819 (1956); C. **1958**, 8493.
320) J. Pharmac. and Pharmacol. **9**, 900 (1957); C. A. **52**, 4933 (1958).
321) Perfum. Record **49**, 724 (1958).

Diese Bestimmungsmethode ist nicht auf westindisches Lemongrasöl anwendbar, da das in diesem in größeren Mengen enthaltene *Myrcen* stört. Diesen Nachteil behoben E. C. FEARNS, D. A. MITCHELL und B. M. MITZNER[322]); ihre Methode ist für ost- und westindisches Lemongrasöl anwendbar.

Hierzu stellt man Lösungen von reinem *Citral*, reinem *Myrcen* und dem zu untersuchenden Öl in reinem Alkohol her, die jeweils etwa 0,005 g/l Substanz enthalten (genau ermitteln). Man mißt die Absorption jeder Lösung bei 224,5 und 238 mμ und berechnet die Extinktion E (in g/cm · l) der reinen Verbindungen und des Öls. Der Gehalt an *Citral* und *Myrcen* läßt sich nach folgenden abgeleiteten Gleichungen berechnen:

$$\% \textit{ Citral} = (3{,}46\, E_{238\,m\mu} - E_{224{,}5\,m\mu}) \cdot 0{,}369$$
$$\% \textit{ Myrcen} = (1{,}47\, E_{224{,}5\,m\mu} - E_{238\,m\mu}) \cdot 0{,}672.$$

Zur spektrographischen Bestimmung vgl. auch E. KNOBLOCH und Mitarbeiter[323]), L. LEVI und P. M. LAUGHTON[323a]) (nach Kondensation mit Barbitursäure).

M. D. RIGANESIS und M. CALVARANO[324])[325]) untersuchten die Bestandteile von Citronen-[325]) und Mandarinenöl[324]) durch Kombination von Säulen- und Papierchromatographie und Spektrophotometrie.

Die Abhängigkeit des R_f-Wertes bei der Chromatostrip-Methode von verschiedenen Faktoren untersuchte T. FURUKAWA[326]).

Den Nachweis von *Citral* in ätherischen Ölen durch aufsteigende Entwicklung an Kieselsäureplatten mit n-Hexan/Essigester (100: 15) und nachfolgende Sichtbarmachung mit 2,4-Dinitrophenylhydrazin und Sudan III beschrieben B. J. FRYDMAN, A. L. MONTES und A. TROPAREVSKY[327]).

M. CALVARANO wies *Citral* im Öl von *Rosa centifolia*[328]) und im süßen und bitteren Orangenöl[148]) gaschromatographisch nach.

Eine ausführliche Arbeit über den gaschromatographischen Nachweis des *Citrals* veröffentlichten Y.-R. NAVES und A. ODERMATT[329]). Die beiden Isomeren *Citral a* und *b* lassen sich hierdurch mit Leichtigkeit analytisch trennen.

[322]) Perfum. Record **51**, 355 (1960).
[323]) E. KNOBLOCH, K. HEJNO, Z. ARNOLD, K. MŇOUČEK und Z. BACÍK, Českoslov. Farmac **6**, 241 (1957).
[323a]) J. Agric. Food Chem. **7**, 850 (1959).
[324]) M. D. RIGANESIS und M. CALVARANO, Essenze Deriv. Agrumari **36**, 167 (1956).
[325]) M. CALVARANO, Essenze Deriv. Agrumari **27**, 173 (1957).
[326]) J. Sci. Hiroshima Univ. Ser. A **21**, 285 (1958).
[327]) An. Asoc. quim. argent. **40**, 273 (1952); C. **1954**, 6119.
[328]) Essenze Deriv. Agrumari **38**, 157 (1958).
[329]) Bull. Soc. chim. France **1958**, 337; Perfum. Record **50**, 149 (1959).

Zum gaschromatographischen Nachweis des *Citrals* im Citronenöl vgl. R. A. BERNHARD[330]).

Eine Mikromethode zur Bestimmung des *Citrals* mittels der kritischen Mischungstemperatur beschrieben R. FISCHER und TH. KARTING[331]).

Man bringt hierzu eine Testflüssigkeit (Butandiol-1,3, Triäthylenglykol) mit dem zu prüfenden Öl (Citronenöle) ohne Wägung in einer dünnen Kapillare zusammen, schmilzt zu und erhitzt auf dem KOFLER-Heiztisch. Bei einer bestimmten, für dieses System bzw. dessen prozentuale Zusammensetzung charakteristischen Temperatur, der kritischen Mischungstemperatur, verschwindet der Meniskus. In der vorher aufgestellten Eichkurve wird der Prozentgehalt abgelesen.

Zur jodometrischen Bestimmung mit Hilfe des Phenylhydrazons vgl. ARDAGH und WILLIAMS[332]), zum Verhalten bei der Bestimmung der Brom- und Rhodanzahl vgl. KAUFMANN und BARICH[333]), bei der Bestimmung der Jodzahl nach HUBL und WIJS vgl. MACLEAN und THOMAS[334]).

Verwendung: *Citral* spielt eine große Rolle in der Riechstoffindustrie. Es wird in großem Umfang zur Parfümierung von Seifen, Kosmetika und als Bestandteil zahlreicher Parfümkompositionen verwendet. Neben diesem direkten Einsatz dient es zur Herstellung von α- und *β-Jonon*, den *n*- und *iso-Methyljononen*, *Allyljonon* und ähnlichen Ketonen. In steigendem Maße gewinnt es an Bedeutung für die Synthese des *Vitamins A*.

330) J. Chromatogr. **3**, 471 (1960).

331) Arzneimittel-Forschg. **7**, 365 (1957). — FISCHER, Kosmetik-Parfüm-Drogen-Rdsch. **5**, 134 (1958). — Vgl. FISCHER und H. RESCH, Arzneimittel-Forschg. **5**, 137 (1955).

332) J. Amer. chem. Soc. **47**, 2985 (1925).

333) Arch. Pharmaz. **1929**, 15.

334) Biochem. J. **15**, 322, 325 (1921).

β) Monocyclische Monoterpenaldehyde

Phellandral

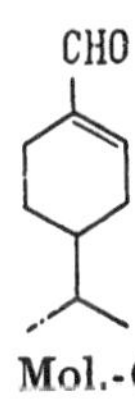

$C_{10}H_{16}O$. Mol.-Gew. 152,23

4-Isopropyl-cyclohexen-1-aldehyd-1. p-Menthen-al-7. Tetrahydro-cuminaldehyd

Vorkommen: Schimmel & Co.[1]) isolierten aus Wasserfenchelöl (aus den Samen von *Phellandrium aquaticum* L.) einen linksdrehenden Aldehyd, den

1) Schimmel & Co., Ber. Schimmel Oktober **1904**, 91; Oktober **1905**, 71.

sie als *Phellandral* bezeichneten; das später aus dem gleichen Öl von P. A. BERRY, A. K. MACBETH und T. B. SWANSON[2]) gewonnene *Phellandral* war rechtsdrehend.

Außer im Wasserfenchelöl ist *l-Phellandral* in folgenden ätherischen Ölen nachgewiesen worden:

Blätteröle von *Bursera microphylla*[3]), *Eucalyptus dumosa*[4]), *E. polybractea*[5]), *E. cneorifolia*[6]), *E. Bakeri*[7]), *E. odorata* (?)[8]), *E. tereticornis*[9]), *E. salubris*[10]), *E. Woollsiana*[11]), *E. hemiphloia*[12]), *E. rariflora*[13]), *E. micrantha*[14]), *E. rostrata*[15]) und *E. viridis*[16]), im ostindischen Dillkrautöl (von *Anethum sowa*)[17]), in den Ölen von *Artemisia tianschanica* (?)[18]), *Haplopappus laricifolius* (1%)[19]), *Parthenium argentatum* (?, 4%)[20]) und *Lantana camara* (5,4%)[20a]).

[2]) J. chem. Soc. (London) **1937**, 1448.

[3]) C. E. BRADLEY und A. J. HAAGEN-SMIT, J. Amer. pharmac. Assoc., sci. Edit. **40**, 591 (1951).

[4]) A. R. PENFOLD und F. R. MORRISON, Museum of applied Arts and Sciences Sydney, Bull. **2**, 10 (1951).

[5]) P. A. BERRY, A. K. MACBETH und T. B. SWANSON, J. chem. Soc. **1937**, 989.

[6]) P. A. BERRY, A. K. MACBETH und T. B. SWANSON, J. chem. Soc. (London) **1937**, 986, 1447.

[7]) A. R. PENFOLD, J. Proc. Roy. Soc. N. S. Wales **61**, 179 (1927).

[8]) BAKER und SMITH, Research on the Eucalypts and their essential Oils, Sydney 1920, 194.

[9]) BAKER und SMITH, A Research on the Eucalypts of Tasmania, Hobart 1912, 17; a. a. O. 208.

[10]) BAKER und SMITH, a. a. O. 217; Pharmac. J. **75**, 358 (1905).

[11]) BAKER und SMITH, A Research on the Eucalypts and their essential Oils, Sydney 1902, 132; Proc. Linnean Soc. N. S. Wales **1900**, 684.

[12]) A. R. PENFOLD, J. chem. Soc. (London) **121**, 266 (1922).

[13]) A. R. PENFOLD, C. B. RADCLIFFE und F. W. SHORT, J. Proc. Roy. Soc. (London) **64**, 101 (1930).

[14]) A. R. PENFOLD und F. R. MORRISON, Perfum. Record **25**, 152 (1934); J. Proc. Roy. N. S. Wales **67**, 359 (1933).

[15]) BAKER und SMITH, A Research on the Eucalypts and their essential Oils, Sydney 1902, 139; 1920, 210. – WILKINSON, Proc. Roy. Soc. of Victoria **1893**, 197.

[16]) BAKER und SMITH, A Research on the Eucalypts and their essential Oils, Sydney 1902, 131.

[17]) B. K. MALAVIYA und S. DUTT, Proc. Indian Acad. Sci. Sect. A **12**, 251 (1940); C. **1941**, II. 2879.

[18]) M. I. GORJAJEW, I. M. SCHABANOW und L. A. IGNATOWA, J. angew. Chem. [russ.] **28**, 1246 (1955); C. A. **50**, 3714 (1956).

[19]) W. F. MCCAUGHEY und T. F. BUEHRER, J. Amer. chem. Soc. **75**, 4851 (1953).

[20]) A. J. HAAGEN-SMIT und R. SIU, J. Amer. chem. Soc. **66**, 2068 (1944).

[20a]) S. DUTT, Indian Perfumer **4**, Pt. 1,15 (1960); C. A. **55**, 27784 (1961).

Isolierung: über die wenig lösliche Bisulfitverbindung, aus der sich *Phellandral* durch Alkali regenerieren läßt.

Konstitution: Die richtige Struktur des *Phellandrals* wurde schon früh vermutet. Oxydation mit Ag_2O ergab *Phellandrensäure* $C_{10}H_{16}O_2$ (Schmp. 144 bis 145°, $[\alpha]_D \pm 113°$), darauffolgende Einwirkung von $KMnO_4$ eine Dicarbonsäure $C_9H_{16}O_4$ (Schmp. 70 bis 72°), die sich als *β-Isopropyladipinsäure* erwies.[21])

Für die Richtigkeit dieser Struktur sprechen Untersuchungsergebnisse von R. G. Cooke und Mitarbeitern[22]). Sie hydrierten *Phellandrensäure* zu *Hexahydrocuminsäure,* deren epimere Formen bereits beschrieben worden waren, und erbrachten so den Nachweis für die 1,4-Stellung der Substituenten im *Phellandral.* Die Lage der Doppelbindung wurde durch die Synthese der *dl-Phellandrensäure* aus *α-Brom-hexahydrocuminsäure* festgelegt.

Den endgültigen Beweis erbrachte die Synthese des *dl-Phellandrals* durch R. L. Frank, R. E. Berry und O. L. Shotwell[23]).

Sie führten *p-Isopropylphenol* über *p-Isopropylcyclohexanol, p-Isopropylcyclohexanon* und *4-Isopropylcyclohexanoncyanhydrinacetat* durch Pyrolyse des letzteren in *4-Isopropyl-1-cyan-cyclohexen-1* über, dessen Verseifung *dl-Phellandrensäure* ergab. Durch Reduktion dieser nach von Braun und Rudolph[24]) über das Phenylimidchlorid erhielten sie *dl-Phellandral.*

Später wurden noch einige andere Synthesen entwickelt. So überführten D. T. C. Gillespie, P. R. Jeffries, A. K. Macbeth und M. J. Thompson[25]) *Dihydrocrypton* mit Natriumacetylid in flüssigem NH_3 in ein Gemisch von *cis-* und *trans-Äthinyl-4-isopropylcyclohexanol,* das über die p-Nitrobenzoate getrennt wurde. Durch Ozonolyse des durch Hydrierung des *trans*-Acetats erhaltenen *trans-4-Isopropyl-1-vinylcyclohexanylacetats* entstand neben der Säure der *Acetoxyaldehyd,* der nach Verseifung und Dehydratisierung (als 2,4-Dinitrophenylhydrazon) *dl-Phellandral* ergab.

O. P. Vig, T. R. Sharma und S. M. Mukherji[26]) führten *3-Isopropylcyclohexanon* über *5-Isopropyl-2-oxymethylen-cyclohexanon* in *5-Isopropyl-2-isobutoxymethylen-cyclohexanon* über, das durch Reduktion mit $LiAlH_4$ und nachfolgende Dehydratisierung mit Schwefelsäure *dl-Phellandral* ergab.

[21]) G. Burger und A. K. Macbeth, J. chem. Soc. (London) **1946**, 145.
[22]) J. chem. Soc. (London) **1939**, 1245; **1940**, 808.
[23]) R. L. Frank, R. E. Berry und O. L. Shotwell, J. Amer. chem. Soc. **71**, 3889 (1949).
[24]) Ber. dtsch. chem. Ges. **67**, 269 (1934).
[25]) J. chem. Soc. (London) **1955**, 665.
[26]) Chem. and Ind. **1956**, 381.

Eine ähnliche Synthese beschrieben S. M. MUKHERJI, R. P. GANDHI und O. P. VIG[27]).

A. KERGOMARD und J. PHILLIBERT[28]) erhielten *Phellandral* bei der Isomerisierung von *trans-Myrtanal*.

M. HEINDL[29]) reduzierte *Phellandrensäurechlorid* mit $LiAlH_4$ zu *Phellandrol*, das bei der Oxydation mit MnO_2 *Phellandral* ergab.

Einen wahrscheinlich mit *Phellandral* identischen Aldehyd stellte O. WALLACH[30]) durch Oxydation von *β-Phellandren* dar. Hieraus ergibt sich eine biogenetische Verwandtschaft zwischen *β-Phellandren* und *Phellandral*, da der linksdrehende Aldehyd von linksdrehendem *β-Phellandren* begleitet wird.

Eigenschaften: Öl mit cuminaldehydähnlichem Geruch.

d-Phellandral (aus Wasserfenchelöl)[2]): α_D + 116,22°.

l-Phellandral:

aus Wasserfenchelöl[1]): Sdp.$_5$ 89°, d_{15}^{15} 0,9445, n_D^{20} 1,4911. α_D — 36,50°.
aus *Eucalyptus cneorifolia*[31]): Sdp.$_{1,5}$ 75°, n_D^{20} 1,4897, $[\alpha]_D^{20}$ — 160°12′.

dl-Phellandral (synthetisch):

Sdp.$_9$ 103 bis 105°, d_{20}^{20} 0,944, n_D^{20} 1,4896[23]);
Sdp.$_1$ 70°, d_4^{15} 0,9430, n_D^{20} 1,4898[25]);
Sdp.$_7$ 110 bis 112°, n_D^{19} 1,4885[26]).

Hydrierung von *Phellandral* in Gegenwart von Palladium führt zu *Dihydro-phellandral* (Sdp.$_{1,5}$ 61,5°, n_D^{20} 1,4572; Semicarbazon Schmp. 172 bis 173°) (COOKE und MACBETH[31]). Reduktion von *Phellandral* nach MEERWEIN-PONNDORF-VERLEY ergibt *Phellandrol* (Sdp.$_5$ 114°, d_4^{30} 0,9252, n_D^{20} 1,4826, α_D^{20} — 100°; p-Nitrobenzoat Schmp. 67°, saures Phthalat Schmp. 74°, Phenylurethan Schmp. 79°, α-Naphthylurethan Schmp. 69,5°, 3,5-Dinitrobenzoat Schmp. 57,5°) (HUMAN, MACBETH und RODDA[32])).

Dihydro-phellandral ist eine Mischung von *cis-* und *trans*-Form[32]).

[27]) J. Indian chem. Soc. **33**, 857 (1956); C. **1960**, 500.
[28]) Bull. Soc. chim. France **1959**, 1381.
[29]) Bull. Soc. chim. France **1957**, 1304.
[30]) Liebigs Ann. Chem. **340**, 12 (1905); **343**, 42 (1905).
[31]) COOKE und MACBETH, J. chem. Soc. (London) **1938**, 1408.
[32]) J. chem. Soc. (London) **1949**, 350.

Identifizierung durch folgende Derivate (Schmp. angegeben):

	d- und l-Form	dl-Form
Semicarbazon	200°[2]) 202–204°[1]) 204–205°[33])[34])	200°[25]) 203–204°[26])
Oxim	87–88°[1])[33])[34])	87°[26])
p-Nitrophenylhydrazon	169–170°[35]) 174–175°[2])	163–164°[25])
2,4-Dinitrophenylhydrazon	202–203°[35]) 204°[2])	204°[26])
Phenylhydrazon	122–123°[1])[33])[34])	

Verschiedene Faktoren, die den R_f -Wert des *Phellandrals* bei der Chromatographie nach der chromatostrip-Methode beeinflussen, untersuchte T. FURUKAWA[36]).

Zur Polarographie vgl. K. SCHWABE, G. OHLOFF und H. BERG[37]).

[33]) A. R. PENFOLD, J. chem. Soc. (London) **121**, 266 (1922).
[34]) ISSKENDEROW, J. Gen. Chem. USSR **7**, 1429 (1937); C. A. **32**, 126 (1938).
[35]) MACBETH und PRICE, J. chem. Soc. (London) **1935**, 152.
[36]) J. Sci. Hiroshima Univ. Ser. A **21**, 285 (1958); nach freundl. zuges. Sonderabdruck.
[37]) Z. Elektrochem., Ber. Bunsenges. physikal. Chem. **57**, 293 (1953).

Perillaaldehyd

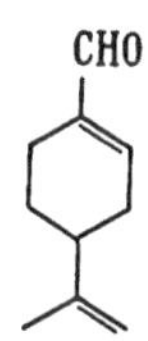

$C_{10}H_{14}O$. Mol.-Gew. 150,21

Dihydrocuminaldehyd. p-Menthadien-1,8(9)-al-7. 4-Isopropenylcyclohexen-1-aldehyd

Vorkommen: im deutschen Fichtenterpentinöl (von *Pinus excelsa*)[1]), Öl von *Cymbopogon polyneurosus* (d-)[2]), *Sulpitia orsuami* (etwa 65% d-)[3]),

[1]) G. OHLOFF, Perfum. Record **47**, 412 (1956).
[2]) KOTNIS und RAO, J. Indian Inst. Sci. **18 A**, 129 (1935).
[3]) Y. FUJITA, J. chem. Soc. Japan **61**, 1213 (1940); C. A. **36**, 6754 (1942).

Holzöl von *Hernandia peltata* (Hazamalangaöl, d-, Hauptbestandteil)[4]), Fruchtöl von *Schinus molle*[5]), Blätteröl von *Eucalyptus globulus*[6]), Cuminöl (wenig)[7]), in den Fruchtölen von *Sium latifolium* (6%d-)[8]) und *Siler trilobum* (40 bis 45% d-)[9]), Perillaöl (50% l-)[10]), Öl von *Perilla ocimoides* (d-)[11]), Öl von *Limnophila aromatica* (45% d-)[12]) und wahrscheinlich im Öl von *Artemisia tianschanica*[13]).

Isolierung: über die Bisulfitverbindung[14]).

Konstitution: ermittelt von F. W. SEMMLER und B. ZAAR[14]). Aus der hohen Molrefraktion schlossen sie auf die Gegenwart zweier Doppelbindungen, d. h. auf das Vorliegen eines Dihydrocuminaldehyds. Bei der Reduktion des *Perillaaldehyds* mit Zink in Essigsäure erhielten sie (über das Acetat) *l-Perillylalkohol* (Sdp.$_{11}$ 119 bis 121°, d^{20} 0,9640, n_D 1,4996, $[\alpha]_D$ — 68,5°). Dieser wurde mit PCl_5 in das Chlorid übergeführt, das bei der Reduktion mit Natrium und Alkohol in l-Limonen (s. Band IIIa, S. 45) übergeht. Hieraus folgt obige Struktur, die von S. ABE[15]) bestätigt wurde.

Eine Totalsynthese des *Perillaaldehyds* ist nicht bekannt.

Nach einem japanischen Patent[16]) erhält man *Perillaaldehyd* durch Erwärmen von *Myrtenal* im Vakuum allein oder in Gegenwart von Kupfer, Nickel oder Eisen bzw. mit deren Oxyden oder mit Aktivkohle oder Silikagel. SEMMLER und ZAAR[14]) wiesen schon auf einen etwaigen biochemischen Zusammenhang zwischen beiden Aldehyden hin, da im falschen Campheröl (von *Hernandia peltata*) *d-Perillaaldehyd* und *Myrtenal* enthalten sind.

Eigenschaften: Öl mit cuminähnlichem Geruch.

4) F. W. SEMMLER und B. ZAAR, Ber. dtsch. chem. Ges. **44**, 815 (1911).
5) M. FESNEAU, Bull. Soc. chim. France **1951**, 791.
6) H. SCHMIDT, Chem. Ber. **80**, 528, 533 (1947); Ber. Schimmel **1948**, 129.
7) Schimmel & Co., Ber. Schimmel Oktober **1909**, 34. — A. BERENGUER, An. Soc. españ. Fisica Quim. **31**, 189 (1933); C. **1933**, I. 3375.
8) G. W. PIGULEWSKI und A. P. SIWERTZEW, J. Gen. Chem. Russ. **2**, 80 (1932); C. **1933**, I. 1361.
9) N. DEMIANOFF und W. WILLIAMS, J. staatl. bot. Gartens Nikita (Krim) **9**, 63 (1926). — B. N. RUTOWSKI und K. GUSSEWA, C. **1928**, I. 267.
10) Schimmel & Co., Ber. Schimmel Oktober **1910**, 136.
11) HOSHINO, J. chem. Ind. Tokyo **22**, 969 (1919).
12) Y. FUJITA und T. YAMASHITA, J. chem. Soc. Japan **63**, 995 (1942); C. A. **41**, 3262 (1947).
13) M. I. GORJAJEW, I. M. SCHABANOW und C. A. IGNATOWA, J. angew. Chem. [russ.] **28**, 1246 (1956); C. A. **50**, 3714 (1956).
14) F. W. SEMMLER und B. ZAAR, Ber. dtsch. chem. Ges. **44**, 52, 815 (1911).
15) J. chem. Soc. Japan **64**, 845 (1943); C. A. **41**, 3767 (1947).
16) Jap. P. 2232 (1951); C. A. **47**, 4915 (1953).

l-Perillaaldehyd: $Sdp._{750}$ 235 bis 237°, $Sdp._{9}$ 104°, $Sdp._{4,5}$ 91°; d^{20} 0,9645; n_D^{20} 1,50693; $[\alpha]_D$ —150°42′ (Schimmel & Co.[17])).

d-Perillaaldehyd: $Sdp._{743}$ 234 bis 236°, $Sdp._{7}$ 98 bis 100°; d^{15} 0,973; n_D^{20} 1,50802; $[\alpha]_D$ + 137°40′ (SEMMLER und ZAAR[4])).

Beim Stehen an der Luft wird *Perillaldehyd* leicht zu *Perillasäure* $C_{10}H_{14}O_2$ (Schmp. 132 bis 133°) oxydiert.

Mit Acetaldehyd und Aceton kann *Perillaldehyd* zu *Perillidenacetaldehyd* bzw. *-aceton* kondensiert werden; mit Hippursäure entsteht ein *Oxazolon*[18]).

Identifizierung:

Semicarbazon, Schmp. 199 bis 200°
Phenylhydrazon, Schmp. 107,5°
Oxim, Schmp. 102° (*α-anti-Oxim*) und 129° (*β-syn-Oxim*)[19]).

Zur polarographischen Reduktion des *Perillaaldehyds* vgl. K. SCHWABE, G. OHLOFF und H. BERG[20]).

17) Schimmel &. Co., Ber. Schimmel Oktober **1910**, **136**.
18) RUTOWSKI und KOROLEW, Trans. Sci. Chim. Pharm. Inst. Moskau **1928**, **153**.
19) FURUKAWA und TOMIZAWA, J. chem. Ind. Tokyo **23**, 342 (1920).
20) Z. Elektrochem. Ber. Bunsenges. physik. Chem. **57**, 293 (1953).

γ) Bicyclische Monoterpenaldehyde

Myrtenal

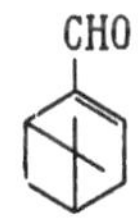

$C_{10}H_{14}O$. Mol.-Gew. 150,21

Vorkommen: *d-Myrtenal* ist im Blätteröl von *Eucalyptus globulus* (mit *l-Myrtenal*)[1]), im Öl der Blätter und Zweige von *Calythrix tetragona* (0,5 bis 1%)[2]) und im falschen Campheröl (von *Hernandia peltata*)[3]) nachgewiesen worden. Im Öl von *Perovskia abrotanoides*[3a]).

1) H. SCHMIDT, Ber. dtsch. chem. Ges. **62**, 2947 (1929); **77**, 167 (1944); Ber. Schimmel **1941**, **56**; Chem. Ber. **80**, 528, 553 (1947); Ber. Schimmel **1948**, **129**.
2) T. G. H. JONES, G. LAHEY und M. D. SUTHERLAND, Univ. Queensland Papers, Dept. Chem. **1**, No. 37 (1949).
3) F. W. SEMMLER und B. ZAAR, Ber. dtsch. chem. Ges. **44**, 815 (1911).
3a) M. I. GORJAJEW und T. E. SERKEBAJEWA, Nachr. Akad. Wiss. Kasachst. SSR, Ser. Chem. **1961**, No. 1, 107; C. A. **55**, 22718 (1961).

Aus dem Holzöl von *Chamaecyparis formosensis*[4]) und dem Holz- und Wurzelöl von *Chamaecyparis obtusa formosana*[5]) ist ein *Benihinal* genannter Aldehyd $C_{10}H_{14}O$ isoliert worden, der auch bei der Oxydation des in den gleichen Ölen enthaltenen *Benihinols* entsteht.[4]) Da *Benihinol* mit *d-Myrtenol* identisch ist (K. SEBE[6])), wird *Benihinal d-Myrtenal* sein.

Isolierung: über das Bisulfitaddukt.

SEMMLER und ZAAR[3]) trennten *d-Myrtenal* und *Perillaaldehyd* aus dem falschen Campheröl durch Einwirkung von Natriumsulfit ab; aus dem entstehenden Gemisch beider Addukte läßt sich nur *d-Myrtenal* mit Alkalien regenerieren.

Konstitution: folgt aus der Darstellung durch Oxydation von *Myrtenol* mit Chromsäure (F. W. SEMMLER und K. BARTELT[7])); zur Aufklärung der Struktur des *Myrtenols* s. Band IIIb, S. 222.

Bei der Oxydation von *α-Pinen* mit Selendioxyd entsteht nicht wie erwartet *Verbenon*, sondern das in der gleichen Richtung wie das Ausgangsmaterial drehende *Myrtenal* (DUPONT, ZACHAREWICZ und DULOU[8])). Ebenso ist die früher als *Pinocarvon* beschriebene Verbindung[9]), die durch Autoxydation oder SeO_2-Oxydation von *β-Pinen* entsteht, hauptsächlich *Myrtenal* (vgl. S. 350) (H. SCHMIDT[10])).

R. N. MOORE, C. GOLUMBIC und G. S. FISHER[11]) erhielten bei der nicht katalysierten Autoxydation von *l-α-Pinen* bei 100° im Dunkeln etwa 1% *l-Myrtenal* (unter anderen Produkten). H. SCHMIDT[12]) autoxydierte *l-β-Pinen* in Gegenwart von Kobaltresinat zu u. a. *l-Myrtenal*.

4) K. KAFUKU und N. ICHIKAWA, Bull. chem. Soc. Japan **8**, 371 (1933); Ber. Schimmel **1935**, 13.

5) S. KATSURA, J. chem. Soc. Japan **63**, 1483 (1942); C. A. **41**, 3449 (1947).

6) J. chem. Soc. Japan **62**, 22 (1941); C. A. **37**, 4064 (1943).

7) Ber. dtsch. chem. Ges. **40**, 1366 (1907). – Vgl. H. RUPE, Liebigs Ann. Chem. **459**, 171, 188, 189 (1927). – DUPONT, ZACHAREWICZ und DULOU, C. R. hebd. Séances Acad. Sci. **198**, 1699 (1934). – DUPONT und ZACHAREWICZ, Bull. Soc. chim. France [5] **2**, 533 (1935). – H. SCHMIDT, Ber. Schimmel **1941**, 56.

8) DUPONT, ZACHAREWICZ und DULOU, C. R. hebd. Séances Acad. Sci. **198**, 1699 (1934). – DUPONT und ZACHAREWICZ, Bull. Soc. chim. France [5] **2**, 533 (1935). – J. ALLARD, C. VIGNALON und M. LACOMBE, Bull. Soc. chim. France **1958**, 196.

9) O. WALLACH, Terpene und Campher, 2. Aufl., S. 243.

10) Ber. Schimmel **1941**, 50. – DUPONT, ALLARD und DULOU, Bull. Soc. chim. France [4] **53**, 599 (1933). – STALLCUP und HAWKINS J. Amer. chem. Soc. **63**, 3339 (1941).

11) R. N. MOORE, C. GOLUMBIC und G. S. FISHER, J. Amer. chem. Soc. **78**, 117 (1956).

12) H. SCHMIDT, Ber. dtsch. chem. Ges. **62**, 1129 (1930); Ber. Schimmel **1941**, 70.

13) H. RUPE und A. HERITIER, Liebigs Ann. Chem. **459**, 171 (1927).

Eigenschaften: Öl. Durch Oxydation von *Myrtenol* erhaltenes *Myrtenal* hat einen frischen, an *Zimtaldehyd* erinnernden Geruch[13]).

	Schmelzpunkt	Siedepunkt (mm)	d	n_D	$[\alpha]_D$	Quelle	Lit.
	—	89–92° (11)	d^{20} 0,9859	1,5061	$[\alpha]_D$ + 13,6°	*Hernandia peltata*	[3])
d-		220–221°	d^{15} 0,991	n_D^{20} 1,5030	$[\alpha]_D$ + 13°	*Eucalyptus globulus*	[1])
		98–99° (14)	d_{20}^{20} 0,9870	$n_D^{21,5}$ 1,5026	+ 17°	*d-Myrtenol* + CrO_3	[14])
	– 5°	222–223° (760)	d^{20} 0,9881	n_D^{20} 1,503	α_D – 15°	Autoxydation v. *l-β-Pinen*	[12])
l-		115,5–117° (31)	d_{20}^{20} 0,9868	n_D^{20} 1,5034	– 16,7°	*l-Myrtenol* + CrO_3	[14])
			d_4^{20} 1,036	n_D^{20} 1,5010	– 23,2°	Autoxydation v. *l-β-Pinen*	[11])
dl-		220–221° (750)	d_{15}^{15} 0,991 bis 0,992	n_D^{20} 1,502 bis 1,503	—	aus den Antipoden	[15])

RAMAN-Spektrum: DUPONT, ZACHAREWICZ und DULOU[16]).

Hydrierung in Gegenwart eines Pd-Tierkohle-Katalysators führt zu *Myrtanal* (*Dihydro-myrtenal*) $C_{10}H_{16}O$ (Sdp.$_{2,5}$ 75 bis 76°, d^{15} 0,974, n_D^{20} 1,48102, l-Form $[\alpha]_D$ — 37°)[17]). *trans-Myrtanal* erhielten A. KERGOMARD und J. PHILIBERT[18]) durch Isomerisierung von *β-Pinenoxyd.*

Hydrierung von *Myrtenal* in Gegenwart von Platin ergibt dagegen *Dihydro-myrtenol* (*Myrtanol*) $C_{10}H_{18}O$[19]), ebenso in Gegenwart von Nickel-Kieselgur in Cyclohexan bei 55° und 65 at[20]) (Band III b, S. 143).

$KMnO_4$ oxydiert zu *Pinsäure* (d- und l- Schmp. 80 bis 81°, dl-Schmp. 102°)[16])[21]), Silberoxyd zu *Myrtensäure* (d- und l- Schmp. 53 bis 54°)[21]).

Myrtenal kann in Gegenwart von Bariumhydroxyd mit Aceton zu *Myrtenylidenaceton* kondensiert werden (Semicarbazon Schmp. 209 bis 209,5°)[21]).

14) ZACHAREWICZ, C. **1936**, I. 561.
15) H. SCHMIDT, Ber. Schimmel **1941**, 56.
16) C. R. hebd. Séances Acad. Sci. **198**, 1699 (1934); Bull. Soc. chim. France [5] **3**, 533 (1935).
17) H. SCHMIDT, Ber. Schimmel **1941**, 70. — DUPONT, ZACHAREWICZ und DULOU, C. R. hebd. Séances Acad. Sci. **198**, 1699 (1934); Bull. Soc. chim. France [5] **3**, 533 (1935).
18) Bull. Soc. chim. France **1959**, 1381.
19) DUPONT und ZACHAREWICZ, C. R. hebd. Séances Acad. Sci. **199**, 365 (1934).
20) V. N. IPATIEFF, G. J. CZAJKOWSKI und H. PINES, J. Amer. chem. Soc. **72**, 4098 (1951).
21) ZACHAREWICZ, C. **1926**, I. 561.

Zur Synthese von *apo-Pinen* durch katalytische Decarbonylierung von *Myrtenal* vgl. H. E. ESCHINAZI und H. PINES[22]).

Identifizierung:

Semicarbazon, Schmp. 220° (d- und l-), 206° (dl-),
Phenylsemicarbazon, Schmp. 180° (d-),
2,4-Dinitrophenylhydrazon, Schmp. 223° (l-),
Oxim, Schmp. 71 bis 72° (d-), 69 bis 70° (l-), 98° (dl).

Digeriert man das Oxim mit Essigsäureanhydrid, so entsteht das *Nitril* der *Myrtensäure*, das sich zu *Myrtensäure* (Schmp. 54°) verseifen läßt (H. SCHMIDT[17])).

Zur Polarographie vgl. K. SCHWABE, G. OHLOFF und H. BERG[23]).

[22]) J. org. Chem. **24**, 1369 (1959).
[23]) Z. Elektrochem., Ber. Bunsenges. physik. Chem. **57**, 293 (1953).

Safranal

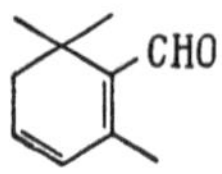

1,1,3-Trimethyl-2-formyl-cyclohexadien-2,4

$C_{10}H_{14}O$. Mol.-Gew. 150,21

Vorkommen: im Safranöl[1]).

Konstitution: R. KAYSER[2]) isolierte schon 1884 aus dem Safran (*Crocus sativus*) ein Glucosid *Pikrocrocin* $C_{16}H_{26}O_7$ (Schmp. 156°), das später WINTERSTEIN und TELECZKI[3]) näher untersuchten. Sie ermittelten die Zusammensetzung des Aglycons zu $C_{10}H_{14}O$ und die Gegenwart einer Carbonylgruppe.

Die Strukturen von *Pikrocrocin* und *Safranal*, das bei der sauren oder alkalischen Hydrolyse neben *d-Glucose* entsteht, klärten R. KUHN und A. WINTERSTEIN[4]) auf. *Safranal* ergab bei der partiellen Hydrierung *β-cyclo-Citral*, bei der Oxydation mit $KMnO_4$ *as-Dimethylbernsteinsäure*, woraus obige Struktur des *Safranals* abzuleiten ist.

[1]) K. JARETZKI, Arch. Pharmaz. **280**, 293 (1942). – R. KUHN und A. WINTERSTEIN, Ber. dtsch. chem. Ges. **67**, 346 (1934).
[2]) Ber. dtsch. chem. Ges. **17**, 2228 (1884).
[3]) Helv. chim. Acta **5**, 376 (1922); Z. physiol. Chem. **120**, 141 (1922).
[4]) R. KUHN und A. WINTERSTEIN, Ber. dtsch. chem. Ges. **67**, 344 (1934).

Diese bewiesen R. KUHN und G. WENDT[5]) durch Synthese des *Safranals* aus *β-cyclo-Citral*; die zweite Doppelbindung führten sie durch Oxydation des *β-cyclo-Citrals* mit SeO_2 ein.

Über eine neue Synthese des *Safranals* berichteten kürzlich E. BÄCHLI und P. KARRER[6]), die sie nach dem folgenden Schema durchführten:

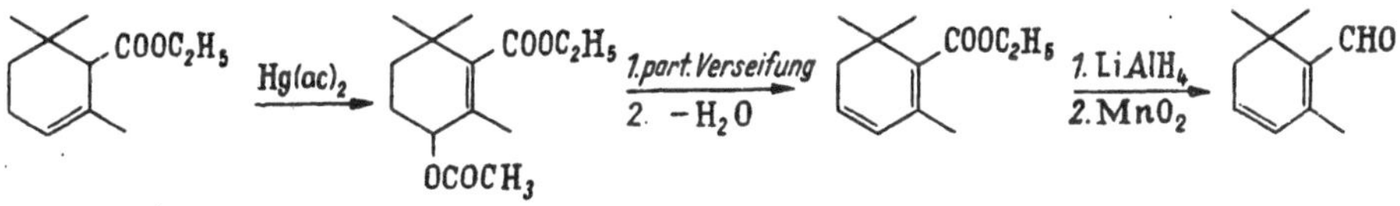

Eigenschaften: Öl mit dem charakteristischen Safrangeruch.
Sdp.$_{1}$ ca. 70°; d_4^{19} 0,9734; n_D^{19}1, 5281[4]).

Identifizierung:

Semicarbazon, Schmp. 175° (korrigiert)[4])
Thiosemicarbazon, Schmp. 199 bis 200°[5])
2,4-Dinitrophenylhydrazon, Schmp. 186°[5])
Oxim, Schmp. 65°[5])
Benzalverbindung, Schmp. 135 bis 136° (korr.)[4]).

[5]) R. KUHN und G. WENDT, Ber. dtsch. chem. Ges. **69**, 1549 (1936).
[6]) Helv. chim. Acta **38**, 1863 (1955).

b) *Sesquiterpenaldehyde*

α) Acyclische Sesquiterpenaldehyde

Farnesal

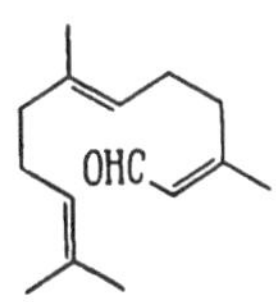

$C_{15}H_{24}O$. Mol.-Gew. 220,34
2,6,10-Trimethyl-dodecatrien-2,6,10-al-12

Vorkommen: in sehr geringer Menge im westindischen Lemongrasöl (von *Cymbopogon citratus*)[1]).

Konstitution: Da *Farnesal* der zu *Farnesol* gehörige Aldehyd ist – es kann zu *Farnesol* reduziert und aus diesem durch Oxydation wieder gewonnen

[1]) Y.-R. NAVES, Parfums de France **9**, 60 (1931).

werden – hängt die Aufklärung seiner Struktur eng mit der des *Farnesols* zusammen (s. Band III b, S. 234)[2]).

Farnesal ist ein Gemisch von Stereoisomeren (Y.-R. NAVES[3])); wie bei *Farnesol* können theoretisch vier *cis-trans*-Isomere auftreten (I–IV):

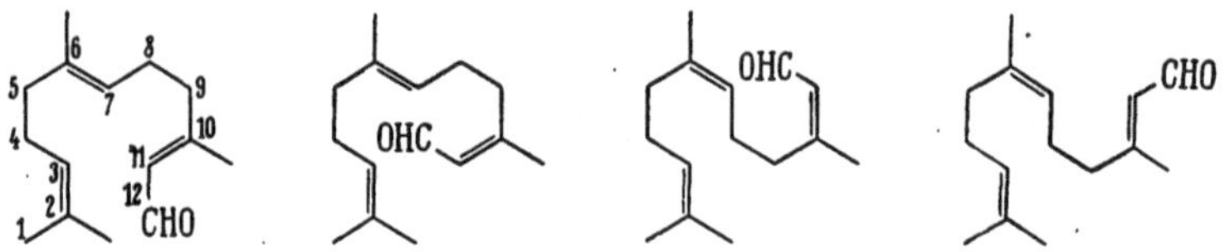

(I) *6-cis-10-cis-* Farnesal; (II) *6-cis-10-trans-* Farnesal; (III) *6-trans-10-trans-* Farnesal; (IV) *6-trans-10-cis-* Farnesal

Nach IR- und RAMAN-Spektrum und den Ergebnissen einer verbesserten Ozonolysemethode liegt *Farnesal* – wie alle anderen acyclischen Polyprenverbindungen – als Isopropyliden-(β-) Form vor (Y.-R. NAVES[4])).

Farnesal ist auf verschiedenen Wegen halb- und vollsynthetisch dargestellt worden.

M. KERSCHBAUM[2]) erhielt *Farnesal* durch Chromsäureoxydation von *Farnesol*. Analog dem Übergang *Linalool* → *Citral* (S. 90) läßt sich auch *Nerolidol* durch Oxydation mit Chromschwefelsäure in *Farnesal* überführen (F. W. SEMMLER[5]), L. RUZICKA[6]), Y.-R. NAVES[7])); M. STOLL und A. COMMARMONT[8]) erhöhten die bisher mäßige Ausbeute auf etwa 40% (durch sukzessiven Zusatz von $Na_2Cr_2O_7$ und Schwefelsäure zu in Essigsäure-Benzol gelöstem *Nerolidol*, wobei das gebildete *Farnesal* durch das Benzol extrahiert wird).

P. KARRER und A. EPPRECHT[9]) gewannen *Farnesal* aus *Farnesylbromid* oder *Farnesyl-p-toluolsulfonat* über das Pyridiniumbromid bzw. -p-toluolsulfonat durch deren Umsetzung mit p-Nitrosodimethylanilin in wäßrig-alkoholischer Natronlauge und Hydrolyse des entstandenen Nitrons durch Salzsäure.

[2]) M. KERSCHBAUM, Ber. dtsch. chem. Ges. **46**, 1733 (1913). – Vgl. A. VERLEY, Bull. Soc. chim. France [4] **25**, 607 (1924).

[3]) Helv. chim. Acta **32**, 1800 (1949).

[4]) Y.-R. NAVES, Bull. Soc. chim. France [5] **18**, 505 (1951).

[5]) Ber. dtsch. chem. Ges. **50**, 1824 (1917).

[6]) Helv. chim. Acta **6**, 491 (1923).

[7]) Helv. chim. Acta **32**, 1798 (1949).

[8]) M. STOLL und A. COMMARMONT, Helv. chim. Acta **32**, 1356, 2440 (1949). – STOLL, Ind. Parfumerie **4**, 336 (1949).

[9]) Helv. chim. Acta **34**, 1042 (1941).

Da *Nerolidol* und *Farnesol* totalsynthetisch zu erhalten sind (auf dem Weg *Methylbutinol* → *Methylheptenon* → *Dehydrolinalool* → *Linalool* → *Geranylaceton* → *Dehydronerolidol* → *Nerolidol* → *Farnesol*), lassen sich diese Farnesaldarstellungen auf die einfachsten Grundbausteine zurückführen.

Eine anders geleitete Totalsynthese des *Farnesals* beschrieben I. K. SSARYTSCHEWA, N. G. MOROSOWA, W. A. ABRAMOWITSCH, SS. A. BREITBURT, L. F. SSERGIJENKO und N. A. PREOBRASHENSKI[10]).

Sie führten *γ-Acetyl-propylalkohol* über *2-Methylpentandiol-2,5* in *2,5-Dibrom-2-methylpentan* über, aus dem sie mit Pyridin unter Bildung von *5-Brom-2-methylpenten* HBr abspalteten. Aus diesem Bromid erhielten sie durch Kondensation mit *Methylvinylketon* oder *β-Hydroxyäthyl-methylketon* *Linalool*, daraus mit $SOCl_2$ oder HCl *Geranylchlorid*. Dessen Umsetzung mit *Natriumacetessigester* ergab *α,β-Dihydropseudojonon* (*Geranylaceton*), das mit *Chloressigsäure-äthylester* nach REFORMATZKI zu *Farnesylsäureäthylester* reagierte. Dieser ließ sich mit $LiAlH_4$ zu *Farnesol* reduzieren, das bei 4 stündigem Schütteln mit MnO_2 in 62,1proz. Ausbeute *Farnesal* ergab.

Die kürzlich zur Gewinnung von *Citral* aus *Dehydro-linalool* von G. SAUCY, R. MARBET, H. LINDLAR und O. ISLER[11]) ausgearbeitete Synthese läßt sich auch auf *Dehydro-nerolidol* übertragen (s. S. 93).

Zur biochemischen Analogie zwischen *Farnesal* und *Dendrolasin* vgl. QUILICO und Mitarbeiter[12]).

Eigenschaften: Die physikalischen Daten der beschriebenen *Farnesale* unterscheiden sich etwas voneinander; wahrscheinlich beruht dies auf wechselnder Isomerenzusammensetzung.

Sdp. (mm)	d	n_D	Quelle	Lit.
135–140° (2,5–3,0)	d^{17} 0,896	n_D^{17} 1,4988	westind. Lemongrasöl	[1])
172–174° (14)	d^{18} 0,893	n_D 1,49951	Oxyd. von *Farnesol*	[2])
136–138° (3,6)	d_4^{20} 0,9088	n_D^{20} 1,4972	Oxyd. von *Farnesol*	[13])
135–137° (1,7)	d_4^{20} 0,8940	n_D^{20} 1,4980	Oxyd. von *Nerolidol* (aus Cabreuvaöl)	[14])
121–122° (0,2)	$d_4^{18,5}$ 0,8952	n_D^{18} 1,4970	dto.	[8])
105–106° (3)	d_4^{20} 0,8999	n_D^{20} 1,4871	vollsynthetisch	[10])

[10]) N. A. PREOBRASHENSKI und Mitarbeiter, J. allg. Chem. [russ.] **25**, 2001 (1955); nach C. **1956**, 7877.

[11]) O. ISLER und Mitarbeiter, Chimia [Zürich] **13**, 326 (1958); Angew. Chemie **71**, 81 (1959); Helv. chim. Acta **43**, 1945 (1959).

[12]) Tetrahedron **1**, 177, 186 (1957).

[13]) Y.-R. NAVES, Helv. chim. Acta **32**, 1798 (1949).

[14]) Y.-R. NAVES, Helv. chim. Acta **39**, 1090 (1946); **32**, 1798 (1949).

UV-Spektrum: Y.-R. NAVES und P. ARDIZIO[15]).

IR-Spektrum: Y.-R. NAVES[4]).

RAMAN-Spektrum: Y.-R. NAVES[4]).

Reduktion von *Farnesal* mit Natriumamalgam und Alkohol in schwach essigsaurer Lösung bei 0° ergibt *Farnesol*[16]).

Beim Kochen mit 10proz. Pottaschelösung entstehen *Geranylaceton* und *Acetaldehyd* (A. VERLEY[17])).

Oxydation von *Farnesal* mit $AgNO_3$ in wäßrig-alkoholischer Alkalilauge führt zu *Farnesylsäure*[18]).

Bei der Oxydation von *Farnesol* mit Aceton und Aluminiumisopropylat nach OPPENAUER erhielten F. ZOBRIST und H. SCHINZ[19]) *Farnesylidenaceton* (V) (Sdp.$_{0,02}$ 114 bis 116°, d_4^{16} 0,9046, n_D^{16} 1,5309; 2,4-Dinitrophenylhydrazon Schmp. 107 bis 108°), das sie mit 84proz. Phosphorsäure zu *bicyclo-Farnesylidenaceton* cyclisierten. (V) gewann Y.-R. NAVES[20]) auch beim Kochen von *Farnesal* mit Aceton in Bariumhydroxydlösung (60 bis 62% Ausbeute; Sdp.$_2$ 170 bis 172°; d_4^{20} 0,9003; n_D^{20} 1,52912; 4-Phenylsemicarbazon Schmp. 99 bis 99,5°); das Cyclisierungsgemisch besteht aus α- und *β-bicyclo-Farnesylidenaceton*.

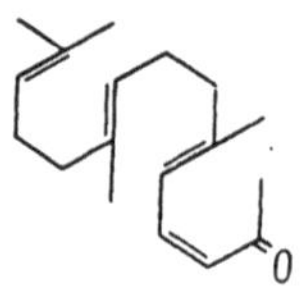

(V)

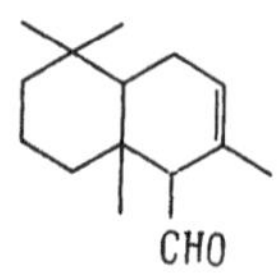

(VI)

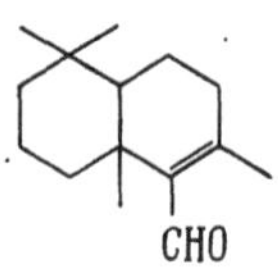

(VII)

Beim Behandeln des *Farnesal-anils* mit etwa 90proz. Schwefelsäure in der Kälte erhält man *β-bicyclo-Farnesal* (VII) (Schmp. 48 bis 51°, Sdp.$_{0,15}$ 98 bis 110°, $d_4^{16,8}$ 1,006, n_D^{18} 1,5233; Semicarbazon Schmp. 220 bis 221°, 2,4-Dinitrophenylhydrazon Schmp. 156 bis 157°) mit schwach cedernholzartigem Geruch. Cyclisierung des *Farnesal-semicarbazons* mit Schmp. 127° mit H_3PO_4 (d 1,7) ergibt *α-bicyclo-Farnesal* (VI) (Sdp.$_{0,1}$ 84 bis 90°, $d_{21,4}$ 0,9651, n_D^{20} 1,4975; Semicarbazon Schmp. 179 bis 180°), das einen campher-

[15]) Helv. chim. Acta **31**, 1240 (1948).

[16]) Naef & Co., DRP. 469555; Frdl. **16**, 558.

[17]) Bull. Soc. chim. France [4] **25**, 607 (1924). — Vgl. Y.-R. NAVES, Helv. chim. Acta **32**, 1798 (1949).

[18]) Y.-R. NAVES, Helv. chim. Acta **32**, 1801 (1949). — CALIEZI und H. SCHINZ, Helv. chim. Acta **32**, 2558 (1949).

[19]) F. ZOBRIST und H. SCHINZ, Helv. chim. Acta **32**, 1192 (1949).

[20]) Helv. chim. Acta **32**, 1802 (1949).

artigen Geruch besitzt. In beiden Fällen entsteht außerdem je eine Verbindung, die wahrscheinlich ein Stereoisomeres des entsprechenden *bicyclo-Farnesals* ist (M. STOLL und A. COMMARMONT[21]).

Durch Kondensation von *Farnesal* mit *Bromessigester* nach REFORMATSKI entsteht *β-Hydroxy-farnesylessigsäure-äthylester*, der sich mit kochender Ameisensäure zu einem Gemisch ungesättigter Ester und Hydroxyester cyclisieren läßt (C. COLLIN-ASSELINEAU[22]).

Identifizierung:

Semicarbazon:

Schmp. 133 bis 135° (*Farnesal* aus westind. Lemongrasöl)[1][14]), 133 bis 135°[2]), 127,5 bis 128,5° (*Farnesal* aus *Farnesol*),

132 bis 133°[8]), 138 bis 139°[14]) (*Farnesal* aus *Nerolidol* [aus Cabreuvaöl]),

136 bis 137° (vollsynthetisches *Farnesal*)[10]).

2,4-Dinitrophenylhydrazon:

Schmp. 84 bis 90° (*Farnesal* aus *Farnesol*)[13]),

105 bis 106° (*Farnesal* aus *Nerolidol* [aus Cabreuvaöl])[14]).

Farnesal läßt sich auch durch Kondensation mit Aceton zu *Farnesylidenaceton* und Darstellung dessen Derivate charakterisieren (S. 124).

Verwendung: Auf die große Bedeutung des *Farnesals*, des *Tetrahydro-* und *nor-Hexahydro-farnesals* für die Parfümerie wies R. W. MONCRIEFF[23]) hin, da sie einen äußerst angenehmen Geruch besitzen. *nor-Hexahydrofarnesal* (aus *Hexahydrofarnesal*) hat einen sehr angenehmen Blütenduft.

[21]) Helv. chim. Acta **32**, 1837 (1949).
[22]) C. R. hebd. Séances Acad. Sci. **235**, 634 (1952).
[23]) Soap, Perfum. Cosmet **22**, 1106 (1949).

β) Tricyclische Sesquiterpenaldehyde

Santalal

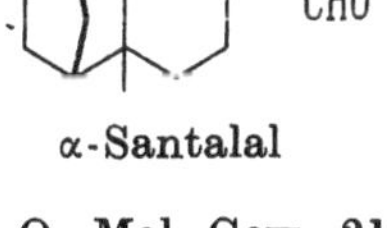

α-Santalal

$C_{15}H_{22}O$. Mol.-Gew. 218,33

Santal-aldehyd

Vorkommen: wahrscheinlich im ostindischen Sandelholzöl[1]; im Blätteröl von *Pittosporum cornifolium*[2].

Die **Konstitution** des *α-Santalals* ergibt sich aus seiner Bildung durch Oxydation von *α-Santalol* (Bd. III b) mit Chromsäure (SEMMLER und BODE[3]).

Eine Partialsynthese von *α-Santalal* wurde von P. C. GUHA und S. C. BHATTACHARYYA[4] beschrieben.

Eigenschaften des *α-Santalals*: $Sdp._{10}$ 152 bis 155°, d^{20} 0,995, n_D 1,5107, α_D + 13°[3].

Reduktion nach MEERWEIN-PONNDORF ergibt *α-Santalol.*

Identifizierung: *α-Santalal* bildet folgende Derivate:

Semicarbazon: Schmp. 230°[3]

Oxim Schmp. 104 bis 105°. Beim Digerieren mit Essigsäureanhydrid und Natriumacetat bildet sich aus diesem das *Nitril* der *α-Santalsäure*, aus dem letztere durch Verseifen gewonnen werden kann ($Sdp._9$ 192 bis 195°)[3].

[1] P. CHAPOTEAUT, Bull. Soc. chim. France [2] **37**, 303 (1882). – M. GUERBET, ebenda [3] **23**, 540 (1900); C. R. hebd. Séances Acad. Sci. **130**, 417, 1324 (1900). – Vgl. A. C. CHAPMAN und H. E. BURGESS, Proc. chem. Soc. No. 168, 140 (1896). – CHAPMAN, J. chem. Soc. (London) **79**, 134 (1901). – SEMMLER und BODE, Ber. dtsch. chem. Ges. **40**, 1124 (1907).

[2] R. SALGUES, Materiae vegetabiles **1**, 353 (1952/54).

[3] SEMMLER und BODE, Ber. dtsch. chem. Ges. **40**, 1124 (1907).

[4] J. Indian chem. Soc. **21**, 280 (1944).

c) *Den Polyprenaldehyden verwandte Aldehyde*

Δ^3-Tetrahydro-p-toluylaldehyd

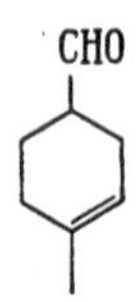

$C_8H_{12}O$. Mol.-Gew. 124,18

1-Methyl-4-formyl-cyclohexen-1. 4-Methyl-Δ^3-tetrahydrobenzaldehyd

Vorkommen: Nach Y.-R. NAVES[1] ist eine kleine Menge dieses Aldehyds im Cabreuvaöl (aus dem Holz von *Myrocarpus frondosus* und *M. fastigiatus*) enthalten.

[1] Y.-R. NAVES, Helv. chim. Acta **30**, 275, 278 (1947); **31**, 44 (1948).

Die **Konstitution** ergibt sich aus seiner Darstellung durch Diensynthese aus *Acrolein* und *Isopren* (im Einschlußrohr bei 100°) (O. DIELS und K. ALDER[2]). Zur Struktur vgl. auch LEHMANN und PAASCHE[3]) und ein IG-Farben Patent[4]).

Eigenschaften: Öl mit intensiv blätterartigem Geruch. Sdp.$_{10}$ 63 bis 64°[2]). Oxydation mit Ag_2O führt zu *Δ^3-Tetrahydro-p-tolylsäure* (Schmp. 99°)[1]).

Identifizierung: durch das *Semicarbazon*, Schmp. 146°[2]).

[2]) O. DIELS und K. ALDER, Liebigs Ann. Chem. **470**, 87 (1929).
[3]) Ber. dtsch. chem. Ges. **68**, 1068 (1935).
[4]) DRP. 545398; C. **1932**, II. 1381; Frdl. **17**, 586.

nor-tricyclo-Ekasantalal

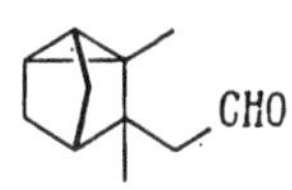

$C_{11}H_{16}O$. Mol.-Gew. **164,24**

Vorkommen: im ostindischen Sandelholzöl[1]).

Isolierung: über das Bisulfitaddukt[1]).

Konstitution: Der im Sandelholzöl gefundene Aldehyd erwies sich als identisch mit dem von F. W. SEMMLER[2]) durch Ozonolyse des *tricyclo-Ekasantalal-enolacetats* und von F. W. SEMMLER und B. ZAAR[3]) durch Oxydation von *nor-tricyclo-Ekasantalol* mit Chromsäure erhaltenen *nor-tricyclo-Ekasantalal.*

Die Struktur wurde durch Oxydation zu *nor-tricyclo-Ekasantalsäure* bestätigt.

Eigenschaften: Sdp.$_6$ 86 bis 87°, d^{20} 0,9938, n_D^{20} 1,4839, α_D −38,48°[1]).

Identifizierung: durch das *Semicarbazon*, Schmp. 223 bis 224°.

[1]) Schimmel & Co., Ber. Schimmel Oktober **1910**, 103, 124. – Vgl. CHAPOTEAUT, Bull. Soc. chim. France [2] **37**, 303 (1882). – GUERBET, C. R. hebd. Séances Acad. Sci. **130**, 417 (1900).
[2]) Ber. dtsch. chem. Ges. **42**, 588 (1909).
[3]) Ber. dtsch. chem. Ges. **43**, 1891 (1910).

3. Aromatische Aldehyde

Benzaldehyd

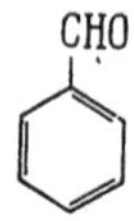

C_7H_6O. Mol.-Gew. 106,12

Benzaldehyd ist einer der ersten Bestandteile ätherischer Öle, die man isoliert und identifiziert hat. Nach ROBIQUET und BOUTRON[1]) erschien die erste Mitteilung über das Öl der bitteren Mandeln 1802 von SCHRADER und VAUQUELIN. 1803 folgten Arbeiten von MARTRÈS DE MONTABAUN, die erst 1819 durch MARTRÉS jun.[2]) bekannt wurden; sie nahmen an, daß Bittermandelöl hauptsächlich aus *Blausäure* besteht. ROBIQUET[3]) stellte dagegen fest, daß nur geringe Mengen HCN enthalten sind, und daß der Hauptbestandteil ein Aldehyd mit Benzolrest ist, da bei der Oxydation Benzoesäure entsteht.

J. LIEBIG und F. WÖHLER[4]) untersuchten die enzymatische Spaltung des Bittermandelöls; sie beobachteten, daß *Benzaldehyd* durch Spaltung des in den bitteren Mandeln enthaltenen Glykosids *Amygdalin* durch *Emulsin* entsteht. Auch in vielen anderen Pflanzen finden sich Glykoside, die *Benzaldehyd* abspalten, vor allem in Rosaceen das *Amygdalin*. Bei der enzymatischen Spaltung zerfällt es in 2 Mol *Glucose* und rechtsdrehendes *Benzaldehydcyanhydrin*, das teilweise weiter in *Benzaldehyd* und HCN gespalten wird (FEIST[5])). Die Hydrolyse des *Amygdalins* erfolgt auch mit verdünnten Säuren.

Vorkommen: *Benzaldehyd* ist in folgenden ätherischen Ölen nachgewiesen worden:

amerikan. wasserdampfdest. Holzterpentinöl (Spuren)[6]); Java-Citronellöl[7]); Holzöl von *Xanthorrhoea reflexa* (3,2%)[8]); Hyacinthenöl[9]), Öl der

[1]) Liebigs Ann. Chem. **35**, 175 (1838).

[2]) J. Pharmac. **5**, 289 (1819).

[3]) Ann. chim. **15**, 50 (1820); J. Pharmac. **8**, 295 (1822).

[4]) Liebigs Ann. Chem. **22**, 1 (1837).

[5]) Arch. Pharmaz. **246**, 208, 509; **247**, 542.

[6]) S. PALKIN und Mitarbeiter, U. S. Dept. Agr., Tech. Bull. No. 596, 9 (1937). — Perfum. Record **38**, 174 (1947).

[7]) H. BOHNSACK, Ber. dtsch. chem. Ges. **76**, 564 (1943).

[8]) H. H. FINLAYSON, J. chem. Soc. (London) **1926**, 2763.

[9]) L. HOEJENBOS und A. COPPENS, Rec. Trav. chim. Pays-Bas **50**, 708, 1046 (1931); Ind. Parfumerie **11**, 185 (1956).

weißen Narzisse (*Narcissus poeticus*)[10]; Irisöl[11]; Champacaöl (6%)[12], Ylang-Ylangöl[13]; Ceylon-Zimtöl[14], Seychellen-Zimtöl[15], Ceylon-Zimtblätteröl[16], Madagaskar-Zimtblätteröl[17], Cassiaöl[18], brasilian. Sassafrasöl (0,03%)[19]; Rosenöl[20], Himbeeröl[21], Bittermandelöl (Hauptbestandteil)[22], Kirschlorbeeröl (Hauptbestandteil)[23], Wildkirschenöl (Hauptbestandteil)[24], Öl der Blüten, Zweige und Kerne des Pfirsichbaumes[25]; Cassieblütenöl von *Acacia farnesiana*[26] und *A. cavenia*[27], Blätteröl von *Indigofera galegoides*[28]; alger. Rautenöl[29], Orangenblütenextraktöl (Spuren)[30], Orangenblütenwasseröl[31], bitteres Orangenblüten-, -blätter- und -schalenöl[32]; Öl aus grünem und schwarzem Tee[33]; Labdanumöl[34]; Blätter-

[10]) G. IGOLEN, C. R. hebd. Séances Acad. Sci. **214**, 234 (1942). – L. PEYRON, France Parfums **2**, 41 (1959).

[11]) Schimmel & Co., Ber. Schimmel April **1907**, 53.

[12]) B. T. BROOKS, Philippine J. Sci. **6**, A. 333 (1911); J. Amer. chem. Soc. **33**, 1763 (1911).

[13]) L. S. GLICHITCH und Y.-R. NAVES, Parfums de France **10**, 7. 36 (1932).

[14]) Schimmel & Co., Ber. Schimmel April **1902**, 65. – H. WALBAUM und O. HÜTHIG, J. prakt. Chem. [2] **66**, 47 (1902).

[15]) Schimmel & Co., Ber. Schimmel April **1913**, 106.

[16]) J. WEBER, Arch. Pharmaz. **230**, 232 (1892).

[17]) L. S. GLICHITCH, Parfums de France **14**, 66 (1924).

[18]) F. D. DODGE und A. E. SHERNDAL, Ind. Engng. Chem. **7**, 1055 (1915); **10**, 1005 (1918).

[19]) M. J. HICKEY, J. org. Chemistry **13**, 443 (1948). – W. RAUL und A. JACHAN, Perfum. Record **42**, 416 (1951).

[20]) G. IGOLEN, Rev. Marques, Parfums France **17**, 175 (1939).

[21]) H. BOHNSACK, Ber. dtsch. chem. Ges. **75**, 72 (1942). – A. COPPENS und L. HOEJENBOS, Rec. Trav. chim. Pays-Bas **58**, 675 (1939). – MCGLUMPHY, J. Assoc. Offic. Agr. Chemists **22**, 378 (1939).

[22]) Vgl. Einleitung. – FILETI, Gazz. chim. ital. **8**, 446 (1878).

[23]) FILETI, Ber. dtsch. chem. Ges. **12**, 296 (1879). – Pharmac. Acta Helvet. **19**, 100 (1944).

[24]) Schimmel & Co., Ber. Schimmel April **1890**, 48.

[25]) J. Amer. chem. Soc. **25**, 242 (1903).

[26]) Schimmel & Co., Ber. Schimmel Oktober **1899**; 58; April **1901**, 16.

[27]) Schimmel & Co., Ber. Schimmel April **1903**, 16. – H. WALBAUM, J. prakt. Chem. [2] **68**, 235 (1903).

[28]) P. VAN ROMBURGH, Verslags Lands Plantentuin te Buitenzorg **1894**, 44; Ber. Schimmel April **1896**, 75.

[29]) A. ST. PFAU, Helv. chim. Acta **15**, 1267 (1932); **22**, 382 (1939).

[30]) Schimmel & Co., Ber. Schimmel Oktober **1903**, 52.

[31]) Y.-R. NAVES, Parfums de France **12**, 61 (1934).

[32]) G. IGOLEN, Rev. Marques, Parfums France **17**, 55, 79 (1939). – L. PEYRON, France Parfums **2**, No. 12, 41 (1959).

[33]) Vgl. Band VI. S. 12.

[34]) S. SABETAY und L. TRABAUD, Ind. Parfumerie **5**, 548 (1950).

öl von *Eucalyptus viminalis* var. A (?)[35], Cajeputöl[36], Blätteröle von *Melaleuca leucadendron* var. *lancifolia* (*M. Maideni*)[37] und *M. Smithii*[37], im Öl der Blätter und Zweige von *Melaleuca viridiflora* Typus (Spuren)[38], Niaouliöl (dto., aus Neukaledonien, ?)[39], Blätteröl von *Melaleuca viridiflora* var. A (aus Neusüdwales, wenig)[40]; span. Anisöl[41]; Jasminblütenöl[42]; Öl von *Orthodon methylisoeugenoliferum* (1%)[43], *Pectis papposa* (1%)[44], Patchouliöl (Spuren)[45], italien. Pfefferminzöl (evtl. aus Verfälschung mit *Benzylalkohol* stammend)[46], im Muskateller Salbeiöl[110]; Tabakblätteröl[47]; Blütenöl von *Chrysanthemum sinense* (0,34%)[48], Ginsteröl[48a], *Narcissus jonquilla*[48a].

Benzaldehyd oder seine Muttersubstanz, das *Amygdalin*, sind ferner in Teilen der folgenden Pflanzen enthalten[49]:

Sambucus nigra, *Chrysophyllum*-Arten, *Gymnema latifolium*, *Pygeum parviflorum*, *P. latifolium*, *Homalium tomentosum*, *Memecyclon*-Arten,

35) R. T. Baker und H. G. Smith, A Research on the Eucalypts of Australia and their essential Oils, Sydney **1920**, 88.
36) R. M. Duyster, Pharm. Tijdschrift voor Ned. Indie **2**, 327 (1925); nach Ber. Schimmel **1926**, 10.
37) R. T. Baker und H. G. Smith, J. Proc. Roy. Soc. N. S. Wales **1913**, 193.
38) T. G. H. Jones und W. L. Haenke, J. Proc. Roy. Soc. N. S. Wales **48**, 41 (1937); **49**, 95 (1938). – R. O. Hellyer und H. H. G. McKern, ebenda **89**, 188 (1956).
39) G. Bertrand, Bull. Soc. chim. France [3] **9**, 432 (1893); C. R. hebd. Séances Acad. Sci. **116**, 1070 (1893).
40) A. R. Penfold, F. R. Morrison und H. H. G. McKern, Perfum. Record **39**, 141 (1948); Riv. ital. Essenze, Profumi, Piante officin., Olii veget., Saponi **31**. 9 (1949). – R. O. Hellyer und McKern, J. Proc. Roy. Soc. N. S. Wales **89**, 188 (1956). – McKern und J. L. Willis, Perfum. Record **48**, **16** (1957).
41) Dortan und Monod, Chim. et Ind. Sept. **1946**, 84 C; Ber. Schimmel **1950**, 11.
42) Y. R. Naves und A. V. Grampoloff, Helv. chim. Acta **25**, 1500 (1942). – L. Peyron, France Parfums **2**, 41 (1959).
43) Y. Fujita, J. chem. Soc. Japan **65**, 79 (1944); C. A. **41**, 3585 (1947).
44) C. E. Bradley und A. J. Haagen-Smit, Econ. Botany **3**, 407 (1949); nach frdl. zuges. Sonderdruck; C. A. **44**, 2180 (1950).
45) Schimmel & Co., Ber. Schimmel April **1904**, 71; April **1905**, 62. – H. M. Dummond, Perfum. Record **51**, 484 (1960).
46) H. Schmidt, Chem. Ber. **80**, 538 (1947).
47) I. Onishi und M. Nagasawa, Bull. agric. chem. Soc. **19**, 143 (1955); **21**, 38, 43, 95 (1957). – Onishi und K. Yamamoto, ebenda **20**, 70 (1956); **21**, 90, 181 (1957). – Onishi, Koryo **55**, 9 (1960); C. A. **55**, 12778 (1961).
48) M. Kotake und H. Nonaka, Liebigs Ann. Chem. **607**, 153 (1957).
48a) L. Peyron, France Parfums **2**, 41 (1959).
49) Nach Gildemeister-Hoffmann, Die Ätherischen Öle, 3. Aufl., Band I, 525.

Schleicheria trijuga, Anacyclus officinarum, A. pedunculatus, Pyrus foliosa, Davallia brasiliensis, Hydrangea Lindleyana, H. Thunbergii, Kageneckia angustifolia, K. oblonga, Lucuma deliciosa, L. mammosa, L. multiflora, Peraphyllum ramosissimum u. a.

Die Blüten von *Prunus sphaerocarpa* und die Champignonarten *Psalliota campestris* und *P. arvensis* riechen nach *Benzaldehyd*. Fast immer ist neben *Benzaldehyd* auch *Blausäure* vorhanden (s. Band III d).

Isolierung: *Benzaldehyd* bildet mit konzentrierter wäßriger Natriumbisulfitlösung leicht ein Addukt, aus dem sich der Aldehyd einfach regenerieren läßt.

Konstitution: J. v. LIEBIG und F. WÖHLER[50]) gaben die Elementarzusammensetzung des *Benzaldehyds* an und erkannten die Zusammenhänge der von ihnen „Benzoylwasserstoff" genannten Verbindung mit *Benzoesäure* und *Benzylalkohol*.

Wegen der großen Bedeutung des *Benzaldehyds* und seiner Derivate für die Riechstoff- und pharmazeutische Industrie sind seine Synthesen ausgiebig bearbeitet worden. Als Ausgangsprodukt für die technische Darstellung hat lediglich *Toluol* Bedeutung. Dieses läßt sich entweder durch Chlorierung (über *Benzylchlorid* oder *Benzalchlorid*) oder durch direkte Oxydation (mit Oxydationsmitteln in flüssigem Medium oder katalytisch mit Luft in der Gasphase) in *Benzaldehyd* überführen.

a) über Benzylchlorid. Diesen Weg beschritten die ältesten Verfahren, er ist heute wenig gebräuchlich.[51])[52]) Man chloriert *Toluol* bis zu *Benzylchlorid* und verseift dieses entweder zu *Benzylalkohol*, der anschließend oxydiert bzw. dehydriert wird, oder man oxydiert *Benzylchlorid* direkt zu *Benzaldehyd*.

So soll Erhitzen von *Benzylchlorid* mit Lösungen von $Cu(NO_3)_2$, $Ca(NO_3)_2$ oder $Pb(NO_3)_2$ gute Ausbeuten an *Benzaldehyd* ergeben, wobei intermediär wahrscheinlich *Benzylalkohol* gebildet wird; der entstehende *Benzaldehyd* wird laufend durch Wasserdampfdestillation entfernt.[53]) Beim Erhitzen von *Benzylchlorid* mit einer Lösung von $Na_2Cr_2O_7$ und Soda und laufender Abdestillation des gebildeten *Benzaldehyds* mittels Wasserdampf sollen Ausbeuten von 88 bis 94% erhalten werden.[54])

Die von K. W. ROSENMUND und F. ZETZSCHE[55]) angegebene Methode zur katalytischen Dehydrierung von Alkoholen zu Aldehyden verbesserten ZETZSCHE und

[50]) Liebigs Ann. Chem. **22**, 1 (1837).
[51]) G. BLANC, DRP. 347583 (1924).
[52]) B. LORGES, Rev. chim. ind. **34**, 52 (1925).
[53]) LAUTH und GRIMAUX, Liebigs Ann. Chem. **143**, 80 (1867).
[54]) BLANC, DRP 347583 (1924).
[55]) Vgl. Ber. Schimmel **1922**, 153.

P. ZALA[56]), indem sie den freien Sauerstoff durch gebundenen ersetzten. So wurden z. B. 5 g *Benzylalkohol* mit 15 ccm Nitrobenzol, 6 g Chinolin und 4,8 g Dinitrobenzol und überschüssigem CuO-Pulver gemischt und 30 Min. auf 190 bis 200° erhitzt; Ausbeute 93,4 %.

Am rationellsten ist die Dampfphasendehydrierung des *Benzylalkohols* an geeigneten Kontakten.

Man kann z. B. den Alkohol über besondere Kupferkatalysatoren bei 300° laufen lassen[57]); die Katalysatoren sind sehr ausgiebig untersucht worden, da von diesen der Verlauf der Dehydrierung abhängt. Daneben ist konstante Einhaltung der Temperatur notwendig, da sonst unerwünschte Nebenprodukte entstehen. Die Oxydation von *Benzylalkohol* in flüssiger Phase hat keine technische Bedeutung.

In sehr glatter und mit ausgezeichneten Ausbeuten verlaufender Reaktion erhält man *Benzaldehyd* aus *Benzylchlorid* nach SOMMELET[58]) durch Umsetzung mit *Hexamethylentetramin*. Urotropin kann durch ein Gemisch aus Formaldehyd und Ammoniak ersetzt werden.

b) über Benzalchlorid. Dieser Weg hat die größte technische Bedeutung. Er wurde zuerst von A. CAHOURS[59]) benutzt, der *Benzalchlorid* mit Wasser im Einschlußrohr auf 125 bis 130° erhitzte. Später stellte man fest, daß sich diese Hydrolyse unter wesentlich milderen Bedingungen durchführen läßt. Vor allem wird Erhitzen mit Kalkmilch mit oder ohne Druck[60]) industriell am häufigsten angewendet.

Bei der Verseifung von technischem *Benzalchlorid*, das immer *Benzoetrichlorid* enthält, fallen beträchtliche Mengen *Benzoesäure* an, die aus dem alkalischen Rückstand der Wasserdampfdestillation gewonnen werden.[61])

Nach dem IG-Verfahren[62]) wird ein Gemisch von 65 % *Benzalchlorid* und 35 % *Benzotrichlorid* in zwei Stufen verseift. In einem sauer ausgemauerten eisernen Reaktionsbehälter von 10 m^3 Inhalt werden 1000 kg 70proz. Schwefelsäure und 10 kg Eisenpulver vorgelegt. 6300 kg des Chloridgemischs laufen aus Meßbehältern

[56]) Helv. chim. Acta **9**, 288 (1926).

[57]) SABATIER und SENDERENS, C. R. hebd. Séances Acad. Sci. **136**, 984 (1903). – Vgl. MOUREU und MIGNONAC, C. R. hebd. Séances Acad. Sci. **170**, 260 (1920); **171**, 652 (1920). Bull. Soc. chim. France [4] **29**, 98 (1921). – HARA, Mem. Coll. Sci. Kyoto [A] **9**, 405 (1926); C. **1926**, II. 2658. – SCHORIGIN, KISBER und SMOLJANIKOWA, J. angew. Chem. [russ.] **2**, 150 (1929); C. **1929**, II. 730. – BASF, DRP. 419861; Frdl. **15**, 389.

[58]) C. R. hebd. Séances Acad. Sci. **157**, 852 (1913).

[59]) Liebigs Ann. Chem., Suppl. **2**, 257, 306 (1862); C. R. hebd. Séances Acad. Sci. **56**, 224 (1863). – H. LIMPRICHT, Liebigs Ann. Chem. **139**, 319 (1866).

[60]) CARO, Ber. dtsch. chem. Ges. **25**, 1003 (1892) (Ref.)

[61]) R. FREUND, Chem. Ztg. **51**, 803 (1927).

[62]) Beschrieben im BIOS-Final Report No. 1786.

in 15 Stunden bei 65° zu. Der gebildete Chlorwasserstoff wird in einer Absorptionsanlage auf 30proz. Salzsäure verarbeitet. Das Reaktionsgemisch, das noch unverseiftes Produkt enthält, wird durch Zugabe von 1200 l Wasser von der Schwefelsäure getrennt und in den alkalischen Verseifer gedrückt, in dem zuvor 1300 kg Soda und 1300 l Wasser vorgelegt worden sind. Die alkalische Nachverseifung dauert 3 Stunden (bei 100°). Das gebildete CO_2 entweicht über einen Rückflußkühler ins Freie. Der *Benzaldehyd* wird mit Wasserdampf übergetrieben und in einer eisernen Kolonne fraktioniert. Die im alkalischen Verseifer verbliebene Natriumbenzoatlösung wird zu *Benzoesäure* aufgearbeitet.

Nach einem amerikanischen Patent[63]) wird ein Toluolchlorierungsgemisch, bestehend aus etwa je 50% *Benzyl-* und *Benzalchlorid* und wenig *Benzotrichlorid*, mit 15proz. Sodalösung verseift. Als Reaktionsgefäß dient ein eiserner, innen mit Phenolharz (Heresite) überzogener Behälter von etwa 11 m^3, Verseifungstemperatur 138°. Es entsteht ein 99proz. *Benzaldehyd* mit 0,01% Cl.

c) durch Oxydation von Toluol in flüssiger Phase. Es wurde verschiedentlich versucht, *Toluol* direkt zu *Benzaldehyd* zu oxydieren. Dies gelang u. a. A. L. ETARD[64]) mittels Chromylchlorids, LAW und PERKIN[65]) unter Verwendung von PbO_2 in Gegenwart von Schwefelsäure, MANN und PAULSON[66]) und MITCHELL[67]) durch elektrolytische Oxydation in Gegenwart von Sauerstoffüberträgern wie HNO_3, Mangansulfat, Chromsulfat u. a. Diese Verfahren haben sich jedoch nicht eingebürgert.

Dagegen eignet sich die Oxydation von Toluol mit Braunstein in Gegenwart von Schwefelsäure zur Gewinnung von *chlorfreiem Benzaldehyd* für die Riech- und Geschmacksstoffindustrie in kleinerem Maßstab.

Das Verfahren wurde 1887 von PONER in der BASF aufgefunden und von F. RASCHIG[68]) technisch durchgearbeitet. Nach GILLIARD, MONNET und CARTIER[69]) werden 300 kg Toluol mit 700 kg 65proz. Schwefelsäure in einem mit Rührwerk versehenen Behälter gemischt und unter intensivem Rühren nach und nach mit 90 kg feingepulvertem, gefälltem Braunstein versetzt; Temperatur 40°. Nach beendeter Reaktion werden Toluol und Benzaldehyd mit Wasserdampf überdestilliert und wie üblich getrennt.

[63]) Tennessee Products and Chemical Corp., nach H. E. HALL und J. E. STEVENS, Ind. Engng. Chem. **41**, 1812 (1949).
[64]) C. R. hebd. Séances Acad. Sci. **90**, 534 (1880).
[65]) J. chem. Soc. (London) **91**, 260 (1907)
[66]) Trans. Amer. electrochem. Soc. **52**, 47 (1925); C. **1935**, II. 21.
[67]) Trans. Amer. electrochem. Soc. **56**, 495 (1929). – Vgl. W. LANG, DRP. 189178 (1902).
[68]) Chemiker-Ztg. **24**, 446 (1900).
[69]) F. P. 276258 (1898); DRP. 101221 (1897); 107722 (1898); Frdl. **5**, 95. – Vgl. u. a. F. S. SCHENDEROWITSCH und S. E. LIWSCHITZ, J. chem. Ind. [russ.] **6**, 1436 (1929); C. **1930**, I. 3551.

d) Luftoxydation von Toluol in der Gasphase. Das Bestechende dieses Verfahrens wurde schon frühzeitig erkannt. So leitete COQUILLION[70]) ein Toluoldampf-Luft-Gemisch über heißen Platindraht. Später benutzte man als Katalysatoren der bei 200 bis 300° erfolgenden Oxydation besonders Schwermetalloxyde wie die Oxyde von Nickel, Kupfer, Eisen, Uran und Molybdän[71]).

Die Gasphasenoxydation von Toluol wird heute in den USA großtechnisch durchgeführt.[72])

Gasförmiges Toluol wird zusammen mit Luft bei Temperaturen zwischen 300 und 500° über Katalysatoren geleitet, die in der Hauptsache aus Oxyden von Metallen der 5. und 6. Gruppe des Periodensystems bestehen. Für hohe Ausbeuten sind hohe Temperaturen und kurze Verweilzeiten notwendig. Als günstigster Katalysator hat sich ein Gemisch von 93% Uranoxyd und 7% Molybdänoxyd erwiesen. Ein Zusatz von etwas Kupferoxyd drängt Nebenreaktionen, besonders die Bildung von Maleinsäure, zurück. Nebenprodukte sind vor allem *Maleinsäureanhydrid, Anthrachinon, Benzoesäure*, CO, CO_2 und Wasser. Die Reaktion ist stark exotherm. Zur Gewinnung der Reaktionsprodukte werden die Abgase fraktioniert kondensiert. Der Umsatz beträgt pro Durchgang etwa 10 bis 20%, die Ausbeute (auf eingesetztes Toluol) 30 bis 50%.

Als Erster stellte DALSACE[73]) synthetischen *Benzaldehyd* aus *Toluol* her (über *Benzylchlorid* → *Benzylacetat* → *Benzylalkohol* und dessen Oxydation mit Salpetersäure). Die Firma F. Wilhelmi in Leipzig gewann 1870 *Benzaldehyd* das erste Mal fabrikmäßig (aus chloriertem Toluol und schwefligsaurem Natrium).

Außer diesen wichtigeren Methoden sind zahlreiche andere Bildungsweisen beschrieben worden[74]), von denen hier nur noch einige herausgegriffen sein sollen.

Von einiger Bedeutung ist die FRIEDEL-CRAFTSsche Reaktion von *Benzol* mit CO und $AlCl_3$[75]), die früher auch technisch ausgewertet

[70]) C. R. hebd. Séances Acad. Sci. 77, 445 (1873).

[71]) WOOG, C. R. hebd. Séances Acad. Sci. **145**, 125 (1907). – CRAVER, E. P. 189091 (1922). – A. WOHL, DRP. 347610 (1916); 349089 (1916). – BASF, DRP. 408184 (1920), 415686 (1923). – IG Farben, DRP. 441433 (1923); 446912 (1924); F. P. 755316 (1933). – Barret Co., E. P. 189091 (1922); A. P. 1321959 (1919). – Selden Co., A. P. 1694122 (1926). – C. R. DOWNS, A. P. 1589632 (1924). – H. D. GIBBS, A. P. 1284887 (1916). – E. FOSTER Co., A. P. 1560297.

[72]) Nach ULLMANNS Enzyclopädie der technischen Chemie, 3. Auflage, Band 4, S. 237 (1953). [73]) Wagner J. 1868.

[74]) Vgl. hierzu BEILSTEINS Handbuch der organischen Chemie Band VII, 175–178, E_1 113, E_2 145–146.

[75]) REFORMATZKI, J. russ. phys.–chem. Soc. **33**, 155 (1901). – GATTERMANN, Liebigs Ann. Chem. **347**, 351 (1906).

wurde, heute aber von den ökonomischeren Methoden verdrängt ist. Unter geeigneten Bedingungen ist es möglich, Ausbeuten bis zu 90% zu erhalten.[76])

Auch die Umsetzung von Benzol mit HCN in Gegenwart von $AlCl_3$ ist beschrieben worden.[77])

Mittels der ROSENMUNDschen Reaktion erhält man unter günstigen Bedingungen aus *Benzoylchlorid* 71% *Benzaldehyd*[78]).

Das *Acetal* des *Benzaldehyds* erhält man bei der Einwirkung von Phenylmagnesiumbromid auf Ameisensäureäthylester oder Orthoameisensäureester, das durch verdünnte Säuren verseift werden kann.[79])

Eigenschaften: farblose, stark lichtbrechende, nach zerkleinerten bitteren Mandeln riechende Flüssigkeit.

$Sdp._{760}$ 179°, Schmp. —26°; d_4^{15} 1,0500; n_D^{20} 1,5450.

Benzaldehyd ist leicht löslich in Alkohol und Äther, löslich in 8 Vol. 50-, 2,5 bis 3 Vol. 60- und 1 bis 1,5 Vol. 70proz. Alkohols. Bei 20° zu 0,3% in Wasser löslich.

Bildet u. a. mit folgenden Verbindungen azeotrope Gemische: *o-Kresol* (23% Benzaldehyd, Sdp. 192,0°), *Phenol* (46% Benzaldehyd, Sdp. 185,6°), *Benzylchlorid* (54% Benzaldehyd, Sdp. 177,9°).

UV-Spektrum: BALY und TRYHORN[80]), MARCHLEWSKI und MAYER[81]).

IR-Spektrum: J. LECOMTE[82]), W. W. COBLENTZ[83]).

RAMAN-Spektrum: P. CHIORBOLI und G. GUALANDI[84]), DADIEN und KOHLRAUSCH[85]).

[76]) Boehringer und Söhne, DRP. 281212 (1913). — Annual Reports of the Soc. chem. Ind. on the Progress of applied Chem. **1925**, Vol. X; nach Perfum. Record **17**, 226 (1926). — GUTHKE, General Aniline, A. P. 1930005 (1933). — OLSON, A. P. 1935914 (1933). — HINKEL, Imperial Chemical Ind., E. P. 397124 (1933). — A. P. 2067237 (1937). — LARSON, A. P. 1989700 (1935).

[77]) Vgl. z. B. Imperial Chemical Industries Ltd., F. P. 750842; C. **1933**, II. 3049.

[78]) TURCAN, Bull. Soc. chim. France [4] **51**, 486 (1932).

[79]) BEHAL und SOMMELET, C. R. hebd. Séances Acad. Sci. **138**, 93 (1904). — BODROUX, C. R. hebd. Séances Acad. Sci. **128**, 700 (1904). — WOOD und COMLEY, J. Soc. chem. Ind. **41**, T. 429 (4923). — GATTERMANN und MAFFEZZOLI, Ber. dtsch. chem. Ges. **36**, 4152 (1903).

[80]) J. chem. Soc. (London) **107**, 1063 (1915).

[81]) Bull. Acad. polon. [A] **1929**, 190; C. **1929**, II. 2152.

[82]) C. R. hebd. Séances Acad. Sci. **180**, 1482 (1925).

[83]) Investigation of infrared spectra, Washington 1905.

[84]) Ann. chimica **41**, 172, 177 (1951); C. **1951**, II. 2572.

[85]) Monatsh. Chem. **52**, 383 (1929).

Das Handelsprodukt autoxydiert beim Stehen an der Luft sehr schnell zu *Benzoesäure*, die teilweise auskristallisiert. Absolut reiner *Benzaldehyd* soll nicht mehr autoxydabel sein.[86])

Die *Autoxydation des Benzaldehyds* ist ausgiebig untersucht worden.[87]) BODENDORF erkannte, daß sie als Radikalkettenreaktion abläuft, was später durch die Arbeiten von HABER, ZIEGLER, WATERS und anderen bestätigt wurde.

Als Startreaktion ist die Bildung von *Benzoylradikalen* $C_6H_5\dot{C}O$ anzusehen, die Luftsauerstoff anlagern. Die so entstehenden *Benzoepersäure-radikale* $C_6H_5C\langle{}^{O}_{OO\cdot}$ reagieren je mit einem Molekül *Benzaldehyd* zu *Benzoepersäure* und einem *Benzoylradikal*, das die Kettenreaktion unterhält.

Ein Molekül *Benzoepersäure* setzt sich mit einem Molekül *Benzaldehyd* zu 2 Molekülen *Benzoesäure* um. Kettenabbruch tritt dann ein, wenn ein *Benzoylradikal* und ein *Benzoepersäureradikal* zu *Dibenzoylperoxyd* zusammentreten.

Zum Mechanismus der Autoxydation vgl. G. WITTIG und W. GAUSS[88]).

Die Autoxydation wird durch Zusatz von Prohibitoren, wie Schwermetallsalzen – besonders von Mangan, Kobalt, Nickel und Eisen – beschleunigt.[89]) Antioxydantien wie Phenol, Hydrochinon, Diphenylamin usw. hemmen die Autoxydation (Inhibitoren)[90]).

Wegen der Gefahr der Selbstentzündung darf man Benzaldehydflaschen beim Versand nicht in Holzwolle, Sägespäne oder Cellulose packen, sondern muß Kieselgur oder Kaolin verwenden.

Benzaldehyd ist sehr reaktionsfähig; Näheres über sein Verhalten s. in BEILSTEINS Handbuch der organischen Chemie.

Die Anlagerungen an die Aldehydgruppe verlaufen normal. So führt HCN zu *Mandelsäurenitril*, $NaHSO_3$ zur Bisulfitverbindung. Die Aldolreaktion wird hier durch die *Benzoin*-Bildung ersetzt.

[86]) R. KUHN und K. MEYER, Naturwissenschaften **16**, 1028 (1928).

[87]) Vgl. u. a. BAEYER und VILLIGER, Ber. dtsch. chem. Ges. **33**, 1569 (1900). – O. M. REIFF, J. Amer. chem. Soc. **48**, 2893 (1926). – M. GRUNNER, Helv. chim. Acta **10**, 707 (1927). – W. P. JORISSEN und P. A. A. VAN DER BEEK, Rec. Trav. chim. Pays-Bas **45**, 245 (1926); **47**, 286, 301 (1928); **49**, 138 (1930). – K. C. BAILEY, J. chem. Soc. (London) **1930**, 104. – E. RAYMOND, C. R. hebd. Séances Acad. Sci. **191**, 616 (1930). – H. J. ALMQUIST und G. E. K. BRAUCH, J. Amer. chem. Soc. **54**, 2293 (1932). – G. WITTIG und P. PIEPER, Liebigs Ann. Chem. **546**, 142, 172 (1941). – E. BRINER und P. DE CHASTONAY, Helv. chem. Acta **37**, 626 (1954).

[88]) Chem. Ber. **80**, 363 (1948).

[89]) E. RAYMOND, J. Chim. phys. **28**, 421 (1931). – K. MEYER, J. biol. Chem. **103**, 25 (1933).

[90]) H. WIELAND, Liebigs Ann. Chem. **486**, 226 (1931).

Den größten Umfang nehmen die Kondensationsreaktionen des *Benzaldehyds* ein, z. B. die Bildung von SCHIFFschen Basen, des Oxims, von Benzylidenverbindungen, *Zimtsäure* und Triphenylmethanfarbstoffen.

Die CANNIZZAROsche Reaktion verläuft beim *Benzaldehyd* besonders glatt; zwei Moleküle gehen in Gegenwart von Alkalien in ein Molekül *Benzylalkohol* und ein Molekül *Benzoesäure* (bzw. deren Alkalisalz) über (Bd. III b, 374).

Substitutionsreaktionen greifen vorwiegend in meta-Stellung zur Aldehydgruppe an, die man im allgemeinen vorher schützt.

Durch Kondensation von *Benzaldehyd* mit *Heptanal* in verdünntem Alkohol mittels 10proz. Natronlauge erhielten B. N. RUTOWSKI und A. I KOROLEW[91]) *α-n-Amyl-β-phenyl-acrolein* (*α-Amylzimtaldehyd*), der als *Jasminaldehyd*, *Jasminal* u. ä. in der Riechstoffindustrie eine Rolle spielt ($Sdp._{20}$ 174 bis 175°, d_{20}^{20} 0,98108, n_D^{20} 1,5381; Oxim Schmp. 72,5 bis 73°, Semicarbazon 117,5 bis 118°[92])) (vgl. S. 151).

Benzaldehyd ist nicht giftig. Die geschätzte tödliche Dosis per os liegt beim Menschen bei 50 bis 60 g. Wird im Organismus zu *Benzoesäure* oxydiert und als *Hippursäure* ausgeschieden. Reizt in größeren Konzentrationen die Haut (A. ALBEK).

Identifizierung:

Semicarbazon, Schmp. 221 bis 222°[93])

p-Nitrophenylhydrazon, Schmp. 192 bis 193°[94])

Kann nach B. G. FEINBERG[95]) zur gravimetrischen Bestimmung des Benzaldehyds benutzt werden.

2,4-Dinitrophenylhydrazon, Schmp. 237°[96])

Zu dessen papierchromatographischem Nachweis vgl. E. SUNDT und M. WINTER[96a]) sowie L. PEYRON[97]), zur gravimetrischen Bestimmung des Benzaldehyds als 2,4-Dinitrophenylhydrazon vgl. M. MOUTON[98]).

A. L. MONTES[99]) beschrieb die säulenchromatographische Trennung des *Benzaldehyd-2,4-dinitrophenylhydrazons* von den 2,4-Dinitrophenylhydra-

[91]) J. prakt. Chem. [2] **119**, 272 (1928).
[92]) Schmilzt nach A. ROSENTHAL bei 121°.
[93]) J. B. WILSON und G. L. KEENAN, J. Amer. off. agric. Chemists **13**, 389 (1930).
[94]) C. W. SCHOPPEE, J. chem. Soc. (London) **1932**, 696.
[95]) Amer. chem. J. **49**, 87 (1913).
[96]) CAMPBELL, Analyst **61**, 392 (1936). [96a]) Analytic. Chem. **30**, 1020 (1958).
[97]) Soap, Perfum. Cosmetics **33**, 373 (1960); France Parfums **2**, No. 12, 41 (1959).
[98]) Bull. Soc. pharmacol. **46**, 148 (1939); C. **1940**, II. 2783.
[99]) An. asoc. quím. argent. **40**, 273 (1952); C. **1954**, 6119. — J. LABAT und A. L. MONTES, An. asoc. quím. argent. **41**, 166 (1953).

zonen von *Menthon*, *Carvon*, *Furfurol*, *Salicylaldehyd* und *Vanillin* an Kieselsäure und Bentonit. Die chromatostrip-Methode läßt sich nach J. LABAT und A. L. MONTES[99]) zur Trennung der gleichen Derivate von *Benzaldehyd* und *Citral*, *Menthon*, *Campher*, *Fenchon* (Entwicklung mit Ligroin-Äther), *Vanillin*, *Salicylaldehyd* und *Heliotropin* (Entwicklung mit Benzol) anwenden. Das Verhalten des 2,4-Dinitrophenylhydrazons auf chromatoplates und die Reproduzierbarkeit der R_B-Werte untersuchten J. H. DHONT und C. de ROOY[99a]).

p-Bromphenylhydrazon, Schmp. 125°[100])
β-Naphthylhydrazon, Schmp. 194°[101])
p-Jodbenzoylhydrazon, Schmp. 230 bis 231° (korr. 237 bis 238)[102])
4-[p-Chlorphenyl]-thiosemicarbazon, Schmp. 200 bis 201°[108])
4-[p-Bromphenyl]-thiosemicarbazon, Schmp. 212°[109]).

Die **Bestimmung** des *Benzaldehyds* erfolgt im allgemeinen mit Hydroxylamin nach R. C. STILLMAN und R. M. REED[103]). Vgl. hierzu Band II, S. 227.

Wichtig ist die Feststellung von Verunreinigungen in *Benzaldehyd*-Chargen, die in der Riechstoff- und Lebensmittelindustrie Verwendung finden sollen.

Zur *Bestimmung des Chlorgehalts* vgl. Band II, S. 189; hier ist die einfache und ausreichende Methode von Schimmel & Co.[104]) ausführlich beschrieben.

Zur exakten Bestimmung vergast man die Probe entweder im Wasserstoff-[105]) oder Stickstoffstrom[106]) und verbrennt mit Sauerstoff. Die Verbrennungsgase werden in Natriumbicarbonatlösung eingeleitet und Cl nach VOLHARD bestimmt.

Das DAB 6 fordert eine nur opalisierende Trübung, wenn man die beim Verbrennen eines 0,2 g *Benzaldehyd* enthaltenden Filters entstehenden Gase in einer Flasche auffängt, mit 10 ml Wasser nachspült und mit $AgNO_3$ und HNO_3 fällt.

[99a]) Analyst **86**, 74 (No. 1018) (1961).
[100]) H. BILTZ und F. SIEDEN, Liebigs Ann. Chem. **324**, 31 (1902).
[101]) M. PADOA und F. GRAZIANI, Atti Acad. naz. Lincei, Mem. Uff. Sci. fisiche, mat. natur (5) **18**, II. 270 (1909).
[102]) SAH und HSÜ, Rec. Trav. chim. Pays-Bas **59**, 352 (1940).
[103]) Perfum. Record **23**, 278 (1932).
[104]) Ber. Schimmel April **1890**, 29; Oktober **1904**, 57; **1921**, 56. – Vgl. Ber. Schimmel **1929**, 111; **1926**, 145.
[105]) J. VOIGT, Angew. Chemie **35**, 654 (1922).
[106]) W. GROTE und H. KREKELER, Angew. Chemie **46**, 106 (1933).

Technischer Benzaldehyd soll nicht mehr als 0,2% Cl, „*chlorfreier*" *Benzaldehyd* nicht mehr als 0,02% Cl enthalten.

Der *Nachweis von Nitrobenzol* erfolgt mit Stanniol und Essigsäure. Bei einem Gehalt von 5% *Nitrobenzol* erfolgt schnelles Lösen, bei 0,1% Schwärzung nach 10 Minuten, bei 0,01% über Nacht Graufärbung.

Nach der Methode des DAB 6 wird mit Zinkfeile und Schwefelsäure zu *Anilin* reduziert. Mit einigen Tropfen Chlorkalklösung darf keine Rot- oder Purpurfärbung eintreten.

Zur *Prüfung auf Benzylalkohol* versetzt man mit konz. Schwefelsäure; es darf keine Verharzung oder Trübung eintreten.

Zur polarimetrischen Bestimmung von *Benzaldehyd* in Bittermandel- und Kirschlorbeerwasser vgl. B. BITTER und J. MANIS[107]).

P. TEISSEIRE[110]) wies *Benzaldehyd* im Muskateller Salbeiöl gaschromatographisch nach.

Den Nachweis des *Benzaldehyds* durch aufsteigende Entwicklung an Kieselsäureplatten und Sichtbarmachung mit 2,4-Dinitrophenylhydrazin beschrieben J. FRYDMAN, A. L. MONTES und A. TROPAREVSKY[111]).

Verwendung: *Reinster Benzaldehyd* wird für Geruchs- und Geschmacksstoffe verwendet sowie zur Herstellung zahlreicher Pharmazeutika wie Analgetika, Antipyretika und Spasmolytika.

Technischer Benzaldehyd dient zur Gewinnung von *Zimtaldehyd*, *Zimtsäure*, *Amylzimtaldehyd*, *Benzylbenzoat*, *Benzalaceton*, *Phenylacetaldehyd*, *Mandelsäure*, *Benzoin* u. a., außerdem als Ausgangsprodukt für die zahlreichen *Triphenylmethanfarbstoffe*.

107) C. **1950**, I. 1881.
108) M. PERPAR und M. TIŠLER, Z. analyt. Chem. **155**, 186 (1957).
109) M. TIŠLER, Z. analyt. Chem. **151**, 187 (1956).
110) P. TEISSEIRE, Recherches **1959**, No. 9, 10; France Parfums **4**, 243 (1961).
111) An. Asoc. quím. Argent. **45**, 248 (1957).

m-Toluylaldehyd

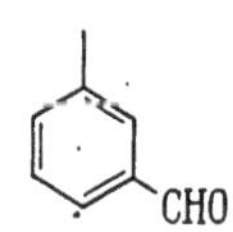

3-Methylbenzaldehyd

C_8H_8O. Mol.-Gew. 120,14

Vorkommen: Nach I. ONISHI und K. YAMAMOTO[1]) ist dieser Aldehyd wahrscheinlich im ätherischen Tabakblätteröl enthalten.

Eigenschaften: nach Bittermandelöl riechende Flüssigkeit.

$Sdp._{745}$ 195°, $d_4^{21,4}$ 1,0189, $n_D^{21,4}$ 1,541[2]).

UV-Spektrum: PURVIS[3]), WALJASCHKO[4]).

Oxydiert sich an der Luft schnell zu *m-Toluylsäure*. Oxydation mit Salpetersäure führt zu *Isophthalsäure*.

Identifizierung: durch das *Semicarbazon*, Schmp. 223 bis 224°[5]), 216°[6]), 203°[7]).

[1]) Bull. agric. chem. Soc. Japan **19**, 70 (1955); **20**, 70 (1956); **21**, 90 (1957). – J. ONISHI, Koryo **55**, 9 (1960); C. A. **55**, 12778 (1961).

[2]) K. v. AUWERS, Liebigs Ann. Chem. **408**, 237 (1915).

[3]) J. chem. Soc. (London) **105**, 2488 (1914).

[4]) J. Russ. Phys. Chem. Ges. **42**, 1004 (1910).

[5]) DRP. 268786; C. **1914**, 589.

[6]) SOMMER, Ber. dtsch. chem. Ges. **33**, 1078 (1900).

[7]) LAW und PERKIN, C. **1905**, I. 359.

Phenylacetaldehyd

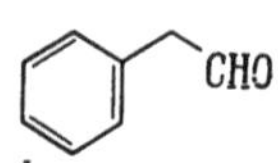

α-Tolualdehyd

C_8H_8O. Mol.-Gew. 120,14

Vorkommen: im Neroliöl[1])[2]), Blätteröl von *Citrus sinensis*[2]); Blüten- und Blätteröl von *Citrus limonum*[2]), Schalenöl von *Citrus maxima*[2]), in den Ölen von *Narcissus poeticus*[2]), *Magnolia grandiflora*[2]), *Lilium candidum*[2]), *Lonicera caprifolium*[2]) und *Eryobothria japonica*[2]), im Rosenöl[50]).

Isolierung: über das Bisulfitaddukt, das durch Dampfdestillation nach Zusatz von verd. Schwefelsäure zerlegt werden kann.

Die **Konstitution** des *Phenylacetaldehyds* ergibt sich aus den zahlreichen **Synthesen.**

[1]) Perfum. Record **1952**, 80. – Y.-R. NAVES, Parfums de France **12**, 63 (1934).

[2]) L. PEYRON, Soap, Perfum. Cosmetics **22**, 373 (1960); France Parfums **2**, No. 12, 41 (1959).

[3]) E. GUENTHER und R. GARNIER, C. **1931**, I. 2128 – I. PANAYOTOV und D. IVANOV, Perfum. Record **49**, 231 (1958) – M. CALVARANO, Essenze Deriv. Agrumari **28**, 157 (1958).

Als erster erhielt ihn CANNIZZARO[4]) durch trockene Destillation der *Calciumsalze* von *Ameisen-* und *Phenylessigsäure*, etwas später GLASER[5]) durch Destillation von *Phenylglycidsäure*. Die erste die Konstitution eindeutig klärende Synthese gelang HOUBEN[6]).

Über die vielen Möglichkeiten zur Darstellung und Bildung des *Phenylacetaldehyds* vgl. BEILSTEINS Handbuch der organischen Chemie.

Technisch läßt sich *Phenylacetaldehyd* auf verschiedenen Wegen gewinnen. Im allgemeinen werden Variationen der folgenden Möglichkeiten benutzt:

a) Oxydation von β-Phenyläthylalkohol mit Chromsäure[7]) oder in der Gasphase an verschiedenen Katalysatoren, besonders solchen aus Kupfer oder Silber, bei hohen Temperaturen (350 bis 600°)[8])[9])[10])[11]).

b) über Phenylglycidsäure, die man entweder durch DARZENS-Reaktion von *Benzaldehyd* mit *Chloressigsäureester* oder durch Epoxydierung von *Zimtsäure* oder *Zimtaldehyd* erhält.

Nach der DARZENS-Reaktion, die nach folgendem Schema abläuft:

$$C_6H_5CHO + CH_2ClCOOR \longrightarrow \underset{\diagdown\,O\,\diagup}{C_6H_5CHCHCOOR} \longrightarrow C_6H_5CH_2CHO$$

erhielten z. B. H. SCHEIBLER und P. S. TUTUNDZITSCH[12]) 35% der Theorie *Phenylacetaldehyd*. Vgl.[13])[14]).

Wählt man *Zimtsäure* als Ausgangsmaterial, nimmt die Reaktion folgenden Verlauf:

$$C_6H_5CH{=}CHCOOH + HOCl \longrightarrow C_6H_5\underset{\displaystyle OH}{\underset{|}{CH}}-\underset{\displaystyle Cl}{\underset{|}{CH}}-COOH$$

$$\xrightarrow{OH^-} \underset{\diagdown\,O\,\diagup}{C_6H_5CHCHCOONa} \longrightarrow C_6H_5CH_2CHO.$$

[4]) Liebigs Ann. Chem. **119**, 254 (1861). – B. RADZISZEWSKI, Ber. dtsch. chem. Ges. **9**, 373 (1876).

[5]) Liebigs Ann. Chem. **147**, 100 (1868). [6]) Chemiker-Ztg. **29**, 667 (1905).

[7]) A. WAGNER, Die Aldehyde, 1929 Band II, 570. – A. K. SCHUMEIKO, J. angew. Chem. [russ.] **14**, 93 (1941). [8]) MAILHE, Chemiker-Ztg. **32**, 230 (1908).

[9]) MOUREAU und MIGNONAC, Bull. Soc. chim. France [4] **29**, 88 (1921).

[10]) BOUVEAULT, Bull. Soc. chim. France [4] **3**, 123 (1908).

[11]) A. R. GUSSEWA, C. A. **36**, 3794 (1942).

[12]) Ber. dtsch. chem. Ges. **64**, 2916 (1931).

[13]) L. CLAISEN, Ber. dtsch. chem. Ges. **38**, 708 (1905). – G. DARZENS, C. R. hebd. Séances Acad. Sci. **139**, 1215 (1904); DRP. 174279.

[14]) IG-Farbenindustrie (W. W. GROVES), E. P. 372013 (1931).

Von dieser Reaktion sind ebenfalls mehrere Variationen beschrieben worden[15][16][17]), von denen vor allem die von ERDMANN[18]) auf technische Verhältnisse zugeschnitten ist.

Zimtaldehyd läßt sich durch Einwirkung von Hypobromit[19]) oder H_2O_2 in alkalischer Lösung[20]) in phenylglycidsaures Natrium überführen, das durch Wasserdampfdestillation in Gegenwart von Säuren in *Phenylacetaldehyd* gespalten wird.

c) aus Styrol. *Styroloxyd* läßt sich an Metallkatalysatoren bei etwa 200° zu *Phenylacetaldehyd* isomerisieren[21]).

EMERSON[22]) erhielt beim Leiten von *Phenyläthylenglykol* (*1,2-Dihydroxystyrol*) über H_3PO_4-imprägniertes Silikagel bei 200 bis 225° und 105 bis 125 mm Druck *Phenylacetaldehyd* in 74proz. Ausbeute; man kann auch mit 35proz. Schwefelsäure aus dem Glykol Wasser abspalten.[23])

β-Bromstyrol gibt beim Erhitzen mit alkoholischem Kali oder Natriumäthylat im Autoklaven *β-Phenylvinyläther* in guter Ausbeute, der beim Kochen mit verdünnter Schwefelsäure zu *Phenylacetaldehyd* führt.[24][25][26])

Von den sonstigen Darstellungsmöglichkeiten seien noch die Umsetzung von *Benzylmagnesiumchlorid* mit *Diäthylformamid*[27]), *Ameisensäureäthylester*[28]) oder *Ameisensäure* in Äther[29]), Destillation von *Phenylessig-* und *Ameisensäure* über einen Titandioxyd- oder Manganoxydkatalysator bei 300 bis 360° (50 bis 75% Ausbeute)[30]) und die direkte Oxydation von *Äthylbenzol*[31]) erwähnt.

[15]) E. ERLENMEYER, Ber. dtsch. chem. Ges. **13**, 308 (1880). – ERLENMEYER und A. LIPP, Liebigs Ann. Chem. **219**, 182 (1883).
[16]) C. FORRER, Ber. dtsch. chem. Ges. **17**, 982 (1884).
[17]) W. DIECKMANN, Ber. dtsch. chem. Ges. **43**, 1036 (1910).
[18]) DRP 107228 (1898); 107229 (1898).
[19]) A. KAUFMANN, F. P. 682 471 (1929).
[20]) S. SHINAYA, J. agric. chem. Soc. Japan **24**, 281 (1950); C. A. **47**, 6374 (1953).
[21]) FOURNEAU und TIFFENEAU, C. R. hebd. Séances Acad. Sci. **140**, 1596 (1905).
[22]) J. Amer. chem. Soc. **67**, 518 (1945).
[23]) H. OHTSUKI und T. SUDO, Japan. P. 889 (1951); C. A. **47**, 3880 (1953).
[24]) J. V. NEF, Liebigs Ann. Chem. **308**, 267 (1899).
[25]) SPÄTH, Ber. Schimmel April **1915**, 91.
[26]) EMERSON, Monsanto Chem. Co., A. P. 2360301 (1944).
[27]) L. BOUVEAULT, C. R. hebd. Séances Acad. Sci. **137**, 989 (1903).
[28]) Bayer & Co., DRP. 157573 (1903).
[29]) J. HOUBEN, Chemiker-Ztg. **29**, 667 (1905).
[30]) P. SABATIER und A. MAILHE, C. R. hebd. Séances Acad. Sci. **158**, 985 (1914).
[31]) E. BORNEMANN, Ber. dtsch. chem. Ges. **17**, 1462 (1884).

Eigenschaften: Flüssigkeit mit sehr starkem Geruch nach Hyazinthen.

Schmp. 33 bis 34°; Sdp.$_{760}$ 193 bis 194°; Sdp.$_{18}$ 88°; Sdp.$_{11}$ 80°; d_{15}^{15} 1,0315 bis 1,0521; n_D^{20} 1,52536 bis 1,53370.

Löslich in 3 Vol. 70proz. Alkohols.

UV-Spektrum: PURVIS[32]), W. D. KUMLER, L. A. STRAIT und E. L. ALPEN[33]), P. RAMART-LUCAS und T. GUILMART[34]).

IR-Spektrum: E. BRINER, PH. DE CHASTONAY und H. PAILLARD[35]).

Auf die Haut gebracht, färbt Phenylacetaldehyd diese nach kurzer Zeit gelb.

Phenylacetaldehyd oxydiert sich sehr leicht zu *Phenylessigsäure*; bei der Oxydation mit Salpetersäure geht er in *Benzoesäure* über. Er ist mit Dampf flüchtig.

Beim Stehen polymerisiert *Phenylacetaldehyd* leicht, weshalb ältere Posten frisch destilliert werden müssen, um Schwankungen im Geruch zu vermeiden. Am besten läßt sich diese Polymerisation hintanhalten, wenn man den Aldehyd in 50proz. benzylalkoholischer Lösung aufbewahrt und diese zur Komposition benutzt (Bildung des Halbacetals).

Diese Polymerisation ist vielfach untersucht worden.[36])[37]) Nach J. R. POUND[38]) ist das beim Aufbewahren entstehende Polymerisat wahrscheinlich das Trimere $(C_8H_8O)_3$, das J. L. E. ERICKSON und G. N. GRAMMER[39]) als *2,4-Dibenzyl-5-phenyl-6-hydroxy-dioxan-1,3* (I) identifizierten. Durch Zusatz von Basen wird die Bildung dieser Substanz beschleunigt. Sie nehmen an, daß eine Aldolkondensation zu Phenylacetaldol stattfindet, das sich mit einem weiteren Molekül Phenylacetaldehyd zu dem Sesquiacetal (I) vereinigt.

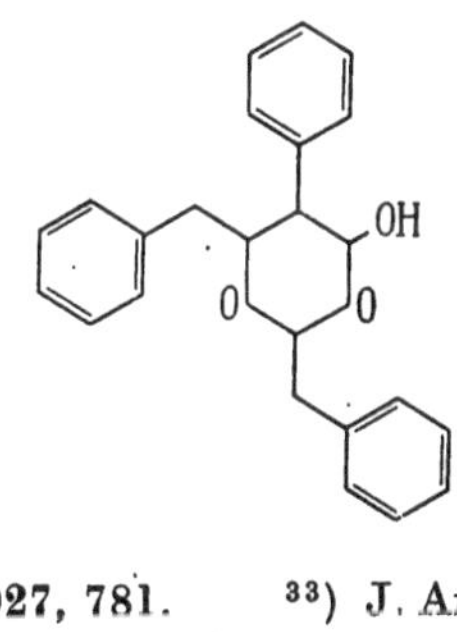

(I)

32) J. chem. Soc. (London) **1927**, 781. 33) J. Amer. chem. Soc. **72**, 1463 (1950).
34) Bull. Soc. chim. France [5] **17**, 405 (1950).
35) Helv. chim. Acta **37**, 345 (1954).
36) Vgl. u. a. C. J. ENKLAAR, Chem. Weekblad **23**, No. 23 (1926). – Ber. Schimmel **1952/1953**, 101; **1959**, 220. – A. MÜLLER, Fette und Seifen **54**, 271 (1952). –
37) H. STOPPE und A. LIPPOLD, J. prakt. Chem. [2] **90**, 277 (1914).
38) J. phys. Chem. **35**, 1174 (1931); C. **1932**, I. 217.
39) J. Amer. chem Soc. **80**, 5466 (1958).

Unter besonderen Bedingungen lassen sich andere Polymere erhalten, je nach der Darstellungsweise Dimere, Trimere und Pentamere.

Durch Natrium und Alkohol[40]) oder katalytische Hydrierung[41]) läßt sich *Phenylacetaldehyd* in *Phenyläthylalkohol* überführen.

Durch Einwirkung von Essigsäureanhydrid entsteht das *Enolacetat*, das einen angenehmen Geruch besitzt und in Blütenkompositionen verwendet werden kann.

Phenyacetaldehyd bildet leicht Acetale, die ebenfalls in der Parfümerie benutzt werden. z. B. das Dimethylacetal und das cyclische Acetal mit Äthylenglykol.

Auch die *homologen* und *substituierten Phenylacetaldehyde* haben oft einen angenehmen, meist blumigen Geruch. So gewann L. BERT[42]) Homologe, indem er die Magnesiumverbindungen arylaliphatischer Chloride mit Orthoameisensäureester umsetzte und die gebildeten Acetale mit 25proz. Salzsäure kochte. Den sehr angenehm nach Blüten duftenden *p-tert.-Butylphenylacetaldehyd* gewannen L. BERT und A. DUFRAIGNE[43]) aus tert.-Butylbenzol.

Identifizierung:

Oxim, Schmp. 98,5° (aus Äther oder Ligroin)[44]).

Semicarbazon, Schmp. 156° (aus verd. Alkohol)[45]).

2,4-Dinitrophenylhydrazon, Schmp. 121°[46]), (110°[47]), 240°[48])). Über dessen papierchromatographischen Nachweis vgl. L. PEYRON[49]).

Den gaschromatographischen Nachweis im Rosenöl beschrieb M. CALVARANO[50]).

Die **Bestimmung** kann man mit Bisulfit oder Hydroxylamin vornehmen; vgl. hierzu Band II, S. 221.

Es ist unbedingt auf etwaigen Halogengehalt zu prüfen, der von den Ausgangsmaterialien herühren kann und ein Zeichen ungenügender Reinheit ist; vgl. Band II, S. 189.

[40]) RADZISEWSKI, Ber. dtsch. chem. Ges. 9, 372 (1876).
[41]) SKITA und RITTER, Ber. dtsch. chem. Ges. 43, 3393 (1910).
[42]) C. R. hebd. Séances Acad. Sci. 186, 699 (1928).
[43]) Bull. Soc. chim. France [4] 51, 718 (1932).
[44]) WOOD und COMLEY, J. Soc. chem. Ind. 42, 432 T (1923).
[45]) HENLE, Ber dtsch. chem. Ges. 38, 1366 (1905).
[46]) CAMPBELL, Analyst 61, 392 (1936).
[47]) BRADY, J. chem. Soc. (London) 1931, 756.
[48]) KHARASCH, STERNFELD und MAYO, J. org. Chemistry 5, 376 (1940).
[49]) Soap, Perfum. Cosmetics 33, 373 (1960); France Parfums 2, №. 12, 41 (1959).
[50]) Essenze Deriv. Agrumari 28, 157 (1958).

Verwendung: Wegen seines angenehmen Hyazinthengeruchs wird *Phenylacetaldehyd* vielfach in der Parfümerie benutzt, wegen der Stärke des Geruchs jeweils in kleinen Mengen. So dient er zur Komposition von Hyazinthen-, Narzissen-, Jasmin-, Veilchen-, Lilien- und Rosentypen.

Hydrozimtaldehyd

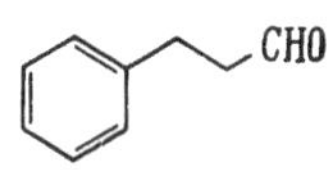

β-Phenylpropionaldehyd. Benzylacetaldehyd

$C_9H_{10}O$. Mol.-Gew. 134, 17

Vorkommen: im Ceylon-Zimtöl[1]).

Isolierung: über die Bisulfitverbindung.

Konstitution: aufgeklärt von v. MILLER und ROHDE[2]). Die Art der Seitenkette erkannten sie aus der Überführung in *Hydrozimtsäure*.

FOURNEAU und TIFFENEAU[3]) erhielten *Hydrozimtaldehyd* bei der Destillation von *Benzyläthylenoxyd* unter Atmosphärendruck. *Zimtaldehydacetal* läßt sich durch Reduktion mit Natrium und Alkohol (E. FISCHER und E. HOFFA[4])) oder durch katalytische Hydrierung (F. STRAUS und A. BERKOW[5])) in *Hydrozimtaldehydacetal* überführen.

Technisch läßt sich *Zimtaldehyd-dimethylacetal* in guter Ausbeute an Nickel bei 150 bis 200° und 30 bis 40 Atm. hydrieren; das entstehende *Hydrozimtaldehyd-dimethylacetal* wird durch Erwärmen mit verd. Schwefelsäure leicht verseift.

Auch die Hydrierung von *Zimtaldehyd* an kolloidalem Palladium läßt sich technisch zur Gewinnung von *Hydrozimtaldehyd* ausnutzen; es entsteht daneben nur wenig *Zimtalkohol* (SKITA und BRUNNER[6])).

Eigenschaften: angenehm blumenartig riechendes, hierbei an Jasmin und Flieder erinnerndes Öl.

[1]) Schimmel & Co., Ber. Schimmel April **1902**, 65. – H. WALBAUM und O. HÜTHIG, J. prakt. Chem. [2] **66**, 47 (1902).

[2]) Ber. dtsch. chem. Ges. **23**, 1080 (1890).

[3]) C. R. hebd. Séances Acad. Sci. **141**, 662 (1905).

[4]) Ber. dtsch. chem. Ges. **31**, 1990 (1898).

[5]) Liebigs Ann. Chem. **401**, 121, 158 (1913).

[6]) Ber. dtsch. chem. Ges. **48**, 1691 (1915). – Vgl. Ber. Schimmel **1916**, 127. – J. TANAKA, Chemiker-Ztg. **48**, 25 (1924).

$Sdp._{744}$ 221 bis 224°, $Sdp._{13}$ 104 bis 105°; d^{15} 1,03.

Löslich in etwa 2 Vol. 70proz. Alkohols.

Geht bei längerem Stehen an der Luft in *Hydrozimtsäure* (Schmp. 48,7°) über. Diese Autoxydation wird durch Zusatz von Hydrochinon, Brenzcatechin, Pyrogallol u. a.[7]) sowie durch Jod[8]) stark verzögert.

Bei der Einwirkung der vierfachen Menge 1proz. methanolischer Salzsäure entsteht das *Dimethylacetal*.

Identifizierung:

Oxim, Schmp. 97°[9]);

Semicarbazon, Schmp. 126 bis 127°[10]), 128°[11]);

p-Nitrophenylhydrazon, Schmp. 122 bis 123°[12]);

2,4-Dinitrophenylhydrazon, Schmp. 149°[13]). Zu dessen papierchromatographischem Nachweis vgl. E. SUNDT und M. WINTER[15]).

Verwendung: in allen Blütenkompositionen, besonders Lilie, Jasmin, Rose, jeweils in geringen Mengen. Zur Verwendung als Riechstoff vgl. F. WINTER[14]).

[7]) MOUREU und DUFRAISSE, C. R. hebd. Séances Acad. Sci. **174**, 259 (1922).

[8]) MOUREU und DUFRAISSE, C. R. hebd. Séances Acad. Sci. **178**, 828 (1924).

[9]) WESTON und ADKINS, J. Amer. chem. Soc. **51**, 2589 (1929).

[10]) PORCHER, Bull. Soc. chim. France [4] **31**, 336 (1922). – BOUVEAULT, Bull. Soc. chim. France [3] **31**, 1327 (1922).

[11]) KESSLER und RUPE, Ber. dtsch. chem. Ges. **35**, 29 (1912).

[12]) RÓNA, Biochem. Z. **67**, 141 (1914).

[13]) ALLEN und RICHMOND, J. org. Chem. **2**, 224 (1937).

[14]) Riechstoffe u. Parfümerierungstechnik, Wien 1933, S. 97.

[15]) Analytic. Chem. **30**, 1620 (1958).

Zimtaldehyd

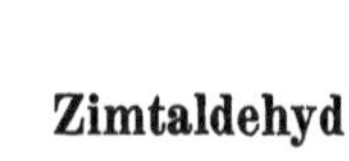

β-Phenylacrolein

C_9H_8O. Mol.Gew. 132,15

Vorkommen: im Hyazinthenöl[1]); Öl von *Hedychium spicatum* (Sannaöl, ?)[2]); im Ceylon-Zimtrindenöl (65 bis 76%[3]), 42 bis 75%[4])), Seychellen-

[1]) L. HOEJENBOS und A. COPPENS, Rec. Trav. chim. Pays-Bas **50**, 708, 1046 (1931); Rev. Marques, Parfums France **9**, 583, 624 (1931); Ind. Parfumerie **11**, 185 (1956).

[2]) M. NAKAO und C. SHIBUYE, J. pharmac. Soc. Japan **1924**, No. 513; C. **1925**, I. 974. – S. DUTT, Indian Soap J. **6**, 248 (1940).

Zimtrindenöl (32%)[5]), Ceylon-Zimtblätteröl (etwa 0,1%)[6]), Madagaskar-Zimtblätteröl (0,2%)[7]), Ceylon-Zimtwurzelöl[8]), im Blätteröl von *Cinnamomum Burmanni*[9]), im Cassiaöl[10]), Stamm- und Wurzelrindenöl von *Cinnamomum Loureirii* (japan. Zimtöl)[11]), im Rindenöl von *Cinnamomum kiamis* (= *C. Burmanni*)[12]), Rindenöl von *Cinnamomum Oliveri* (?)[13]), im Lawangöl (Hauptbestandteil)[14]); im bulgarischen Rosenöl[15]); im Heerabol-Myrrhenöl[16]); im Blätteröl von *Ceanothus velutinus* (15%)[17]); im Weintraubenöl (aus Müller-Thurgau-Wein)[18]); im Öl der Blätter und endständigen Zweige von *Melaleuca bracteata* (?)[19]); im Teeblätteröl[20]); im Patchouliöl (von *Pogostemon patschuli*)[21]).

3) Schimmel & Co., Ber. Schimmel April **1902**, 65. – H. Walbaum und O. Hüthig, J. prakt. Chem. [2] **66**, 47 (1902). – J. Dumas und E. Péligot, Liebigs Ann. Chem. **12**, 24 (1834); **14**, 50 (1935).

4) E. Guenther, The Essential Oils, Vol. IV, 228. Menge ist sehr von der Destillationsart abhängig.

5) Schimmel & Co., Ber. Schimmel Oktober **1908**, 142.

6) J. Weber, Arch. Pharmaz. **230**, 232 (1892). – Schimmel & Co., Ber. Schimmel April **1892**, 45; Okt. **1892**, 47; Okt. **1902**, 86.

7) L. S. Glichitch, Parfums de France **2**, 66 (1924).

8) Trommsdorf, Handbuch der Pharmazie **1827**, 666. – Schimmel & Co., Ber. Schimmel Okt. **1892**, 46. – Dumas und Peligot, Liebigs Ann. Chem. **14**, 50 (1835). – Holmes, Pharmac. J. [III] **20**, 749 (1890).

9) Kon. Vereen. Koloniaal Instituut Amsterdam Meded. No. XLI, 11 (1937); Ber. Schimmel **1938**, 14.

10) Bertagnini, Liebigs Ann. Chem. **85**, 271 (1853). – F. Huesler, Ber. dtsch. chem. Ges. **24**, 1805 (1891).

11) Apotheker-Ztg. **21**, 306 (1906); J. pharmac. Soc. Japan **1906**, 105. – Shimoyama, Apotheker-Ztg. **11**, 537 (1896).

12) Schimmel & Co., Ber. Schimmel Oktober **1911**, 105.

13) R. T. Baker, Proc. Linnean Soc. of N. S. Wales **1897**, Part 2,275; Pharmaz. Z. **42**, 859 (1897).

14) W. Spoon und D. Spruit, Chem. Weekbl. **52**, 580 (1956); C. **1958**, 7906.

15) I. Panayotov und D. Ivanov, Perfum. Record **49**, 231 (1958).

16) O. v. Friedrichs, Arch. Pharmaz. **245**, 432 (1907).

17) E. V. Lynn, F. A. Lee und W. H. Clausen, J. Amer. pharmac. Assoc. **12**, 41 (1923).

18) K. Hennig und F. Villforth, Vorratspflege u. Lebensm.-Forschg. **5**, 197, 313 (1942).

19) A. R. Penfold, F. R. Morrison, H. H. G. McKern und J. L. Willis, Museum of Appl. Arts and Sciences Sydney, Bull. **2**, 5 (1951).

20) M. A. Bokuchawa und N. I. Skobelewa, Biochem. [russ.] **22**, 561 (1957); C. A. **52**, 2298 (1958).

21) Schimmel & Co., Ber. Schimmel April **1904**, 71; April **1905**, 62. – M. Sirsi, L. Kale, S. Natarayan und U. B. Nayak, J. Indian Inst. Sci. **34**, 261 (1952); C. **1953**. 1666. – H. M. Dummond, Perfum. Record **51**, 484 (1960).

In den Ölen von *Pittosporum tobira*[21a]), *Narcissus jonquilla*[21a]), *N. poeticus*[21a]) und *Spartium junceum*(?)[21a]). Im Öl von *Ocotea pretiosa*[21b]).

Das im Wurzelstock von *Nuphar luteum* enthaltene Alkaloid *Nupharin* liefert mit Silicowolframsäure ein Salz, das durch Barytwasser unter Abspaltung von *Zimtaldehyd* zersetzt wird.

Isolierung: über die wenig löslichen Addukte mit $NaHSO_3$ und Na_2SO_3, die beim Behandeln mit den konzentrierten wäßrigen Lösungen von Natriumbisulfit bzw. -sulfit gebildet werden und aus denen *Zimtaldehyd* durch Einwirkung von Soda regeneriert werden kann (F. TIEMANN[22])).

Bei der Abscheidung als Bisulfitverbindung ist ein Überschuß an Bisulfitlauge zu vermeiden, da sich bei der Einwirkung eines zweiten Moleküls Bisulfit die wasserlösliche Verbindung $C_6H_5CH_2CH(SO_3Na)CH(OH)(SO_3Na)$ bildet. Aus dieser läßt sich mit verd. Natronlauge nur ein Teil des *Zimtaldehyds* regenerieren. Das gleiche tritt beim Behandeln von *Zimtaldehyd* mit einem Gemisch von Natriumsulfit und Soda ein.

Konstitution: DUMAS und PELIGOT[23]) stellten die Bruttoformel C_9H_8O und die chemischen Eigenschaften fest; bei der Oxydation beobachteten sie ein „nach bitteren Mandeln riechendes Öl" (Benzaldehyd). Die erste Synthese beschrieb CHIOZZA[24]), der *Benzaldehyd* mit *Acetaldehyd* in Gegenwart von HCl kondensierte. PIRIA[25]) erhielt *Zimtaldehyd* durch trockene Destillation von *Calciumcinnamat* mit *Calciumformiat*.

Nach der Aufklärung der Struktur des Benzolrings durch KEKULE erkannte ERLENMEYER[26]) die Konstitution der *Zimtsäure*; da diese inzwischen als nächst höhere Oxydationsstufe des *Zimtaldehyds* erkannt worden war, ergab sich damit auch dessen Struktur.

Außer den erwähnten Synthesen sind noch zahlreiche andere Möglichkeiten zur Darstellung des *Zimtaldehyds* beschrieben worden, die zum größten Teil jedoch nur theoretisches Interesse besitzen. So ergibt die ROSENMUND-Reduktion von *Zimtsäurechlorid* in Gegenwart von Pd-Katalysatoren gute Ausbeuten[27]). Auch die Verseifung von *Cinnamylidenchlorid* $C_6H_5CH=CHCHCl_2$[28]) und die katalytische Dehydrierung von *Zimtalkohol* bei hohen

[21a]) L. PEYRON, France Parfums **2**, No. 12, 41 (1959).
[21b]) T. R. M. MOLLAN, Perfum. Record **52**, 411 (1961).
[22]) Ber. dtsch. chem. Ges. **31**, 3302 (1898).
[23]) Liebigs Ann. Chem. **12**, 24 (1834); **13**, 76 (1835); **14**, 50 (1835).
[24]) Liebigs Ann. Chem. **97**, 350 (1856).
[25]) Liebigs Ann. Chem. **100**, 105 (1856).
[26]) Liebigs Ann. Chem. **137**, 350 (1866).
[27]) ROSENMUND und WEILER, Ber. dtsch. chem. Ges. **56**, 1481 (1923).
[28]) CHARON und DOGOUJON, C. R. hebd. Séances Acad. Sci. **136**, 95 (1903).

Temperaturen und vermindertem Druck[29]) führen in guten Ausbeuten zu *Zimtaldehyd*.

Zur technischen Gewinnung dient ausschließlich die Kondensation von *Benzaldehyd* und *Acetaldehyd* nach folgender Reaktion:

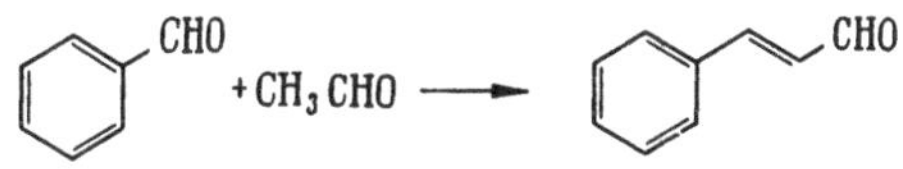

Die Kondensation nimmt man im allgemeinen in alkoholischer Lösung in Gegenwart von NaOH oder KOH oder auch von Natriumalkoholat vor. Hält man die (wenig beschriebenen) günstigsten Versuchsbedingungen genau ein, erhält man gute Ausbeuten an *Zimtaldehyd*. Statt der Alkalihydroxyde wird auch $Ba(OH)_2$ benutzt, manchmal setzt man auch $AlCl_3$ oder $ZnCl_2$ zu; die Katalysatoren sind im allgemeinen Firmengeheimnis.

Ein neueres Verfahren beschreibt die Kondensation durch $POCl_3$ in Benzol unter Verwendung von Paraldehyd[30]).

Die Nebenprodukte der Kondensation von *Benzaldehyd* mit Acetaldehyd sieden im allgemeinen wesentlich höher als Zimtaldehyd und lassen sich durch Destillation gut abtrennen. Nur die Selbstkondensationsprodukte des Acetaldehyds mit 8 und 10 C-Atomen sieden ähnlich; man muß daher bei der Reaktion versuchen, deren Bildung auf einem Minimum zu halten.

Da die Hauptmenge des *Zimtaldehyds* als Riech- und Geschmacksstoff Verwendung findet, muß man zur Erzielung eines chlorfreien Aldehyds entsprechend von chlorfreiem Benzaldehyd ausgehen.

Die exocyclische Doppelbindung gibt Anlaß zum Auftreten von Stereoisomerie; die natürlichen und im allgemeinen auch die synthetischen Präparate bestehen aus der *trans*-Form.

Eigenschaften: Das Handelspräparat ist eine gelbe Flüssigkeit mit charakteristischem Zimtölgeruch.

Schmp. —7,5°, $Sdp._{760}$ 252° (Z.), $Sdp._{20}$ 128 bis 130°, $Sdp._{10}$ 118 bis 120°; d_{15}^{15} 1,054 bis 1,058[31]); n_D^{20} 1,61949[32]).

Löst sich in etwa 25 Vol. 50proz., in etwa 7 Vol. 60proz. und in 2 bis 3 Vol. 70proz. Alkohols.

UV-Spektrum: A. HANTZSCH[33]).

[29]) MOUREU und MIGNONAC, C. R. hebd. Séances Acad. Sci. **170**, 258 (1920).

[30]) BACKES, Bull. Soc. chim. France [5] **9**, 60 (1942).

[31]) Schimmel & Co., nach GILDEMEISTER-HOFFMANN, Die Ätherischen Öle, 3. Aufl. Band I, 529.

[32]) BRÜHL, Liebigs Ann. Chem. **235**, 18, 31 (1886).

[33]) Ber. dtsch. chem. Ges. **55**, 975 (1922).

IR-Spektrum: SAPPENFIELD[34]), ELLIS[35]).

Zimtaldehyd bildet verschiedene azeotrope Gemische, u. a. mit *Diphenyläther* (Sdp. 252,7°, etwa 65% Zimtaldehyd), *Eugenolmethyläther* (Sdp. 253,0°, etwa 80% Zimtaldehyd) und *Benzoesäure* (Sdp. 250,2°, etwa 10% Zimtaldehyd)[36]).

Zimtaldehyd autoxydiert beim Stehen an der Luft oder in nicht dicht verschlossenen Gefäßen leicht zu Zimtsäure. Die Autoxydation kann durch Zusatz von Hydrochinon, Brenzcatechin, Pyrogallol u. a. hintangehalten werden.[37])

Epoxydierung mit 30%igem H_2O_2 bei p_H 8 ergibt 24% *β-Phenylglycidaldehyd*[37a]).

Oxydation mit Salpetersäure oder Chromsäure führt zu *Benzoesäure* und *Essigsäure*.

Hydrierung von *Zimtaldehyd* in Gegenwart von Zn- oder Fe-Salzen ergibt *Zimtalkohol*, bei Weiterhydrierung *Phenylpropylalkohol*[38]). Auch mit RANEY-Nickel läßt sich *Zimtaldehyd* bei höheren Temperaturen quantitativ in *Phenylpropylalkohol* überführen[39]); elektrolytische Reduktion ergibt eine Ausbeute von 72%[40]).

Unter Umständen kann man die Doppelbindung vor der Carbonylgruppe hydrieren; dies gelingt mit RANEY-[41]) und Aluminiumkatalysatoren[42]). Die Zusammensetzung des erhaltenen Gemisches hängt sehr vom Katalysator ab.

Zur Darstellung von *Zimtalkohol* aus *Zimtaldehyd* s. Band III b, S. 393.

Zimtaldehyd geht wie *Benzaldehyd* leicht Kondensationsreaktionen ein, z. B. mit Aceton zu *Cinnamyliden-aceton*[43]). Bei der Einwirkung von Essigsäureanhydrid und Natriumacetat entsteht nach der PERKINschen Reaktion *Cinnamylidenessigsäure*[44]).

[34]) Phys. Rev. [2] **33**, 42 (1929); C. **1929**, I. 1419.
[35]) J. Amer. chem. Soc. **51**, 1385 (1929).
[36]) LECAT, Ann. Soc. sci. Bruxelles **48**, I. 118 (1928).
[37]) MOUREU und DUFRAISSE, C. R. hebd. Séances Acad. Sci. **174**, 259 (1922).
[37a]) G. B. PAYNE, J. org. Chem. **26**, 250 (1961).
[38]) TULEY und ADAMS, J. Amer. chem. Soc. **47**, 3061 (1925).
[39]) PALFRAY, SABETAY und GAUTHIER, C. R. hebd. Séances Acad. Sci. **218**, 553 (1944).
[40]) SHIMA, Mem. Coll. Sci. Kyoto, Imp. Univ. **12 A**, 69 (1929).
[41]) DELEPINE und HANEGRAAF, C. R. hebd. Séances Acad. Sci. **205**, 185 (1937).
[42]) WESTON und ADKINS, J. Amer. chem. Soc. **51**, 2589 (1929).
[43]) LIPPMANN und FRITSCH, Ber. dtsch. chem. Ges. **38**, 1629 (1905).
[44]) PERKINS, J. chem. Soc. (London) **31**, 403 (1877).

Zimtaldehyd bildet leicht Acetale, z. B. mit 1proz. methanolischer Salzsäure das Dimethylacetal[45]).

In Gegenwart von Aluminiumäthylat findet eine TISCHTSCHENKO-Reaktion statt unter Bildung von *Cinnamylcinnamat*[46]).

Bei der Ozonisierung des *Zimtaldehyds* bildet sich das *Ozonid* der *Zimtsäure*[47]).

Es sind mehrere *Homologe des Zimtaldehyds* dargestellt worden, von denen manche in der Riechstoffindustrie Bedeutung haben. So erhält man *p-Isopropyl-α-alkyl-zimtaldehyde* nach R. MICHELET[48]) durch Kondensation aliphatischer Aldehyde mit *Cuminaldehyd*; *p-Isopropyl-α-methylhydrozimtaldehyd* ist in einem Patent beschrieben.[49])

M. T. BOGERT und G. POWELL[50]) berichteten über die Darstellung von *α-Alkylzimtaldehyden* durch Kondensation von *Benzaldehyd* oder dessen Derivaten mit aliphatischen Aldehyden in Gegenwart von Alkali.

Das bedeutendste Homologe des *Zimtaldehyds* ist *α-Amylzimtaldehyd* (I), das den Aufbau sehr naturgetreuer Jasmin-Kompositionen gestattet. Er wurde von LE SECH im Laufe einer Versuchsreihe aufgefunden, die sich mit der Nutzbarmachung von *Heptanal*-Abfällen befaßten. Die Verbindung wurde zunächst als „*Flosal*“ gehandelt.

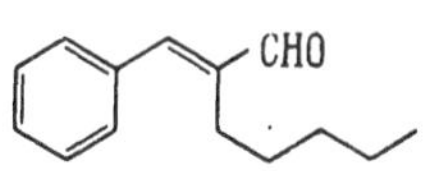

(I)

Die in vielen Patenten niedergelegten Verfahren zu dessen Herstellung gehen alle vom *Benzaldehyd* aus, der mit *Heptylaldehyd* kondensiert wird.[51])

Identifizierung:

Semicarbazon, Schmp. 217°.

[45]) FISCHER und HOFFA, Ber. dtsch. chem. Ges. **31**, 1990 (1898).

[46]) ENDOH, Rec. Trav. chim. Pays-Bas **44**, 866 (1925.

[47]) E. DALLWIGK und E. BRINER, Helv. chim. Acta **33**, 2186 (1950).

[48]) Bull. Soc. chim. France [4] **51**, 52 (1932).

[49]) Winthrop Chemical Corp. (A. KNORR und A. WEISSENBORN), A. P. 1844013 (1929); C. **1932**, II. 288.

[50]) Amer. Perfumer **25**, 617 (1930). – P. SCHORYGIN und Mitarb., J. russ. phys.-chem. Ges. **62**, 2033 (1930); C. **1931**, I. 2869.

[51]) Vgl. RUTOWSKI und KOROLEW, J. prakt. Chem. [2] **119**, 272 (1928). – IG Farbenindustrie, Schweiz. P. 127159 (1927); DRP. 553037 (KNORR und WEISSENBORN) (1926); E. P. 284458 (IMRAY) (1927). – MEULY, E. I. du Pont de Nemours and Co., A. P. 2102965 (1937). – Russ. P. 44928 (1935). – NAMETKIN und SCHAGALOWA, Sbornik Statei **1929**, 271.

4-[p-Chlorphenyl]-thiosemicarbazon, Schmp. 192°[52])
4-[p-Bromphenyl]-thiosemicarbazon, Schmp. 195°[53])
Phenylhydrazon, Schmp. 168°.
p-Nitrophenylhydrazon, Schmp. 195°[54]).
2,4-Dinitrophenylhydrazon, Schmp. 255°[55]).

A. L. MONTES[56]) beschrieb die chromatographische Trennung von *Zimtaldehyd* als 2,4-Dinitrophenylhydrazon von anderen Carbonylverbindungen ätherischer Öle an SiO_2 und Bentonit. Zur Bestimmung als 2,4-Dinitrophenylhydrazon vgl. M. MOUTON[57]). Den papierchromatographischen Nachweis des *Zimtaldehyd-2,4-dinitrophenylhydrazons* beschrieb L. PEYRON[21a]). Die chromatostrip-Methode eignet sich nach J. LABAT und A. L. MONTES[56]) zur Trennung dieses Derivates von den 2,4-Dinitrophenylhydrazonen von *Carvon, Citral, Campher, Fenchon, Laurinaldehyd* (Entwicklung mit Ligroin/Äther), *Menthon, Vanillin, Salicylaldehyd, Furfurol* und *Heliotropin* (Entwicklung mit Benzol). Über das Verhalten des *Zimtaldehyd-2,4-dinitrophenylhydrazons* an chromatoplates vgl. J. H. DHONT und C. de ROOY[57a]).

Zum mikrochemischen Nachweis des *Zimtaldehyds* mit Semicarbazid, 2-Nitrophenylhydrazin und 4-Nitrobenzhydrazid vgl. GRIEBEL und WEISS[58]).

Für den papierchromatographischen Nachweis des *Zimtaldehyds* in Dessertweinen und weinhaltigen Getränken eignen sich nach H. GROHMANN und F. H. MÜHLBERGER[59]) gut Hydrazin und Benzidin; es sind mit Hydrazin noch 0,1 γ *Zimtaldehyd* spektrophotometrisch nachweisbar.

Den Nachweis des Zimtaldehyds durch aufsteigende Entwicklung an Kieselsäureplatten und Sichtbarmachung mit 2,4-Dinitrophenylhydrazin und Sudan III beschrieben J. FRYDMAN, A. L. MONTES und A. TROPAREVSKY[59a]).

Die **Bestimmung** des *Zimtaldehyds* wird im allgemeinen nach der Bisulfitmethode unter Verwendung eines Cassiakölbchens oder nach der Hydroxylaminmethode durchgeführt (s. Band II, S. 219–226).

[52]) M. PERPAR und M. TIŠLER, Z. analyt. Chem. **155**, 186 (1957).
[53]) M. TIŠLER, Z. analyt. Chem. **151**, 187 (1956).
[54]) HYDE, Ber. dtsch. chem. Ges. **32**, 1814 (1899).
[55]) CAMPBELL, Analyst **61**, 392 (1936).
[56]) An. asoc. quím. argent. **40**, 273 (1952); **41**, 166 (1953); C. **1954**, 6119.
[57]) Bull. sci. pharmacol. **46**, 148 (1939); C. A. **33**, 5128 (1939).
[57a]) Analyst **86**, 74 (No. 1018) (1961).
[58]) Microchim. Acta **5**, 159 (1928).
[59]) Z. Lebensmittel-Unters. und -Forschg. **99**, 361 (1954).
[59a]) An. Asoc. quím. Argent. **45**, 248 (1957).

Zur Bestimmung durch Titration mit Na_2SO_3 und $NaHSO_3$ unter Benutzung von Rosolsäure als Indikator vgl. ROMEO und D'AMIGO[60]). Nach F. D. DODGE[61]) liegt eine häufige Fehlerquelle bei der Bestimmung mit neutralem Sulfit darin, daß die Sulfonatlösung auch mehr oder weniger große Mengen nichtaldehydischer oder nichtketonischer Bestandteile des Öls lösen kann.

Zur Bestimmung mit $NH_2OH \cdot HCl$ vgl. BENNETT und DONOVAN[62]).

K. KOCH[63]) empfahl zur Bestimmung von *Zimtaldehyd* im Zimtöl eine Semicarbazidmethode, die jedoch wegen längerer Dauer (1$^1/_2$ Tage) keine Vorteile vor der Hydroxylaminmethode hat.[64]) Zum gleichen Zweck beschrieb L. FUCHS[65]) ein Verfahren mit Hydrazinsulfat.

Zur kolorimetrischen Bestimmung von *Zimtaldehyd* im Zimtöl mittels p-Phenylendiamins vgl. H. WACHSMUTH und R. LENAERS[66]). Zur spektrophotometrischen Bestimmung mit GIRARDS Reagenz T vgl. J. B. STENLAKE und W. D. WILLIAMS[67]).

B. BITTER[68]) beschrieb die polarographische Bestimmung des *Zimtaldehyds*.

Zur papierchromatographischen Bestimmung im Zimtöl vgl. K. E. SCHULTE und C. B. STORP[69]).

Das Verhalten des *Zimtaldehyds* bei der Bestimmung der Bromzahl untersuchten KAUFMANN und BARICH[70]) und BRAUN[71]), bei der Jodzahlbestimmung nach HÜBL und nach WIJS MACLEAN und THOMAS[72]).

Die Bestimmung des Chlorgehalts ist in Band II, S. 189, beschrieben. Zur Oxydation mit rauchender Salpetersäure und konzentrierter Schwefelsäure und gravimetrischen Bestimmung des entwickelten HCl als AgCl vgl. FAUST und SPÄNGLER[73]).

60) Ann. Chim. applicata **15**, 326 (1926).
61) Amer. Perfumer **40**, No. 5, S. 41 (1940)
62) Analyst **47**, 148 (1922).
63) Süddeutsche Apotheker-Ztg. **78**, 365 (1938).
64) Nach Ber. Schimmel **1939**, 144.
65) Scientia Pharm. **16**, 50 (1948); C. A. **42**, 8417 (1948).
66) J. Pharmac. Belg. **1**, 65 (1946); Ber. Schimmel **1948**, 116.
67) J. Pharmac. and Pharmacol. **9**, 900 (1957); C. A. **52**, 4933 (1958).
68) Collect. Trav. chim. Tchéchoslov. **15**, 677 (1950). — Bestimmung in der Zimtrinde: G. DUŠINSKÝ, M. TYLLOVÁ und Z. GRUNTOVÁ, Československ. farm. **6**, 87 (1957); C. A. **55**, 16913 (1961).
69) Fette Seifen einschl. Anstrichmittel **58**, 35 (1956).
70) Arch. Pharmaz. **1929**, 9, 26.
71) Dtsch. Parfümeur-Ztg. **15**, 108 (1929).
72) Biochem. J. **15**, 322 (1921).
73) Chemiker-Ztg. **49**, 725 (1925).

Verwendung: sowohl als solcher als auch nach Umwandlung in andere Riechstoffe. Vor allem zur Erzielung würziger Noten wird *Zimtaldehyd* in der Parfümerie vielseitig verwendet. Zur Zusammensetzung künstlicher Cassia- und Zimtöle ist er unentbehrlich.

Bei der Verwendung zur Parfümierung von Seifen muß man beachten, daß weiße Seifen hierdurch Verfärbungen erleiden können.

Zur Stabilisierung gegen Autoxydation wird *Zimtaldehyd* oft mit geringen Mengen *Eugenol* versetzt.

Cuminaldehyd

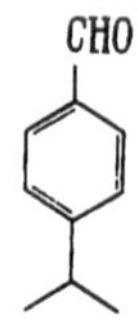

Cuminal. Cumaldehyd. p-Isopropylbenzaldehyd

$C_{10}H_{12}O$. Mol.-Gew. 148,20

Vorkommen: Außer im Cuminöl[1]), dessen Hauptbestandteil er bildet, ist *Cuminaldehyd* in folgenden ätherischen Ölen beobachtet worden:

Latschenkiefernöl (?)[2]), schwed. Kiefernnadelöl[3]); Sadebaumöl (?)[4]); Öl von *Andropogon fragrans* (*A. Martini* var., wenig)[5]); Boldoblätteröl[6]); Ceylon-Zimtöl[7]); Cassieblütenöl von *Acacia farnesiana*[8]); japan. Pfefferöl (von *Xanthoxylum piperitum*)[9]), Fruchtöl von *Xanthoxylum alatum* (?)[10]) und

1) CH. GERHARDT und A. CAHOURS, Liebigs Ann. Chem. **38**, 67 (1841). – C. BERTAGNINI, ebenda **85**, 275 (1853). – C. KRAUT, ebenda **92**, 66 (1854). – Schimmel & Co., Ber. Schimmel Oktober **1909**, 34.

2) H. WIENHAUS und H. NAHME, Dissertat. (H. N.) Göttingen 1928.

3) W. SANDERMANN, Seifensieder-Ztg. (Der Parfümeur) **66**, 803, 833, 863 (1939); **67**, 15, 45 (1940).

4) Schimmel & Co., Ber. Schimmel April **1900**, 40; Okt. **1907**, 80.

5) G. LOUVEAU, Rev. Marques, Parfums France **11**, 311 (1933).

6) E. TARDY, J. pharmac. Chim. [6] **19**, 132 (1904).

7) Schimmel & Co., Ber. Schimmel April **1902**, 65. – H. WALBAUM und O. HÜTHIG, J. prakt. Chem. [2] **66**, 47 (1902).

8) Schimmel & Co., Ber. Schimmel Oktober **1899**, 58; April **1901**, 16; April **1903**, 16. – H. WALBAUM, J. prakt. Chem. [2] **68**, 235 (1903).

9) H. THOMS, Arb. pharmaz. Inst. Univ. Berlin **11**, 58 (1914). – M. DURUTTIS, ebenda 60.

10) F. W. SEMMLER und E. SCHOSSBERGER, Ber. dtsch. chem. Ges. **44**, 2885 (1911).

Fruchtblätteröl von *Xanthoxylum rhetsa* (Mullilamöl)[11], alger. Rautenöl[12], Blätteröl v. *Aegle marmelos* (5%)[13], Öl von *Citrus aurantium* var. *amara*[14], Öl von *Citrus aurantifolia*[14], Schalenöl von *Citrus sinensis* (?)[14], Blätteröl von *C. limonum* (?)[14], Blätter- und Schalenöl von *C. maxima* (?)[14], mexikan. Limettöl[15]; Heerabol-Myrrhenöl[16]; Blätteröl von *Eucalyptus populifolia*[17], Blütenöl von *Eucalyptus globulus* (0,5%)[18], Blätteröle von *Eucalyptus punctata*[19], *E. dumosa*[20], *E. polybractea*[21], *E. cneorifolia*[22], *E. Bakeri*[23], *E. odorata* (viel)[24], *E. tereticornis*[25], *E. salubris*[26], *E. Woollsiana*[27], *E. hemiphloia* (viel)[28], *E. haemastoma*[29], *E. crebra*[30], *E. piperita*[31], *E. rariflora*[32], *E. rostrata*[33], *E. viridis*[34]; Fruchtöl des Wasserschierlings[35]; Blätteröl von

11) Y.-R. Naves, Bull. Soc. chim. France [5] **17**, 673 (1950).
12) A. St. Pfau, Helv. chim. Acta **15**, 1267 (1932); **22**, 382 (1939).
13) K. K. Baslas und S. S. Deshapande, J. Indian chem. Soc. **28**, 19 (1951).
14) L. Peyron, Soap, Perfum. Cosmetics **33**, 373 (1960); France Parfums **2**, No. 12, 41 (1959).
15) E. Guenther und E. E. Langenau, J. Amer. chem. Soc. **65**, 959 (1943).
16) K. Lewinsohn, Arch. Pharmaz. **244**, 412 (1906).
17) Baker und Smith, A Research on the Eucalypts and their Essential Oils, Sydney 1901, 92. – Schimmel & Co., Ber. Schimmel April **1893**, 28.
18) B. V. Ramaswamy und Mitarbeiter, J. Indian Inst. Sci. **28**, A 57 (1946).
19) Schimmel & Co., Ber. Schimmel Oktober **1898**, 27; April **1904**, 99. – Baker und Smith, Ref. 17, S. 80.
20) Baker und Smith, A Research on the Eucalypts and their Essential Oils, Sydney 1920, 187. – A. R. Penfold und F. R. Morrison, Museum of Appl. Arts and Sciences, Sydney, Bull. **2**, 10 (1951).
21) P. A. Berry, A. K. Macbeth und T. B. Swanson, J. chem. Soc. (London) **1937**, 989.
22) P. A. Berry, A. K. Macbeth und T. B. Swanson, J. chem. Soc. (London) **1937**, 989, 1447.
23) A. R. Penfold, J. Proc. Roy. Soc. N. S. Wales **61**, 179 (1927).
24) Schimmel & Co., Ber. Schimmel April **1889**, 19.
25) Baker und Smith, Ref. 20, S. 208.
26) Baker und Smith, Ref. 20, S. 217; Pharmac. J. **75**, 358 (1905).
27) Baker und Smith, Ref. 17, S. 132; Proc. Linn. Soc. N. S. Wales **1900**, 684.
28) Schimmel & Co., Ber. Schimmel April **1893**, 28.
29) Schimmel & Co., Ber. Schimmel **1888**, 20.
30) Schimmel & Co., Ber. Schimmel April **1909**, 45.
31) Schimmel & Co., Ber. Schimmel April **1909**, 46.
32) A. R. Penfold, C. B. Radcliffe und W. F. Short, J. Proc. Roy. Soc. N. S. Wales **64**, 101 (1930).
33) Baker und Smith, Ref. 17, S. 139; Ref. 20, S. 210. – Wilkinson, Proc. Roy. Soc. Victoria **1893**, 197.
34) Baker und Smith, Ref. 17, S. 131. – A. R. Penfold und F. R. Morrison, Museum of Appl. Arts and Sciences Sydney, Bull. **2**, 9 (1951).
35) J. Trapp, J. prakt. Chem. [2] **74**, 428 (1858); Arch. Pharmaz. **231**, 212 (1893).

Ledum palustre var. *dilatatum*[36]); Krautöl von *Lavandula delphinensis* (0,028%)[37]), Lavandinöl (Spuren)[38]); Blätter- und Zweigöl von *Chrysothamnus nauseosa* (2%)[39]), Öl von *Pectis papposa* (47%)[40]), Öl von *Erigeron canadense* (Spuren)[41]), Öl von *Artemisia transiliensis* (7,5%)[42]).

Isolierung: über das Bisulfitaddukt, das durch Schütteln mit gesättigter wäßriger Natriumbisulfitlösung erhalten wird und sich durch Alkalien spalten läßt.

Cuminaldehyd kann aus Cumol durch Einwirkung von CO und HCl in Gegenwart von $AlCl_3$ erhalten werden.

Ein Verfahren zur Gewinnung von *Cuminaldehyd* durch Synthese beruht nach L. Bert[43]) darauf, daß man, ausgehend von Isopropylalkohol, p-Isopropyl-phenylglyoxylsäure mit Anilin erhitzt. Durch Umlagerung und Zersetzung des Reaktionsproduktes erhält man *p-Cuminalanilin* und hieraus den Aldehyd. Aus 1 kg technischem Isopropylalkohol soll man 1 kg *Cuminal* erhalten können.

Eine andere Synthese Berts[44]) geht von 1,3-Dichlorpropen aus, das mit Cumol zu p-Isopropylcinnamyläther kondensiert wird; letzterer läßt sich in *Cuminaldehyd* überführen.

Etwa 8% *Cuminaldehyd* erhielten F. Fichter und J. Meyer[45]) durch elektrochemische Oxydation von *p-Cymol* in verd. Schwefelsäure.

Das durch Chlormethylierung von Cumol erhältliche Cuminylchlorid läßt sich mit Urotropin bzw. mit Formaldehyd, Ammoniak und Wasser in Cuminaldehyd überführen.[45a])

36) H. Uoda und T. Kondo, J. agr. chem. Soc. Japan **19**, 355 (1951); C. A. **45**· 8107 (1951).
37) L. Bénézet, Bull. Soc. chim. France [5] **10**, 454 (1943).
38) G. Igolen, Thèse Marseille 1944; Ber. Schimmel **1948**, 56.
39) N. Adams und L. Kehoe, J. Amer. chem. Soc. **54**, 2448 (1932).
40) C. E. Bradley und A. J. Haagen-Smith, Econ. Botany **3**, 407 (1959); nach frdl. zuges. Sonderabdruck; C. A. **44**, 2180 (1950). – Bradley, C. A. **42**, 9087 (1948).
41) R. Salgues, Mat. veget. **1**, 139 (1953).
42) M. I. Gorjajew und M. G. Pugatschew, J. allg. Chem. [russ.] **25**, 172 (1955); C. **1955**, 11107.
43) Bull. Soc. chim. France [4] **37**, 1409 (1925).
44) C. R. hebd. Séances Acad. Sci. **215**, 187 (1942).
45) Helv. chim. Acta **8**, 285 (1925).
45a) Vgl. Ju. I. Dutschinskaja und A. G. Tschebijew, Die Produktion synthetischer Riechstoffe, Moskau 1959, S. 139ff.

Eigenschaften: Öl mit dem charakteristischen Cumingeruch.

$Sdp._{760}$ 232°, $Sdp._{13,5}$ 109,5°[46]; d^{15} 0,9818[47]; n_D^{20} 1,5301[48].

Cuminaldehyd ist mit Wasserdampf flüchtig.

Oxydation mit alkalischem $KMnO_4$ führt zu *Cuminsäure*, Schmp. 117°.

Identifizierung:

Semicarbazon, Schmp. 210 bis 211°[49].

Phenylhydrazon, Schmp. 126 bis 127°[50].

p-Nitrophenylhydrazon, Schmp. 190° (aus Alkohol)[51].

2,4-Dinitrophenylhydrazon, Schmp. 243° (rote Kristalle aus Eisessig)[52]. Zu dessen papierchromatographischer Identifizierung vgl. E. SUNDT und M. WINTER[58] sowie L. PEYRON[53].

Oxim, Schmp. 58 bis 59°[54].

Zur **Bestimmung** des *Cuminaldehyds* mit Hydroxylaminhydrochlorid und Bromphenolblau vgl. Schimmel & Co.[55]

Zur Bestimmung des *Cuminaldehyds* im Cuminöl empfahlen S. SABETAY, L. PALFRAY und D. SONTAG[56] als Ergänzung der Phenylhydrazon- und Hydroxylaminmethoden (s. Band II, S. 216) und zur Unterscheidung von anderen, nicht aromatischen Aldehyden ihr Verfahren[57] mit *Kaliumbenzylat*.

Die Probe wird hiernach mit n/2-Kaliumbenzylatlösung erhitzt, wobei *Cuminal* quantitativ in das Kaliumsalz der *Cuminsäure* und in *Cuminalkohol* nach einer CANNIZZARO-CLAISENschen Reaktion übergeführt wird. Aus der Menge des verbrauchten Kaliumbenzylats läßt sich der Aldehydgehalt errechnen. Diese Methode kann man für alle aromatischen Aldehyde anwenden.

Verwendung: In geringen Mengen und Konzentrationen u. a. zur Aromatisierung von Currysoßen.

46) ANSCHÜTZ und REITTER, Die Destillation unter vermindertem Druck, Bonn 1895, S. 73. 47) PERKIN, J. chem. Soc. (London) **69**, 1199 (1896).
48) GLADSTONE., J chem. Soc. (London) **45**, 246 (1884).
49) Nach GILDEMEISTER-HOFFMANN, Die Ätherischen Öle, 3. Aufl. Band I, 527.
50) Nach GILDEMEISTER-HOFFMANN, Die Ätherischen Öle, 3. Aufl. Band I, 527.
51) BAKER, NATHAN und SHOPPEE, J. chem. Soc. (London) **1935**, 1848.
52) CAMPBELL, Analyst **61**, 392 (1936).
53) Soap, Perfum. Cosmetics **33**, 373 (1960); France Parfums **2**, No. 12, 41 (1959).
54) Nach GILDEMEISTER-HOFFMANN, Die Ätherischen Öle, 3. Aufl. Band I, 527.
55) Ber. Schimmel **1928**, 19; **1929**, 152/53.
56) Ann. Chim. analyt. Chim. appl. [2] **15**, 251 (1933); **17**, No. 10 (1935); C. **1933**, II. 1101; Ber. Schimmel **1936**, 149. — Vgl. PALFRAY, SABETAY und P. MASTAGLI, C. R. hebd. Séances Acad. Sci. **203**, 1523 (1936).
57) C. R. hebd. Séances Acad. Sci. **194**, 1502 (1932); **200**, 404 (1935).
58) Analytic. Chem. **30**, 1620 (1958).

4. Unbekannte Aldehyde

Aromadendral

Baker und Smith[1]) erwähnten in ihren Arbeiten über die Eucalyptusöle öfter ein „*Aromadendral*" genanntes Gemisch höhersiedender Carbonylverbindungen. A. R. Penfold und J. L. Simonsen[2]) zeigten später, daß *Aromadendral* ein Gemisch von *Cuminaldehyd, l-Phellandral* und, wie sie zunächst glaubten, einem weiteren Aldehyd „*Cryptal*" ist. P. A. Berry, A. K. Macbeth und T. B. Swanson[3]) erbrachten den Nachweis, daß *Cryptal* nicht der vermutete Aldehyd *l-4-Isopropylcyclohexen-2-al-1*, sondern ein Keton *l-4-Isopropylcyclohexen-2-on-1* (*Crypton*) ist. Unter „*Aromadendral*" ist also ein Gemisch von *Cuminaldehyd, l-Phellandral* und *Crypton* zu verstehen.

[1]) A Research on the Eucalypts especially in Regard to their Essential Oils. Sydney 1902 und 1920.

[2]) A. R. Penfold, J. chem. Soc. (London) **121**, 266 (1922). – Penfold und J. L. Simonsen, J. Soc. chem. Ind. **48**, 1112 (1929); J. chem. Soc. (London) **1930**, 403.

[3]) J. chem. Soc. (London) **1937**, 986.

Cypral

$C_{12}H_{20}O$. Mol.-Gew. 180,28

A. F. Odell[1]) isolierte aus dem Holzöl von *Taxodium distichum* Rich. („Southern cypress") einen wahrscheinlich aliphatischen Aldehyd mit 2 Doppelbindungen, den er als *Cypral* bezeichnete.

Sdp.$_{35}$ 132 bis 185 (?)°, d_4^{20} 0,9469, n_D^{20} 1,5040, rechtsdrehend.

[1]) J. Amer. chem. Soc. **33**, 755 (1911).

IV. KETONE

Einleitung

In den ätherischen Ölen sind – vor allem in der letzten Zeit – zahlreiche Ketone gefunden worden.

Die niedrigsten Glieder der aliphatischen Reihe sind wahrscheinlich – wie die niederen Alkohole und Aldehyde – erst während der Destillation mit Wasserdampf entstanden, zumindest in einigen Fällen. Wegen ihrer Löslichkeit findet man sie meist in den Destillationswässern, wegen ihrer leichten Flüchtigkeit auch in den Vorläufen der Destillationen. Es ist im Hinblick auf ihre Bildung durch Zersetzung bemerkenswert, daß *Aceton* und *Diacetyl* meist gemeinsam mit *Methylalkohol* und *Furfurol* vorkommen.

Mehrere Ketone haben parfümistische Bedeutung, wie die *Jonone*, *Irone*, *Jasmone*, *Acetophenon*, *p-Methylacetophenon*, *Äthyl-n-amylketon* u. a. Die Terpenketone, wie *Menthon*, *Pulegon*, *Piperiton*, dienen meist als Ausgangsstoffe für Synthesen in der Riech- und Geschmacksstoffindustrie, wie z. B. für *Menthol*.

Außer den niederen aliphatischen Ketonen können auch einige höhere Ketone durch Zersetzung anderer Verbindungen während der Wasserdampfdestillation entstehen. So ist z. B. die Bildung von *3-Methylcyclohexanon-1* aus *Pulegon* erwiesen.

Die Chemie und Stereochemie der Terpen- und Sesquiterpenketone hängt eng mit der der entsprechenden Kohlenwasserstoffe und vor allem Alkohole eng zusammen und ist in den dort gegebenen Einleitungen schon erläutert worden (s. Band III a, S. 24, 221, Band III b, S. 3–12).

Die Isolierung der Ketone erfolgt je nach ihrer Reaktionsfähigkeit als Sulfit- oder Bisulfitaddukt, als Semicarbazon oder durch fraktionierte Destillation allein. Zur Identifizierung stehen die gleichen Derivate wie für die Aldehyde zur Verfügung; wie allgemein bekannt, muß man den Ketonen zur Reaktion mehr Zeit lassen.

Zur Bestimmung benutzt man meist die Oximierung (s. bei den einzelnen Verbindungen und Band II, S. 224 bis 228).

1. Aliphatische Ketone

a) *Gesättigte aliphatische Ketone*

Aceton

CH_3COCH_3

Propanon. Dimethylketon

C_3H_6O. Mol.-Gew. 58,08

Vorkommen: Bei der Gewinnung ätherischer Öle, namentlich aus Blättern, hat man häufig das Auftreten von *Aceton* beobachtet. Wahrscheinlich entsteht das Keton erst während der Destillation, doch ist die Reaktion, der es seinen Ursprung verdankt, noch unbekannt.

Aceton ist nachgewiesen worden: im Manilakopalöl[1]), Terpentinöl von *Abies excelsa* aus der Sowjetunion[2]), Terpentinöl von *Pinus Jeffreyi*[3]), Terpentinöl von *Pinus silvestris* aus der Sowjetunion[4]), Holzterpentinöl von *Pinus ponderosa* (0,5 %)[5]), im finnischen Kienöl[6]), Atlascedernholzöl (Spuren)[7]); im Ylang-Ylangöl[8]), im Vorlauf des westindischen Lemongrasöls[9]); im Chenopodiumöl[10]); im Holzöl von *Pittosporum senacia*[11]); im

1) B. T. BROOKS, Phillippine J. Sci. 5 A, 203 (1910). – A. TSCHIRCH und M. KOCH, Arch. Pharmaz. **240**, 202 (1902). – L. SCHMÖLLING, Chemiker-Ztg. **29**, 955 (1905).

2) J. MAISIT, Arch. Pharmaz. **261**, 99 (1923).

3) C. W. SONDERN, J. Amer. pharmac. Assoc. **22**, 216 (1933).

4) L. SCHINDELMEISER, Chemiker-Ztg. **32**, 8 (1908). – J. MAISIT, Arch. pharmaz. **261**, 214 (1923).

5) L. A. GOLDBLATT und A. G. BURGDALL, Ind. Engng. Chem. **44**, 1634 (1952).

6) O. ASCHAN, Z. angew. Chem. **20**, 1811 (1907); **26** I, 709 (1913).

7) A. ST. PFAU und P. A. PLATTNER, Helv. chim. Acta **17**, 129 (1934). – E. GRIMAL, C. R. hebd. Séances Acad. Sci. **135**, 582, 1057 (1902).

8) L. S. GLICHITCH und Y.-R. NAVES, Parfums de France **10**, 7, 36 (1932).

9) Y. R. NAVES, Parfums France **9**, 60 (1931).

10) R. FISCHER und A. MOOR, Arch. Pharmaz. **1934**, 691.

11) R. SALGUES, Mat. veget. **1**, 354 (1952/54).

Apfelöl[12]), Himbeeröl[13]), Erdbeeröl[14]); im Cocablätteröl (wenig)[15]); im Weintraubenöl[16]), Weinhefenöl[17]); im Teeöl[18]); Corianderöl[19]); Lavendelöl[20]), im japanischen Pfefferminzöl[21]), im Öl von *Ormenis multicaulis*[22]); im Öl von *Datura stramonium*[23]); im Tabakblätteröl[23a]); *Litsea cubeba*[23b]).

Wegen der großen Wasserlöslichkeit des *Acetons* ist dieses oft nur in den Destillationswässern nachgewiesen worden, so von amerikanischem Wurmsamenöl[24]), *Monarda fistulosa*[25]), Birkenteeröl[26]), Schafgarbenöl[27]), amerikanischem Pfefferminzöl[28]), Baumwollkrautöl[29]), *Myrrhis odorata*[30]).

Ferner hat man *Aceton* neben *Blausäure* bei der Destillation vieler Pflanzen beobachtet[31]), so bei *Triglochin maritima, Thalictrum aquilegifolium, Nandina domestica, Phaseolus lunatus, P. mungo, Linum usitatissimum, L. perenne, Hevea brasiliensis, H. Spruceana, Jatropha angustidens, Manihot Bankensis, M. Glaziovii, M. palmata, M. utilissima, Passiflora alata, P. coerulea, P. edulis, P. foetida, P. hybrida, P. laurifolia, P. maculata, P.*

12) J. W. White jr., Food Research **15**, 68 (1950). – F. E. Huelin, Austral. J. Sci. Res. **5**, 328 (1952). – D. F. Meigh, J. Sci. Food Agr. **7**, 396 (1956); C. A. **50**, 12332 (1956).

13) McGlumphy, J. Assoc. Offic. Agr. Chemists **22**, 378 (1939).

14) K. P. Dimick und B. Makower, Food Technol. **10**, 73 (1956).

15) Dieses Werk Band V, Seite 386.

16) R. W. Holley, B. Stoyla und A. D. Holley, Food Research **20**, 326 (1955). – K. Hennig und F. Villforth, Vorratspflege u. Lebensm.-Forschung **5**, 197, 313 (1942).

17) Dieses Werk Band V, Seite 726.

18) Schimmel & Co., Ber. Schimmel April **1898**, 53.

19) R. Fischer und A. Moor, Arch. Pharmaz. **1934**, 691.

20) R. Fischer und A. Moor, Arch. Pharmaz. **1934**, 691.

21) T. Nagasawa, Shimane Daigaku Ronshû **9**, 30 (1959); C. A. **54**, 11386 (1960).

22) R. Dulou, H. Pourrat und M. M. Janot, Ann. pharmac. franç. **10**, 111 (1952); C. A. **46**, 7712 (1952).

23) A. Ssiwolobow, J. russ. phys.-chem. Ges. **47**, 1561 (1915).

23a) I. Onishi, Koryo **55**, 9 (1960); C. A. **55**, 12778 (1961). – Onishi und M. Nagasawa, Bull. agric. chem. Soc. Japan **21**, 38, 44, 95 (1957).

23b) H. Fürst und G. Feustel, Z. Chem. **1**, 22 (1961).

24) R. J. Pauly, Pharmac. Archives **7**, 1 (1936).

25) Miller, C. **1920**, II. 453.

26) Winkler, nach Ber. Schimmel **1944/47**, 11.

27) Kremers, J. Amer. pharmac. Assoc. **10**, 252 (1921); **14**, 399 (1925).

28) Kremers, J. Amer. pharmac. Assoc. **10**, 835 (1921).

29) F. B. Power und V. K. Chesnut, J. Amer. chem. Soc. **47**, 1751 (1925).

30) L. van Itallie und A. J. Steenhauer, Pharm. Weekbl. **1926**, 4.

31) Gildemeister-Hoffmann, Die Ätherischen Öle, 3. Aufl. Bd. I, 545.

princeps, P. quadrangularis, P. suberosa, Tacsonia spec. und *T. van Volxemii.*

Zur Bildung von *Aceton* aus Kohlehydrate enthaltenden Rohstoffen durch Vergärung mit *Bac. macerans* bzw. *Bac. acetoaethylicus* und verwandten Stämmen (Äthanol-Aceton-Gärung) bzw. mit *Chlostridien*-Stämmen (Butanol-Aceton-Gärung) vgl. S. C. PRESCOTT und C. G. DUNN[32]) und BERNHAUER[33]).

Wird in technischem Maßstab durch Leiten von Acetylen und Wasserdampf über Metalloxydkatalysatoren bei 400 bis 500° gewonnen, daneben aus Äthanol, Acetaldehyd, Essigsäure, Essigsäureäthylester, Propylen und Cumol.

Eigenschaften: farblose Flüssigkeit mit charakteristischem, süßlichem Geruch.

Schmp. —94,82° (bis —106° unterkühlbar)[34]); Sdp.$_{760}$ 56,1°, d_4^{20} 0,79081, n_D^{20} 1,35645[35]).

Über weitere physikalische und chemische Eigenschaften und die Spektren s. BEILSTEIN, 3. Erg.-werk Band I, Teil 3, S. 2702/3. Das IR-Spektrum untersuchten kürzlich auch R. MECKE und K. NOACK[36]).

Löslich in Wasser und organischen Lösungsmitteln. Brennt sehr leicht und bildet mit Luft oder Sauerstoff explosible Gemische.

Identifizierung: durch folgende Derivate.

Semicarbazon, Schmp. 188°
Thiosemicarbazon, Schmp. 179°
4-p-Chlorphenyl-thiosemicarbazon, Schmp. 109°[37])
4-p-Bromphenyl-thiosemicarbazon, Schmp. 152 bis 153°[38])
4-Phenylsemicarbazon, Schmp. 161°[39])
p-Nitrophenylhydrazon, Schmp. 148 bis 149°[40])

[32]) Industrial Microbiology, New York 1949, 352.
[33]) Ullmanns Enzyklopädie Bd. 3, S. 37 (1953); Ergebn. Enzymforschg. **11**, 204 (1950).
[34]) CLUSIUS und RINGER, Z. physikal. Chem. [A] **187**, 193 (1940).
[35]) BELL und Mitarbeiter, J. chem. Soc. (London) **1930**, 1927.
[36]) Chem. Ber. **93**, 210 (1960).
[37]) M. PERPAR und M. TIŠLER, Z. analyt. Chem. **155**, 186 (1957).
[38]) M. TIŠLER, Z. analyt. Chem. **151**, 187 (1956).
[39]) GRAMMATICAKIS, Bull. Soc. chim. France **1949**, 414.
[40]) WINDAUS und EHRENSTEIN, Nachr. Ges. Wiss. Göttingen **1922**, 3. — CHALLENGER, SUBRAMANIAM und WALKER, J. chem. Soc. (London) **1927**, 207. — Vgl. FISCHER und MOOR, Arch. Pharmaz. **1934**, 693.

2,4-Dinitrophenylhydrazon, Schmp. 114° und 126°[41]). Zu dessen papierchromatographischem Nachweis vgl. E. SUNDT und M. WINTER[41a]).

p-Jodbenzoylhydrazon, Schmp. 214 bis 215°[42])

Dibenzalaceton, Schmp. 112°. Aus Aceton und Benzaldehyd in Gegenwart geringer Mengen Alkali[43]) (vgl. Band II, S. 307).

Als Hinweis läßt sich auch die Jodoformreaktion benutzen; zur Ausführung vgl. Band II, S. 308.

Zur schnellen Erkennung des *Acetons* läßt sich auch die Farbreaktion von MULLIKEN[44]) verwenden.

Man gibt 5 Tropfen des zu untersuchenden Öls in 2 ccm Wasser, dann nacheinander je 2 Tropfen einer 1proz. wäßrigen Natriumnitroprussidlösung und 10%iger Natronlauge. Die Hälfte der Lösung säuert man mit drei Tropfen Eisessig an, wobei sie rot wird, während die nichtangesäuerte Hälfte erst orange ist und nach etwa 20minütigem Stehen gelb wird.

Verwendung: als Lösungsmittel und Rohstoff in der chemischen Industrie.

[41]) ALLEN, J. Amer. chem. Soc. **52**, 2957 (1930). – Vgl. CAMPBELL, Analyst **61**, 392 (1936). – CLARK, KAYE und PARKS, Ind. Engng. Chem., analyt. Edit. **18**, 311, 312 (1946).

[41a]) Analytic. Chem. **30**, 1620 (1958). – H. FÜRST und G. FEUSTEL, Z. Chem. **1**, 20 (1961).

[42]) SAH und HSÜ, Rec. Trav. chim. Pays-Bas **59**, 352 (1940).

[43]) CLAISEN, Liebigs Ann. Chem. **223**, 143.

[44]) "Identification of organic compounds", Vol. 1, 146 (1904).

Methyl-n-propylketon

$CH_3COCH_2CH_2CH_3$

Pentanon-2

$C_5H_{10}O$. Mol.-Gew. 86,13

Vorkommen: im ätherischen Öl der Sommerfrüchte von *Ananas sativus*[1]).

Eigenschaften:

$Sdp._{758}$ 102,3°; d_4^{15} 0,81130, d_4^{30} 0,79656; n_D^{15} 1,39229, n_D^{30} 1,38579.[2])

[1]) A. J. HAAGEN-SMIT, J. G. KIRCHNER, A. N. PRATER und C. L. DEASY, J. Amer. chem. Soc. **67**, 1646, 1651 (1945).

[2]) CENTERICK, Bull. Soc. chim. Belg. **45**, 553 (1936).

UV-Spektrum: DUNCAN[3]), PLATT, RUSOFF und KLEVENS[4]).

IR-Spektrum: THOMPSON und TORKINGTON[5]), J. LECOMTE[6]), PETIT[7]).

RAMAN-Spektrum: KOHLRAUSCH und KÖPPL[8]), BIGUARD[9]).

Identifizierung:

Semicarbazon, Schmp. 113°[10]).

2,4-Dinitrophenylhydrazon, Schmp. 146 bis 147°[11]), 143,5 bis 144,5°[12]). Zur chromatographischen Trennung des 2,4-Dinitrophenylhydrazons von den gleichen Derivaten anderer Aldehyde und Ketone vgl. WHITE[13]).

4-Nitrophenylhydrazon, Schmp. 116 bis 117°[14]).

2,4-Dinitrophenylsemicarbazon, Schmp. 207°[15]).

3) J. chem. Physics 8, 445 (1940).
4) J. chem. Physics **11**, 541 (1943).
5) J. chem. Soc. (London) **1945**, 641.
6) J. Phys. Rad. [8] **6**, 131 (1945); C. A. **40**, 1394 (1946).
7) Bull. Soc. chim. Belg. **56**, 310 (1947).
8) Z. physikal. Chem. [B] **24**, 372 (1934).
9) Bull. Soc. chim. France [5] **7**, 901 (1940).
10) MOWAT und SMITH, J. chem. Soc. (London) **1938**, 21.
11) WILSON, J. Amer. chem. Soc. **70**, 1315 (1948).
12) CAMPBELL, Analyst **61**, 393 (1936).
13) Analytic. Chem. **20**, 727 (1948).
14) FISCHER und TROPSCH, Ber. dtsch. chem. Ges. 2434 (1923).
15) McVEIGH und ROSE, J. chem. Soc. (London) **1945**, 714.

Methyl-n-amylketon

$CH_3COCH_2CH_2CH_2CH_2CH_3$

Heptanon-2.

$C_7H_{14}O$. Mol.-Gew. 114,18

Vorkommen: im Ceylon-Zimtöl[1]), Blütenöl von *Cynometra ananta*[2]), algerischen Rautenöl[3]), Nelkenöl[4]), ätherischen Kokosnußöl[5]), ätherischen

1) Schimmel & Co., Ber. Schimmel April **1902**, 65. – H. WALBAUM und O. HÜTHIG, J. prakt. Chem. [2] **66**, 47 (1902).
2) R. SALGUES, Privatmitteilung.
3) A. ST. PFAU, Helv. chim. Acta **15**, 1267 (1932); **22**, 382 (1939).
4) Schimmel & Co., Ber. Schimmel April **1897**, 50; April **1902**, 44.
5) Schimmel & Co., Ber. Schimmel **1925**, 43. – H. WALBAUM und O. HÜTHIG, J. prakt. Chem. [2] **66**, 48 (1902).

Palmkernöl (?)[6], im Öl von *Artemisia dracunculus* subspec. *turkestanica*[7]) und im japanischen Pfefferminzöl[7a]).

Isolierung: durch fraktionierte Destillation und anschließende Reinigung über die Natriumbisulfitverbindung, die aus dem Keton mit einer gesättigten wäßrigen $NaHSO_3$-Lösung erhalten wird.

Eigenschaften: Flüssigkeit mit durchdringendem Fruchtgeruch.

Sdp. 150,4°[8]), Sdp.$_{15}$ 50°[9]); d_4^{20} 0,8111[10]); n_D^{20} 1,4086[10]).

UV-Spektrum: BIGUARD[11]), PLATT, RUSOFF und KLEVENS[12]).

IR-Spektrum: THOMPSON und TORKINGTON[13]), LECOMTE[14]), CHERRIER[15]).

RAMAN-Spektrum: KOHLRAUSCH und KÖPPL[16]), BIGUARD[17]).

Bei 20° lösen 100 g Wasser 0,4 g *Methyl-n-amylketon*, 100 g *Methyl-n-amylketon* 1,4 g Wasser[18]).

Identifizierung:

Phenylhydrazon, Schmp. 207°[19])

2,4-Dinitrophenylhydrazon, Schmp. 89°[20])

Semicarbazon, Schmp. 123°[21]), 96 bis 97° und 121 bis 123°[22]).

Verwendung: in geringer Menge für einige künstliche ätherische Öle.

[6]) A. H. SALWAY, J. chem. Soc. (London) **111**, 407 (1917). – Schimmel & Co., Ber. Schimmel **1918**, 39; **1921**, 35.

[7]) F. S. KHISAMUTDINOW und M. I. GORJAJEW, Nachr. Akad. Wiss. Kasach. SSR, Ser. Chem. **1959**, Nr. 2, 89; C. A. **53**, 17433 (1959).

[7a]) T. NAGASAWA, Shimane Daigaku Ronshû **9**, 30 (1959); C. A. **54**, 11386 (1960).

[8]) MATTHEWS und FEHLANDT, J. Amer. chem Soc. **53**, 3216 (1931).

[9]) RAPSON und SHUTTLEWORTH, J. chem. Soc. (London) **1940**, 641.

[10]) COWAN, JEFFERY und VOGEL, J. chem. Soc. (London) **1940**, 176.

[11]) Bull. Soc. chim. France [5] **7**, 903 (1940); **8**, 66 (1941).

[12]) J. chem. Physics **11**, 541 (1943).

[13]) J. chem. Soc. (London) **1945**, 641.

[14]) J. Phys. Rad. [8] **6**, 127 (1945); C. A. **40**, 1394 (1946).

[15]) C. R. hebd. Séances Acad. Sci. **225**, 998 (1947).

[16]) Z. physik. Chem. [B] **24**, 387 (1934).

[17]) Bull. Soc. chim. France [5] **7**, 901 (1940).

[18]) DOOLITTLE, Ind. Engng. Chem. **27**, 1173 (1935).

[19]) R. L. SHRINER, R. C. FUSON und D. Y. CURTIN, The Systematic Identification of Organic Compounds, Wiley 1956, 316.

[20]) ALLEN, J. Amer. chem. Soc. **52**, 2957 (1930). – Vgl. CLARK, KAYE und PARKS, Ind. Engng. Chem., analyt. Edit. **18**, 312 (1946).

[21]) SHERILL, J. Amer. chem. Soc. **52**, 1990 (1930).

[22]) RAPSON und SHUTTLEWORTH, J. chem. Soc. (London) **1940**, 99.

Di-isopropylketon

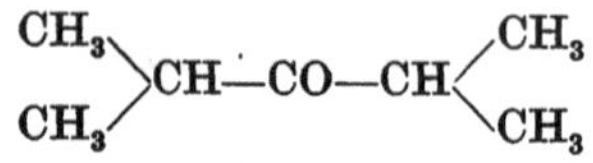

2,4-Dimethylpentanon-3. Isobutyron

$C_7H_{14}O$. Mol.-Gew. 114,18

Vorkommen: im Lavandinöl[1]).

Eigenschaften: Flüssigkeit mit campherähnlichem Geruch.

Schmp. −69,03°, Sdp.$_{760}$ 125,25°, d_4^{20} 0,80302, d_4^{25} 0,79863, n_D^{20} 1,39995, n_D^{25} 1,39759[2]).

UV-Spektrum: HENDERSON, HENDERSON und HEILBRON[3]), BRUZAU[4]), HOLDSWORTH und DUNCAN[5]).

IR-Spektrum: LECOMTE[6]).

RAMAN-Spektrum: KOHLRAUSCH und KÖPPL[7]), CHERRIER[8]), GRAY[9]).

Zur Löslichkeit in Wasser vgl. SAYLOR, BAXT und GROSS[10]).

Identifizierung:

Semicarbazon, Schmp. 160° (korr.)[11]), 138 bis 139°[12]). Zwischen diesen Grenzwerten wurden verschiedene Schmelzpunkte angegeben.

2,4-Dinitrophenylhydrazon, Schmp. 91 bis 92°[13]), 88° (korr.)[14]).

P. STADLER[1]) wies *Diisopropylketon* im Lavandinöl gaschromatographisch nach.

Zur Bestimmung durch Oximierung vgl. BRYANT und SMITH[15]).

[1]) P. STADLER, Helv. chim. Acta **43**, 1601 (1960).
[2]) DREISBACH und MARTIN, Ind. Engng. Chem. **41**, 2876 (1949).
[3]) Ber. dtsch. chem. Ges. **47**, 878 (1914).
[4]) Ann. chim. [11] **1**, 275 (1934).
[5]) Chem. Reviews **41**, 313 (1947).
[6]) J. Phys. Rad. [8] **6**, 131 (1945).
[7]) Z. physikal. Chem. [B] **24**, 386 (1934).
[8]) C. R. hebd. Séances Acad. Sci. **225**, 998 (1947).
[9]) Ann. chim. [12] **3**, 385 (1948).
[10]) J. Amer. chem. Soc. **64**, 2743 (1942).
[11]) HANSER und RENFROW, J. Amer. chem. Soc. **59**, 1826 (1937).
[12]) BARRÉ und LADOUCEUR, Canad. J. Res. [B] **27**, 64 (1949).
[13]) ROBERTS und GREEN, J. Amer. chem. Soc. **68**, 214 (1946).
[14]) ALLEN und RICHMOND, J. org. Chemistry **2**, 224 (1937).
[15]) J. Amer. chem. Soc. **57**, 59 (1935).

Methyl-n-hexylketon

$CH_3COCH_2CH_2CH_2CH_2CH_2CH_3$

Octanon-2

$C_8H_{16}O$. Mol.-Gew. 128,21

Vorkommen: im algerischen Rautenöl[1]).

Isolierung: durch fraktionierte Destillation und Reinigung über die Bisulfitverbindung[2]).

Eigenschaften:

Schmp. —20,9°, Sdp.$_{760}$ 173,5°, d_4^{30} 0,81107[3]);

Sdp.$_{770}$ 173,6 bis 174°, Sdp.$_{11}$ 59 bis 60°, d_4^{20} 0,8190, n_D^{20} 1,4151[4]).

UV-Spektrum: Henderson, Henderson und Heilbron[5]).

IR-Spektrum: Thompson und Torkington[6]), Lecomte[7]).

Raman-Spektrum: Kohlrausch und Köppl[8]), Cherrier[9]).

Oxydation mit Chromsäure führt zu *Capronsäure* und *Essigsäure*.

Identifizierung:

Semicarbazon, Schmp. 122 bis 123°[10])

4-Phenylsemicarbazon, Schmp. 94 bis 95°[11])

p-Nitrophenylhydrazon, Schmp. 92 bis 93°[12])

2,4-Dinitrophenylhydrazon, Schmp. 58°[13])

4-p-Chlorphenyl-thiosemicarbazon, Schmp. 113°[14])

4-p-Bromphenyl-thiosemicarbazon, Schmp. 122°[15]).

[1]) A. St. Pfau, Helv. chim. Acta **15**, 1267 (1932); **22**, 382 (1939).
[2]) Hurd und McPhee, J. Amer. chem. Soc. **69**, 240 (1947).
[3]) Deffet, Bull. Soc. chim. Belg. **40**, 391 (1931).
[4]) Verhulst und Glorieux, Bull. Soc. chim. Belg. **41**, 501 (1932).
[5]) Ber. dtsch. chem. Ges. **47**, 887 (1914).
[6]) J. chem. Soc. (London) **1945**, 641.
[7]) J. Phys. Rad. [8] **6**, 131 (1945); C. A. **40**, 1394 (1946).
[8]) Z. phys. Chem. [B] **24**, 388 (1934).
[9]) C. R. hebd. Séances Acad. Sci. **225**, 998 (1947).
[10]) Henderson, Henderson und Heilbron, Ber. dtsch. chem. Ges. **47**, 887 (1914).
[11]) Sah und Ma, J. chines. chem. Soc. **2**, 32 (1934); C. **1934**, II. 2209.
[12]) Dakin, J. Amer. chem. Soc. **44**, 46 (1922).
[13]) Allen, J. Amer. chem. Soc. **52**, 2967 (1930).
[14]) M. Perpar und M. Tišler, Z. analyt. Chem. **155**, 186 (1957).
[15]) M. Tišler, Z. analyt. Chem. **151**, 187 (1956).

Äthyl-n-amylketon

$CH_3CH_2COCH_2CH_2CH_2CH_2CH_3$

Octanon-3. Äthylpentylketon

$C_8H_{16}O$. Mol.-Gew. 128,21

Vorkommen: im französischen Lavendelöl (etwa 0,2%)[1]), im Öl von *Lavandula vera* von der Krim (10%)[2]), im Lavandinöl[3]), in einem europäischen Öl von *Mentha arvensis* (über 90%!)[3a]).

Isolierung: Aus der entsprechenden Fraktion wird das Keton als Semicarbazon abgeschieden, dieses mit 10proz. Schwefelsäure zersetzt und wasserdampfdestilliert. Äthyl-n-amylketon ist in Natriumsulfit- und Natriumbisulfitlösung nicht löslich.

Äthylamylketon entsteht beim Überleiten eines Gemisches von *Capronsäure* und *Propionsäure* über ThO_2[4]), aus *Äthyl-n-amylcarbinol* durch Oxydation mit Chromschwefelsäure[5]) und aus der entsprechenden β-Ketoestersäure mit konz. Schwefelsäure bei 85 bis 95°[6]).

Eigenschaften: Flüssigkeit mit etwas fruchtigem Geruch.

Sdp.$_{754}$ 169,5 bis 170°, d_{15}^{15} 0,8254, n_D^{20} 1,41536[7]);

Sdp.$_{732}$ 169 bis 169,5°, Sdp.$_{30}$ 76 bis 77°, d_4^{20} 0,8211, n_D^{20} 1,4153[8]).

Mit Wasserdampf flüchtig. Bei der Oxydation mit Chromsäure bildet sich *n-Capronsäure*.

RAMAN-Spektrum: MILONE[9]).

Identifizierung:

Semicarbazon, Schmp. 117 bis 117,5°[10])[8]), 112°[11])

1) Schimmel & Co., Ber. Schimmel **1903**, 46. – L. CRABALONA, C. **1940**, I. 306. – SFIRAS und VANDERSTREEK, Parfumerie **1**, 235 (1943).

2) W. W. WILJAMS und W. S. SMIRNOW, J. allg. Chem. [russ.] **6**, 190 (1936); C. **1936** II. 3852.

3) G. IGOLEN, Thèse Marseille 1944; nach Ber. Schimmel **1948**, 56.

3a) S. SHIMIZU, H. UEDA und N. IKEDA, Agric. Biol. Chem. [Tokyo] **25**, 263 (1961); C. A. **55**, 13778 (1961).

4) PICKARD und KENYON, J. chem. Soc. (London) **103**, 1944 (1913). – vgl. ZIEGLER, GRIMM und WILLER, Liebigs Ann. Chem. **542**, 113 (1939). – VOGEL, J. chem. Soc. (London) **1948**, 612.

5) Schimmel & Co., C. **1912**, I. 1717.

6) BOUVEAULT und COCQUIM, Bull. Soc. chim. France [3] **31**, 1158 (1904).

7) Schimmel & Co., Ber. Schimmel April **1903**, 42; Oktober **1903**, 43.

8) Y.-R. NAVES, Helv. chim. Acta **26**, 1035 (1943).

9) Gazz. chim. ital. **64**, 880 (1934).

10) Schimmel & Co., Ber. Schimmel April **1903**, 42; Oktober **1903**, 43.

11) PICKARD und KENYON, J. chem. Soc. (London) **1913**, 1936.

4-Phenylsemicarbazon, Schmp. 121,5 bis 122°[8]).

Die colorimetrische Bestimmung mit 3,5-Dinitrobenzoesäure beschrieben D. H. E. TATTJE und C. SCHOLTENS[12]).

4 ml einer Lösung von Äthyl-n-amylketon (0 bis 12 mg) in Äthanol werden mit 5 ml einer 4proz. Lösung von 3,5-Dinitrobenzoesäure in Äthanol gemischt und mit 2 ml 3,5-n-NaOH versetzt. Die Farbe wird nach 20 Min. in einer 0,50 cm Küvette bei 5450 Å (Bandbreite 40 Å) gegen eine Blindprobe aus 4 ml Äthanol, 5 ml Reagenz und 2 ml 3,5-n-NaOH bei 20° gemessen. Die Blindprobe muß für jede Messung frisch hergestellt werden. Die Eichkurve ist zwischen 0 und 12 mg Äthyl-n-amylketon eine Gerade; E (1 %, 1 cm) = 18,6 (Standardabweichung 0,452). Cineol, Linalool und Campher stören nicht.

Den gaschromatographischen Nachweis beschrieb P. STADLER[13]).

Verwendung: Der etwas fruchtige Geruch verleiht dem Lavendelöl Frische, weshalb *Äthyl-n-amylketon* ein wichtiger Bestandteil künstlicher Lavendelöle ist.

[12]) Pharm. Weekbl. **94**, 137 (1959). Nach frdl. zuges. Sonderabdruck.
[13]) Helv. chim. Acta **43**, 1601 (1960).

Methyl-n-heptylketon

$CH_3COCH_2(CH_2)_5CH_3$

Nonanon-2

$C_9H_{18}O$. Mol.-Gew. 142,23

Vorkommen: im kaukasischen Lemongrasöl (von *Cymbopogon citratus*)[1]); im ätherischen Kokosnuß-[2]) und Palmkernöl[3]); im Öl der Rhizome von *Rheum emodi*[4]); im Blätteröl von *Boronia ledifolia* var. A subspec.[5]), im algerischen (60%)[6]), deutschen (2,4%)[7])[8]) und spanischen (oder französi-

[1]) B. N. RUTOWSKI und I. W. WINOGRADOWA, Riechstoffind. **5**, 17 (1930).
[2]) A. HALLER und A. LASSIEUR, C. R. hebd. Séances Acad. Sci. **150**, 1013 (1910); **151**, 697 (1910).
[3]) A. H. SALWAY, J. chem. Soc. (London) **111**, 407 (1917). – Schimmel & Co., Ber. Schimmel **1918**, 39; **1921**, 35.
[4]) M. G. MOHIUDDIN, J. Indian Inst. Sci. A **18**, 134 (1935); C. **1936**, I. 3761.
[5]) A. R. PENFOLD und F. R. MORRISON, J. Proc. Roc. Soc. N. S. Wales **82**, 71 (1948).
[6]) H. v. SODEN und K. HENLE, Pharmaz. Ztg. **46**, 277 (1901).
[7]) Schimmel & Co., Ber. Schimmel Oktober **1901**, 47.
[8]) J. HOUBEN, Ber. dtsch. chem. Ges. **35**, 3587 (1902).

schen) Rautenöl (5%)[9]), in den Ölen von *Ruta chalepensis* (50%)[10]) und *Ruta chalepensis* subspec. *bracteosa* (etwa 5%)[11]), im Fruchtöl von *Phellodendron amurense* (wenig)[12]), im Öl von *Xanthoxylum ailanthoides* (?)[13]); im Nelkenöl[14]); im Öl von *Scrophularia lucida*[15]).

Isolierung: durch fraktionierte Destillation und Reinigung über die Bisulfitverbindung. Es reagiert allerdings nur langsam mit $NaHSO_3$.

Eigenschaften: farbloses Öl mit angenehmem, rautenartigem Geruch.

Schmp. —8,2°, Sdp.$_{760}$ 195,3°, d_4^{30} 0,81440[16]);

Sdp.$_{749}$ 193° (korr.), d_4^{20} 0,8208, n_D^{20} 1,4210[17]).

Schwer löslich in Wasser, leicht in organischen Lösungsmitteln.

Oxydation mit Chromsäure führt zu *Essig-* und *Önanthsäure*. Reduktion mit Natrium und Alkohol ergibt *Methyl-n-heptylcarbinol* (Sdp. 193 bis 194°, α-Naphthylurethan Schmp. 55,5°).

Methyl-n-heptylketon wurde z. B. durch Leiten eines Gemisches von 75 Vol.-prozent *Octanol-1* und 25 Vol.-prozent *Äthanol* über Chromoxyd bei 425° (neben wenig *Diheptylketon*)[18]) und beim Leiten von 3 Mol *Essigsäure* und 1 Mol *Octylsäure* über ThO_2 bei 400 bis 450°[19]) erhalten.

Identifizierung:

Semicarbazon, Schmp. 118 bis 119°[20]), 119 bis 120°[21])

2,4-Dinitrophenylhydrazon, Schmp. 57 bis 58°[22]).

Verwendung: für einige künstliche ätherische Öle.

[9]) H. Thoms, Ber. dtsch. pharmaz. Ges. 11, 3 (1901). – E. v. Gorup-Besanez und F. Grimm, Liebigs Ann. Chem. **157**, 275 (1871).

[10]) G. A. Fester, E. A. Martinuzzi, J. A. Retamar und A. I. A. Ricciardi, Bol. Acad. Nac. Ci. **39**, 375, 411 (1956); Rev. fac. ing. quím. **24**, 37 (1955).

[11]) A. F. Costa und J. C. do Vale, Notícias farm. 18, 19 (1952); C. A. **47**, 1901 (1953).

[12]) E. K. Nelson, J. Amer. chem. Soc. **60**, 920 (1938). – A. L. Haller, C. **1941**, II. 527.

[13]) Y. Shinosaki, J. chem. Ind. Tokyo 18, 1077 (1915); J. Soc. chem. Ind. **34**, 1270 (1915).

[14]) Schimmel & Co., Ber. Schimmel Oktober **1896**, 57; April **1902**, 44; April **1903**, 51, 52.

[15]) R. Salgues, Materiae vegetabiles 1, 145 (1953).

[16]) Deffet, Bull. Soc. chim. Belg. **40**, 391 (1931).

[17]) Vogel, J. chem. Soc. (London) **1948**, 614.

[18]) Komarewsky und Coley, J. Amer. chem. Soc. **63**, 3269 (1941).

[19]) Vogel, J. chem. Soc. (London) **1946**, 136; **1948**, 613.

[20]) Dakin, Amer. chem. J. **44**, 46 (1910).

[21]) Stärkle, Biochem. Z. **151**, 384 (1924). – Ruzicka und Brugger, Helv. chim. Acta **9**, 353 (1926).

[22]) A. R. Penfold und F. R. Morrison, J. Proc. Roy. Soc. N. S. Wales **82**, 74 (1948).

Methyl-n-octylketon

$CH_3COCH_2(CH_2)_6CH_3$

Decanon-2

$C_{10}H_{20}O$. Mol.-Gew. 156,26

Vorkommen: in geringer Menge im algerischen und spanischen Rautenöl[1]).

Eigenschaften: rautenartig riechendes Öl.

Schmp. 3,1°, Sdp.$_{10}$ 90,5°, d_4^{30} 0,8158, n_D^{30} 1,4213[2]);
Schmp. 1,5°, Sdp.$_{10}$ 89°, d^{20} 0,8248, n_D^{20} 1,4255[1]).
RAMAN-Spektrum: KOHLRAUSCH[3]).

Identifizierung: als *Semicarbazon*, Schmp. 126°[4]).

[1]) A. ST. PFAU, Helv. chim. Acta **15**, 1267 (1932).
[2]) LENTERICK, Bull. Soc. chim. Belg. **45**, 553 (1936).
[3]) Acta phys. austriaca **1**, 116 (1948).
[4]) RUPE und WILLI, Helv. chim. Acta **15**, 846 (1932).

Methyl-n-nonylketon

$CH_3COCH_2(CH_2)_7CH_3$

Undecanon-2

$C_{11}H_{22}O$. Mol.-Gew. 170,29

Vorkommen: im Eichenmoosextraktöl[1]), im ätherischen Kokosnuß-[2]) und Palmkernöl[3]); im Krautöl von *Houttuynia cordata*[4]); im Hopfenöl[5]); im Öl von *Aristolochia clematitis* (Spuren)[6]); Öl von *Schizandra nigra*

[1]) M. STOLL und W. SCHERRER, nach Ber. Schimmel **1939**, 19.
[2]) A. HALLER und A. LASSIEUR, C. R. hebd. Séances Acad. Sci. **150**, 1013 (1910); **151**, 697 (1910).
[3]) A. H. SALWAY, J. chem. (London) **111**, 407 (1917). – Ber. Schimmel **1918**, 39; **1921**, 35.
[4]) Y. SHINOSAKI, J. chem. Ind. Japan **24**, 557 (1921); J. Soc. chem. Ind. **40 A**, 560 (1921).
[5]) A. C. CHAPMAN, J. chem. Soc. (London) **83**, 505 (1903); **64**, 54, 780 (1895); **1928**, 1303. – F. ŠORM, J. MLEZIVA und Z. ARNOLD, Collect. czechoslov. chem. Commun. **14**, 693, 699 (1949).
[6]) R. SALGUES, Mat. veget. **1**, 146 (1953).

(3,7 %)[7]; Trawasblätteröl (von *Litsea odorifera*, Hauptbestandteil)[8]; im ätherischen Sojabohnenöl (viel)[9]; in den Blätterölen von *Xanthoxylum* [*Fagara*] *ailanthoides* (84 %)[10] und *X. alatum*[11]), im Fruchtöl von *Fagara xanthoxyloides*[12]), im deutschen (71 %)[13]), algerischen (etwa 30 %)[14]) und französischen [oder spanischen] Rautenöl (85 %)[15]), in den Ölen von *Ruta chalepensis* (etwa 50 %)[16]) und *R. ch.* subspec. *bracteosa* (85 %)[17]), in den Blätterölen von *Boronia ledifolia* var. A. subspec.[18]) und *Empleurum serrulatum* (?)[19]), Jaborandiblätteröl (20,6 %, in einem Falle [von *Pilocarpus racemosus*] 83 %)[20]), im Fruchtöl von *Phellodendron amurense*[21]), Limettblätteröl (?)[22]); im Blätteröl von *Orixa japonica* (20 %)[23]).

Isolierung: durch fraktionierte Destillation und Reinigung über die Bisulfitverbindung. Zur Isolierung aus Rautenöl über die beim Schütteln mit wäßriger Harnstofflösung entstehende kristalline Additionsverbindung vgl. BASF[24]).

Außer durch Oxydation von *Undecanol-2* kann man *Undecanon-2* z. B. durch Leiten von *Caprin-* und *Essigsäure* über MnO_2 bei 420 bis 450°[25] oder über ThO_2 bei 430 bis 450°[26]) bzw. 375 bis 400°[27]) darstellen.

7) T. Sengoku, J. pharmac. Soc. Japan **53**, 173 (1933); **57**, 263, 920 (1937); nach C. **1934**, I. 235; **1938**, I. 3123; C. A. **32**, 1865 (1938).

8) van Romburgh, Ber. Schimmel April **1912**, 126.

9) H. Schmalfuss und A. Treu, Biochem. Z. **189**, 49 (1927); Pharmaz. Z. **72**, 1564 (1927).

10) Y. Fujita und T. Ueda, Bull. Osaka Ind. Res. Inst. **5**, Nr. 3, 113 (1954).

11) I. C. Nigam und D. R. Dhingra, Perfum. Record **51**, 246 (1960).

12) H. Priess, Ber. dtsch. pharmaz. Ges. **21**, 227 (1911).

13) Schimmel & Co., Ber. Schimmel Oktober **1901**, 47.

14) H. v. Soden und K. Henle, Pharmaz. Ztg. **46**, 277 (1901).

15) H. Thoms, Ber. dtsch. pharmaz. Ges. **11**, 3 (1901). – E. v. Gorup-Besanez und F. Grimm, Liebigs Ann. Chem. **157**, 275 (1871).

16) G. A. Fester, E. A. Martinuzzi, J. A. Retamar und A. I. A. Ricciardi, Rev. fac. ing. quím. **24**, 37 (1955); Bol. Acad. Nac. Ci. **39**, 375, 411 (1956).

17) A. F. Costa und J. C. do Vale, Notícias farmac. [Portugal] **18**, 19 (1952); C. A. **47**, 1901 (1953).

18) A. R. Penfold und F. R. Morrison, J. Proc. Roy. Soc. N. S. Wales **82**, 71 (1948).

19) Umney, Pharmac. J. [3] **25**, 796 (1895).

20) Ber. Schimmel **1924**, 50; Liebigs Ann. Chem. **1899**, 28.

21) E. K. Nelson, J. Amer. chem. Soc. **60**, 920 (1938).

22) F. Watts, J. chem. Soc. (London) **49**, 316 (1886).

23) T. Ueda und Y. Fujita, Bull. Osaka Ind. Res. Inst. **5**, 116 (1954); J. Japan Botany **29**, 325 (1954).

24) DRP. 869070 (1940); C. A. 48, 11479 (1954).

25) Smoljaninowa, C. A. **36**, 3782 (1942).

26) Vogel, J. chem. Soc. (London) **1948**, 613.

27) Dreger und Mitarbeiter, Ind. Engng. Chem. **36**, 610 (1944).

Eigenschaften: apfelsinenartig riechendes Öl.

Schmp. 12,7°[28]), Sdp.$_{748}$ 228,5°[29]), Sdp.$_{10}$ 106,1°[28]); d_4^{15} 0,8295, d_4^{30} 0,8180[28]); n_D^{15} 1,4309, n_D^{30} 1,4253[28]), n_D^{20} 1,4291[29]).

UV-Spektrum: WOLF[30]), HENDERSON, HENDERSON und HEILBRON[31]).

IR-Spektrum: LECOMTE[32]).

RAMAN-Spektrum: KOHLRAUSCH und KÖPPL[33]).

Oxydation mit CrO_3 führt zu *Essig-* und *Pelargonsäure*.

Identifizierung:

Semicarbazon, Schm. 121,7 bis 122,6°[34])

p-Nitrophenylhydrazon, Schmp. 90 bis 91°[35])

2,4-Dinitrophenylhydrazon, Schmp. 63°[36]).

Zur Bestimmung in ätherischen Ölen mittels Phenylhydrazins vgl. Schimmel & Co.[37]).

Verwendung: für künstliche ätherische Öle.

28) CEUTERICK, Bull. Soc. chim. Belg. **45**, 553 (1936).
29) VOGEL, J. chem. Soc. (London) **1948**, 613, 615.
30) Z. physikal. Chem. [B] **2**, 57 (1929).
31) Ber. dtsch. chem. Ges. **47**, 878 (1925).
32) J. phys. Rad. [8] **6**, 131 (1945); C. A. **40**, 1394 (1946).
33) Z. physikal. Chem. [B] **24**, 388 (1934).
34) STÄLLBERG-STENHAGEN, Ark. Kemi **26** A, Nr. 12, 24 (1949).
35) DAKIN, Am. **44**, 47 (1910).
36) ALLEN, J. Amer. chem. Soc. **52**, 2957 (1930).
37) C. **1913**, I. 1973.

Undecanon-4

$CH_3CH_2CH_2COCH_2(CH_2)_5CH_3$

n-Propyl-n-heptylketon

$C_{11}H_{22}O$. Mol.-Gew. 170,29

Vorkommen: im Öl von *Andropogon intermedius* R. Br. var. *punctatus* Hackel (Montsukigaja)[1]).

Eigenschaften: Flüssigkeit mit schwach rautenartigem, fruchtigem Geruch.

Schmp. 4–5°, Sdp.$_{13}$ 106–107°, d_4^{25} 0,8274, n_D^{24} 1.4248[2]).

Identifizierung: durch das *Semicarbazon*, Schmp. 54–56°[2]).

1) K. KAFUKU, J. chem. Soc. Japan **59**, 312 (1938); C. A. **32**, 8697 (1938).
2) v. BRAUN und KRÖPER, Ber. dtsch. chem. Ges. **62**, 2882 (1929).

Methyl-n-undecylketon

$CH_3COCH_2(CH_2)_9CH_3$

Tridecanon-2

$C_{13}H_{26}O$. Mol.-Gew. 198,34

Vorkommen: im ätherischen Kokosnußöl[1]), im Öl von *Schizandra nigra* (14,9%)[2]) und im Blätteröl von *Xanthoxylum* [*Fagara*] *ailanthoides* (5%)[3]).

Eigenschaften: weiße Masse.

Schmp. 28,1°, d_4^{30} 0,82168, n_D^{30} 1,43175[4]);
Schmp. 30,5°, Sdp.$_{5,5}$ 127,7°[5]).

Oxydation mit Chromschwefelsäure führt zu *Undecyl-* und *Essigsäure.*

Identifizierung:

Semicarbazon, Schmp. 123°[6])
p-Nitrophenylhydrazon, Schmp. 101 bis 102°[2])
2,4-Dinitrophenylhydrazon, Schmp. 69°[7])
Oxim, Schmp. 56 bis 57°[2]).

[1]) A. Haller und A. Lassieur, C. R. hebd. Séances Acad. Sci. **150**, 1013 (1910); **151**, 697 (1910).

[2]) T. Sengoku, J. pharmac. Soc. Japan **53**, 173 (1933); **57**, 263, 920 (1937); C. **1934**, I. 235; **1938**, I. 3123; C. A. **32**, 1865 (1938).

[3]) Y. Fujita und T. Ueda, Bull. Osaka Ind. Res. Inst. **5**, Nr. 3, 113 (1954).

[4]) Ceuterick, Bull. Soc. chim. Belg. **45**, 353 (1936).

[5]) Dreger und Mitarbeiter, Ind. Engng. Chem. **36**, 612 (1944).

[6]) Komppa und Talvitie, J. prakt. Chem. [2] **135**, 198 (1932). — Wilson und Keenan, J. Assoc. agric. Chemists **13**, 389 (1930).

[7]) Allen, J. Amer. chem. Soc. **52**, 2957 (1930).

Acetylformaldehyd

CH_3COCHO

Propanonal. Methylglyoxal. Brenztraubensäurealdehyd

$C_3H_4O_2$. Mol.-Gew. 72,06

Vorkommen: im trockenen Destillat von Manilakopal[1]).

[1]) R. T. Brooks, Philippine J. Sci. **5** A, 203 (1910). — A. Tschirch und M. Koch, Arch. Pharmaz. **240**, 202 (1902). — L. Schmölling, Chemiker-Ztg. **29**, 955 (1905).

Eigenschaften: leuchtend gelbe Flüssigkeit, die sich unter Wärmeentwicklung polymerisiert[2]). d^{25} 1,0383, n_D^{25} 1,3327[3]).

Identifizierung:

Aldoxim, Schmp. 69°[4])
Dioxim, Schmp. 157°[5]).

[2]) RILEY, MORLEY und FRIEND, J. chem. Soc. (London) **1932**, 1875.
[3]) MOULDE und RILEY, J. chem. Soc. (London) **1937**, 623; **1938**, 623.
[4]) NEUBERG und HOFMANN, Biochem. Z. **252**, 449 (1932).
[5]) BARRENSCHEEN und BRAM, Biochem. Z. **233**, 303 (1931).

3-Oxo-dodecanal-1

$CH_3(CH_2)_8COCH_2CHO$

$C_{12}H_{22}O_2$. Mol.-Gew. 198,30

Vorkommen: im ätherischen Öl aus den Rhizomen von *Houttuynia cordata*[1])[2]).

Isolierung: Das durch Wasserdampfdestillation im Vakuum erhaltene ätherische Öl wurde in Äther aufgenommen, mit 5proz. Natronlauge extrahiert und durch Neutralisieren mit verdünnter Essigsäure der Ketoaldehyd in Freiheit gesetzt.

Konstitution: aufgeklärt von T. KOSUGE[2]). Erwärmen des Ketoaldehyds mit 5proz. Natronlauge auf dem Wasserbad (30 Minuten) ergab *Methylnonylketon* (Schmp. 8 bis 15°, Semicarbazon Schmp. 120 bis 122°, Oxim Schmp. 45 bis 46°), Oxydation mit $KMnO_4$ in Natronlauge *Caprinsäure*.

Aus *Methylnonylketon* erhielt er mit Ameisensäureäthylester und Natrium das Natriumsalz des Ketoaldehyds. Dieses bildet mit Benzoylchlorid ein Benzoat (Schmp. 54°), das auch aus *3-Oxododecanal-1* erhalten wird, mit Hydrazinsulfat dagegen *Nonylpyrazol* ($AgNO_3$-Addukt Schmp. 54 bis 55°, Pikrat Schmp. 48 bis 49°).

Eigenschaften: gelbes Öl, das bei 6 bis 8° kristallisiert. Löslich in Methanol, Äthanol, Äther, Petroläther und 5proz. wäßriger Natronlauge, unlöslich in Wasser. Gibt mit $FeCl_3$ rote Färbung. Polymerisiert leicht beim Stehen.

[1]) Y. ISOGAI, Sci. Pap. Coll. Gen. Educ. Univ. Tokyo **2**, Nr. 1, 67 (1952); nach C. A. **47**, 2832 (1953).
[2]) T. KOSUGE, nach C. A. **47**, 5356 (1953).

3-Oxododecanal-1 hemmt das Wachstum von Hefen u. a., solange es nicht polymerisiert ist.[1])

Identifizierung:

Benzoat, Schmp. 54°[1])[2])

Di-semicarbazon, Schmp. 172 bis 173°[2]).

Diacetyl

$CH_3COCOCH_3$

Butandion. Dimethylglyoxal

$C_4H_6O_2$. Mol.-Gew. 86,09

Vorkommen: Dieses öfters in ätherischen Ölen beobachtete aliphatische Diketon verdankt, wie *Furfurol*, seine Entstehung sicher einer während der Destillation vor sich gehenden Zersetzung gewisser Pflanzenstoffe. Da es ziemlich wasserlöslich ist, so findet man es in Vorläufen oder Kohobationswässern, in denen es sich oft schon durch seine gelbgrüne Farbe und den chinonartigen Geruch verrät. Meist kommt *Diacetyl* gleichzeitig mit *Methylalkohol* und *Furfurol* vor.

Diacetyl ist in folgenden Ölen beobachtet worden:

japan. Terpentinöl (von *Pinus Massoniana* = *P. Thunbergii*)[1]), finn. Kienöl[2]), Samenöl von *Pinus silvestris*[3]); Vorlauf von Java-Citronellöl[4]); Blütenöl von *Polyalthia canangioides* var. *angustifolia*[5]); Holzöl von *Pittosporum senacia*[6]); Himbeeröl[7]), Erdbeeröl[8]), Blütenöl von *Pentaclethra macrophylla*[9]); Réunion-Geraniumöl[10]); Weinhefenöl[11]); Cistus-

[1]) Y. Shinosaki. J. chem. Ind. Tokyo **21**, 763 (1918); **22**, 451 (1919).
[2]) O. Aschan, Z. angew. Chem. **20**, 1811 (1907); **26**, I. 709 (1913).
[3]) W. Strubell, Chem. Technik **7**, 87 (1955).
[4]) H. Bohnsack, Ber. dtsch. chem. Ges. **76**, 564 (1943).
[5]) J. T. de Vries, Nature [London] **172**, 412 (1953).
[6]) R. Salgues, Materiae vegetabiles **1**, 354 (1952/54).
[7]) H. Bohnsack, Ber. dtsch. chem. Ges. **75**, 72 (1942). — A. Coppens und L. Hoejenbos, Rec. Trav. chim. Pays-Bas **58**, 675 (1939). — J. H. McGlumphy, J. Assoc. Offic. Agric. Chemistry **22**, 378 (1939).
[8]) A. Coppens und L. Hoejenbos, Rec. Trav. chim. Pays-Bas **58**, 680 (1939). — J. H. McGlumphy, Perfum. Record **44**, 352 (1953). — K. P. Dimick und B. Makower, Food. Technol. **10**, 73 (1956).
[9]) R. Salgues, Privatmitteilung.
[10]) H. Bohnsack, Ber. dtsch. chem. Ges. **74**, 1575 (1941).
[11]) S. dieses Werk, Bd. V, S. 726.

blätteröl[12]); Blütenöl von *Fagraea racemosa*[13]); Lavendelöl[14]); Lavandinöl (Spuren)[15]).

Außerdem in den Destillationswässern von Cypressenöl[16]), Sadebaumöl[17]), westind. Lemongrasöl[18]), Irisöl[19]), westind. Sandelholzöl[20]), Bayöl[21]), Kümmelöl[22]), Angelikawurzelöl[23]).

Nach E. S. MAURER[24]) enthalten folgende Blüten und Pflanzen *Diacetyl*: *Polyalthia canangioides* var. *angustifolia*, *Monodora grandiflora*, *Magnolia tripetala*, *Ximenia aegyptiaca*, *Petasites fragrans* und verschiedene Narzissen- und Tulpensorten.

Isolierung: Zur Gewinnung des *Diacetyls* aus der betreffenden Fraktion in reiner Form behandelt man mit zwei Molen konzentrierter Phosphorsäure, wobei sich eine kristallisierte Additionsverbindung $C_4H_6O_2 \cdot 2H_3PO_4$ bildet.[25]) Hierbei darf man keinen Überschuß an Phosphorsäure anwenden, da sonst ein flüssiges Produkt entsteht. Aus der kristallisierten Additionsverbindung läßt sich das *Diacetyl* durch Zersetzung mit Wasser wieder abspalten.

Eigenschaften: gelbe Flüssigkeit mit chinonartigem, in sehr großer Verdünnung butterähnlichem Geruch.

Schmp. —4 bis —3°, Sdp.$_{760}$ 87 bis 88°, $d_4^{18,5}$ 0,981, n_D^{18} 1,3933[26]);
Sdp.$_{750}$ 86,5 bis 87,5°, d_4^{25} 0,980, n_D^{26} 1,3910[27]).

Diacetyl löst sich in 4 Teilen Wasser bei 15°, in organischen Lösungsmitteln leicht. Sehr flüchtig.

UV-Spektrum: CALVIS und WOOD[28]), WINKEL und PROSKE[29]), HOLMAN, LUNDBERG und BUN[30]).

[12]) M. FESNEAU, Ind. Parfumerie **5**, 315 (1950). — Perfum. Record **40**, 421 (1949).
[13]) H. G. DERX, Ann. Bogorienses **1**, 49 (1950); nach Ber. Schimmel **1955**, 33.
[14]) L. BENEZET, Parfumerie **1943**, 153, 208.
[15]) G. IGOLEN, Thèse Marseille **1944**; nach Ber. Schimmel **1948**, 56.
[16]) Schimmel & Co., Ber. Schimmel Oktober **1894**, 71; April **1903**, 23; April **1904**, 32; Oktober **1904**, 19; April **1910**, 36; April **1913**, 44.
[17]) Schimmel & Co., Ber. Schimmel Oktober **1900**, 59; April **1903**, 71.
[18]) Y.-R. NAVES, Parfums de France **9**, 60 (1931).
[19]) Schimmel & Co., Ber. Schimmel Oktober **1908**, 62.
[20]) Schimmel & Co., Ber. Schimmel April **1903**, 72.
[21]) Schimmel & Co., Ber. Schimmel April **1901**, 12.
[22]) Schimmel & Co., Ber. Schimmel Oktober **1899**, 32.
[23]) Schimmel & Co., Ber. Schimmel April **1913**, 20. [24]) Soap, Perfum. Cosmet. **27**, 78 (1954).
[25]) OLIVIER, Bull. Soc. chim. France [4] **51**, 100, 105 (1932).
[26]) Nach SCHEFLAN-JACOBS, Handbook of Solvents.
[27]) FULMER, KOLFENBACH und UNDERKOFLER, Ind. Engng. Chem. analyt. Edit. **16**, 469 (1944). [28]) J. Amer. chem. Soc. **62**, 3153 (1940).
[29]) Ber. dtsch. chem. Ges. **69**, 1919 (1936). [30]) J. Amer. chem. Soc. **67**, 1669 (1945).

IR-Spektrum: RASMUSSEN, TUNNICLIFF und BRATTAIN[31]).

RAMAN-Spektrum: KOHLRAUSCH und PONGRATZ[32]).

Bei der Behandlung mit HCl bei 0° bildet sich ein Trimeres (Schmp. 105°, Sdp. 280°), das bei längerem Erhitzen wieder zerfällt.[33])

Identifizierung:

Monophenylhydrazon, Schmp. 133 bis 134°[34])

Diphenylhydrazon, Schmp. 243°[34])

Diacetylhydrazoxim, Schmp. 158°. Entsteht aus dem Monophenylhydrazon durch Oximierung[34]).

Dimethyl-bishydrazimethylen, Schmp. 158°. Durch Erwärmen einer alkoholischen Lösung von Diacetyl mit überschüssigem Hydrazinhydrat. Kristallisiert aus Benzol in feinen Nadeln[34]).

Monosemicarbazon, Schmp. 235°[35]) [36])

Disemicarbazon, Schm. 278 bis 279°[37])

Bis-2,4-dinitrophenylhydrazon, Schmp. 314 bis 315°[38])

Diacetyl-dioxim, Schmp. 238°. Bildet mit Schwermetallsalzen sehr charakteristische Niederschläge, die sich zum Nachweis benutzen lassen. Bekannt ist vor allem das *Nickel-dimethylglyoxim*, mit dessen Hilfe man Nickel und *Diacetyl* gravimetrisch bestimmen kann.[39])

Mono-4-p-bromphenylthiosemicarbazon, Schmp. 193°[40]).

Zum papierchromatographischen Nachweis des Mono-2,4-dinitrophenylhydrazons vgl. E. SUNDT und M. WINTER[41]). Zum gaschromatischen Nachweis des *Diacetyls* vgl. P. STADLER[42]).

Verwendung: in der Aromenindustrie, vor allem als Butteraroma.

[31]) J. Amer. chem. Soc. **71**, 1069 (1949).

[32]) Ber. dtsch. chem. Ges. **67**, 985 (1934).

[33]) O. DIELS und Mitarbeiter, Ber. dtsch. chem. Ges. **35**, 3294 (1902); **47**, 2355 (1914).

[34]) GILDEMEISTER-HOFFMANN, Die Ätherischen Öle, 3. Aufl. Bd. I, S. 548.

[35]) BILTZ, Ber. dtsch. chem. Ges. **41**, 1881 (1908).

[36]) DIELS, Ber. dtsch. chem. Ges. **35**, 348 (1902).

[37]) POSNER, Ber. dtsch. chem. **34**, 3977 (1901).

[38]) STRAIN, J. Amer. chem. Soc. **57**, 760 (1935).

[39]) Vgl. z. B. H. SCHMALFUSS und H. RETHORN, Z. Unters. Lebensm. **70**, 233 (1935).– Weiteres s. BEILSTEIN 3. Erg.-Werk Bd. I, 3103.

[40]) M. TIŠLER, Z. analyt. Chem. **151**, 187 (1956); nach frdl. zuges. Sonderabdruck.

[41]) Analytic. Chem. **30**, 1620 (1958).

[42]) Helv. chim. Acta **43**, 1601 (1960).

Pentandion-2,3

$CH_3COCOCH_2CH_3$
Methyläthylglyoxal. Acetylpropionyl
$C_5H_8O_2$. Mol.-Gew. 100,11

Vorkommen: im japanischen Terpentinöl[1]), evtl. auch im finnischen Kienöl[2]).

Eigenschaften: dunkelgelbe Flüssigkeit, die chinonartig stechend und zugleich süßlich riecht.

Sdp. 110 bis 112°, n_D^{19} 1,4081[3]); n_D^{19} 1,40135, d_4^{19} 0,9565[4]).

UV-Spektrum: HOLMAN, LUNDBERG und BURR[5]).

Identifizierung: als *Dioxim* (*Methyläthylglyoxim*), Schmp. 172 bis 173°[6]), das man aus dem Keton und Hydroxylamin-hydrochlorid in Gegenwart von Soda erhält.[7]) Es ist in Alkohol leicht löslich, leichter als *Diacetyldioxim*. Bildet wie dieses innere Komplexsalze; über den Nachweis des *Acetylpropionyls* neben *Methylglyoxal* und *Diacetyl* und die quantitative Trennung von diesen über die Nickelsalze der Dioxime vgl. JOHLEN[8]).

1) Y. SHINOSAKI, J. chem. Ind. Tokyo **21**, 763 (1918); **22**, 451 (1919).
2) O. ASCHAN, Z. angew. Chem. **20**, 1811 (1907); **26**, I. 709 (1913).
3) HEILBRON und Mitarbeiter, J. chem. Soc. (London) **1946**, 57.
4) BRÜHL, J. prakt. Chem. [2] **50**, 140 (1894).
5) J. Amer. chem. Soc. **67**, 1669 (1945).
6) POWELL und HAGEMANN, J. Amer. chem. Soc. **66**, 375 (1944).
7) POSNER, Ber. dtsch. chem. Ges. **34**, 3978 (1901).
8) J. Amer. chem. Soc. **37**, 893 (1915).

Acetonylaceton

$CH_3COCH_2CH_2COCH_3$
Hexandion-2,5
$C_6H_{10}O_2$. Mol.-Gew. 114,14

Vorkommen: im Öl von *Pinus silvestris*[1]).

Läßt sich durch einstündiges Kochen von Diacetbernsteinsäureester mit 20proz. Pottaschelösung gewinnen (KNORR[2])).

1) D. W. CAMERON und M. D. SUTHERLAND, Perfum. Record **50**, 200 (1959).
2) KNORR, Ber. dtsch. chem. Ges. **33**, 1219 (1900).

Eigenschaften: farblose Flüssigkeit, die sich beim Stehen allmählich dunkel färbt.

Schmp. $-9°$, d_4^{20} 0,973, n_D^{20} 1,428[2]; Sdp.$_{760}$ 191,4°, Sdp.$_{10}$ 75,4°[3].

UV-Spektrum: BALY und DESCH[4], HOLMAN, LUNDBERG und BURR[5].

IR-Spektrum: BARNES, LIDDEL und WILLIAMS[6].

RAMAN-Spektrum: HAYASHI[7], KOHLRAUSCH und PONGRATZ[8].

Mischt sich mit Wasser, Alkohol und Äther in jedem Verhältnis.

Identifizierung:

Dioxim, Schmp. 137°[9];

Di-p-nitrophenylhydrazon, Schmp. 210°[10].

Zur Bestimmung durch Oximierung vgl. BRYANT und SMITH[11].

[3]) Gulf Res. and Devel. Co., A. P. 2442229 (1945).
[4]) J. chem. Soc. (London) 87, 781 (1905).
[5]) J. Amer. chem. Soc. **67**, 1291, 1671 (1945).
[6]) Ind. Engng. Chem., analyt. Edit. **15**, 694 (1943).
[7]) Sci. Pap. Inst. phys. chem. Res. **21**, 77 (1933).
[8]) Ber. dtsch. chem. Ges. **66**, 1369 (1933).
[9]) LIPP und SCHELLER, Ber. dtsch. chem. Ges. **42**, 1967 (1909).
[10]) NEUBERG und STRAUSS, Arch. Biochem. **7**, 225 (1945).
[11]) J. Amer. chem. Soc. **57**, 59 (1935).

b) ungesättigte aliphatische Ketone

α) **Olefinketone**

Methylheptenon

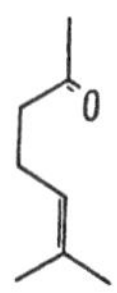

2-Methylhepten-2-on-6

$C_8H_{14}O$. Mol.-Gew. 126,19

Vorkommen: *Methylheptenon* tritt als normaler Bestandteil ätherischer Öle und als Zersetzungsprodukt verwandter Verbindungen auf, entsteht also z. T. während der Gewinnung der Öle. Es ist in folgenden ätherischen Ölen nachgewiesen worden:

Palmarosaöl (Spuren)[1]), ostind. Lemongrasöl[2]), westind. Lemongrasöl (0,2 bis 0,3%)[3]), Ceylon-Lemongrasöl (0,2 bis 0,3%)[4]), Ceylon-Citronellöl (0,2%)[5]), Java-Citronellöl[6]), Öl von *Andropogon fragrans* (*A. Martini* var.)[7]) und von *Elionurus viridulus*[8]); Ingweröl[9]); Cayenne-Linaloeöl[10]); Fruchtöl

1) Schimmel & Co., Ber. Schimmel April **1905**, 39; Oktober 1898, 29. – P. Teisseire, Recherches **1953**, 33.

2) Barbier und Bouveault, C. R. hebd. Séances Acad. Sci. **118**, 983 (1894). – Schimmel & Co., Ber. Schimmel Okt. **1894**, 32. – Im Malabar-Lemongrasöl 6%: P.-H. Yeh, Perfum. Record **52**, 344 (1961).

3) Y.-R. Naves, Parfums de France **9**, 60 (1931).

4) M. G. de Silva, Manufact. Chemist **30**, 415 (1959).

5) Schimmel & Co., Ber. Schimmel April **1912**, 40. – J. A. Rogers, Toilet Goods Assoc., Proc. sci. Sect. **1959**, Nr. 32, 9.

6) H. Bohnsack, Ber. dtsch. chem. Ges. **76**, 564 (1943).

7) G. Louveau, Rev.-Marques, Parfum. Savon. **11**, 311 (1933).

8) G. A. Fester, J. A. Retamar, A. I. A. Ricciardi und L. R. Fonseca, Rev. Fac. Ing. Quím. [Sante Fé] **28**, 9 (1959).

9) B. T. Brooks, J. Amer. chem. Soc. **38**, 430 (1916). – K. L. Moudgill, J. Soc. chem. Ind. **5**, 251 (1928); C. **1928**, II. 1448.

10) Ber. Roure-Bertrand Fils Oktober **1909**, 45. – Schimmel & Co., Ber. Schimmel Oktober **1898**, 68; April **1909**, 64.

von *Litsea cubeba* (20%)[11]) (2,5%)[12]); Blütenöle von *Pittosporum gayanum*[13]), *P. Dallii*[13]), *P. ramiflorum*[13]), *P. tobira*[13]), *P. halophylum*[13]), Fruchtöl von *P. Campbellii*[13]), Blütenöl von *P. tenuifolium*[13]), Holzöle von *P. floribundum*[13]), *P. polyspermum*[13]), *P. confertiflorum*[13]) und *P. senacia*[13]); Rosenöl[14]); Blütenöl von *Oxystigma Buchholzii*[15]); Geraniumöl aus Brit.-Ostafrika Typ B (Spuren)[16]); Öl von *Barosma pulchella*[17]), Citronenöl[18]); mexikan. Linaloeöl[19]); Jasminöl[20]); Öl von *Feijoa sellowiana*[21]); Verbenaöl[22]); Öl von *Urtica dioica* (Brennessel)[23]); Öl der Stengel und Blätter von *Ocimum canum* (2,4%)[24]), japan. Pfefferminzöl[25]), Lavendelöl[26]); Öle von *Artemisia Lessingiana* (?)[27]) und *A. scoparia*[28]).

Isolierung: über die Bisulfitverbindung.

Konstitution: O. WALLACH[29]) nahm an, daß das natürlich vorkommende *Methylheptenon* ein Gemisch verschiedener Isomerer ist, von denen vier denkbar sind, die er als α-, β-, γ- und δ-Form unterschied. Später sind von

11) K. KAFUKU und R. KATO, J. chem. Soc. Japan **59**, 1096 (1938); C. A. **33**, 1878 (1939). – H. FÜRST und G. FEUSTEL, Z. Chem. **1**, 22 (1961).
12) Y.-R. NAVES und A. V. GRAMPOLOFF, C. R. hebd. Séances Acad. Sci. **248**, 2029 (1959).
13) R. SALGUES, Materiae vegetabiles **1**, 344 (1952/54).
14) C. F. SEIDEL und M. STOLL, Helv. chim Acta **42**, 1830 (1959).
15) R. SALGUES, Materiae vegetabiles **2**, 281 (1957).
16) L. S. GLICHITCH und C. MÜLLER, Parfums de France **5**, 361 (1927). – Y.-R. NAVES, ebenda **12**, 177 (1934).
17) Schimmel & Co., Ber. Schimmel April **1909**, 96; April **1910**, 17.
18) Schimmel & Co., Ber. Schimmel Oktober **1902**, 34. – BURGESS und CHILD, Chemist and Druggist **62**, 476 (1903).
19) Schimmel & Co., Ber. Schimmel Oktober **1894**, 35.
20) L. PEYRON, France Parfums **2**, Nr. 12, 41 (1959); nach frdl. zuges. Sonderabdruck.
21) G. A. FESTER, J. A. RETAMAR und A. I. A. RICCIARDI, Rev. Fac. Ing. Quím. **28**, 19 (1959).
22) Schimmel & Co., Ber. Schimmel Oktober **1913**, 103. – Nicht bestätigt: L. PEYRON, Ref. 20).
23) Y.-R. NAVES und P. ARDIZIO, Perfum. Record **46**, 79 (1955).
24) TAYAL und S. DUTT, Proc. nat. Acad. Sci. India **1938**, 120. – S. DUTT, Indian Soap J. **6**, 248 (1940).
25) T. NAGASAWA, Shimane Daigaku Ronshû **9**, 30 (1959); C. A. **54**, 11386 (1960).
26) A. Chiris, nach Ber. Schimmel **1950**, 62.
27) M. I. GORJAJEW, T. JE. SSERKEBAJEWA, L. A. IGNATOWA und I. M. SCHABANOW, Nachr. Akad. Wiss. Kasach. S. S. R., Ser. Chem. **1956**, No. 9, 50; C. **1959**, 15205.
28) K. DAKSHINAMURTI, Indian Farmacist **8**, 257 (1953); C. A. **47**, 10811 (1953).
29) Liebigs Ann. Chem. **408**, 183 (1915).

französischen Forschern in Analogie zu *Citral a* und *b* abweichende Bezeichnungen eingeführt worden.

Aus dem Verlauf der Ozonisation schlossen GRIGNARD, DOEUVRE und ESCOURROU[30]), daß die *Methylheptenone* natürlichen Ursprungs aus *Citral* und Lemongrasöl Gemische der Isopropyliden- (β-) und der Isopropenyl- (α-) Form sind und höchstens 25% der α-Form enthalten. Nach VERLEY[31]) sind diese Versuche nicht einwandfrei, da bei der Zersetzung der Ozonide partielle intermolekulare Verschiebungen stattfinden könnten.

Nach infrarotspektroskopischen Untersuchungen von BARNARD und Mitarbeitern[32]) ist durch alkalischen Abbau von *Citral* gewonnenes *Methylheptenon* (s. u.) praktisch einheitliche Isopropylidenform; die durch Ozonolyse erhaltenen Angaben sind hiernach irreführend. Über die Zusammensetzung des natürlichen *Methylheptenons* liegen noch keine endgültigen Ergebnisse vor; vgl. hierzu besonders Y.-R. NAVES[33]).

Die Darstellung im Laboratorium erfolgt am bequemsten durch Kochen von *Citral* mit Kaliumcarbonatlösung (VERLEY[34])). Die modernsten Totalsynthesen benutzen die CARROLLsche Reaktion; *1-Methylbuten-3-ol-2* wird mit *Acetessigester* in Gegenwart von Aluminiumalkoholaten umgesetzt und der entstehende Ester ohne Isolierung pyrolytisch gespalten. P. TEISSEIRE, P. BERNARD und B. CORBIER[35]) erhielten so mit Aluminiumisopropylat 55,8% *Methylheptenon*.

Nach einem neueren Patent[35a]) erhält man *Methylheptenon* aus *1-Chlor-methylbuten-2* und *Aceton* in Gegenwart von NaOH oder KOH.

Als Umwandlungsprodukt ist *Methylheptenon* zuerst bei der trockenen Destillation des *Cineolsäureanhydrids*[36]), dann beim Verseifen des *Geraniumsäurenitrils*[37]) und als Oxydationsprodukt des *Citrals* beobachtet[37]) und schließlich auch bei dessen Spaltung durch Alkalien (s. o.) gewonnen worden. Synthetisch ist es früher aus dem Jodid des Acetylpropylalkohols, Aceton und Zinkstaub dargestellt worden.[38])

[30]) C. R. hebd. Séances Acad. Sci. **177**, 669 (1923).
[31]) Bull. Soc. chim. France [4] **35**, 608, 1653 (1924).
[32]) J. chem. Soc. (London) **1950**, 915, 918.
[33]) Bull. Soc. chim. France **1951**, 505.
[34]) Bull. Soc. chim. France [3] **17**, 176 (1897). – Vgl. auch BARBE, Bull. Inst. Pin **1929**, 246.
[35]) Recherches Nr. 5, 3 (1955); Nr. 6, 30 (1956).
[35a]) Metal and Thermit Corp., E. P. 851 658 (1960); C. **1961**, 18871.
[36]) O. WALLACH, Liebigs Ann. Chem. **258**, 323 (1890).
[37]) F. TIEMANN und F. W. SEMMLER, Ber. dtsch. chem. Ges. **26**, 2721 (1893).
[38]) VERLEY, Bull. Soc. chim. France [3] **17**, 191 (1897).

Eigenschaften: farblose, leicht bewegliche, optisch inaktive Flüssigkeit mit fruchtigem Geruch und grasiger frischer Note. Die physikalischen Konstanten sind je nach Quelle etwas unterschiedlich angegeben worden.

Sdp.$_{758}$ 173°, d^{15} 0,855, n_D^{20} 1,43805 (aus Lemongrasöl)[39];
Sdp. 173 bis 174°, Sdp.$_{16}$ 67°, d^{10} 0,8691, n_D^{14} 1,44345 (aus Citral)[40];
Sdp.$_{16}$ 68,2 bis 68,8°, n_D^{20} 1,4433[41];
Schmp. — 67,1°, EP — 67,3°[42];
Sdp.$_{755,6}$ 172,9°, Sdp.$_{100}$ 108,3°, Sdp.$_{20}$ 71,6°, Sdp.$_{10}$ 58,6°[43].

UV-Spektrum: Bielecki und Henri[44].

IR-Spektrum: Freymann und Freymann[45], Barnard und Mitarbeiter[32], R. Mecke und K. Noack[46].

Raman-Spektrum: Dupont, Desreux und Dulou[47], Cherrier[48].

Bildet mit einigen Stoffen Azeotrope, so z. B. [49] mit α-Terpinen (Sdp. 170,0°, 42% Methylheptenon [M.]), Dipenten (Sdp. 170,9°, 52,5% M.), Camphen (Sdp. 157,5°, 12% M.), p-Cymol (Sdp. 172,7°, 72% M.) und Cineol (Sdp. 171,9°, 52% M.).

Hydrierung mit Palladium und Wasserstoff ergibt sehr glatt Methylheptanon (Sdp. 164 bis 165°)[50].

Bei der Reduktion mit Natrium in Alkohol sowie bei der phytochemischen Reduktion durch Einwirkung von Hefe[51] entsteht Methylheptenol $C_8H_{16}O$ (Bd. IIIa, S. 484).

Durch Einwirkung von Sauerstoff im Licht erhielten Ciamician und Silber[52] eine Reaktionsmasse, aus der sie Aceton, ein Ketoglykol, ein Oxydiketon, Ameisen-, Essig- und Lävulinsäure isolieren konnten.

39) Schimmel & Co., Ber. Schimmel April **1899**, 72.
40) Escourrou, Bull. Soc. chim. France [4] **39**, 1121 (1926).
41) Waterman und de Kok, Rec. Trav. chim. Pays-Bas **52**, 1008 (1933).
42) Timmermans, Bull. Soc. chim. Belg. **31**, 391 (1923); **36**, 506 (1928).
43) v. Rechenberg, Z. physik. Chem. **95**, 168 (1920).
44) C. R. hebd. Séances Acad. Sci. **158**, 567, 1023 (1914); Ber. dtsch. chem. Ges. **47**, 1714 (1914).
45) C. A. **43**, 3715 (1949).
46) Chem. Ber. **93**, 210 (1960).
47) Bull. Soc. chim. France [5] **4**, 2022 (1937).
48) C. R. hebd. Séances Acad. Sci. **225**, 930 (1947).
49) M. Lécat, Tables azéotropiques, 2. Aufl. Brüssel 1949.
50) O. Wallach, Nachr. K. Ges. Wiss. Göttingen **1910**, 29.10.
51) Neuberg und Lewite, Biochem. Z. **91**, 257 (1918).
52) Ber. dtsch. chem. Ges. **46**, 3077 (1913).

Bei der Oxydation zerfällt Methylheptenon in Aceton und Lävulinsäure (TIEMANN und SEMMLER[53])). Zur Ozonisierung vgl. GRIGNARD, DOEVRE und ESCOURROU[54]), DOEVRE[55]), ESCOURROU[56]), PUMMERER, MATTHÄUS und SOCIAS-VIÑALS[57]), HELFERICH[58]), HARRIES[59]), HARRIES und LANGHELD[60]).

Wasserabspaltende Mittel wie $ZnCl_2$ führen Methylheptenon in ein Gemisch gleicher Teile Xylol und Tetrahydro-xylol über.[61])

Die Synthese und die säurekatalysierte Cyclisierung von *a-Methylheptenon* (Sdp.$_{26}$ 75°, d^{25} 0,8475, n_D^{25} 1,4337) beschrieben J. MEINWALD und J. H. YANKEELOR[61a]).

Identifizierung: Methylheptenon ist leicht an seinem charakteristischen, amylacetatartigen Geruch zu erkennen und läßt sich durch folgende Derivate charakterisieren:

1. *Semicarbazon*, Schmp. 136 bis 138°[62]), 135°[63]).

Das Semicarbazon scheint zwar ein Gemisch von Isomeren zu sein, man erhält es aber mit konstantem Schmelzpunkt, wenn man nach der Vorschrift von TIEMANN und KRÜGER[62]) arbeitet:

Zu einer Mischung von 12 g Methylheptenon und 20 ccm Eisessig gibt man eine Lösung von 12 g Semicarbazidhydrochlorid und 15 g Natriumacetat in 20 ccm Wasser und läßt eine halbe Stunde stehen. Bei Zusatz von Wasser scheidet sich das Semicarbazon als bald erstarrendes Öl ab, das nach dem Umkristallisieren aus verdünntem Alkohol bei 136 bis 138° schmilzt.

2. *p-Nitrophenylhydrazon*, hellgelbe Nadeln mit dem Schmp. 103,5 bis 104°[64]).

3. *2,4-Dinitrophenylhydrazon*, Schmp. 81°[65]), 125°[66]).

Zu dessen papierchromatographischem Nachweis vgl. L. PEYRON[20]). Die Trennung von Citral- und Methylheptenon – 2,4-dinitrophenylhydrazon

[53]) Ber. dtsch. chem. Ges. **28**, 2128 (1895).
[54]) C. R. hebd. Séances Acad. Sci. **177**, 672 (1923).
[55]) Bull. Soc. chim. France [4] **45**, 152 (1929).
[56]) Bull. Soc. chim. France [4] **43**, 1091 (1928).
[57]) Ber. dtsch. chem. Ges. **69**, 174, 181 (1936).
[58]) Ber. dtsch. chem. Ges. **52**, 1124 (1919).
[59]) Ber. dtsch. chem. Ges. **36**, 1934 (1903).
[60]) Liebigs Ann. Chem. **343**, 349 (1905).
[61]) O. WALLACH, Liebigs Ann. Chem. **258**, 326 (1890); **395**, 74 (1913).
[61a]) J. Amer. chem. Soc. **80**, 5266 (1958).
[62]) TIEMANN und KRÜGER, Ber. dtsch. chem. Ges. **28**, 2124 (1895).
[63]) CUSMANO, Gazz. chim. ital. **46**, I. 288 (1916).
[64]) NEUBERG und LEWITE, Biochem. Z. **91**, 257 (1918).
[65]) ALLEN, J. Amer. chem. Soc. **52**, 2958 (1930).
[66]) BRAUDE und JONES, J. chem. Soc. (London) **1945**, 499.

gelingt papierchromatographisch bei Verwendung von Sonnenblumenöl als stationäre, Isopropanol/Wasser (3:1) als mobile Phase (H. FÜRST und G. FEUSTEL[66a])).

4. *3-Nitrobenzoylhydrazon*, Schmp. 99 bis 100°[67]).

5. Ein zur Identifizierung gut geeignetes Derivat wird erhalten, wenn man Methylheptenon in Gegenwart von Natronlauge mit Brom behandelt (TIEMANN und SEMMLER[68])). Es bildet sich dabei durch Anlagerung von HOBr und gleichzeitiger Substitution die gut kristallisierende Verbindung $C_8H_{13}O_2Br_3$.

Zu ihrer Darstellung schüttelt man 3 g Keton mit einer Lösung von 3 g NaOH und 12 g Brom in 100 bis 120 ccm Wasser; die sich zunächst als schweres, bald erstarrendes Öl abscheidende Verbindung wird mit Äther aufgenommen, die Lösung mit verdünnter Natronlauge geschüttelt und der bei ihrem Eindunsten verbleibende Rückstand aus Ligroin (unter Zugabe von Tierkohle) umkristallisiert. Der Schmelzpunkt der rein weißen, bei längerem Aufbewahren sich allmählich zersetzenden Verbindung liegt bei 98 bis 99°.

Eine Methode zum Nachweis von Methylheptenon neben Citronellal und Citral ist von TIEMANN[69]) angegeben worden. Sie beruht darauf, daß Methylheptenon weder mit einer verdünnten, noch mit einer konzentrierten Lösung von Na_2SO_3 und $NaHCO_3$ reagiert, während die beiden anderen Verbindungen dem Gemisch durch Schütteln mit diesen Lösungen nacheinander entzogen werden können.

Zum gaschromatographischen Nachweis im Citronenöl vgl. R. A. BERNHARD[70]).

Verwendung: Zur Erzielung besonders frischer Spitzennoten wertvoll. Leider nur in begrenzten Mengen zu erhalten, da schwierig zu reinigen (F. PORSCHE[71])).

66a) Chem. 1, 22 (1961).
67) STRAIN, J. Amer. chem. Soc. 57, 759 (1935).
68) Ber. dtsch. chem. Ges. 26, 2723 (1893).
69) Ber. dtsch. chem. Ges. 32, 823 (1899).
70) J. Chromat. 3, 471 (1960).
71) Dragoco Ber. 1957, Nr. 12.

6-Methylheptadien-3,5-on-2

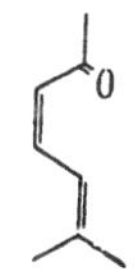

2-Methylheptadien-2,4-on-6

$C_8H_{12}O$. Mol.-Gew. 124,18

Vorkommen: im Lavandinöl[1]).

Entsteht aus *2-Methylbuten-2-al-4* beim Behandeln mit *Aceton* in Natriumäthylat[2]) oder Natronlauge[3]); eine evtl. stereoisomere Form bildet sich neben *Dehydro-citral* in Gegenwart von Barytwasser in Äther unter Stickstoff[2]).

Eigenschaften:

$Sdp._9$ 83 bis 83,5°, d_4^{20} 0,8980, n_D^{20} 1,5306[2]);

$Sdp._{15}$ 86 bis 87°, d_4^{19} 0,897, n_D^{19} 1,5292[3]).

Unbeständig. Katalytische Hydrierung ergibt *2-Methylheptanon-6*.

Identifizierung:

Semicarbazon, Schmp. 192° (Z.)[2])

Oxim, Schmp. 108 bis 109°[3]), 114 bis 115°[4])

2,4-Dinitrophenylhydrazon, Schmp. 219 bis 221°[5]).

P. STADLER[1]) wies *6-Methylheptadien-3,5-on-2* im Lavandinöl gaschromatographisch nach.

[1]) P. STADLER, Helv. chim. Acta **43**, 1601 (1960).

[2]) FISCHER und LÖWENBERG, Liebigs Ann. Chem. **494**, 265 (1932).

[3]) KUHN und HOFFER, Ber. dtsch. chem. Ges. **65**, 657 (1932).

[4]) LACEY, J. chem. Soc. (London) **1954**, 830.

[5]) BRAUDE und TIMMONS, J. chem. Soc. (London) **1950**, 2011.

Undecen-1-on-10

$CH_2{=}CHCH_2(CH_2)_5CH_2COCH_3$

Nonylen-1-methylketon

$C_{11}H_{20}O$. Mol.-Gew. 168,27

Vorkommen: im Trawasblätteröl (von *Litsea odorifera* Valeton) aus Java[1]).

[1]) P. VAN ROMBURGH, Akad. Amsterdam Versl. **20**, 194 (1911); Ber. Schimmel April **1912**, 126.

Eigenschaften: EP. — 7°, Sdp. 235°, $d^{11,5}$ 0,848 (aus dem Dibromid regeneriert)[1].

Oxydation mit $KMnO_4$ ergab *Nonanon-8-carbonsäure*-1.

β) Acetylenketone

Tetradecatriin-2,4,6-en-8-on-12

$$CH_3-C\equiv C-C\equiv C-C\equiv C-CH=CHCH_2CH_2COCH_2CH_3$$

$C_{14}H_{14}O$. Mol.-Gew. 198,25

Vorkommen: im Wurzelöl von *Artemisia vulgaris* (gemeiner Beifuß)[1].

Isolierung: Das durch Acetonextraktion aus den Wurzeln erhaltene Öl wurde chromatographiert. Während mit Petroläther nur eine geringe Menge eines Sesquiterpens eluiert wurde, erhielten sie mit Petroläther + 20% Benzol neben *Dehydro-matricariaester* und einem *Centaur X* ähnlichem Kohlenwasserstoff obiges Keton. Die Trennung des Ketons von *Dehydro-matricariaester* ist sehr schwierig, da beide leicht Mischkristalle bilden.[1])

Konstitution: F. BOHLMANN, H.-J. MANNHARDT und H.-G. VIEHE[2]) erkannten die Struktur durch Synthese der in Frage kommenden Verbindungen. Sie setzten Natriumpropionylessigester mit Penten-2-in-4-bromid-1 um, verseiften das Reaktionsprodukt alkalisch und decarboxylierten durch Destillation zu Nonen-3-in-1-on-7. Dessen Umsetzung mit Methyldiacetylen in Gegenwart von CuCl und O_2 ergab drei Verbindungen, aus denen *Tetradecatriin-2,4,6-in-8-on-12* durch Chromatographieren abgetrennt werden konnte. Nach UV- und IR-Spektrum sowie dem Vergleich der Röntgendiagramme erwies sich dieses als mit dem natürlichen Keton identisch.

Eigenschaften: Schmp. 56,5 bis 57° (natürliches Keton)[3]), 57,5° (synthetisches Keton)[2]).

UV-Spektrum: K. STAVHOLT und N. A. SÖRENSEN[1]), F. BOHLMANN, H.-J.-MANNHARDT und H.-G. VIEHE[2]).

IR-Spektrum: F. BOHLMANN, H.-J. MANNHARDT und H.-G. VIEHE[2]).

1) K. STAVHOLT und N. A. SÖRENSEN, Acta chem. scand. 4, 1567 (1950).

2) F. BOHLMANN, H.-J. MANNHARDT und H.-G. VIEHE, Chem. Ber. 88, 361 (1955).

3) N. A. SÖRENSEN, Chem. Ber. 88, 363, Fußnote 7 (1955).

2. Polyprenketone

a) *Monoterpenketone*

α) acyclische Monoterpenketone

2,6-Dimethylocten-7-on-4

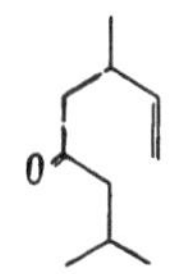

Dimethyloctenon

$C_{10}H_{18}O$. Mol.-Gew. 154,24

Vorkommen: im Blütenöl von *Tagetes glandulifera*[1]) und von *T. minuta*[2]), im Beerenöl von *Luvunga scandens* (Spuren?)[3]).

Eigenschaften: bewegliches Öl.

$Sdp._{760}$ 185 bis 186°, $Sdp._{30}$ 88 bis 89°, $d^{15,5}$ 0,8354, n_D^{20} 1,4295, $[\alpha]_D$ + 1,5°[1]).

Bildet mit $NaHSO_3$ oder Na_2SO_3 kein Addukt. Bei der Oxydation mit der berechneten Menge $KMnO_4$ in Aceton bei 0° entsteht neben *Ameisen-*, *Essig-* und *Isovaleriansäure* *β-Isovalerylisobuttersäure*.

Natrium und Alkohol reduzieren zu *2,6-Dimethylocten-7-ol-4*, Wasserstoff an Nickel/Bimsstein bei 180° oder PtO_2 in Äther bei Zimmertemperatur zu *2,6-Dimethyloctanon-4*. Beständig gegen siedende 20proz. Schwefelsäure; beim Erhitzen mit 70proz. Schwefelsäure entstehen *Methyläthylketon*, *Methylisobutylketon* und *Isovaleriansäure*[4]).

Identifizierung: als *Semicarbazon*, Schmp. 92,5°[1]).

[1]) JONES und SMITH, J. chem. Soc. (London) **127**, 2530 (1925).
[2]) G. A. FESTER, E. A. MARTINUZZI, J. A. RETAMAR und A. I. A. RICCIARDI, Bol. Acad. nach. Ci. **39**, 375, 404 (1956); C. **1958**, 9630.
[3]) K. K. BASLAS, Perfum. Record **50**, 124 (1959).
[4]) JONES, J. chem. Soc. (London) **1926**, 2769.

Tageton

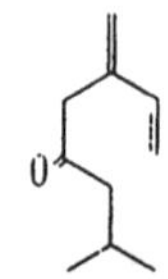

(I)

2-Methyl-6-methylen-octen-7-on-4

$C_{10}H_{16}O$. Mol.-Gew. 152,23

Vorkommen: in den Ölen von *Tagetes glandulifera*[1]), *T. minuta*[2]) und *T. patula* (in deren Blätteröl 42,5%, Blütenöl 40,4% und Öl der Zweige 26,3%)[3]). Im Öl von *Tagetes erecta* (6,2%)[3a]).

Isolierung: Durch Vakuumdestillation ist *Tageton* nur schwierig und unter großen Verlusten rein zu erhalten, da es leicht verharzt. S. N. und D. R. DHINGRA[3]) gewannen es durch Chromatographie an Al_2O_3 mit Petroläther als Lösungsmittel, Entwickler und Eluierungsmittel.

Konstitution: aufgeklärt von T. G. H. JONES und F. B. SMITH[1]). Katalytische Hydrierung gab *2,6-Dimethyloctanon-4* ($Sdp._{760}$ 187 bis 188°, Semicarbazon Schmp. 91,5 bis 92,5°), Reduktion mit Natrium in feuchtem Äther hauptsächlich einen Alkohol $C_{10}H_{18}O$, *Tagetol*, neben einem beständigen Pinakol $C_{20}H_{34}O$. Oxydation von *Tageton* mit $KMnO_4$ führte zu *Isovaleriansäure, Oxalsäure* und etwas *Essigsäure*. Beim Kochen mit alkoholischer Kalilauge entstehen geringe Mengen *Methylisobutylketon* (Semicarbazon Schmp. 132°).

In Übereinstimmung mit Struktur (I) ist das UV-Spektrum des *Tagetons* dem des *Crotonylidenacetons* sehr ähnlich.[4])

Nach T. G. H. JONES[5]) wird *Tageton* am besten als ein Gemisch der drei Tautomeren (I) bis (III) wiedergegeben; die Gegenwart der Enolform bestärkt die Bildung roter Salze mit Natrium und die leichte Verharzung.

1) T. G. H. JONES und F. B. SMITH, J. chem. Soc. (London) **1925**, 2530; **1926**, 2769.

2) G. A. FESTER, E. A. MARTINUZZI, J. A. RETAMAR und A. I. A. RICCIARDI, Bol. Acad. Nac. Quím. **39**, 375, 404 (1956); C. **1958**, 9630. Rev. Fac. Ing. Quím. **20**, 47 (1951); C. **1953**, 3650.

3) S. N. DHINGRA und D. R. DHINGRA, Perfum. Record **47**, 391 (1956).

3a) M. L. SHARMA, M. C. NIGAM, K. L. HANDA und I. C. CHOPRA, Perfum. Record **52**, 561 (1961).

4) T. G. H. JONES und F. N. LAHEY, Univ. Queensland Papers, Dept. Chem. **1**, No. 22 (1942).

5) Proc. Roy. Soc. Queensland **45**, 45 (1934); C. **1934**, II. 3259.

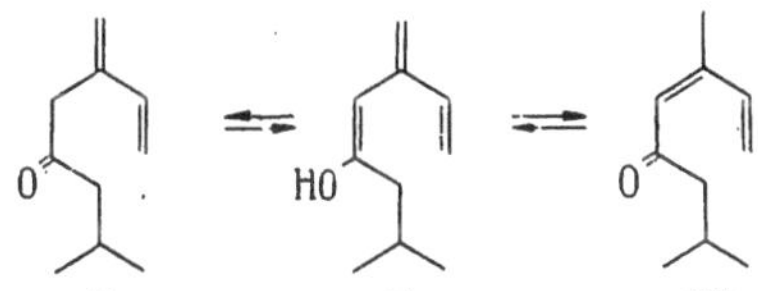

(I) (II) (III)

Eigenschaften: hellgelbe, eigenartig riechende, veränderliche Flüssigkeit, die leicht Sauerstoff absorbiert und sich langsam bei Zimmertemperatur, schneller beim Erhitzen polymerisiert.

Sdp. ca. 205 bis 210°, $Sdp._{3-4}$ 62°, $d^{15,5}$ 0,8803, n_D^{20} 1,4895 (durch Destillation gewonnen)[1].

$Sdp._8$ 75 bis 78°, d^{30} 0,8684, n_D^{30} 1,4865 (durch Chromatographieren gewonnen)[3].

UV-Spektrum: T. G. H. Jones und F. N. Lahey[4].

Tageton neigt nicht zur Cyclisierung.

Es sei auf das gleichzeitige Vorkommen des um 2 Wasserstoffatome reicheren *2,6-Dimethylocten-7-on-4* hingewiesen. Evtl. sind beide Ketone biogenetisch durch Spaltung menthon-ähnlicher Verbindungen abzuleiten.

Identifizierung: Von *Tageton* sind keine kristallisierten Derivate bekannt. Man kann aber zum *3,7-Dimethyloctanon-5* hydrieren und dieses als *Semicarbazon* (Schmp. 91,5 bis 92,5°) nachweisen.[1]

Artemisiaketon

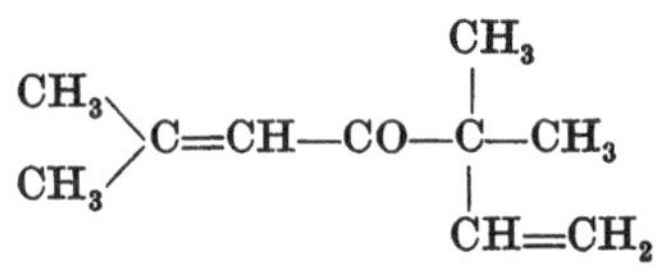

(I)

2,5,5-Trimethylheptadien-2,6-on-4

$C_{10}H_{16}O$. Mol.-Gew. 152,23

Vorkommen: im Öl von *Artemisia annua* (20 bis 30%)[1][2][3][4][5].

Isolierung: durch fraktionierte Destillation und Reinigung über das Semicarbazon.

[1]) Imada, J. pharmac. Soc. Japan **420**, 119 (1917).

[2]) Asahina und Yoshitomi, J. pharmac. Soc. Japan **424**, 1 (1917).

Konstitution: ASAHINA und TAGAKI[3]) trennten das Semicarbazon durch fraktionierte Kristallisation in zwei Isomere; das weniger lösliche (Schmp. 95 bis 96°) gab bei der Hydrolyse *Artemisiaketon*, das besser lösliche (Schmp. 70 bis 72°, wasserfrei 103 bis 104°) *iso-Artemisiaketon*. Beide Isomeren sahen sie als acyclische Ketone mit zwei Doppelbindungen an, die bei der katalytischen Hydrierung das gleiche *Tetrahydroartemisiaketon* (Sdp. 173°, n_D 1,4242, Semicarbazon Schmp. 134 bis 135°) (II) bilden. Da (II) durch Chromsäureoxydation in *α,α-Dimethylbuttersäure* und *Aceton* übergeht, ist dieses *2,5,5-Trimethylheptanon-4*.

Die Lage der Doppelbindungen in *Artemisiaketon* schlossen sie aus dessen Oxydation mit $KMnO_4$; da hierbei *Dimethylmalonsäure* entsteht, gaben sie Struktur (III) an. *Iso-Artemisiaketon*, das auch bei der Isomerisierung von *Artemisiaketon* mit alkoholischer Schwefelsäure entsteht, betrachteten sie als (I).

Die Struktur von (II) bestätigten L. RUZICKA, T. REICHSTEIN und PULVER[6]) durch dessen Synthese aus *α,α-Dimethylbutyrylchlorid* und *Isobutylzinkjodid*, J. COLONGE und P. DUMONT[7]) durch Hydrierung des aus *Dimethylacetylchlorid* und *Isobuten* erhaltenen „*Dihydro-iso-artemisiaketons*" zu (II).

Kürzlich wiesen T. TAKEMOTO und T. NAKAJIMA[5]) nach, daß *Artemisiaketon* Struktur (I) besitzt; sie verneinten die Existenz eines *iso-Artemisiaketons*. Das *normale Semicarbazon* des *Artemisiaketons* schmilzt bei 96 bis 97° und besitzt eine offene (IV) oder Ringstruktur (V). Bei dessen Darstellung (s. unter „Identifizierung") entsteht als Nebenprodukt ein früher irrtümlich als *iso-Artemisiaketon-semicarbazon* angesehenes *Semicarbazid-addukt* (Schmp. 68 bis 75°, wasserfrei 101 bis 103°) (VI).

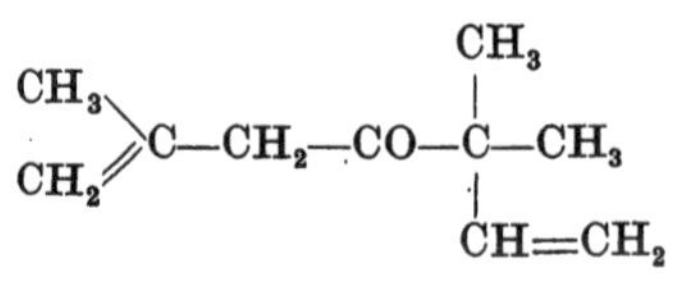
(III)

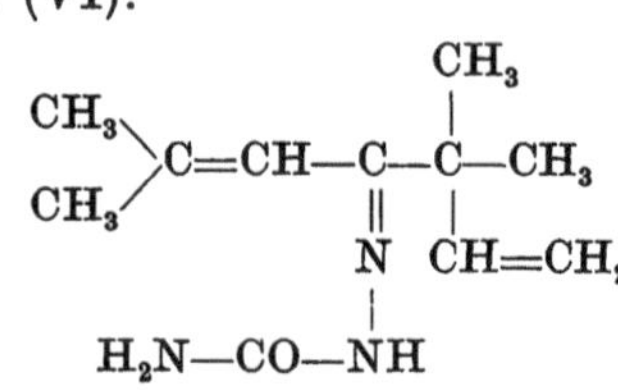
(IV)

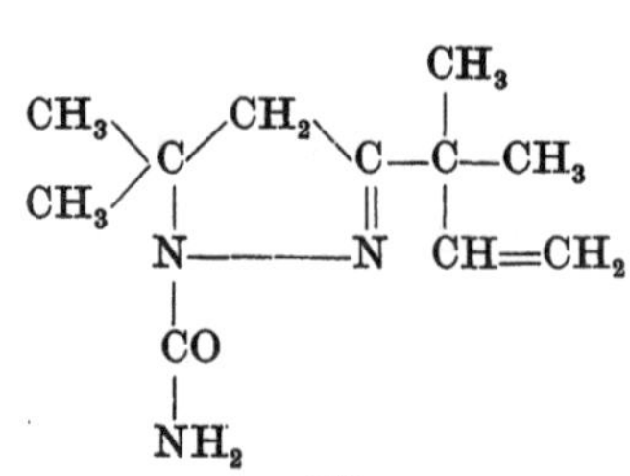
(V)

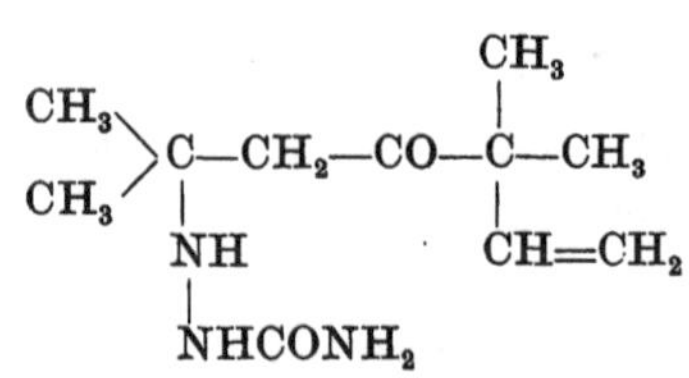
(VI)

Ozonisierung von (IV) ergab *Aceton*, Nitrosierung von (VI) eine *Nitrosoverbindung* (Schmp. 160°), die bei der Wasserdampfdestillation in Gegenwart von KOH (I) zurückbildet. Dampfdestillation von (IV) mit Phthalsäureanhydrid gab ebenfalls (I) zurück.

Eigenschaften:

Sdp. 182°, d_4^{14} 0,8906, n_D^{18} 1,4695[2]).

Sdp.$_7$ 61°, d_4^{25} 0,868, n_D^{25} 1,4631[5]).

Das von ASAHINA und TAGAKI[3]) erhaltene „*iso-Artemisiaketon*" hatte folgende Daten: Sdp. 182 bis 183°, d_4^{17} 0,8711, n_D^{17} 1,4688.

UV- und IR-Spektrum: T. TAKEMOTO und T. NAKAJIMA[5]).

Durch Hydrierung von *Artemisiaketon* in Gegenwart von PtO_2 in Methanol entstand *Dihydro-artemisiaketon* (Sdp.$_{12}$ 70 bis 71°, Semicarbazon Schmp. 105 bis 107°), das T. TAKEMOTO und T. NAKAJIMA[8]) als *2,5,5-Trimethylhepten-2-on-4* erkannten (Reaktionen, UV- und IR-Spektrum).

Für das bei der Synthese des *Artemisiaketons* aus *Dimethylvinylacetylchlorid* und *Isobuten* von COLONGE und DUMONT[7]) als Nebenprodukt erhaltene *cyclo-Artemisiaketon*, das auch aus Artemisiaketon und Schwefelsäure entsteht, bewiesen A. ESCHENMOSER, H. SCHINZ, R. FISCHER und J. COLONGE[9]) die Struktur eines *2-Isopropyliden-4,4-dimethylcyclopentanons*.

Die Cyclisierung von *3-Carboxy-3,6-dimethylheptadien-1,5*, einer Terpensäure mit dem Gerüst des *Artemisiaketons*, beschrieben L. RE und H. SCHINZ[10]).

Identifizierung: als *Semicarbazon* und *Semicarbazidoverbindung*[5]).

14 g Artemisiaketon, 11 g Semicarbazidhydrochlorid, 13 g Natriumacetat und 23 ml Wasser werden gemischt und bis zur klaren Lösung mit Methanol versetzt, zwei Wochen bei Zimmertemperatur stehengelassen, dann mit Schwefelsäure angesäuert und mit Äther extrahiert. Der Extraktrückstand gibt nach Umkristallisieren aus Pentan 4,6 g *Semicarbazon*, Blättchen mit dem Schmp. 96 bis 97°.

Die Schwefelsäureschicht wird im Vakuum konzentriert, mit Soda neutralisiert, der Niederschlag mit Wasser gewaschen und aus Methanol umkristallisiert. Die so erhaltene *Semicarbazidoverbindung* schmilzt bei 68 bis 75°, deren Anhydrid bei 101 bis 103°.

[3]) ASAHINA und TAKAGI, J. pharmac. Soc. Japan **464**, 837 (1920). Helv. chim. Acta **20**, 220 (1937).

[4]) B. N. RUTOWSKI und I. W. WINOGRADOWA, Riechstoffind. **1926**, 189, 202.

[5]) T. TAKEMOTO und T. NAKAJIMA, Yakugaku Zasshi **77**, 1339 (1957); C. A. **52**, 4478 (1958); nach freundl. zuges. Sonderabdruck.

[6]) Helv. chim. Acta **19**, 646 (1936).

[7]) Bull. Soc. chim. France [5] **11**, 125 (1944).

[8]) Yakugaku Zasshi **77**, 1344 (1957); C. A. **52**, 4479 (1958); nach frdl. zuges. Sonderabdruck.

[9]) Helv. chim. Acta **34**, 2329 (1951).

[10]) Helv. chim. Acta **41**, 1695 (1958).

Die Tagetenone

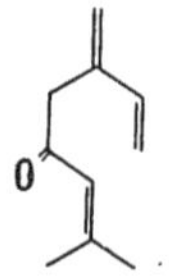

(I)

Myrcenon. 2-Methyl-6-methylen-octadien-2,7-on-4

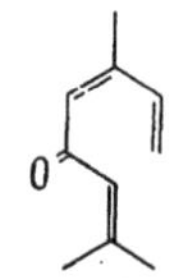

(II)

Ocimenon. 2,6-Dimethyl-octatrien-2,5,7-on-4

Dehydro-tagetone

$C_{10}H_{14}O$. Mol.-Gew. 150,21

Vorkommen: Das Gemisch dieser Ketone ist nach Y.-R. NAVES[1]) zu 80% im Blütenöl von *Lippia asperifolia* Rich. (= *Verbena capensis* Thunb. = *Zapania lantanoides* Lam. – *Lantana lavandulacea* Willd.) aus Tanganjika enthalten.

Isolierung: durch fraktionierte Destillation.

Eigenschaften: Sdp.$_{2,1}$ 63 bis 64°, d_4^{20} 0,9033, n_D^{20} 1,5003[1]).

Beim Erhitzen mit 70proz. Schwefelsäure wird Aceton abgespalten.

Identifizierung: durch Hydrierung zu *2,6-Dimethyloctanon-4* (Sdp. 187 bis 188°, n_D^{20} 1,41952, d_4^{20} 0,8155; Semicarbazon Schmp. 92 bis 92,5°, 4-Phenylsemicarbazon Schmp. 95,5 bis 96°)[1]).

[1]) Y.-R. NAVES, Helv. chim. Acta 31, 29 (1948).

β) Monocyclische Monoterpenketone

Menthon

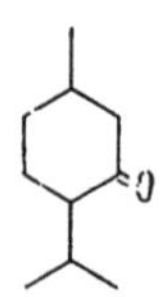

(I)

p-Menthanon-3. 1-Methyl-4-isopropylcyclohexanon-3

$C_{10}H_{18}O$. Mol.-Gew. 154,24

Vorkommen: *Menthon* kommt in beiden Stereoisomeren und verschiedenen optischen Isomeren in der Natur vor, wie aus der nachfolgenden Tabelle zu ersehen ist.

Isomeres[1])	Menge (in %)[2])	Öl bzw. Mutterpflanze
Pinaceae		
l-M.		amerikanisches Kienöl[3])
Gramineae		
		Andropogon fragrans (*A. Martini* var.)[4])
Rosaceae		
		Himbeeröl[5])
Geraniaceae		
l-iso-M.		Réunion-Geraniumöl[6])
M. + iso-M.		Geraniumöl aus Belg.-Kongo[7])
	4,6	Geraniumöl, kaukasisches[8])
l-M.	20	Geraniumöl, Brit.-Ostafrika, Type A[9])[10])
l-M.	1	dto., Type B[9])[10])
iso-M.	8	Geraniumöl, algerisches[11])
M.	8–10	*Geranium malvarosa*[12])
l-iso-M.		Zdravetsöl, cypriot.[13])
l-iso-M. + d-M.		*Pelargonium tomentosum*[14])
Rutaceae		
l-M.		Buccublätteröl (von *Barosma betulina* und *B. serratifolia*)[15])
d-M.	w	*Barosma pulchella*[16])
M.		*B. crenulata*[16a])
Myrtaceae		
		Eucalyptus haemastoma, Blätteröl[17])
Labiatae		
l-M., dl-M., d-iso-M.	40–50	*Bystropogon mollis*, Blätteröl[18])
M.	w	*B. organifolius*[19])
d-iso-M.	42	*Micromeria abyssinica*, Blütenöl[20])
d-M.	56,7	*M. biflora* var. *menthata*[21])
d-M.	3	*M. biflora* var. *pulegata*[21])
l-M.		*M. japonica*[22])
d-M.		*Nepeta japonica*[23])
		N. mussini[24])
l-M.		*Calamintha nepeta* (*Satureja calamintha*)[25])
l-M.	65	*C. macrostema*[26])
l-M.		*Satureja montana*[27])
d-iso-M. + l-M.	10	*S.* (*Micromeria*)*odora*, Blätteröl[28])
l-M.	70–75	*Pycnanthemum lanceolatum*, Blütenöl[29])
l-M.	25–30	dto., Öl aus der ganzen Pflanze[29])
M.	8	*P. miticus*[30])
		P. muticum[31])
M.	19,5	*P. pilosum*[32])
		Ziziphora clinopodoides[33])

Isomeres[1]	Menge (in %)[2]	Öl bzw. Mutterpflanze
l-M. + d-iso-M.		*Minthostachys verticillata*, Blätteröl[34]
	4,9	*Mentha aquatica*[35][36]
	4,5	*M. verticillata*[35]
	18,7	*M. longifolia*[35]
	72,4	*M. niliaca*[35]
	20,5	*M. rotundifolia*[35]
	62,5	*M. spicata*[35][37]
	64,9	*M. dalmatica*[35]
	36,9	*M. gentilis*[35]
l-M.	8,3	*M. sacchalinensis*[38]
l-M.	20–30	*M. satureioides*[39]
M.	2–3	*M. timija*[40]
d-M., l-M. und d-iso-M.		Pfefferminzöl (von *Mentha piperita*), amerikanisches[41]
l-M. + d-iso-M.	18,3	dto., argentinisches[42]
	27–28	dto., bulgarisches[43]
	15–26	dto., deutsches[44]
	29,2–42,1	dto., englisches[45]
	21,1–23,2	dto., englisches[46]
d-M.	17,4	dto., französisches[47]
	22,4	dto., griechisches[48]
	24–40	dto., holländisches[49]
		dto., italienisches[50]
	11,7–38,6	dto., jugoslawisches[51]
l-M., dl-M. und iso-M.		dto., polnisches[52]
	7,9–10,1	dto., rumänisches[53]
d-M. + l-M.		dto., russisches[54]
	10–14	dto., sowjetisches (Ukraine)[55]
	9	dto., sowjetisches (Kaukasus)[55]
	8	dto., schwedisches[56]
	21–29,5	dto., spanisches[57]
	1,5	dto., ungarisches[58]
	7,4–14,1	dto., ungarisches[59]
l-M., daneben dl- oder d-M.	15	dto., japanisches (von *Mentha piperita*)[60]
l-M.	18,8	dto., afrikanisches[61]
	10,6–13,7	dto., aus Kenya[62]
l-M.	18,8	dto., aus Belg.-Kongo[63]
	32	dto., indisches[64]
	13,4	dto., indisches[65]
	9,1	dto., aus Jammu und Kaschmir[66]
	10–15	*Mentha piperita* var. *rutescens*[67]

Isomeres[1])	Menge (in %)[2])	Öl bzw. Mutterpflanze
l-M., d-und l-iso-M.		Minzöl (von *Mentha arvensis*), brasilianisches[68])
	6–15	dto., brasilianisches[69])
	8,9–12,3	dto., chinesisches[70])
	30–40	dto., aus Formosa[71])
	24,6	dto., aus Jammu und Kaschmir[72])
	35	dto., indisches aus japan. Minze[73])
l-M., d-iso- und dl-iso-M.	6–18	dto., japanisches[74])
l-M.	32,3	dto., japanisches, dementholisiert[75])
l-M + d-iso-M.	40–50	dto., japanisches, aus der wildwachsenden Pflanze[76])
d-iso-M.	30	dto., aus Kalabrien[77])
l-M. + d-iso-M.		Poleiöl, marokkanisches (von *Mentha pulegium*)[78])[79])
		dto., portugiesisches (wild)[80])
l-M.		dto., amerikanisches (von *Hedeoma multiflorum*)[81])

Noten zur Tabelle S. 197–199.

[1]) M. = Menthol, iso-M. = iso-Menthol.

[2]) w = wenig.

[3]) A. H. Gill, Ind. Engng. Chem. **15**, 887 (1923).

[4]) G. Louveau, Rev. Marques, Parfums savonn. **11**, 311 (1933).

[5]) H. Bohnsack, Ber. dtsch. chem. Ges. **75**, 72 (1942). – A. Coppens und L. Hoejenbos, Rec. Trav. chim. Pays-Bas **58**, 675 (1939). – McGlumphy, J. Assoc. Offic. Agr. Chemists **22**, 378 (1939).

[6]) Schimmel & Co., Ber. Schimmel **1932**, 34. – Flatau und Labbé. Bull. Soc. chim. France [3] **19**, 788 (1898).

[7]) G. Goethals, Bull. Sci. de l'Acad. Roy. Belg. [5] **25**, 91 (1939). – A. G. Neybergh, Bull. agric. Congo Belge **44**, Nr. 1, 320 (1953).

[8]) B. N. Rutowski und N. N. Makarowa-Semljanskaja, Riechstoffind. **4**, 193 (1929). – Vgl. R. M. Lagidze und L. P. Chogogidze, C. A. **52**, 17408 (1958).

[9]) Glichitch und Müller, Parfums de France **5**, 361 (1927). – Y.-R. Naves, ebenda **12**, 177 (1934).

[10]) Nach Schimmel & Co. (Ber. Schimmel **1932**, 34) liegt ursprünglich iso-Menthon vor.

[11]) Angla, Chim. et Ind. **41**, 234 (1939).

[12]) M. Fesneau, Parfumerie **42**, Nr. 20, 34 (1950).

[13]) Y.-R. Naves, Perfum. Record **40**, 161 (1949).

[14]) G. Igolen und J. Gattefossé, Parfum. moderne **42**, Nr. 20, 57 (1951).

[15]) Kondakow, J. prakt. Chem. [2] **72**, 186 (1905).

[16]) Schimmel & Co., Ber. Schimmel April **1909**, **96**; April **1910**, **17**.

[16a]) A. A. J. FLUCK, W. MITCHELL und H. M. PERRY, J. Sci. Food and Agric. 12, 290 (1961).

[17]) Schimmel & Co., Ber. Schimmel April 1888, 20.

[18]) G. A. FESTER, E. A. MARTINUZZI, An. Soc. Sci. Arg. 44, 457 (1947); C. A. 42, 4309 (1948). – FESTER und MARTINUZZI, An. Asoc. quím. Argent. 37, 197 (1949); C. A. 44, 4636 (1950). – FESTER, MARTINUZZI und N. DELLAMEA, Rev. fac. Quím. ind. agr. 18, 145 (1949); C. A. 45, 2151 (1951).

[19]) Schimmel & Co., Ber. Schimmel Oktober 1902, 87.

[20]) Y.-R. NAVES, Helv. chim. Acta 31, 932 (1948).

[21]) P. ROVESTI, Ind. Parfumerie 7, 167 (1952).

[22]) Y. MURAYAMA, J. pharmac. Soc. Japan 1911, 783.

[23]) Y. MURAYAMA und T. ITAKAGI, J. pharmac. Soc. Japan 1921, No. 476; C. 1922, I. 361.

[24]) R. SALGUES, Materiae veget. 1, 144 (1953).

[25]) P. GENVRESSE und E. CHABLAY, C. R. hebd. Séances Acad. Sci. 136, 387 (1903).

[26]) A. MANJARREZ und J. IRIARTE, Bol. inst. quím. univ. nacl. auton. Mexico 4, 79 (1952); C. A. 47, 9572 (1953).

[27]) M. G. IGOLEN und D. SONTAG, Rev. Marques, Parfums France 17, 109, 143 (1939).

[28]) G. A. FESTER, E. A. MARTINUZZI, J. A. RETAMAR und A. I. A. RICCIARDI, Bol. Acad. Nac. Cienc. 39, 375 (1956); C. 1958, 9630. Rev. Fac. Ing. Quím. 21/22, 42 (1952/53).

[29]) N. P. KIRJALOW, J. angew. Chem. [russ] 12, 285 (1939); C. A. 33, 6526 (1939).

[30]) W. H. WERNER, nach Amer. Perfumer 24, 473 (1929).

[31]) A. P. FOOTE und D. D. TORRES, J. Amer. pharmac. Assoc., sci. Edit. 31, 72 (1942); 20, 448 (1931).

[32]) E. H. DJAO und A. E. SCHWARTING, J. Amer. pharmac. Assoc., sci. Edit. 40, 101 (1951).

[33]) B. N. RUTOWSKI und I. W. WINOGRADOWA, Riechstoffind. 1926, 220.

[34]) G. A. FESTER, E. A. MARTINUZZI, J. A. RETAMAR und A. I. A. RICCIARDI, Bol. Acad. Nac. Ci. 39, 375 (1956); C. 1958, 9630. – Dieselben und F. TABOADA, Rev. Fac. Ing. Quím. 23, 15 (1954); C. A. 51, 6083 (1957).

[35]) A. G. ROOTH und R. HEGNAUER, Pharmac. Weekbl. 90, 33 (1955).

[36]) ROMEO und GIUFFRÉ, Ann. chim. applicata 17, 83 (1927).

[37]) R. H. REITSEMA, J. Amer. pharmac. Assoc., sci. Edit. 43, 414 (1954).

[38]) A. G. NIKOLAJEW und D. A. NIKOLAJEWA, Med. Ind. UdSSR 12, Nr. 4, 21 (1958); C. 1959, 7651.

[39]) T. G. H. JONES und F. BERRY-SMITH, Proc. Roy. Soc. Queensland 37, 89 (1925).

[40]) J. SFIRAS, Recherches 1952, No. 2, 39.

[41]) POWER und KLEBER, Pharmaz. Rundsch. [New York] 12, 157 (1894). (l-Menthon). – S. M. GORDON, J. Amer. pharmac. Assoc. 16, 130 (1927) (daneben d-Menthon). – G. A. FESTER, E. A. MARTINUZZI, J. A. RETAMAR, A. I. A. RICCIARDI und F. TABOADA, Rev. fac. ing. quím. 23, 15 (1954); C. A. 51, 6083 (1957) (daneben d-iso-Menthon).

[42]) G. A. FESTER, E. A. MARTINUZZI, J. A. RETAMAR und A. I. A. RICCIARDI, Rev. fac. Ing. quím. 24, 37 (1955); C. A. 51, 7658 (1957).

[43]) Schimmel & Co., Ber. Schimmel **1929**, 75; **1932**, 51.
[44]) Schimmel & Co., Ber. Schimmel **1931**, 53; **1948**, 87. – A. M. Burger, Riechstoffind. **7**, 147 (1932).
[45]) E. J. Parry und G. Ferguson, Chemist and Druggist **124**, 37 (1936).
[46]) E. J. Parry und G. Ferguson, Chemist and Druggist **125**, 408 (1936).
[47]) Roure-Bertrand Fils, Ber. **1909**, 40.
[48]) Schimmel & Co., Ber. Schimmel **1933**, 47.
[49]) Schimmel & Co., Ber. Schimmel **1934**, 57. – W. C. Graaff, nach Ber. Schimmel **1936**, 62.
[50]) A. Botta und M. Morasutti-Botta, Riv. ital. Essenze, Profumi, Piante officin., Olii veget., Saponi **39**, 466 (1957);
[51]) H. Kurt und Z. Devetak, Farmac. Glasnik **13**, **3** (1957); C. **1957**, 11378.
[52]) Z. Rybakow und St. Malinowski, C. A. **49**, 16356 (1955).
[53]) E. Kopp, Pharmaz. Zentralh. **71**, 577 (1930).
[54]) Schindelmeiser, Apotheker-Z. **21**, 927 (1906). – Andres und Andreef, Ber. dtsch. chem. Ges. **25**, 609 (1892) (mehr d-Menthon).
[55]) Strausz, Drug Cosmet. Ind. **40**, 290 (1940).
[56]) R. Fornet, Seifensieder-Z. (Der Parfümer) **62**, 223 (1935).
[57]) L. Trabaud, Ind. Parfumerie **9**, 443 (1954). – I. G. de Segura, C. Fernandez-Cabrera und E. Rios-Gusman, Parfumerie mod. **1955**, Nr. 47, 106.
[58]) B. Augustin, Riechstoffind. **9**, 57 (1934).
[59]) J. Bittera, Ind. Parfumerie **12**, 394 (1957).
[60]) Y. Fujita, Bull. Osaka Ind. Res. Inst. **4**, Nr. 2 (1953).
[61]) P. Crabbé, Ing. chim. **36**, Nr. 195, 2 (1954); C. A. **48**, 14126 (1954).
[62]) E. J. Parry und G. Ferguson, Chemist and Druggist **124**, 37 (1936).
[63]) G. Dupont, R. Dulou und P. Crabbé, Ind. chim. belge **20**, 626 (1955).
[64]) Schimmel & Co., Ber. Schimmel **1938**, 84.
[65]) L. D. Kapoor, K. L. Handa, I. Chaudra und K. Abrol, J. sci. ind. Res. **14** A, 374 (1955).
[66]) S. S. Chaudhary, H. Singh und K. L. Handa, Ind. J. Pharmac. **19**, 74 (1957); C. A. **52**, 662 (1958).
[67]) Hugenüessler, Rev. Chim. Indica **1938**, 27; Ber. Schimmel **1939**, 53.
[68]) L. Benezet, G. Igolen und I. Garnero, Perfum. Record **38**, 242 (1947).
[69]) F. Pedutti, Rev. quím. ind. **26**, 133 (1957); C. A. **52**, 14978 (1958).
[70]) Schimmel & Co., Ber. Schimmel **1929**, 75.
[71]) P. Y. Yeh, Perfum. Record **47**, 348 (1956). – VEB Chem. Fabrik Miltitz, Miltitzer Ber. **1956**, 91.
[72]) S. S. Chaudhary und K. L. Handa, Indian J. Pharmac. **18**, 421 (1956); C. A. **51**, 18490 (1957).
[73]) K. B. Dutt, Indian Soap J. **19**, **44** (1953).
[74]) Beckett und Wright, J. chem. Soc. (London) **1876**, I. 3. – Shinozaki und Nagazawa, Rep. Imp. Ind. Res. Inst. Osaka **10**, Nr. 5 (1929); **11**, Nr. 9 (1930); C. A. **23**, 4298 (1929); **25**, 172 (1931). – T. Hiraizumi., Perfum. Record **50**, 585 (1959).
[75]) Tanaka, J. chem. Soc. Japan **50**, **546** (1929); C. A. **25**, 5507 (1931).
[76]) Y. Shinosaki und T. Nagasawa, C. A. **23**, 4298 (1929).

[77]) G. Variati, Ind. Parfumerie 9, 35 (1954); Riv. ital. Essenze, Profumi, Piante officin., Olii veget., Saponi 36, 120 (1954).
[78]) Y.-R. Naves, Helv. chim. Acta 25, 732 (1942); 26, 162 (1943).
[79]) Die normalen Öle enthalten wenig l-Menthon und d-iso-Menthon. In der Zeit des 2. Weltkriegs wurden in Spanien, Portugal und Marokko anormale Öle mit hohem Gehalt an d-iso-Menthon (starkdrehende Öle) bzw. l-Menthon (schwachdrehende Öle) gewonnen (Naves, Perfum. Record 35, 221 (1944).
[80]) A. F. Costa und J. C. DoVale, Notícias farmac. 18, 106 (1952); C. A. 47, 6094 (1953).
[81]) G. A. Fester, E. A. Martinuzzi und M. A. Lagasca, Rev. fac. ing. quím. ind. agric. 15/16, 16 (1946/47); Ber. Schimmel 1951, 50. – Fester, Martinuzzi, J. A. Retamar u. A. I. A. Ricciardi, Bol. Acad. nac. Ci. 39, 375 (1956).
[82]) J. chem. Soc. (London) 1930, 1616.

Isolierung: Da sich *Menthon* nicht mit Bisulfit verbindet und durch fraktionierte Destillation allein nicht von den begleitenden Verbindungen zu befreien ist, isoliert man es am besten mit Hilfe seines Oxims oder Semicarbazons aus den betreffenden Ölfraktionen. Es ist jedoch zu beachten, daß sich bei der Spaltung dieser Verbindungen, die meist durch verdünnte Schwefelsäure bewirkt wird, das Drehungsvermögen des Ausgangsketons ändert (s. S. 205). Diese Inversion läßt sich vermeiden, wenn man die Spaltung in einer Petrolätheremulsion mit n/2-H_2SO_4 vornimmt (Kon[82])).

Zur Herausarbeitung des *iso-Menthons* mit Hilfe des Reagenzes T von Girard und Sandulesco vgl. Petit und Tallard[83]).

W. Treibs[84]) isolierte *Menthon* aus Pfefferminzöl mittels Phenylhydrazin-p-sulfonsäure; er erhielt so 98,8% der durch Oximierung bestimmten Menthonmenge.

Durch Chromatographie an mit Norit A gefüllten Säulen können *Menthol* und *Menthon* nicht getrennt werden (K. C. Varma, J. B. Burt und A. E. Schwarting[85])).

Konstitution: ergibt sich aus der Darstellung des *Menthons* durch Oxydation von *Menthol* (s. S. 203), die zuerst von Moriya[86]) beobachtet wurde (11 Jahre später wurde *Menthon* von Anders und Andreef[87]) im russischen Pfefferminzöl nachgewiesen).

Struktur (I) folgt auch aus anderen Synthesen. So erhält man *l-Menthon* durch Reduktion von *d-Pulegon* oder *d-Pulegonhydrobromid*[88]), von *Piper-*

[83]) Rev. chim. ind. 48, 226 (1939). [84]) Chem. Ber. 84, 433 (1951).
[85]) J. Amer. pharmac. Assoc., sci. Edit. 41, 318 (1952).
[86]) J. chem. Soc. (London) 39, 77 (1881).
[87]) Ber. dtsch. chem. Ges. 25, 617 (1892).
[88]) Beckmann und Pleissner, Liebigs Ann. Chem. 262, 21 (1891).

iton, *Piperitenon*, *iso-Pulegon* usw. Die Synthese aus *Citronellal* (über *iso-Pulegylacetat*) ist bei *Menthol* beschrieben (Band IIIb, S. 30).

Kondensation von *β-Methylpimelinsäure-diäthylester* nach DIECKMANN mit Natrium[89]) bzw. von *1-Methylcyclohexanon-3* mit *Oxalester* und Natrium[90]) ergibt das Natriumsalz des *4-Methylcyclohexanon-3-carbonsäureäthylesters*. Dieses wird mit *Isopropyljodid* umgesetzt, der entstehende *4-Methyl-1-isopropylcyclohexanon-2-carbonsäureäthylester* verseift und zu *Menthon* decarboxyliert. *d-3-Methylcyclohexanon-1* wurde auch direkt mit *Isopropyljodid* und Natriumamid zu *d-Menthon* kondensiert[91]).

Synthesen aus *p-Menthen-3* beschrieben als erste A. KÖTZ und G. BUSCH[92]). Sie gewannen entweder durch Einwirkung von Benzoepersäure zunächst das *Menthen-3-oxyd*, das beim Erhitzen mit methanolischer Salzsäure in *Menthon* übergeht, oder durch Anlagerung von HOCl an *p-Menthen-3* ein Gemisch von *Chlormentholen*, aus dem sie durch Erhitzen mit *Menthol* unter Druck auf 120° *Menthon* in 85proz. Ausbeute erhielten. Die Schering-Kahlbaum AG wandelte *p-Menthen-3-oxyd* durch Erhitzen mit Silikagel auf 250° in *Menthon* um. Y.-R. NAVES[94]) gewann *Menthon* aus *p-Menthen-3* über das *cis-p-Menthan-3,4-diol-monoformiat* (mittels Perameisensäure).

G. DUPONT, R. DULOU und P. GRABBE[95]) erhielten *Menthon* durch Reduktion von *Thymolmethyläther* mit Lithium in flüssigem Ammoniak unter Zusatz von Alkohol.

Außer durch Oxydation mit verschiedenen Oxydationsmitteln läßt sich *Menthol* auch durch Dehydrierung in *Menthon* überführen. K. KAWAMOTO[96]) benutzte hierzu ein reduziertes Kupfer als Katalysator; er erhielt in 74proz. Ausbeute ein Gemisch von *Menthon* und *iso-Menthon*.

Durch Oxydation von *l-Menthol* mit der berechneten Menge Chromsäure bei 25 bis 30° in Äther erhielten H. C. BROWN und C. P. GARG[93]) 97% reines *l-Menthon*.

[89]) EINHORN und KLAGES, Ber. dtsch. chem. Ges. **34**, 3793 (1901).
[90]) KÖTZ und HESSE, Liebigs Ann. Chem. **342**, 306 (1905).
[91]) A. HALLER, C. R. hebd. Séances Acad. Sci. **138**, 1139 (1904). – HALLER und MARTINE, ebenda **140**, 130 (1905).
[92]) J. prakt. Chem. [2] **119**, 1 (1928).
[93]) J. Amer. chem. Soc. **83**, 2952 (1961).
[94]) Helv. chim. Acta **42**, 1174 (1959).
[95]) Bull. Soc. chim. France **1955**, 621. – Vgl. M. BRAMBILIA, Ann. chim. applicata **28**, 209 (1938).
[96]) J. chem. Soc. Japan, pure Chem. Sect. **80**, 681 (1959).

Die Pinakolin-dehydratisierung zweier isomerer *p-Menthandiole-3,4* zu einem Menthongemisch beschrieben W. TAGAKI und T. MITSUI[97]).

Da *Menthon* 2 asymmetrische C-Atome enthält, existiert es in 2 optisch inaktiven Isomeren, *Menthon* und *iso-Menthon*, und den dazugehörigen je 2 optischen Antipoden. Im *Menthon* stehen Methyl- und Isopropylgruppe in *trans-*, im *iso-Menthon* in *cis*-Stellung (vgl. Band III b, S. 22).

Eigenschaften: leicht bewegliche, wasserhelle Flüssigkeit, die Pfefferminzgeruch und schwach kühlenden, bitteren Geschmack besitzt. Die auf üblichen Wegen erhaltenen *Menthone* sind meist Gemische der verschiedenen Isomeren mit je nach der Gewinnungsmethode unterschiedlicher Zusammensetzung. Löslich in 3 Vol. 70proz. Alkohols.

	Schmp.	Sdp. (mm)	d	n_D	$[\alpha]_D$	Lit.
d-Menthon		204° (750)	d_{18}^{18} 0,8950		$[\alpha]_D^{18}$ + 24°51′	98)
		89° (12)			$[\alpha]_D^{20}$ + 25°42′	99)
l-Menthon	−7°					100)
		209–210°, 81° (10)				101)
		209–210°	d^{20} 0,8946	n_D^{20} 1,4505	$[\alpha]_D^{20}$ − 28,3°	102)
			d_4^{25} 0,8895	n_D^{25} 1,4481	$[\alpha]_D$ − 29°28′	103)
dl-Menthon		206–207°	d_4^{25} 0,8936	n_D^{25} 1,4492	—	103)
d-iso-Menthon	− 35°	212°	d_4^{25} 0,8952	n_D^{25} 1,4511	$[\alpha]_D^{20}$ + 95,0°	103)
			d^{20} 0,9000	n_D^{20} 1,4530		102)
	− 35°	47–47,5° (0,8)	d_4^{20} 0,9015	n_D^{20} 1,45448	$[\alpha]_D^{20}$ + 93,85°	104)
l-iso-Menthon		208,5–209,5°	d_{19}^{19} 0,9004	n_D^{19} 1,4536		105)
					$[\alpha]_D^{20}$ − 94,3°	106)
dl-iso-Menthon		210°	d^{20} 0,8975			107)
				n_D^{25} 1,4496		103)

97) J. org. Chem. **25**, 1476 (1960).
98) PICKARD und LITTLEBURY, J. chem. Soc. (London) **101**, 124 (1912).
99) RUPE und GASSMANN, Helv. chim. Acta **12**, 196 (1929).
100) O. ZEITSCHEL und H. SCHMIDT, Ber. dtsch. chem. Ges. **59**, 2301 (1926).
101) VON RECHENBERG, Einfache und fraktionierte Destillation in Theorie und Praxis, Miltitz 1923, S. 294.
102) HUGGETT, J. Soc. chem. Ind. **60**, 68 T (1941).
103) HIRAIDZUMI, nach C. A. **24**, 5032 (1930).
104) Y.-R. NAVES, Helv. chim. Acta **31**, 932 (1948).
105) KONDAKOW und BACHTSCHIJEF, J. prakt. Chem. [2] **63**, 54 (1901).
106) GOETHALS, Natuurw. Tijdschr. Belg. **24**, 15 (1942).
107) O. WALLACH, Liebigs Ann. Chem. **397**, 217 (1913).

UV-Spektrum: HENDERSON, HENDERSON und HEILBRON[108]), PURVIS[109]), LOWRY und LISHMUND[110]), COOKE und MACBETH[111]), MOHLER und LOHR[112]).

IR-Spektrum: CHERRIER[113]), LE FÈVRE, MARAMBA und WERNER[114]), NAVES und LECOMTE[115]), NAVES und ARDIZIO[116]).

RAMAN-Spektrum: GOETHALS[117]).

Rotationsdispersion: GROSSMANN und BRAUER[118]), NAVES und ANGLA[119]).

Menthon ist verhältnismäßig instabil und lagert sich unter verschiedenen Einflüssen teilweise in *iso-Menthon* um (*l-Menthon*⟶*d-iso-Menthon*). Die *Menthone* werden sowohl durch Säuren als auch durch Basen invertiert, was durch die Änderung des Drehungsvermögens zum Ausdruck kommt.

Wird *l-Menthon* bei niederer Temperatur mit konzentrierter Schwefelsäure behandelt, so geht es teilweise in *d-iso-Menthon* über. Auch in Gegenwart von reduziertem Kupferoxyd bei höherer Temperatur wird *l-Menthon* leicht isomerisiert (bei 200° zu 52% in *d-iso-Menthon*)[120]). Die Inversion von *Menthon* mit HCl in Benzol und mit Trichloressigsäure in Benzol mit und ohne verschiedene Zusätze untersuchte A. WEISSBERGER[121]). Wahrscheinlich verläuft diese Invertierung über eine Enolzwischenstufe (BECKMANN[122])).

Reduktion von *Menthon* mit Jodwasserstoffsäure und rotem Phosphor führt zu hauptsächlich *p-Menthan* (neben acyclischen Kohlenwasserstoffen). Zur Überführung des *Menthons* in *Menthol* mittels verschiedener Reduktionsmittel und durch katalytische Hydrierung s. Band IIIb, S. 27.

Durch Reduktion von *l-Menthon* mit Natrium in flüssigem Ammoniak bei 3 bis 6° erhielten H. UEDA, Y. SHIBAHARA und S. SHIMIZU[123]) 80% *l-Menthol*, nach Invertierung des *l-Menthons* *d-iso-Menthol*.

108) Ber. dtsch. chem. Ges. **47**, 876 (1914).
109) J. chem. Soc. (London) **125**, 413 (1924).
110) J. chem. Soc. (London) **1935**, 709, 1313.
111) J. chem. Soc. (London) **1938**, 1408.
112) Helv. chim. Acta **20**, 1183 (1937).
113) C. R. hebd. Séances Acad. Sci. **225**, 1064 (1947).
114) J. chem. Soc. (London) **1953**, 2497.
115) C. R. hebd. Séances Acad. Sci. **238**, 1989 (1954).
116) Bull. Soc. chim. France **1955**, 792.
117) Natuurw. Tijdschr. **24**, 16 (1942).
118) J. prakt. Chem. [2] **98**, 9 (1918).
119) Ann. chim. analyt. Chim. appl. [3] **23**, 260 (1941).
120) S. KOMATSU und M. KURATA, Mem. Coll. Sci. Kyoto A **9**, 23 (1925); C. **1926**, I. 1403.
121) J. Amer. chem. Soc. **65**, 102, 242, 245, 402 (1943).
122) Liebigs Ann. Chem. **250**, 325 (1889).
123) Bull. agric. chem. Soc. Japan **23**, 376, 380 (1959); C. A. **54**, 9982 (1960).

Reduktion mit Natrium in feuchtem Äther ergibt neben *Menthol* ein *Pinakon* (Schmp. 94°)[124]; zwei andere *Pinakone* (Schmp. 172 bis 173° und 148 bis 150°) entstehen neben *Menthol* bei der elektrolytischen Reduktion von *Menthon* in alkoholischer Schwefelsäure[125].

Oxydiert man *Menthon* mit einer Lösung von Chromsäure in Eisessig, so bildet sich zunächst eine flüssige *Ketosäure* $C_{10}H_{18}O_3$ (II), die bei weiterer Oxydation mit $KMnO_4$ oder Chromsäuregemisch in *β-Methyladipinsäure* übergeht. Die gleiche Ketosäure (II) (*β-Methyl-δ-isobutyryl-n-valeriansäure*) entsteht auch bei der Oxydation von *Menthon* mit H_2O_2 in Gegenwart von V_2O_5 (W. Treibs[126]). Direkte Einwirkung von $KMnO_4$ auf *Menthon* führt zu *β-Methyladipinsäure* (neben der Ketosäure [II], Methylbernsteinsäure u. a.)[127].

$FeCl_3$ in Essigsäure oxydiert zu *Diosphenol* (s. Band III d)[128].

Die Dehydrierung von *Menthon* zu *Thymol* erfolgt u. a. durch Erhitzen mit Schwefel auf 220°[129], Palladium[130] und Aktivkohle[131].

Die Abwandlung des *Menthons* in *Citronellol* beschrieb J. Doeuvre[132]. Durch Einwirkung von $H_2SO_4 \cdot 1\ H_2O$, Kaliumpersulfat und absol. Alkohol in der Kälte auf l-Menthon erhielt er zunächst *l–2,6-Dimethyloctanol-3-säure-5-äthylester*, der mit PBr_3 in Gegenwart von Pyridin *d-Citronellsäure-äthylester* ergab.

Bei der Reaktion von *Menthon* mit Hg $(ac)_2$ erhielten P. R. Jefferies, A. K. Macbeth und B. Milligan[133] vorwiegend *2-Acetoxymenthon.*

Menthon-enolacetat gewann H. Schmidt[134] durch Zutropfen von *Menthon* bei —4° in ein Essigsäureanhydrid-Phosphorsäure-Gemisch.

Die Halogenierung der *Menthone* verläuft je nach Mengenverhältnis und Lösungsmittel unterschiedlich. Wirken z. B. 2 Mol Brom auf 1 Mol Menthon

[124] Beckmann, J. prakt. Chem. [2] **55**, 18 (1897).

[125] Law, J. chem. Soc. (London) **101**, 1026 (1912). – Schall und Kirst, Z. Elektrochem. **29**, 537 (1924).

[126] Ber. dtsch. chem. Ges. **72**, 1194 (1939).

[127] Manasse und Rupe, Ber. dtsch. chem. Ges. **27**, 1818 (1894). – Markownikow, Ber. dtsch. chem. Ges. **33**, 1908 (1900).

[128] Asahina und Mituhori, J. pharmac. Soc. Japan **1922**, April S. 1.

[129] S. Takagi und M. Tanaka, J. pharmac. Soc. Japan **1925**, Nr. 517; C. **1926**, I. 80.

[130] Linstead, Michaelis und Thomas, J. chem. Soc. (London) **1940**, 1139.

[131] Kimura, Bull. chem. Soc. Japan **10**, 330 (1935).

[132] Bull. Soc. chim. France [4] **47**, 2309 (1929).

[133] J. chem. Soc. (London) **1954**, 705.

[134] Ber. Schimmel **1938**, 130. – Vgl. S. M. Gordon, Amer. J. Pharmac. **99**, 599 (1927).

in Chloroform ein, so entsteht ein kristallisierendes *Dibrommenthon* (Schmp. 79 bis 80°), aus dem man mit Chinolin unter Bildung von *Thymol* HBr abspalten kann.[135]) Näheres über die Halogenide s. bei J. L. SIMONSEN und L. N. OWEN[136]).

Die α-Methylengruppe des *Menthons* ist sehr aktiv; sie läßt sich z. B. leicht mit aromatischen Aldehyden kondensieren. In Gegenwart von $NaNH_2$ reagiert es mit Alkylhalogeniden unter Bildung von *Mono-*, *Di-* und *Trialkylmenthonen*[137]), mit CO_2 zu *Menthon-mono-* und *-dicarbonsäure*[138]). Mit Amylformiat in Gegenwart von Natrium entsteht *Hydroxymethylenmenthon*[139]), das H. RUPE und A. W. GUBLER[140]) näher untersuchten.

Die biogenetische Vorstufe für *Menthon* in den Pflanzen ist wahrscheinlich *Linalool* (P. LANGLAIS und L.-J. BOLLINGER[141]), Y. FUJITA[142]), M. J. MURRAY und R. H. REITSEMA[143]).

Menthon wirkt stärker hautreizend als Terpentinöl; *Menthol* hat keine Wirkung[144]). 0,03proz. Menthonlösung wirkt hemmend auf die Darmperistaltik, 1,5proz. Lösung bringt diese zum Stillstand; *Menthon* wirkt doppelt so stark wie *Menthol*[145]).

Identifizierung: Die Schmelzpunkte der zur Charakterisierung der verschiedenen *Menthone* geeigneten Derivate sind in der folgenden Tabelle zusammengestellt (siehe nächste Seite).

Die *Semicarbazone* des *l-Menthons* und *d-iso-Menthons* untersuchte M. BADOCHE[153]). Er stellte fest, daß beide in essigsaurer Lösung einer Mutarotation unterliegen, die zu einem Gleichgewichtszustand mit 85% *d-iso-Menthonsemicarbazon* und 15% *l-Menthonsemicarbazon* führt. Durch Spaltung der reinen Semicarbazone mit HCl erhält man keine reinen Ketone, sondern Gemische der beiden Stereoisomeren. Bemerkenswert

135) BECKMANN und EICKELBERG, Ber. dtsch. chem. Ges. **29**, 418 (1896).
136) The Terpenes, Vol. 1, S. 319 bis 321.
137) A. HALLER und Mitarbeiter, C. R. hebd. Séances Acad. Sci. **138**, 1139 (1904); **156**, 1204 (1913).
138) GARDNER, PERKIN und WATSON, J. chem. Soc. (London) **97**, 1760 (1910).
139) BISHOP, CLAIS und SINCLAIR, Liebigs Ann. Chem. **281**, 394 (1894).
140) Helv. chim. Acta **9**, 582 (1926).
141) Ind. Parfumerie **3**, 175 (1948).
142) The Koryo **48**, 42 (1958).
143) J. Amer. pharmac. Assoc., sci. Edit. **43**, 612 (1954).
144) T. MAZAKI und Mitarbeiter, Folia pharmacol. japon. **43**, 80 (1948); C. A. **47**, 5017 (1953).
145) Y. Y. CHIU, Shikoku Acta Med. **6**, Nr. 2, 35 (1955); C. A. **50**, 7300 (1956).

	Menthon		iso-Menthon	
	d- und l-	dl-	d- und l-	dl-
Semicarbazon	189°[146])	α- 185–186°[147]) β- 161°[147])	164°[148])	α- 225°[147]) β- 177–178°[147])
Thiosemicarbazon	155–157°[149])			
Oxim	59°[150])	81–82°[147]) iso- 114–115°[147])	flüssig	99–100°[147]) iso- 94–95°[147])
Benzoyloxim		72–73°[147])		55,5°[147])
2,4-Dinitrophenylhydrazin		141–142°[151]) 145°[152]) 146°[155])		

ist die geringe Löslichkeit des *l-Menthonsemicarbazons* in Äther und Methanol im Gegensatz zu *d-iso-Menthonsemicarbazon.*

Die mikroskopische Unterscheidung von *l-Menthon-* und *d-iso-Menthonsemicarbazon* beschrieben G. A. FESTER, E. A. MARTINUZZI, J. A. RETAMAR und A. I. A. RICCIARDI[28]).

Zur papierchromatographischen Identifizierung des *Menthon-2,4-dinitrophenylhydrazons* (R_f 0,84) vgl. E. SUNDT und M. WINTER[154]). Die chromatographische Abtrennung dieses Derivates von denen anderer Carbonylverbindungen an Säulen mit SiO_2 und Bentonit beschrieb A. L. MONTES[155]), die Trennung an Chromatostrips J. LABAT und A. L. MONTES[156])

UV-Spektrum des 2,4-Dinitrophenylhydrazons: M. J. GORJAJEW, L. A. IGNATOWA und G. A. TOLSTIKOW[156a]).

Wird das *Oxim* des *l-Menthons* mit wasserentziehenden Mitteln behandelt, so geht es in ein aliphatisches Nitril $C_9H_{17}CN$ über, das bei weiterer Um-

146) PICKARD und LITTLEBURY, J. chem. Soc. (London) **101**, 124 (1912).
147) READ und COOK, J. chem. Soc. (London) **1925**, 2782.
148) O. ZEITSCHEL und H. SCHMIDT, Ber. dtsch. chem. Ges. **59**, 2307 (1926).
149) NEUBERG und NEIMANN, Ber. dtsch. chem. Ges. **35**, 2053 (1902).
150) RUPE und GASSMANN, Helv. chim Acta **17**, 283 (1934); **12**, 193, 200 (1929).
151) A. R. PENFOLD, G. R. RAMAGE und J. L. SIMONSEN, J. chem. Soc. (London) **1939**, 1496.
152) ALLEN, J. Amer. chem. Soc. **52**, 2955 (1930).
153) Ann. de Chimie **4**, 449 (1949); Bull. Soc. chim. France **1951**, 190.
154) Analytic. Chem. **30**, 1620 (1958).
155) A. L. MONTES, An. Asoc. Quim. Argent. **40**, 273 (1952).
156) An. Asoc. Quim. Argent. **41**, 166 (1953).
156a) Nachr. Akad. Wiss. Kasachst. SSR, Ser. Chem. **1959**, No. 1, 85.

wandlung Verbindungen liefert, die große Ähnlichkeit mit den Gliedern der Citronellalreihe haben.[157]) Durch BECKMANNsche Umlagerung mit konzentrierter Schwefelsäure entsteht aus dem Oxim ein Laktam, das *Menthonisoxim* (Schmp. 119°)[158]).

Läßt man Isoamylnitrit und Salzsäure in der Kälte auf *Menthon* einwirken, so bildet sich neben *Bisnitrosomenthon* (Schmp. 112,5°) das bei 103° schmelzende *Oxim* der *Ketomenthylsäure*, des ersten Oxydationsproduktes des *Menthons*[159]) (s. S. 206).

Zur Bestimmung der *Menthone* eignet sich die quantitative Oximierung in der von Schimmel & Co.[160]) abgeänderten Form. Man erhält recht genaue Resultate (bei reinem *Menthon* etwa 100 %), wenn man nach Beendigung der Hauptreaktion von Zeit zu Zeit bei Zimmertemperatur nachtitriert, bis keine Salzsäure mehr abgespalten wird, was bei Menthon etwa 4 Stunden in Anspruch nimmt. Zur Ausführung der Oximierung vgl. Bd. II, S. 227.

Umständlicher ist die indirekte Methode von POWER und KLEBER[161]), nach der man *Menthon* mit Natrium und Alkohol zu *Menthol* reduziert und dieses bestimmt.

15 ccm Öl werden in einem Kolben mit etwa der vierfachen Menge absol. Alkohols verdünnt und nach Aufsetzen eines Rückflußkühlers in die zum Sieden erhitzte Lösung 5 bis 6 g metallisches Natrium eingetragen. Ist das gesamte Natrium eingetragen, läßt man erkalten, verdünnt stark mit Wasser und säuert mit Essigsäure an. Dann wird das Öl im Scheidetrichter von der wäßrigen Schicht getrennt, zur Entfernung des Äthanols mehrmals mit Kochsalzlösung gewaschen und mit wasserfreiem Natriumsulfat getrocknet. Durch Acetylieren ermittelt man den Mentholgehalt des ursprünglichen (m_1%) und des reduzierten Öles (m_2%) und nach der Gleichung

$$\% \text{ Menthon} = \frac{(m_2 - m_1) \cdot 154}{156}$$

den Menthongehalt.

F. GALLEGO Y GOMEZ und M. L. I. MARTIN[162]) ziehen diese Bestimmung der Hydroxylaminmethode vor, da sie angeblich genauere Resultate liefert.

[157]) O. WALLACH, Liebigs Ann. Chem. **278**, 308 (1894); **296**, 120 (1897); **312**, 171 (1900).

[158]) BECKMANN und MEHRLÄNDER, Ber. dtsch. chem. Ges. **20**, 1508 (1887). – O. WALLACH, Liebigs Ann. Chem. **278**, 304 (1894).

[159]) BAEYER und MANASSE, Ber. dtsch. chem. Ges. **27**, 1913 (1894). – Vgl. auch BAEYER und OEHLER, ebenda **29**, 27 (1896).

[160]) Ber. Schimmel **1928**, 21; **1929**, 153; 153; **1932**, 113. – Vgl. die alte Methode von BENNETT und SALAMON, The Analyst **1927**, 693.

[161]) Pharmaz. Rundsch. [New York] **12**, 162 (1894); Arch. Pharmaz. **232**, 655 (1894).

[162]) Congr. luso-españ. farmac. **3**, 38 (1952); C. A. **48**, 11732 (1954).

J. A. J. LEMLI[163]) bestimmte *Menthon* in Pfefferminzöl kolorimetrisch als 2,4-Dinitrophenylhydrazon in alkalisch-alkoholischer Lösung; aus einer zweiten Bestimmung nach Oxydation läßt sich der Mentholgehalt errechnen.

S. SHIMIZU[164]) beschrieb eine polarographische Mikrobestimmungsmethode, die sich des Reagenzes T von GIRARD und SANDULSECO bedient.

Zu 5 ccm absolut-methanolischer Lösung, die 10 mg Menthon oder des entsprechenden Öls sowie 30 mg GIRARDS Reagenz T enthält, gibt man 0,5 ccm Essigsäure, kocht 1,5 Stunden unter Rückfluß, verdünnt die Lösung mit absolutem Methanol auf 10 ccm, neutralisiert 1 ccm dieser Lösung mit $^1/_2$ n-Natronlauge gegen Phenolphthalein (Titrationsvolumen a darf 2 ccm nicht überschreiten), gibt dann 7·a ccm KOLTHOFF-Pufferlösung (p_H 7,0), 1 ccm 0,2 n-Tetramethylammoniumbromidlösung und 2 Tropfen 0,25proz. Gelatinelösung zu, führt in eine elektrolyt. Zelle über, entfernt den Sauerstoff durch Wasserstoff und nimmt bei 25° ein Polarogramm auf.

Verwendung: zur Gewinnung von Menthol und zur Zusammensetzung künstlicher ätherischer Öle.

[163]) Ann. pharmac. franç. **12**, 275 (1954).
[164]) J. Shinshu Univ. Nr. 4, 307 (1954); nach C. A. **50**, 10346 (1956),

Carvomenthon

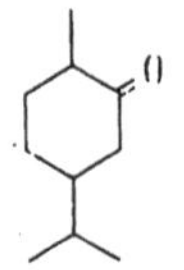

(I)

p-Menthanon-2. Tetrahydro-carvon. 1-Methyl-4-isopropylcyclohexanon-2

$C_{10}H_{18}O$. Mol.-Gew. 154,24

Vorkommen: als l-Form in den Ölen von *Blumea Malcolmii* (16%)[1]) und *B. eriantha*[2]).

Isolierung: durch fraktionierte Destillation der Vorläufe dieser Öle und mehrfaches fraktioniertes Kristallisieren des Semicarbazons.

Die **Konstitution** ergibt sich aus der Darstellung durch Oxydation von *Carvomenthol*[3]) (s. Bd. III b) und durch Hydrierung von *Carvon, Carvoxim, Carvotanaceton, Dihydrocarvon* und *Carvenon*[4]).

[1]) SIMONSEN und RAO, J. chem. Soc. (London) **121**, 881 (1922).
[2]) Schimmel & Co., Ber. Schimmel **1937**, 7.
[3]) BAEYER, Ber. dtsch. chem. Ges. **26**, 822 (1893). – WALLACH, Liebigs Ann. Chem. **277**, 133 (1893).
[4]) O. WALLACH, Liebigs Ann. Chem. **414**, 274 (1918).

Eine Bestätigung der Struktur (I) gibt die Synthese des *Carvomenthons* durch DIECKMANN-Kondensation von *α-Methyl-β'-isopropyladipinsäuredimethylester* durch Natrium (RUZICKA und TREBLER[5])). Außerdem wurde *Carvomenthon* u. a. durch energische Reduktion des *α-Phellandren-nitrosits* mit Natrium und Alkohol (neben *Carvomenthylamin*)[6]) (s. Bd. IIIa, S. 102) und durch Einwirkung von *Ameisensäureamylester* auf *Caron* erhalten.

Theoretisch sind *zwei stereoisomere optisch inaktive Carvomenthone*, dazu je zwei optisch aktive Formen zu erwarten. R. G. JOHNSTON und J. READ[7]) stellten – durch Oxydation der entsprechenden *Carvomenthole l-Carvomenthon* und *l-iso-Carvomenthon* optisch rein dar. Auf Grund der AUWERS-SKITAschen Regel kamen sie zu dem Ergebnis, daß *l-Carvomenthon* die *trans*-Form (II), *l-iso-Carvomenthon* die *cis*-Form (III) zukommt. Von *l-Carvomenthon* leiten sich *d-Carvomenthol* und *l-neo-Carvomenthol* ab, von *l-iso-Carvomenthon* wahrscheinlich *l-iso-Carvomenthol* und *l-neoiso-Carvomenthol*. (s. Band IIIb, S. 48).

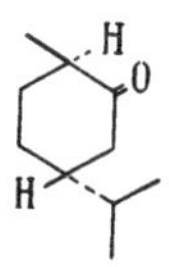
(II)

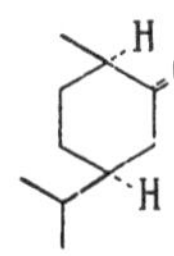
(III)

N. L. MCNIVEN und J. READ[8]) zeigten, daß *l-Carvomenthon* der Konfiguration nach mit *l-trans-p-Menthen-2* verwandt ist und bestätigten so die *trans*-Form für *l-Carvomenthon*. READ und HENDRY[9]) hatten festgestellt, daß *l-Menthon* der Konfiguration nach mit *d-trans-p-Menthen-2* verwandt ist. Infolgedessen gehören *l-Menthon* und dessen verwandte Verbindungen in dieselbe sterische Reihe wie *d-Carvomenthon*, was auch mit den Schlußfolgerungen von W. HÜCKEL[10]) übereinstimmt.

Eigenschaften: farbloses Öl mit menthon-carvon-ähnlichem Geruch (Stereoisomerengemisch).

Je nach der Stereoisomerenzusammensetzung hatten die Carvomenthone älterer Autoren unterschiedliche Daten.

l-Carvomenthon (aus *Blumea Malcolmii*[1])):

Sdp.$_{705}$ 218,6 bis 219°, d_{30}^{30} 0,9001, n_D^{30} 1,4531, $[\alpha]_D^{30}$ – 9,33°.

[5]) Helv. chim. Acta **3**, 779 (1920).
[6]) O. WALLACH, Liebigs Ann. Chem. **336**, 30, 44 (1904).
[7]) J. chem. Soc. (London) **1935**, 1138.
[8]) J. chem. Soc. (London) **1952**, 159.
[9]) Ber. dtsch. chem. Ges. **71**, 2544 (1938).
[10]) Liebigs Ann. Chem. **543**, 216 (1940).

dl-Carvomenthon (aus *dl-Carvomenthol*[11]):

Sdp. 220 bis 221°, d^{20} 0,90, n_D^{20} 1,4554.

Für die optisch reinen Isomeren fanden R. G. JOHNSTON und J. READ[7]):
l-Carvomenthon (*trans*-Form): d_4^{20} 0,9003, n_D^{17} 1,4548, $[\alpha]_D^{17}$ — 6°,
l-iso-Carvomenthon (*cis*-Form): d_4^{20} 0,9102, n_D^{20} 1,4558, $[\alpha]_D^{20}$ — 56,5°.
UV-Spektrum: LOWRY und LISHMUND[12]), COOKE und MACBETH[13]).

Reduktion der *Carvomenthone* führt zu den *Carvomentholen*, je nach Art der Methode zu unterschiedlichen Stereoisomerengemischen (vgl. Bd. III b). Hydrierung in Gegenwart von Nickel-Aluminium-Katalysator unter Druck ergibt *p-Menthan*[14]).

Oxydation mit $KMnO_4$ bei 40 bis 45° ergibt *2-Isopropylhexanon-5-carbonsäure-1* (Schmp. 40°) (IV), in der Siedehitze *Isopropylbernsteinsäure*[15]). (IV) entsteht auch bei der Oxydation von *Carvomenthon* mit Chromsäure[16]) oder mit H_2O_2 in Gegenwart von V_2O_5 [17]).

Zur Bromierung vgl. KÖTZ und STEINHORST[18]) sowie WALLACH[19]).

Mit $NaHSO_3$ bildet *Carvomenthon* kein stabiles Addukt[20]).

Über Reaktionen des *Hydroxymethylcarvomenthons* vgl. L. RUPE und K. SCHÄFER[21]), zur Addition von Acetylen an *Carvomenthon* und die Umlagerung des entstehenden Carbinols vgl. L. RUPE und F. KUENZY[22]) (vgl. S. 92).

Identifizierung:

l-Carvomenthon:

Semicarbazon, Schmp. 192°, $[\alpha]_D$ —13,3° (c = 2 in $CHCl_3$)[7])

Oxime, Schmp. 100 bis 101°, $[\alpha]_D$ —42,3° und Schmp. 30 bis 32°, $[\alpha]_D$ + 91,2°[23]).

11) O. WALLACH, Liebigs Ann. Chem. **277**, 133 (1893); Ber. dtsch. chem. Ges. **28**, 1962 (1895).
12) J. chem. Soc. (London) **1935**, 1313.
13) J. chem. Soc. (London) **1938**, 1408.
14) IPATIEFF, Ber. dtsch. chem. Ges. **45**, 3212 (1912).
15) BAEYER, Ber. dtsch. chem. Ges. **29**, 36 (1896); **32**, 3629 (1899); **33**, 124 (1900).
16) WALLACH und KOHLER, Liebigs Ann. Chem. **339**, 113 (1905).
17) W. TREIBS, Ber. dtsch. chem. Ges. **72**, 1199 (1939).
18) Liebigs Ann. Chem. **379**, 13 (1911).
19) Liebigs Ann. Chem. **414**, 279, 349, 353 (1918).
20) BAEYER, Ber. dtsch. chem. Ges. **26**, 822 (1893).
21) Helv. chim. Acta **11**, 470 (1928).
22) Helv. chim. Acta **14**, 708 (1931).

l-iso-Carvomenthon:

Semicarbazon, Schmp. 171 bis 172°, $[\alpha]_D$ — 117° (c = 2 in $CHCl_3$)[7])
Oxime, Schmp. 64 bis 65°, $[\alpha]_D$ — 72,5° und Schmp. 30 bis 31°, $[\alpha]_D$ — 65,5°[23]).

M. BADOCHE[24]) beobachtete, daß beide Semicarbazone in essigsaurer Lösung einer Mutarotation unterliegen. Hierbei entsteht sowohl aus *l-Carvomenthon-semicarbazon* (V) als auch aus *l-iso-Carvomenthon-semicarbazon* (VI) ein Isomerengemisch aus 73% (V) und 27% (VI). Die durch Salzsäure bewirkte Hydrolyse der Semicarbazone ergab nicht die reinen Ketone, sondern Stereoisomerengemische, in denen *Carvomenthon* überwog. Die Menthone verhalten sich entsprechend (S. 207).

Bei der Einwirkung von Amylnitrit und Acetylchlorid auf *Carvomenthon* entsteht ein charakteristisches *Nitrosoderivat* (Schmp. 119°, das wahrscheinlich bimolekular ist. Es wandelt sich leicht in *ε-Oximino-β-isopropyl-heptansäure* um.[25])

[23]) W. HÜCKEL und W. DOLL, Liebigs Ann. Chem. **526**, 103 (1936). — Vgl. BAEYER, Ber. dtsch. chem. Ges. **28**, 1600 (1895). — WALLACH, Liebigs Ann. Chem. **277**, 134 (1893); **287**, 159, 377 (1895); **312**, 203 (1900); **323**, 332 (1902).

[24]) Bull. Soc. chim. France **1951**, 190.

[25]) BAEYER, Ber. dtsch. chem. Ges. **28**, 1588 (1895). — BAEYER und OEHLER, ebenda **29**, 27 (1896). — PILOTY, ebenda **35**, 3090 (1902). — WIELAND, Liebigs Ann. Chem. **329**, 244 (1903).

Piperiton

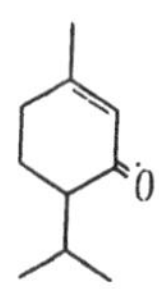

(I)

p-Menthen-1-on-3. 1-Methyl-4-isopropylcyclohexen-1-on-3

$C_{10}H_{16}O$. Mol.-Gew. 152,23

Vorkommen: *Piperiton* ist ein charakteristischer Bestandteil der Eucalyptusöle der „Peppermintgruppe", in denen es fast immer von *l-α-Phellandren* begleitet wird, kommt aber auch in einigen anderen Ölen vor. Eine Übersicht gibt die folgende Zusammenstellung.

Drehungs-richtung	Menge (in %)[1]	Öl bzw. Mutterpflanze
Gramineae		
d-	45	*Cymbopogon sennaarensis*[2])
dl	bis 80	*Andropogon iwarancusa*[3])
Lauraceae		
	?	Madagaskar-Zimtblätteröl[4])
		Campheröl[5])
Pittosporaceae		
		Pittosporum senacia, Holzöl[6])
Myrtaceae		
l	6	*Eucalyptus fraxinoides*, Blätteröl[7])
l	42–48	*E. piperita* Typus, Blätteröl[8])
l	5	*E. piperita* var. A, Blätteröl[9])
l		*E. amygdalina*, Blätteröl[10])
l	36–46	*E. amygdalina* var. A, Blätteröl[11])
l	wenig	*E. vitrea*, Blätteröl[12])
l		*E. australiana* var. B, Blätteröl[13])
l	2–16	*E. australiana* var. C, Blätteröl[14])
l		*E. Luehmanniana*, Blätteröl[15])
l	wenig	*E. coccifera*, Blätteröl[16])
l		*E. coriaceae*, Blätteröl[17])
l		*E. Sieberiana*, Blätteröl[18])
l		*E. campanulata*, Blätteröl [19])
l		*E. oreades*, Blätteröl[20])
l		*E. delegatensis*, Blätteröl[21])
l		*E. regnans*, Blätteröl[22])
l		*E. taeniola*, Blätteröl[23])
l	5	*E. Andrewsi*, Blätteröl[24])
l + dl	40–50	*E. dives* Typus, Blätteröl[25])
l	5–15	*E. dives* var. A, Blätteröl[26])
l	10–20	*E. dives* var. B, Blätteröl[27])
l	bis 6	*E. dives* var. C, Blätteröl[28])
l	23,5–55	*E. dives* (var. A?), Blätteröl, aus Belgisch-Kongo[29])
l	5–10	*E. numerosa* Typus, Blätteröl[30])
l	40–52	*E. numerosa* var. A, Blätteröl[31])
l	20–30	*E. numerosa* var. B, Blätteröl[32])
l	?	*E. micrantha*, Blätteröl[33])
l	40–50	*E. micrantha* var. A, Blätteröl[34])
l		*E. virgata*, Blätteröl[35])
l		*E. apiculata*, Blätteröl[36])
l		*E. linearis*, Blätteröl[37])

Drehungsrichtung	Menge (in %)[1]	Öl bzw. Mutterpflanze
Verbenaceae		
l		*Lippia alba*[38])
l	wenig	*Acantholippia seriphioides*[39])
Labiatae		
d		Minzöl, japanisches[40])
		Hokkaido-Pfefferminzöl[41])
		Pfefferminzöl, amerikanisches[42])
		Mentha silvestris[43])
l	55	Perillaöl[44])
		Poleiöl, italienisches (wildwachsende Pflanzen)[45])
	2–4	Poleiöl, marokkanisches (von *Mentha pulegium* var. *villosa*)[46])
l + dl	50–55	Poleiöl, sizilianisches (von *Mentha pulegium* var. *hirsuta*)[47])
		Satureja parvifolia, Blätteröl[48])

Noten zur Tabelle S. 214–215.

[1]) ? = Vorkommen nicht sicher.
[2]) O. D. Roberts, J. chem. Soc. (London) **107**, 1465 (1915). – Bull. Imp. Inst. **10**, 31 (1912).
[3]) Simonsen und Rao, Indian Forest Rec. **9**, 111 (1922). – Simonsen, J. chem. Soc. (London) **121**, 2292 (1922).
[4]) L. S. Glichitch, Parfums de France **1924**, 40, 66; **1925**, 124.
[5]) Schimmel & Co., nach diesem Werk 3. Aufl. Bd. II, 676.
[6]) R. Salgues, Mat. veget. **1**, 354 (1952/54).
[7]) Baker und Smith, A Research on the Eucalypts and Their Essential Oils, Sydney **1920**, 256.
[8]) A. R. Penfold und F. R. Morrison, J. Proc. Soc. N. S. Wales **58**, 124 (1924).
[9]) Baker und Smith, J. Proc. Roy. Soc. N. S. Wales **31**, 195 (1897); Ref. 7), S. 274.
[10]) Baker und Smith, Ref. 7), S. 276.
[11]) Baker und Smith, nach Band VI, 248.
[12]) Baker und Smith, A Research on the Eucalypts and their Essential Oils, Sydney **1902**, 276. – Schimmel & Co., Ber. Schimmel Oktober **1901**, 23.
[13]) Baker und Smith, Ref. 7), S. 280, 344, 372. – Penfold und Morrison, Museum of Appl. Arts and Sci., Sydney, Bull. **2**, 13 (1951).
[14]) A. R. Penfold und F. R. Morrison, J. Proc. Roy. Soc. N. S. Wales **74**, 277 (1940).
[15]) Baker und Smith, Ref. 7), S. 286.
[16]) Baker und Smith, Ref. 7), S. 287.
[17]) Baker und Smith, Ref. 7), S. 290.
[18]) Baker und Smith, Ref. 12), S. 180.

[19]) BAKER und SMITH, J. Proc. Roy. Soc. N. S. Wales 45, 288 (1911).

[20]) BAKER und SMITH, Ref. 12), S. 181.

[21]) BAKER und SMITH, Ref. 7), S. 296.

[22]) BAKER und SMITH, Ref. 7), S. 299.

[23]) BAKER und SMITH, Ref. 7), S. 302.

[24]) BAKER und SMITH, Ref. 7), 303; J. Proc. Roy. Soc. N. S. Wales 45, 273 (1911). – T. G. H. JONES und M. WHITE, Proc. Roy. Soc. Queensland 40, 132 (1928).

[25]) BAKER und SMITH, Ref. 7), S. 304. – W. E. HUGETT, J. chem. Soc. Ind. 60, 67 (1941). – A. R. PENFOLD und F. R. MORRISON, Museum of Appl. Arts and Sci. Sydney, Bull. 2, 11 (1951).

[26]) A. R. PENFOLD und F. R. MORRISON, J. Proc. Roy. Soc. N. S. Wales 61, 60 (1927); Ref. 25), S. 13.

[27]) A. R. PENFOLD und F. R. MORRISON, J. Proc. Roy. Soc. N. S. Wales 61, 54 (1927).

[28]) A. R. PENFOLD und F. R. MORRISON, J. Proc. Roy. Soc. N. S. Wales 61, 63 (1927).

[29]) A. G. NEYBERGH, Bull. agric. Congo belge 44, Nr. 1, 27 (1953); nach Ber. Schimmel 1955, 47.

[30]) BAKER und SMITH, Ref. 7), S. 373, 345.

[31]) A. R. PENFOLD und F. R. MORRISON, J. Proc. Roy. Soc. N. S. Wales 66, 181 (1932).

[32]) A. R. PENFOLD und F. R. MORRISON. J. Proc. Roy. Soc. N. S. Wales 74, 277 (1940).

[33]) A. R. PENFOLD und F. R. MORRISON, J. Proc. Roy. Soc. N. S. Wales 61, 267 (1927).

[34]) A. R. PENFOLD und F. R. MORRISON, Perfum. Record 25, 152 (1934).

[35]) BAKER und SMITH, Ref. 7), S. 311.

[36]) BAKER und SMITH, Ref. 7), S. 326.

[37]) BAKER und SMITH, Ref. 7), S. 202.

[38]) G. A. FESTER, E. A. MARTINUZZI, J. A. RETAMAR, A. I. A. RICCIARDI und F. TABOADA, Rev. Fac. Ing. Quim. 23, 15 (1954); 24, 52 (1955); An. asoc. quim. argent. 45, 176 (1957); 42, 43 (1954); Bol. Acad. Nac. Cordoba 40, 189 (1958).

[39]) G. A. FESTER, E. A. MARTINUZZI, J. A. RETAMAR, A. I. A. RICCIARDI und F. TABOADA, Rev. fac. ing. quim. 24, 37 (1955).

[40]) Schimmel & Co., Ber. Schimmel Oktober 1910, 79.

[41]) H. SHINOSAKI, T. NAGASAWA und H. MAKINO, Rep. Imp. Ind. Res. Inst. Osaka 7, Nr. 15, 1 (1927); Ber. Schimmel 1928, 78.

[42]) R. E. KREMERS, Amer. J. Pharmac. 97, 658 (1925); J. Amer. pharmac. Assoc. 10, 835 (1921); J. biol. Chem. 52, 443 (1922).

[43]) R. H. REITSEMA, J. Amer. pharmac. Assoc. 47, 265 (1958).

[44]) P.-H. YEH, Perfum. Record 51, 293 (1960).

[45]) P. LIOTTA, Riv. ital. Essenze, Profumi, Piante officin., Olii veget., Saponi 8, 44 (1926).

[46]) Y.-R. NAVES, Helv. chim. Acta 25, 732 (1942); 26, 162 (1943).

[47]) V. MORANI, Ann. chim. applicata 14, 293 (1924); Riv. ital. Essence, Profumi, Piante officin, 7, 65 (1925). – G. ROMEO und U. GIUFFRÉ, Ann. chim. applicata 15, 368 (1925).

[48]) G. A. FESTER, E. A. MARTINUZZI, J. A. RETAMAR und A. I. A. RICCIARDI, Bol. Acad. Nac. Cienc. 39, 375 (1956).

Isolierung: *Piperiton* wird in technischem Maßstab aus dem Öl von *Eucalyptus dives* durch fraktionierte Destillation gewonnen. Dieses etwa 93proz. Produkt besteht aus *l-* und *dl-Piperiton* und etwas gleichsiedendem Sesquiterpen.

Falls erforderlich, kann man dieses Rohpiperiton über die Bisulfitverbindung reinigen. Für Laborzwecke eignet sich auch das Umkristallisieren aus Petroläther bei —50°; nach drei Kristallisationen erhält man ein *Piperiton* mit der konstanten Drehung α_D^{20} —67,8°[49]).

J. READ und H. SMITH[50]) reinigten *Piperiton* folgendermaßen:

Eine Mischung von 750 g Natriumbisulfit, 1 l Wasser und 1,75 l Eucalyptusöl wird 10 Stunden auf dem Dampfbad gerührt oder geschüttelt und dann in einem offenen Gefäß abgekühlt. Man saugt die ausgeschiedenen Kristalle ab, wäscht einmal mit Methanol und zweimal mit Äther und löst in warmem Wasser. Nach Zufügen von konzentrierter Natronlauge scheidet sich das *Piperiton* aus, das abgetrennt, mit Wasser gewaschen, mit Natriumsulfat getrocknet und filtriert wird.

Konstitution: *Piperiton* wurde erst im Jahre 1900 von H. G. SMITH[51]) aus dem Öl von *Eucalyptus dives* isoliert, einige Jahre später von R. T. BAKER und H. G. SMITH[52]) als solches bezeichnet und in vielen anderen Eucalyptusölen nachgewiesen. H. G. SMITH und A. R. PENFOLD[53]) zeigten, daß *Piperiton* ein *p-Menthenon-3* $C_{10}H_{16}O$ ist, da es bei der Oxydation mit $FeCl_3$ *Thymol* und bei der katalytischen Hydrierung *Menthon* gibt. Die Lage der Doppelbindung wurde zunächst nicht erkannt, obwohl O. WALLACH und F. MEISTER[54]) schon früher *p-Menthen-1-on-3* durch Einwirkung von Mineralsäuren auf *p-Menthantriol-1,3,4* dargestellt hatten und die rechtsdrehende Form dieses Ketons wenig später im japanischen Minzöl[40]) und im Öl von *Cymbopogon sennaarensis*[2]) gefunden wurde.

Erst J. L. SIMONSEN[55]) erkannte, daß das von ihm auch im Öl von *Andropogon iwarancusa* nachgewiesene *d-Menthen-1-on-3* der optische Antipode des *l-Piperitons* aus den Eucalyptusölen ist, als er vergleichende Studien der kristallisierten Derivate beider Ketone anstellte. Diese Identität stritten vorher J. READ und H. G. SMITH[56]) ab, da die Bildung eines Benzyliden-

[49]) A. JENNEN, Bull. Agric. Congo Belge **49**, 487 (1958); nach frdl. zuges. Sonderabdruck. — Vgl. auch A. JENNEN und F. VERDRONCKEN, C. R. hebd. Séances Acad. Sci. **245**, 183 (1957).

[50]) J. Soc. chem. Ind. **42**, 339 T (1923).

[51]) J. Proc. Roy. Soc. N. S. Wales **34**, XXXIV (1900).

[52]) A Research on the Eucalypts, Sydney 1902, 229.

[53]) J. Proc. Roy. Soc. N. S. Wales **54**, 40 (1920).

[54]) Liebigs Ann. Chem. **362**, 272 (1908).

[55]) J. chem. Soc. (London) **119**, 1646 (1921).

[56]) J. chem. Soc. (London) **119**, 779 (1921).

derivates aus *Piperiton* dieser Struktur an sich widerspricht und die Gruppierung $-CO-CH_2-$ vorliegen müßte: die Benzylidenverbindung hat jedoch Struktur (II) (s. S. 223).

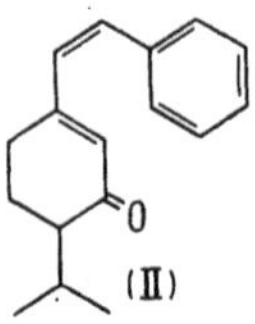

(II)

Durch die Abbaureaktionen von A. R. PENFOLD[57]) und die späteren Untersuchungen von J. READ und Mitarbeitern wurde Struktur (I) bestätigt. Endgültige Beweise erbrachten die zahlreichen Synthesen des *dl-Piperitons*.

J. WALKER[58]) kondensierte *α-Isopropylacetessigsäureäthylester* mit *β-Chloräthylmethylketon*; der entstehende *p-Menthen-1-on-3-carbonsäure-4-äthylester* ließ sich durch alkalische Hydrolyse in *dl-Piperiton* überführen.

J. WALKER und J. READ[59]) erhielten *dl-Piperiton* durch Hydrierung von *Diosphenol*, A. J. BIRCH[60]) durch Reduktion von 5-*Methyl-2-isopropylanisol* mit Natrium in flüssigem Ammoniak.

Auf der Methode von BARDHAN[61]) aufbauend erhielten J. C. BARDHAN, N. C. DE und B. B. DATTA[62]) 5-*Keto-2-isopropylhexansäure*, deren Äthylester über ein cyclisches Dion *dl-Piperiton* ergab.

Eine Synthese aus *Acetessigester* beschrieben S. C. MISROCK und J. M. CHURCH[63]).

A. M. DOWNES, S. GILL und F. LIONS[64]) kondensierten das *Jodmethylat des* 1-*N-Morpholinobutanons-3* mit *Natrium-α-acetylisovaleriansäureäthylester* zu *p-Menthen-1-on-3-carbonsäure-4-äthylester*, den sie nach Verseifung zu *dl-Piperiton* decarboxylierten.

G. DUPONT, R. DULOU und P. GRABBE[65]) reduzierten *Thymolmethyläther* mit Lithium in flüssigem Ammonik und Alkohol über *Menthen-6-on-3* zu *dl-Piperiton*.

H. HENECKA[66]) erhielt *dl-Piperiton* durch Cyclisieren des MICHAEL-Adduktes von *α-Isopropylacetessigester* an *Methylvinylketon*.

Durch intramolekulare Acylierung von *β,γ-Dihydro-lavandulylsäure* mittels Schwefelsäure gewannen W. KUHN und H. SCHINZ[67]) dl-Piperiton.

[57]) J. Proc. Roy. Soc. N. S. Wales **55**, 139 (1921); Perfum. Record **13**, 322 (1922).
[58]) J. chem. Soc. (London) **1935**, 1585.
[59]) J. chem. Soc. (London) **1934**, 238.
[60]) J. chem. Soc. (London) **1944**, 432.
[61]) J. chem. Soc. (London) **1940**, 848.
[62]) J. chem. Soc. (London) **1951**, 3195.
[63]) Ind. Engng. Chem. **49**, 822 (1957).
[64]) J. Amer. chem. Soc. **72**, 3464 (1950).
[65]) Bull. Soc. chim. France [5] **1955**, 621.
[66]) Chem. Ber. **82**, 112 (1949).
[67]) Helv. chim. Acta **36**, 161 (1953).

Auch die Synthese des dl-Piperitons aus dem Natriumenolat des Isopropylacetessigsäureäthylesters und 1,3-Dichlorbuten-2 in wasserfreiem Benzol wurde beschrieben.[68])

Eine aussichtsreiche Synthese von *Piperiton* aus *α-Phellandren* (63,4% Ausbeute) bzw. *β-Phellandren* (93% Ausbeute) wurde G. OHLOFF und G. SCHADE[68a]) patentiert. Diese Kohlenwasserstoffe werden bei −10° mit HBr bzw. bei −2° mit HCl behandelt und die entstehenden tertiären Halogenide mit $Na_2Cr_2O_7$ oxydiert. Der gebildete Chromkomplex des *Piperitons* wird unter Kühlung zersetzt. Diese Reaktion läßt sich unter Verwendung von 1-Methyl-$\Delta^{1,5}$-cyclohexadienen bzw. 1-Methylen-Δ^2-cyclohexenen allgemein zur Synthese *α,β*-ungesättigter alicyclischer Ketone anwenden.

Eigenschaften: frisch destilliert ein farbloses, beim Stehen gelblich werdendes Öl mit menthon-campher-ähnlichem Geruch.

d-Piperiton: $Sdp._{20}$ 116 bis 118,5°, d_4^{20} 0,9344, n_D^{20} 1,4848, $[\alpha]_D^{20}$ + 49°8′[69]).

l-Piperiton:

$Sdp._{15}$ 109,5 bis 110,5°, d_4^{20} 0,9324, n_D^{20} 1,4848, $[\alpha]_D^{20}$ − 51,53°[69]);

Schmp. −29°, Sdp. 232,5 bis 234,7°, d^{20} 0,9330, n_D^{20} 1,4845, $[\alpha]_D^{20}$ −67,6° (homogen)[70]);

d_{15}^{15} 0,937 bis 0,940, n_D^{20} 1,484 bis 1,486, α_D − 40° bis − 46°[71]).

dl-Piperiton:

$Sdp._{18}$ 113°, d_4^{20} 0,9331, n_D^{20} 1,4845[69]);

Sdp. 235 bis 237°, d^{19} 0,9375, n_D^{20} 1,4875[72]);

$Sdp._4$ 78°, $d_4^{24,5}$ 0,9295, $n_D^{24,5}$ 1,4822[62]).

UV-Spektrum: LOWRY und LISHMUND[73]), COOKE und MACBETH[74]), GILLAM, LYNAS-GRAY, PENFOLD und SIMONSEN[75]), MOHLER und LOHR[76]), NAVES und PAPAZIAN[77]).

Die Autoxydation des *Piperitons* untersuchte W. TREIBS[78]).

Durch Einwirkenlassen von Sauerstoff in alkoholisch-alkalischer Lösung erhielt er Gemische von *Thymol*, *Thymohydrochinon* (wahrscheinlich), einer *ungesättigten Säure* $C_{10}H_{16}O_2$ (Schmp. 57 bis 59°) (III), einem *Lacton* $C_{10}H_{16}O_2$ (IV) einer bei 113

[68]) Nach Perfum. Record **49**, 93 (1958). [68a]) DBP. 1088949 (2. 3. 61).

[69]) J. READ und H. G. SMITH, J. chem. Soc. **121**, 1863 (1922); **123**, 2267 (1923).

[70]) HUGUETT, J. Soc. chem. Ind. **60**, 67 T (1941).

[71]) A. R. PENFOLD und F. R. MORRISON, Museum of appl. Arts and Sciences, Bull. Nr. 2 (Sydney).

[72]) O. WALLACH und F. MEISTER, Liebigs Ann. Chem. **362**, 271 (1908).

[73]) J. chem. Soc. (London) **1935**, 1313.

[74]) J. chem. Soc. (London) **1938**, 1408.

[75]) J. chem. Soc. (London) **1941**, 60. [76]) Helv. chim. Acta **20**, 1183 (1937).

[77]) Helv. chim. Acta **25**, 1023, 1046 (1942).

[78]) Ber. dtsch. chem. Ges. **63**, 2423 (1930); **66**, 610 (1933).

bis 114° schmelzenden *Hydroxysäure* $C_{10}H_{16}O_3$ (V) und etwa 50% *Harz*. (III) entsteht neben (IV) auch bei der Dehydratisierung von (V). Nach seiner Ansicht ist bei der Autoxydation des *Piperitons* in alkalischer Lösung eine γ- oder *δ-Hydroxysäure* mit einem neuen, wahrscheinlich fünfgliedrigen Ringsystem entstanden, die evtl. in die gleiche Klasse wie die *Hydroxy-dihydrofencholen-* und *-campholensäuren* gehört. Die harzartigen Stoffe entsprechen hauptsächlich der Formel $C_{20}H_{26}O_5$. Die beim Erhitzen dieses Harzes im Vakuum entstehende Verbindung $C_{20}H_{24}O_4$ entspricht dem analogen Autoxydationsprodukt des *Carvons*. Behandlung des *Piperitons* bei Anwesenheit von 10% Wasser in Methanol mit O_2 in der Kälte ergab *Piperitonoxyd*. Wurde diese Reaktion in wasserfreiem Methanol ohne Kühlung vorgenommen, so entstanden 10 bis 15% des tertiären Alkohols $C_9H_{16}O$ (VIII), bis 40% der Hydroxysäure (V) und ferner Methoxylderivate, aus denen nach Ätherspaltung (V) und *Diosphenol* gewonnen werden konnten.

In alkalischer methanolischer Lösung lieferte *Piperiton* mit H_2O_2 *Piperitonoxyd* $C_{10}H_{16}O_2$ (VI) (Semicarbazon Schmp. 213 [Z].). Bei Zugabe des Oxyds (VI) zu einem Überschuß heißer alkoholischer Kalilauge bildet sich (V). Bei guter Kühlung entsteht unter der Einwirkung von methanolischer Kalilauge auf *Piperiton* der Methylester von (V) (Schmp. 79 bis 80°), bei der Einwirkung von wenig methanolischer Kalilauge auf (VI) dagegen der flüssige *Diosphenolmethyläther* (VII). Im Gegensatz zu den Oxyden des *Carvons*, *Carvenons* und *Isophorons* wird (VI) in Gegenwart von

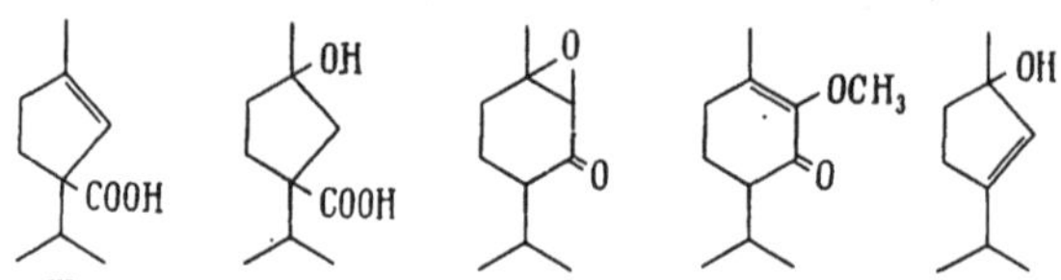

(III) (V) (VI) (VII) (VIII)

Alkali durch H_2O_2 weiteroxydiert. So liefert *Piperiton* in alkalisch-methanolischer Lösung mit einem Überschuß von H_2O_2 den pfefferminzartig riechenden Alkohol $C_9H_{16}O$ (VIII), der sich zu *Pulegan* C_9H_{18} hydrieren läßt. Bei Abwesenheit von Alkali führt H_2O_2 *Piperiton* in ein (VI) isomeres, entgegengesetzt drehendes Peroxyd $C_{10}H_{16}O_2$ über.

Durch weitere Untersuchungen erbrachte W. Treibs[79]) den Nachweis, daß (III) und (V) die angegebene Struktur besitzen. (III) bezeichnete er als *Piperitolensäure*.

Nach W. Treibs[80]) bildet *Piperiton* bei UV-Bestrahlung in Essigsäure oder verd. Äthanol drei *Dimere* mit den Schmp. 162°, 142 bis 144° und 157 bis 159°. Die Strukturen von α- und *β-Dipiperiton* untersuchten L. H. Briggs und L. D. Colebrook[81]). P. G. Carter und J. Read[82]) gewannen durch Behandeln von *Piperiton* in verdünntem Alkohol mit Natriumamalgam 60% optisch inaktives *1,1'-Bismenthon* (Schmp. 157 bis 158°).

[79]) Ber. dtsch. chem. Ges. **64**, 2545 (1931).
[80]) Ber. dtsch. chem. Ges. **63**, 2738 (1930).
[81]) Chem. and Ind. **1955**, 200.
[82]) J. Soc. chem. Ind. **45**, 44 T (1926).

l-Piperiton racemisiert sehr leicht[83]), teilweise schon bei Destillation unter Atmosphärendruck, vollständig bei der Reinigung über die Bisulfitverbindung. Nach J. Read und H. G. Smith[84]) findet die Racemisierung wahrscheinlich bei der Regenerierung des Ketons mit Alkali statt, da sie bei der Behandlung von *l-Piperiton* mit alkoholischer Kalilauge oder mit Natriumäthylat vollständige Racemisierung beobachteten. Wahrscheinlich bildet sich intermediär das Enolat des Ketons unter Verlust der Molekülasymmetrie; bei der Rückbildung des Ketons entstehen dann beide Antipoden in gleicher Menge. Säuren – außer H_2SO_3 – wirken wesentlich schwächer.

Nach J. Read[84]) kann man vom *l-Piperiton* über *l-Piperitylamin* (aus *l-Piperitonhydrazon* durch Reduktion) und *d-Piperitol* zum *d-Piperiton* gelangen.

Die Hydrierung des *Piperitons* untersuchten vor allem H. G. Smith und A. R. Penfold[85]), J. Read und Mitarbeiter[86]), W. Hückel und Mitarbeiter[87]) und F. Nerdel und W. Doll[88]). Da bei der Wasserstoffanlagerung an die Doppelbindung des *Piperitons* ein neues Asymmetriezentrum gebildet wird, sind theoretisch gleiche Mengen *Menthon* und *iso-Menthon* zu erwarten, und zwar aus *l-Piperiton d-Menthon* und *d-iso-Menthon*, aus *d-Piperiton l-Menthon* und *l-iso-Menthon*. Praktisch verläuft die Hydrierung aber stereospezifisch, da aus *l-Piperiton* kein bzw. fast kein *d-Menthon* entsteht. Das Hauptprodukt besteht vielmehr aus *d-iso-Menthon*, dem – je nach Reinheit des verwendeten *Piperitons* – 10 bis 60% *Thymol* beigemengt sind.[89]) Entsprechend erhält man aus *d-Piperiton l-iso-Menthon*, aus *dl-Piperiton dl-iso-Menthon*.

Die Reduktion von *d-*, *l-* oder *dl-Piperiton* mit Natrium und Alkohol führt zu *dl-iso-Menthol*, *dl-Menthol* und etwas *dl-α-Phellandren* (vgl. Bd. III b)[86]). P.-H. Yeh[90]) erhielt aus *l-Piperiton* mit Natrium in feuchtem Äther in hoher Ausbeute *d-iso-Menthol*.

[83]) H. G. Smith und A. R. Penfold, J. Proc. Roy. Soc. N. S. Wales **54**, 40 (1920).

[84]) J. Soc. chem. Ind. **49**, 1008 (1930). – Vgl. Read und Storey, J. chem. Soc. (London) **1930**, 2770.

[85]) J. Proc. Roy. Soc. N. S. Wales **54**, 40 (1920).

[86]) J. chem. Soc. (London) **123**, 2916 (1923); **127**, 2782 (1925); **1926**, 2209, 2223; **1929**, 2068. – Vgl. W. Treibs und H. Schmidt, Ber. dtsch. chem. Ges. **60**, 2335 (1927).

[87]) Hückel und Niggemeyer, Ber. dtsch. chem. Ges. **72**, 1354 (1939). – Hückel und Wagner, ebenda **74**, 657 (1941).

[88]) Ber. Schimmel **1939**, 116; **1940**, 50.

[89]) J. Read, A. J. Watters, G. J. Robertson und R. S. Hughesdon, J. chem. Soc. (London) **1929**, 2068.

[90]) Perfum. Record **51**, 293 (1960).

Reduktion von *l-Piperiton* mit $LiAlH_4$ ergibt eine Mischung von etwa 36% *l-cis-Piperitol* und 64% *d-trans-Piperitol*[91]). Aluminiumisopropylat reduziert *l-Piperiton* zu *l-Piperitol*; es tritt hierbei teilweise Racemisierung und Bildung von Kohlenwasserstoffen auf.[92])

SMITH und PENFOLD[93]) erhielten bei der Reduktion von *l-Piperiton* mit Natriumamalgam ein *Pinakon* $C_{20}H_{34}O_2$ mit dem Schmp. 142 bis 149°, das sich durch fraktionierte Kristallisation in 2 Isomere mit den Schmp. 135 bis 136° und 166 bis 167° trennen ließ. S. KIMURA[94]) wies hierbei nur das bei 166 bis 167° schmelzende Isomere nach; mit Aluminiumamalgam gewann er aus *l-Piperiton* ein Keton $C_{20}H_{34}O_2$ (Schmp. 125 bis 126°), aus *dl-Piperiton* die beiden obigen Ketone (Schmp. 135 bis 136° und 166 bis 167°). Nach seiner Ansicht tritt bei der Reduktion mit Natriumamalgam Racemisierung auf.

Durch elektrolytische Reduktion von *l-Piperiton* in 10proz. H_2SO_4 erhielten A. R. PENFOLD und F. R. MORRISON[95]) unter Verwendung einer Platinanode und einer aktivierten Nickelkathode 90% *iso-Menthon*. Nach HUGHESDON, SMITH und READ[96]) entstehen an Bleielektroden (Anode in Sodalösung, Kathode in Natriumacetatlösung) hauptsächlich das *Pinakon* neben wenig *Menthon*.

Alkalische $KMnO_4$-Lösung oxydiert *Piperiton* zu *α-Hydroxy-α-methyl-α'-isopropyladipinsäure*, *γ-Acetyl-α-isopropylbuttersäure* und *α-Isopropylglutarsäure*[97]). In neutraler Lösung entsteht *Diosphenol*[98]).

Da *l-Piperiton* aus Eucalyptusöl große Bedeutung für die Gewinnung von *Thymol* und *Menthol* hat, ist seine Dehydrierung ausgiebig bearbeitet worden.[99]) Die hierzu notwendige Abspaltung der beiden Wasserstoffatome kann man entweder durch chemische Oxydation oder katalytische Dehydrierung vornehmen.

[91]) K. MACBETH und J. S. SHANNON, J. chem. Soc. **1952**, 2852.

[92]) READ und WALKER, J. chem. Soc. (London) **1934**, 308. – C. S. BARNES, L. M. JACKMAN und A. K. MACBETH, J. chem. Soc. (London) **1951**, 1848.

[93]) J. Proc. Roy. Soc. N. S. Wales **54**, 40 (1920).

[94]) J. Soc. chem. Ind. Japan [Suppl.] **33**, 301 B (1930); nach C. **1930**, II. 2374.

[95]) J. Proc. Roy. Soc. N. S. Wales **57**, 215 (1923).

[96]) J. chem. Soc. (London) **123**, 2925 (1923).

[97]) Schimmel & Co., Ber. Schimmel Oktober **1910**, 102.

[98]) ROBERTS, J. chem. Soc. (London) **107**, 1466 (1915).

[99]) Eine gute Übersicht gab A. JENNEN, Bull. Agric. Congo Belge **49**, 487 (1958).

Smith und Penfold[100]) erhielten durch Oxydation mit $FeCl_3$ 25% *Thymol*, S. Kimura[101]) 50–60%. Nach K. Stephan und M. Duker[102]) kann man hierdurch 90% *Thymol* erhalten. Den Mechanismus dieser Reaktion untersuchte A. Jennen[103]).

Dehydrierung mit Schwefel führt zu 50 bis 60% *Thymol*, ebenso Kochen mit Natriumpolysulfidlösungen bei 140 bis 150°[99]).

W. Treibs und H. Schmidt[104]) gewannen durch katalytische Disproportionierung von *Piperiton* an Nickel 45% *Thymol*, J. Dewar und J. Read[105]) durch Steigerung der Katalysatormenge (bei gleichzeitiger Dehydrierung) 62 bis 72%.

Beim Kochen mit Palladiumkohle erhält man 71% *Thymol*[99]).

A. Jennen[99]) erhielt durch Dehydrierung in flüssiger Phase mit Palladium in Gegenwart von α-Nitropropan als Wasserstoffakzeptor 86% *Thymol*.

Thymol wird auch bei der Oxydation von *Piperiton* mit SeO_2 gebildet.[106])

Piperiton läßt sich mit mehreren Aldehyden kondensieren. So entsteht mit Benzaldehyd eine *Benzalverbindung* (II), die in drei Modifikationen auftritt: α-Form Schmp. 59 bis 60°, β-Form Schmp. 63 bis 64° und γ-Form (am stabilsten) Schmp. 69 bis 70°[107]). Verschiedene Reaktionen dieser Verbindungen sind von Read, Smith und Hughesdon[108]) untersucht worden. J. C. Bardhan und R. N. Adhya[109]) führten *dl-Benzylidenpiperiton* über *dl-7-Benzylisomenthol* in *3-Isopropylphenanthren* über. Über die Kondensation des *Piperitons* mit *Anisaldehyd*, *Piperonal*, *Salicylaldehyd* und *Opiansäure* berichteten J. C. Earl und J. Read[110]), die auch die richtige Struktur dieser Verbindungen erkannten (S. 218).

Zur Darstellung von *iso-Piperiton* vgl. J. P. Bain und Mitarbeiter[111]).

Die letale Dosis Piperiton beträgt beim Hund 0,40 g/kg[112]).

[100]) J. Proc. Roy. Soc. N. S. Wales **54**, 40 (1920).

[101]) J. Soc. chem. Ind. Japan [Suppl.] **33**, 301 B (1930).

[102]) J. prakt. Chem. [2] **129**, 145 (1931). – Vgl. aber A. Jennen, Bull. Agric. Congo Belge **49**, 487 (1958).

[103]) XXVIIe Congrès Int. Chim. Ind., Bruxelles 1954, III. 768.

[104]) Ber. dtsch. chem. Ges. **60**, 2335 (1927).

[105]) J. chem. Soc. (London) **1936**, 1781.

[106]) Borgwardt und Schwenk, J. Amer. chem. Soc. **56**, 1185 (1934).

[107]) Read und Smith, J. chem. Soc. (London) **119**, 779 (1921); **121**, 575 (1922). – Dewar, Morrison und Read, ebenda **1936**, 1598.

[108]) J. chem. Soc. (London) **125**, 134 (1924).

[109]) J. chem. Soc. (London) **1956**, 260.

[110]) J. chem. Soc. (London) **1926**, 2072.

[111]) A. P. 2 894 040 vom 7. 7. 59.

[112]) F. Caujolle und G. G. Roux, C. R. hebd. Séances Acad. Sci. **239**, 680 (1954).

Identifizierung:

Es muß hier darauf hingewiesen werden, daß die meisten Präparate von *l-Piperiton* ein Gemisch von *l-* und *dl-Piperiton* wechselnder Zusammensetzung sind und daß reines *l-* und *d-Piperiton* bei der Darstellung der Derivate teilweise racemisieren kann.

1. *Semicarbazon. d-Piperiton-semicarbazon* schmilzt bei 193 bis 194° ($[\alpha]_D$ −216,8°)[113]. *dl-Piperiton* bildet ein schwer lösliches *α-Semicarbazon* (Schmp. 226 bis 227°) und ein *β-Semicarbazon* (Schmp. 174 bis 176°)[114].

Bei der Behandlung von *dl-Piperiton* mit Semicarbazidhydrochlorid in alkalischer Lösung entsteht ein *Semicarbazido-dl-piperiton* (Schmp. 186 bis 187°), dessen Hydrochlorid bei 165 bis 167° schmilzt. Löst man dieses *Semicarbazidopiperiton* in verdünnter Salzsäure, entsteht ein Gemisch aus α- und *β-Semicarbazon*[114].

G. DUPONT und Mitarbeiter[65]) gaben für *dl-Piperiton* ein Semicarbazon mit Schmp. 210 bis 211° an.

2. *2,4-Dinitrophenylhydrazon*, Schmp. 117 bis 118° (dl-Form)[65].

3. *Oxime*. Die Oxime von *d-* und *l-Piperiton* sind flüssig; in Gegenwart eines Überschusses Alkali werden nur die Oxime des *dl-Piperitons* gebildet:

α-Oxim Schmp. 118 bis 119°
β-Oxim Schmp. 88 bis 89°[115].

Die Oximmischung erhält man durch Einwirkung der berechneten Menge Hydroxylamin. Das entstehende Gemisch der beiden Oxime schmilzt bei 107 bis 109° und wird durch Umkristallisieren aus Methanol oder Äthanol in die beiden Isomeren zerlegt.

Ein Überschuß Hydroxylamin führt zur Bildung eines *Hydroxylamino-oxims* (Schmp. 164 bis 165°), das stets auch bei der Darstellung der Oxime mit einem Mol NH_2OH als Nebenprodukt entsteht. Durch Umkristallisieren läßt es sich in zwei Isomere spalten:

dl-Piperiton-α-hydroxylamino-oxim, Schmp. 176°
dl-Piperiton-β-hydroxylamino-oxim, Schmp. 185 bis 186°[115].

Da die *Hydroxylamino-oxime* wenig flüchtig sind, kann man die *Oxime* (und überschüssiges *dl-Piperiton*) durch Wasserdampfdestillation abtrennen.

113) J. L. SIMONSEN und L. N. OWEN, The Terpenes Vol. I, 367 (1947).
114) J. READ und H. G. SMITH, J. chem. Soc. (London) **121**, 1866 (1922).
115) READ, SMITH und BENTIVOGLIO, J. chem. Soc. (London) **121**, 587 (1922).

Beide Oxime bilden das gleiche *Hydrochlorid*, Schmp. 157°.

4. *Benzylidenderivat*, s. S. 218, 223.

Über die Bestimmungsmethoden vgl. Band II, S. 215 bis 229. Zur Bestimmung durch Oximierung vgl. auch J. J. PERRET[116]). Die zur Bestimmung des *l-Piperitons* in Eucalyptusölen in Australien benutzten Methoden haben A. R. PENFOLD, F. R. MORRISON und H. H. G. McKERN[117]) beschrieben.

Die colorimetrische Bestimmung von *l-Piperiton* mittels 3,5-Dinitrobenzoesäure beschrieb D. H. E. TATTJE[118]).

4 ml einer Lösung von *l-Piperiton* in Äthanol werden mit 5 ml einer 4proz. äthanolischen Lösung von 3,5-Dinitrobenzoesäure und 2 ml einer 3n-NaOH-Lösung gemischt. Die Färbung wird etwa 40 Minuten nach Zugabe der Natronlauge in einer 1/2-cm-Zelle bei 5375 Å (Spektralbandbreite 40 Å) gegen eine frisch hergestellte Blindprobe von 4 ml Äthanol, 5 ml Reagenz und 2 ml 3n-NaOH gemessen. Temperatur 20°. Die Eichkurve zwischen 0 und 1,6 mg *Piperiton* ist schwach gekrümmt; der Wert für E (1%, 1 cm) fällt von 135,6 (0,200 mg *l-Piperiton*) auf 121,4 (1,600 mg *l-Piperiton*).

Cineol reagiert nicht mit 3,5-Dinitrobenzoesäure; E von l-α-*Phellandren* beträgt 2,300 (1%, 1 cm), spielt hierbei also keine Rolle.

Verwendung: Die Hauptmenge des gewonnenen *Piperitons* wird entweder direkt zu *l-Menthol* oder über *Thymol* zu *Razematmenthol* verarbeitet (s. bei *Menthol*).

[116]) Helv. chim. Acta 34, 1531 (1951).

[117]) Museum of applied Arts and Sciences, Sydney, Bull. 2 (1951); Parfum., Cosmét. Savons 1, 433 (1958).

[118]) Pharmac. Weekbl. 93, 694 (1958); nach frdl. zuges. Sonderabdruck.

Carvotanaceton

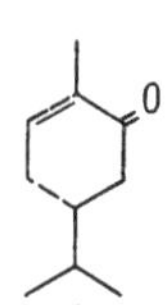

(I)

p-Menthen-6-on-2. 1-Methyl-4-isopropylcyclohexen-6-on-2

$C_{10}H_{16}O$. Mol.-Gew. 152,23

Vorkommen: in den Ölen von *Eucalyptus deglupta* (l-)[1]), *Blumea malcolmii* (d-, Hauptbestandteil)[2]), *B. eriantha* (d-, Hauptbestandteil)[3]), *Pulicaria mauritanica* (81 % d-)[4]) und *Zanthoxylum rhetsa* (dl-)[4a]).

O. WALLACH[5]) isolierte aus den hochsiedenden Bestandteilen des Thujaöls eine kleine Menge *dl-Carvotanacetons*, die aber wahrscheinlich durch Spaltung des Dreirings von *Thujon* während der Isolierung entstanden ist.

Isolierung: *Carvotanaceton* reagiert leicht mit Natriumsulfit; aus der erhaltenen Lösung kann es durch Behandlung mit Alkalien wieder in Freiheit gesetzt werden. Durch diese Methode läßt sich *Carvotanaceton* von dem begleitenden, mit Natriumsulfit nicht reagierenden *Carvomenthon* trennen.

Konstitution: von F. W. SEMMLER[6]) durch Oxydation mit $KMnO_4$ zu *Brenztraubensäure* und *Isopropylbernsteinsäure* aufgeklärt. Unter ähnlichen Bedingungen erhielten SIMONSEN und RAU[2]) *β-Isopropylglutarsäure.*

Carvotanaceton entsteht beim Erhitzen von *α-Thujon* auf 280°[7]), bei der Reduktion von *Carvon-hydrobromid* mit Zinkstaub in methylalkoholischer Lösung[8]), durch Erhitzen von *6-Cyanocarvomenthon* mit $Fe(OH_3)$-enthaltender Kalilauge[9]), durch Hydrierung von *Carvoxim*[10]), durch Behandlung von *p-Menthen-1-nitrosochlorid* mit Natriumacetat[11]), durch Hydrierung von *Carvon* in Gegenwart von Platinschwarz[12]), durch Reduktion von *Nitro-α-phellandren*[13]), durch Oxydation von *p-Menthen-1* mit Selendioxyd[14]) u. a. Reaktionen. In guter Ausbeute entsteht es durch Bromierung von *Carvomenthon* zu *1-Bromcarvomenthon* und dessen Behandlung mit Natriumacetat in Eisessig[15]).

[1]) M. D. SUTHERLAND, L. J. WEBB und J. W. WELLS, Austral. J. Sci. **13**, 357 (1960); C. A. **54**, 23200 (1960).
[2]) J. L. SIMONSEN und M. G. RAU, J. chem. Soc. (London) **121**, 876 (1922).
[3]) Schimmel &. Co., Ber. Schimmel **1937**, 7.
[4]) L. CRABALONA, Bull. Soc. chim. France **1949**, 845.
[4a]) K. M. RAO und V. M. BHAVE, Indian Perfumer **3**, Pt. 2, 99 (1959).
[5]) Liebigs Ann. Chem. **275**, 182 (1893).
[6]) Ber. dtsch. chem. Ges. **33**, 2454 (1900).
[7]) F. W. SEMMLER, Ber. dtsch. chem. Ges. **27**, 895 (1894).
[8]) HARRIES und STIRM, Ber. dtsch. chem. Ges. **34**, 1929 (1901).
[9]) LAPWORTH, J. chem. Soc. (London) **89**, 945 (1906).
[10]) O. WALLACH, Liebigs Ann. Chem. **403**, 74 (1914).
[11]) O. WALLACH, Liebigs Ann. Chem. **381**, 59 (1911).
[12]) G. VAVON, C. R. hebd. Séances Acad. Sci. **153**, 70 (1911).
[13]) O. WALLACH, Liebigs Ann. chem. **403**, 74 (1914).
[14]) BORGWARDT und SCHWENK, J. Amer. chem. Soc. **56**, 1185 (1934). – TABUTEAU, C. R. hebd. Séances Acad. Sci. **200**, 244 (1935).
[15]) KÖTZ und STEINHORST, Liebigs Ann. Chem. **379**, 13 (1911). – WALLACH, ebenda **414**, 353 (1918).

d-Carvomenthen wird durch tert.-Butylchromat ausschließlich zu *dl-Carvotanaceton* oxydiert (K. FUJITA und T. MATSUURA[16]); nach G. DUPONT, R. DULOU und O. MONDOU[17]) entstehen 31% eines Gemisches von *Carvotanaceton* und *Piperiton* (1:1).

Die Struktur des *Carvotanacetons* (I) wurde von R. L. FRANKH und K. H. HALL[18]) durch eine Totalsynthese der dl-Form bewiesen. Sie führten *2-Methyl-5-isopropylcyclohexandion-1,3* (II) mit guter Ausbeute in *3-Chlor-2-methyl-5-isopropylcyclohexen-6-on-1* (III) über, aus dem durch reduktive Entfernung des Chlors *dl-Carvotanaceton* (I) erhalten wurde. Das gleiche Ausgangsmaterial benutzten O. P. VIG und MOHAN SINGH[19]), das sie mit Isobutylalkohol in den *Enoläther* (IV) umwandelten. Reduktion von (IV) mit $LiAlH_4$ und Zersetzung des Reaktionsproduktes mit verdünnter Schwefelsäure führte zu *dl-Carvotanaceton* (I) in guter Ausbeute.

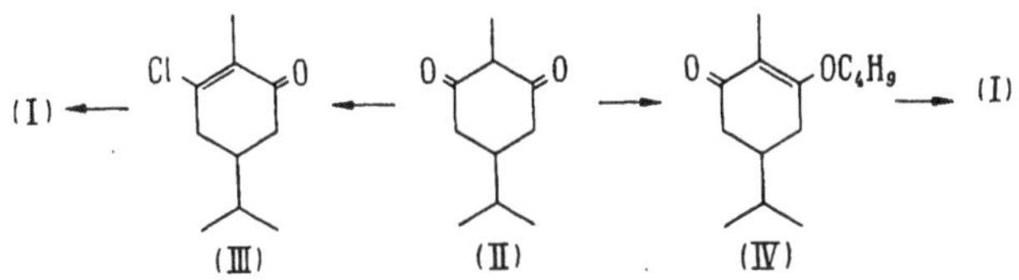

Eigenschaften: Öl mit carvonähnlichem Geruch.

d-Carvotanaceton, aus *Blumea malcolmii*[2]): Sdp.$_{707}$ 227,5°, d_{30}^{30} 0,9305 n_D^{30} 1,4767, $[\alpha]_D^{30}$ +59°33′.

l-Carvotanaceton, synthetisch[20]): Sdp. 227 bis 229°, d^{15} 0,9345, n_D^{19} 1,4822.

dl-Carvotanaceton, synthetisch: Sdp. 228–228,5°, d_4^{20} 0,9351, n_D^{20} 1,4805[21]). Sdp.$_7$ 98 bis 100°, n_D^{20} 1,4790[19]).

Nach G. WIDMARK und B. HOLM[22]) hat indexhomogenes *Carvotanaceton* n_D^{25} 1,4782. Sie untersuchten die Reinheit von *Carvotanacetonen* und Mischungen mit *Carvon*, *Caron*, *Carvenon*, *Dihydrocarvon*, *Eucarvon* und *Menthon* mit der Mikrosorptionsmethode von S.-G. BLOHM (s. Band III a, S. 67).

UV-Spektrum: R. L. FRANKH und K. H. HALL[18]), O. P. VIG und M. SINGH[19]).

[16]) J. Sci. Hiroshima Univ., Ser. A **18**, 455 (1955); C. **1959**, 5815.
[17]) Bull. Soc. chim. France [5] **20**, 60 (1953).
[18]) J. Amer. chem. Soc **72**, 1645 (1950).
[19]) J. Indian chem. Soc. **35**, 715 (1958); nach frdl. zuges. Sonderabdruck.
[20]) O. WALLACH, Liebigs Ann. Chem. **336**, 37 (1904).
[21]) BRÜHL, Ber. dtsch. chem. Ges. **32**, 1225 (1899).
[22]) Ark. Kemi **11**, 227 (1957).

IR-Spektrum: V. E. VEIJOLA und A. O. ILVESPÄÄ[23]).

Autoxydation von *Carvotanaceton* führt zum Oxyd (W. TREIBS[24])).

Reduktion mit Natrium und Alkohol ergibt *Carvomenthol*[25]), Reduktion mit Zinkstaub in alkalischer Lösung *Carvomenthon*, mit Aluminiumamalgam ein Pinakon[8]). Katalytische Hydrierung von *d-Carvotanaceton* führt zu *l-Carvomenthon*[26]).

Zur Einwirkung von Brom vgl. O. WALLACH[27]).

Identifizierung:

Semicarbazon, Schmp. 173 bis 174° (aktive Formen) bzw. 177 bis 179° (dl-Form)[28]).

Oxim, Schmp. 76 bis 77° (aktive Formen) bzw. 94 bis 95° (dl-Form)[29]). Mit überschüssigem Hydroxylamin bildet *Carvotanaceton* ein *Hydroxylamino-oxim* (aktive Formen Schmp. 95 bis 96°, dl-Form Schmp. 162°).

Phenylhydrazon, Schmp. 92 bis 93° (d-Form)[2]).

2,4-Dinitrophenylhydrazon, Schmp. 191 bis 192° (dl-Form)[19])[30]).

UV-Spektrum: M. J. GORJAJEW, L. A. IGNATOWA und G. A. TOLSTIKOW[31]).

Addukt mit H_2S, Schmp. 222 bis 225° (d-Form), 205° (dl-Form)[25]).

[23]) Acta chem. scand. **13**, 301 (1959).
[24]) Ber. dtsch. chem. Ges. **66**, 1488 (1933).
[25]) SEMMLER, Ber. dtsch. chem. Ges. **27**, 895 (1894). – WALLACH, ebenda **28**, 1955 (1895).
[26]) VAVON, C. R. hebd. Séances Acad. Sci. **153**, 70 (1911).
[27]) Liebigs Ann. Chem **414**, 283 (1918).
[28]) BAEYER, Ber. dtsch chem. Ges. **27**, 1923 (1894).
[29]) READ und SWANN, J. chem. Soc. (London) **1937**, 239.
[30]) SHORT und READ, J. chem. Soc. (London) **1939**, 1044.
[31]) Nachr. Akad. Wiss. Kasachst. SSR, Ser. Chem. **1959**, No. 1,85.

Pulegon

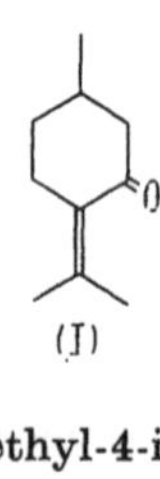

(I)

p-Menthen-4(8)-on-3. 1-Methyl-4-isopropylidencyclohexanon-3

$C_{10}H_{16}O$. Mol.-Gew. 152,23

Vorkommen: *Pulegon* ist – meist in der rechtsdrehenden Form – in vielen Labiatenölen enthalten.

Drehungs-richtung	Menge (in %)	Öl bzw. Mutterpflanze
Rutaceae		
		Orangenöl, israelitisches[1])
l		*Barosma betulina*[1a])
l		*B. crenulata*[1a])
Labiatae		
d	80–92	Poleiöl, europäisches (von *Mentha pulegium*)[2])
d	89–97	Poleiöl, marokkanisches (von *Mentha pulegium*)[3])[4])
d	84–92	dto.[5])
d	62–64	dto., aus jungem Kraut von *Mentha pulegium* var. *villosa*[6])
d	über 83	Poleiöl, portugiesisches, aus wildwachsenden Pflanzen[7])
d	30	Poleiöl, amerikanisches (von *Hedeoma pulegioides*)[8])
d	9	Poleiöl, brasilianisches[9])
d	50	*Hedeoma multiflorum*[10])
		Pfefferminzöl, Florida-[11])
d		dto., amerikanisches (*Mentha piperita*)[12])
		dto., Destillationswasser[13])
	65	*Mentha arvensis*, aus Kalabrien[14])
		dto., aus Ligurien[15])
	4	dto., aus der Sowjetunion[16])
	20–30	Öl aus der japan. wildwachsenden Pfefferminze (*Mentha arvensis* subspec. *haplocalyx* var. *sachalinensis*)[17])
	82	*Mentha spicata*, aus Misiones (Argentinien)[18])
	87	*M. Gattefossei-Maire*[19])
	40	*M. satureioides*[20])
		M. viridis, aus Sardinien[21])
		M. pyramidalis[22])
	?	*M. aquatica*[23])
	3	*M. silvestris*[24])
	85–88	*M. timija*[25])
	97,2	*M. rotundifolia Timija*[26])
d	viel	*M. canadensis*[27])
d		*Minthostachys verticillata*, Blätteröl[28])
	viel	*Poliomintha incana*[29])
	55	*Calamintha nepeta*[30])
d	viel	*Monardella lanceolata*[31])

Drehungs-richtung	Menge (in %)	Öl bzw. Mutterpflanze
l	80	*Agastache formosana*[32])
d	15	*Bystropogon mollis*[33])
	viel	*B. origanifolius*[34])
d	47–48	*Micromeria abyssinica*, Blütenöl[35])
	5	*M. abessinica* var. *menthata*[36])
	5	*M. biflora* var. *menthata*[36])
	56	*M. biflora* var. *pulegata*[36])
d	10–15	*Pycnanthemum lanceolatum*, Blütenöl[37])
d	45–50	dto., Öl der ganzen Pflanze[37])
	62–71	*Pycnanthemum muticum*[38])
	87,3–90,2	dto.[39])
	78	*Pycnanthemum pilosum*[40])
	91,7	*P. incanum*[41])
	?	*Pycnothymus rigidus*[42])
d	70–75	*Satureia odora*[43])[28])
	70	*Ziziphora clinopodioides*[44])

Noten zur Tabelle S. 229–230.

1) A. Weissenberg und D. Ginsburg, Bull. Res. Council Israel Sect. A **5** A, 268 (1956); C. **1958**, 11779. Nach frdl. zuges. Photokopie.

1a) A. A. J. Fluck, W. Mitchell und H. M. Perry, J. Sci. Food Agric. **12**, 290 (1961).

2) Beckmann und Pleissner, Liebigs Ann. Chem. **262**, 1 (1891). – Schimmel & Co., Ber. Schimmel **1929**, 79.

3) E. Guenther, Drug Cosmet. Ind. **42**, 439 (1938). – P. Pinel, Ann. chim. analyt. **23**, 289 (1941).

4) Nach Y.-R. Naves [Helv. chim. Acta **26**, 162 (1943)] kann der Pulegongehalt marokkanischer Poleiöle bis auf 35% heruntergehen.

5) P. A. Müller, Parfum. mod. **33**, 97 (1939).

6) Y.-R. Naves, Helv. chim. Acta **25**, 732 (1942).

7) A. F. Costa und J. C. do Vale, Notícias farmac. **18**, 106 (1952); C. A. **47**, 6094 (1953); **48**, 11732 (1954).

8) Habhegger, Amer. J. Pharmac. **65**, 417 (1893). – Kremers, ebenda **59**, 535, (1887). – Barrowcliff, J. chem. Soc. (London) **91**, 875 (1907).

9) A. H. de Sonza, Rev. brasil. Farmac. **31**, No. 7, 15 (1950); C. **1952**, 2934.

10) G. A. Fester, E. A. Martinuzzi und M. A. Lagasca, Rev. Fac. Quim. Ind. Agric. **15/16**, 16 (1946/47). – Fester, Martinuzzi, J. A. Retamar und A. I. A. Ricciardi, Bol. Acad. Nac. Cienc. **39**, 380 (1956).

11) P. A. Foote und A. W. Matthews, J. Amer. pharmac. Assoc., sci. Edit. **31**, 65, (1942).

12) S. M. Gordon, J. Amer. pharmac. Assoc. **16**, 130 (1927)

13) R. E. Kremers, J. Amer. pharmac. Assoc. **10**, 835 (1921).

14) G. L. Variati, Ind. Parfumerie **9**, 45 (1954); Riv. ital. Essenze, Profumi, Piante officin., Olii veget., Saponi **36**, 120 (1954).

15) P. Rovesti, Profumi italici **3**, 180 (1925).

[16]) R. A. TSCHAGOWETS und Ju. G. BORISSIJUK, Ukrain. Chem. J. **23**, 82 (1957); C. A. **51**, 10845 (1957).
[17]) Y. SHINOSAKI und T. NAGASAWA, nach C. A. **23**, 4298 (1929). – E. GUENTHER, The Essential Oils Vol. III. 663.
[18]) G. A. FESTER, E. A. MARTINUZZI, J. A. RETAMAR, A. RICCIARDI und F. TABOADA, Rev. fac. ing. quim. **23**, 15 (1954); C. A. **51**, 6083 (1957).
[19]) J. GATTEFOSSÉ, L. BENEZET und G. IGOLEN, Ind. Parfumerie **4**, 11 (1949).
[20]) T. G. H. JONES, F. BERRY-SMITH, Proc. Roy. Soc. Queensland **37**, 89 (1925).
[21]) A. RATTU und M. T. FALQUI, Rend. Semin. Fac. Sci. R. Univ. Cagliari **22**, 69 (1952); C. A. **48**, 7262 (1954).
[22]) D. LA FACE, Essence Deriv. Agrumari **23**, 111 (1953).
[23]) Nach E. GUENTHER, The Essential Oils, Vol. III, 684.
[24]) A. H. DE SOUZA, Rev. Flora medicinal **17**, No. 2/3, 51 (1950); C. A. **48**, 8485 (1954).
[25]) J. SFIRAS, Recherches **1952**, No. 2, 39.
[26]) J. GATTEFOSSÉ und G. IGOLEN, Ind. Parfumerie **4**, 112 (1949).
[27]) R. E. KREMERS, J. Amer. pharmac. Assoc. **14**, 32 (1925).
[28]) G. A. FESTER, E. A. MARTINUZZI, J. A. RETAMAR und A. I. A. RICCIARDI, Bol. Acad. Nac. Ci. **39**, 376 (1956).
[29]) A. F. SIEVERS und W. G. MARSCHALL, Drug Cosmet. Ind. **45**, 467 (1939).
[30]) Schimmel & Co., Ber. Schimmel **1930**, 7.
[31]) E. R. RITTER, J. Amer. Pharmac. Assoc. **16**, 828 (1927).
[32]) Y. FUJITA, Botan. Mag. [Tokyo] **64**, 165 (1951); C. A. **46**, 1622 (1952).
[33]) G. A. FESTER und E. A. MARTINUZZI, An. Soc. Sci. argent. **44**, 457 (1947); C. A. **42**, 4309 (1948); An. Asoc. quím. argent. **37**, 197 (1949); **38**, 255 (1950); C. A. **44**, 463 (1950); C. **1952**, 2093.
[34]) Schimmel & Co., Ber. Schimmel Okt. **1902**, 87.
[35]) Y.-R. NAVES, Helv. chim. Acta **31**, 932 (1948).
[36]) P. ROVESTI, Riv. ital. Essenze, Profumi, Piante officin., Olii veget., Saponi **34**, 12 (1952); Ind. Parfumerie **7**, 167 (1952).
[37]) N. P. KIRJALOW, J. angew. Chem. [russ.] **12**, 285 (1939); C. A. **33**, 6526 (1939).
[38]) W. H. WERNER, Amer. Perfumer **24**, 473 (1929).
[39]) A. P. FOOTE und D. D. TORRES, J. Amer. pharmac. Assoc., sci. Edit. **31**, 72 (1942); **20**, 448 (1931).
[40]) V. SCHILQUIST, R. GILMOUR und G. JANNKE, J. Amer. pharmac. Assoc., sci. Edit. **38**, 204 (1949). – E. H. DJAO und A. E. SCHWARTING, J. Amer. pharmac. Assoc., sci. Edit. **40**, 101 (1951).
[41]) Fritzsche Brothers Inc., nach E. GUENTHER, The Essential oils III, 692.
[42]) P. A. FOOTE und A. W. MATTHEWS, J. Amer. pharmac. Assoc. **28**, 1030 (1939).
[43]) G. A. FESTER und E. A. MARTINUZZI, Rev. Fac. Quím. Ind. Agric. **19**, 3, 54 (1950). – FESTER, MARTINUZZI und A. I. A. RICCIARDI, ebenda **21/22**, 43 (1952/53).
[44]) B. N. RUTOWSKI und I. W. WINOGRADOWA, Riechstoffind. **1926**, 220. – Schimmel & Co., Ber. Schimmel **1929**, 109.

Isolierung: Zur Isolierung und Reindarstellung des *Pulegons* verdünnt man das Öl – meist wird Poleiöl in Frage kommen – mit $^1/_4$ Volumen Alkohol und schüttelt anhaltend mit Natriumbisulfitlösung. Das entstehende kristalline Addukt wird dann mit Sodalösung zersetzt.[45][46]

Im allgemeinen zieht man die Natriumsulfitmethode vor. Da *Pulegon* gegenüber $NaHSO_3$ und Na_2SO_3 ziemlich reaktionsträge ist, erhitzt man hierzu mit einer neutralen Sulfitlösung 4 Stunden auf einem siedenden Wasserbad.

Hält man hierbei nicht besondere Bedingungen ein[47], ist das so erhaltene *Pulegon* meist mit anderen Ketonen verunreinigt, die mit $NaHSO_3$ bzw. Na_2SO_3 auch reagieren.

Reines *Pulegon* erhält man auch über das Semicarbazon, das man wegen der Empfindlichkeit des *Pulegons* vorsichtig spalten muß. Kon[48] empfahl hierzu, das Semicarbazon in Petroläther (Sdp. 40 bis 60°) zu suspendieren und unter Rühren mit der berechneten Menge n/2-H_2SO_4 bis zur vollständigen Hydrolyse (Verschwinden der Kristalle) zu behandeln.

A. Weissenberg und D. Ginsburg[49] isolierten *Pulegon* aus israelitischem Orangenöl mittels des Kondensationsproduktes mit dem Reagenz P von Girard und Sandulescu.

Die Trennung von *Menthol* und *Pulegol* gelingt durch Frontalanalyse an Norit A mit absolutem Äthanol als Lösungsmittel[50].

Konstitution: Die Bruttoformel $C_{10}H_{16}O$ und die leichte Überführung in *Menthon* und *Menthol* wurde von Beckmann und Pleissner[51] erkannt. F. W. Semmler[52] oxydierte *Pulegon* mit $KMnO_4$ zu *Aceton* und *β-Methyl-adipinsäure*, woraus er auf die Struktur *p-Menthen-4(8)-on-3* schloß. O. Wallach[53] konnte diese bestätigen, da er beim Digerieren mit Ameisensäure oder beim Erhitzen auf 250° unter Druck die Bildung von *Aceton* und

[45]) Baeyer und Henrich, Ber. dtsch. chem. Ges. **28**, 652 (1895).

[46]) O. Wallach, Nachr. K. Ges. Wiss. Göttingen **1919**, Sitzung v. 18. 7., S. 321.

[47]) Vgl. hierzu Burgess, Analyst. **29**, 78 (1904). – Bennett, Perfum. Record **9**, 208 (1918). – Penfold, Perfum. Record **13**, 21 (1922). – Naves, Helv. chim. Acta **26**, 162 (1943).

[48]) J. chem. Soc. (London) **1930**, 1616.

[49]) Bull. Res. Council Israel, Sect A **5 A**, 268 (1956); C. **1958**, 11779.

[50]) K. C. Varma, J. B. Burt und A. E. Schwarting, J. Amer. pharmac. Assoc., sci. Edit. **41**, 318 (1952).

[51]) Liebigs Ann. Chem. **262**, 1 (1891).

[52]) Ber. dtsch. chem. Ges. **25**, 3519 (1892).

[53]) Liebigs Ann. Chem. **289**, 337 (1896).

1-Methylcyclohexanon-3 beobachtete, die auch bei der längeren Einwirkung von wäßrig-alkoholischem KOH[54]) oder 75proz. Schwefelsäure[55]) auftritt.

V. GRIGNARD und J. SAVARD[56]) glaubten auf Grund quantitativer Ozonolysen, daß das *Pulegon* des Poleiöls aus etwa 82 bis 85% *Pulegon* und 15 bis 18% *iso-Pulegon* (S. 241) besteht, da sie neben *Aceton* auch *Formaldehyd* nachwiesen. Da sich *iso-Pulegon* nicht mit Natriumbisulfit verbindet, konnten sie auf diese Weise die beiden Isomeren trennen. Auch das *Pulegon* aus *Mentha timija* enthält nach J. SFIRAS[57]) etwa 0,4% *iso-Pulegon*; im *Pulegon* des Poleiöls wies er 10% *iso-Pulegon* nach.

Nach W. E. HUGH, G. A. R. KON und R. P. LINSTEAD[58]) kann dieser Befund nicht richtig sein, da die große Empfindlichkeit des *iso-Pulegons* gegenüber Säuren und Alkalien sein Vorkommen in ätherischen Ölen sehr unwahrscheinlich macht. Auch Y.-R. NAVES[59]) konnte aus Poleiöl kein *iso-Pulegon* isolieren.

F. TIEMANN und SCHMIDT[60]) stellten *Pulegon* aus *Citronellal* über *iso-Pulegylacetat, iso-Pulegol* und *iso-Pulegon* her (vgl. S. 63).

Die Synthese von *dl-Pulegon* aus *3-Methylcyclohexanon* (II) beschrieben C. BLACK, G. L. BUCHANAN und A. W. JARVIE[61]).

Den über den *Glyoxylester* erhaltenen *Oxoester* (III) führten sie mit Hilfe von Äthylenglykol in Benzol in Gegenwart von p-Toluolsulfonsäure in das *Ketal* (IV) über. Dieses ergab durch Grignardierung mit CH_3MgJ, Zerlegen des erhaltenen

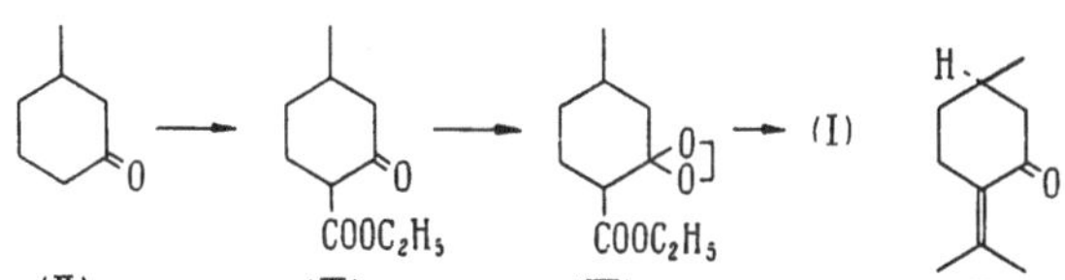

(II) (III) (IV) (V)

Produktes mit NH_4Cl und anschließende Behandlung mit konz. Salzsäure ein Öl, aus dem über die 2,4-Dinitrophenylhydrazone *Pulegon* und *iso-Pulegon* isoliert werden konnten; *iso-Pulegon* ergab mit alkoholischer Natriumäthylatlösung reines *dl-Pulegon*.

J. C. BARDHAN und S. C. BHATTACHARYYA[62]) führten *Citronellsäure* über das Chlorid in *Pulegon* über. Durch intramolekulare Acylierung von *dl-*

[54]) O. WALLACH, Liebigs Ann. Chem. **365**, 243 (1909).
[55]) LÉSER, Ann. chim. [8] **26**, 235 (1912).
[56]) C. R. hebd. Séances Acad. Sci. **181**, 589 (1925); **182**, 422 (1926).
[57]) J. SFIRAS, Recherches **1952**, 22.
[58]) J. chem. Soc. (London) **1927**, 2585.
[59]) Helv. chim. Acta **26**, 162 (1943).
[60]) Ber. dtsch. chem. Ges. **29**, 913 (1896); **30**, 22 (1897).
[61]) J. chem. Soc. (London) **1956**, 2971. – Vgl. O. WALLACH, Ber. dtsch. chem. Ges. **29**, 1597, 2955 (1896).
[62]) Chem. and Ind. **1951**, 88.

bzw. *d-Citronellsäure* mittels Schwefelsäure erhielten W. KUHN und H. SCHINZ[63]) 40% *dl-* bzw. *d-Pulegon.*

Beim siebentägigen Stehen von *Aceton* und KOH soll nach B. T. ZUBAKHIN[64]) neben *Mesityloxyd, Cyclohexanon, α-Thujon* und *iso-Pulegon d-Pulegon* entstehen.

Nach A. FREDGA und E. LESKINEN[65]) hat (+)-*Pulegon* die Konfiguration (V); vgl. hierzu auch K. FREUDENBERG und W. HOHMANN[66]) sowie R. LUKEŠ und Mitarbeiter[67]).

Mit der Biogenese des *Pulegons* befaßten sich W. SANDERMANN und H. STOCKMANN[68]). Aus Pflanzen von *Mentha pulegium,* die sie in eine Nährlösung mit *radioaktiver β,β-Dimethylacrylsäure* gesetzt hatten, isolierten sie *radioaktives Pulegon* und *radioaktives Phytol.* Der Abbau des erhaltenen *Pulegons* zeigte, daß die *β,β-Dimethylacrylsäure* als Ganzes bei der Biosynthese eingebaut wird.

Eigenschaften: anfangs farblose, bei längerem Stehen sich schwach gelblich färbende Flüssigkeit mit an Menthon erinnerndem, pfefferminzähnlichem, süßlichem Geruch.

d-Pulegon (aus Poleiöl, über das Bisulfitaddukt gereinigt):

$Sdp._{750}$ 224°, $Sdp._{8-9}$ 93–94°, $Sdp._5$ 85°, d_{15}^{15} 0,9405, n_D^{20} 1,48796, α_D +20°48′[69]);

$Sdp._6$ 88 bis 89°, d_4^{13} 0,9346, n_D^{13} 1,4894, $[\alpha]_D$ +21°[70]);

$Sdp._{10}$ 94 bis 95°, d_4^{20} 0,9370, n_D^{20} 1,4864, $[\alpha]_D$ 22°22′[71]).

An technischen Präparaten eigener Produktion stellten Schimmel & Co.[72]) fest:

d_{15}^{15} 0,939 bis 0,941, n_D^{20} 1,484 bis 1,488, α_D +20 bis +25°; löslich in 4,5 Vol. 60proz. und in 1,5 bis 2 Vol. 70proz. Alkohols.

l-Pulegon (aus *Agastache formosana*[32])):

dl-Pulegon (synthetisch): Sdp. 220–222°, n_D^{18} 1,4846[61]).

63) Helv. chim. Acta **36**, 161 (1953).
64) J. allg. Chem. [russ.] **24**, 1164 (1954); C. A. **49**, 12376 (1955).
65) Ark. Kemi **19 B**, 1 (1944); nach frdl. zuges. Sonderabdruck.
66) Liebigs Ann. Chem. **584**, 54 (1953).
67) Croat. chem. Acta. **29**, 201 (1957); C. A. **53**, 17898 (1959).
68) Chem. Ber. **91**, 930 (1958).
69) Schimmel & Co., Nach GILDEMEISTER-HOFFMANN, Die Ätherischen Öle, 3. Aufl. Bd. I, S. 561.
70) V. GRIGNARD und J. SAVARD, C. R. hebd. Séances Acad. Sci. **182**, 422 (1926).
71) Y.-R. NAVES, Helv. chim. Acta **25**, 1046 (1942); Perfum. Record **35**, 221 (1944).
72) Nach GILDEMEISTER-HOFFMANN, Die Ätherischen Öle, 3. Aufl. Bd. I., S. 561.

UV-Spektrum: J. Savard[73]), W. Menschick, I. H. Page und K. Bossert[74]), Purvis[75]), Lowry und Lishmund[76]), Y.-R. Naves und G. Papazian[77]).

IR-Spektrum: R. Mecke und K. Noack[78]), C. Black, G. L. Buchmann und A. W. Jarvie[61]), R. L. Erskine und E. S. Waight[78a]).

Wie aus der Struktur zu erwarten, zeigt die Molrefraktion eine beträchtliche Exaltation (+ 0,57)[79]).

Autoxydation im Licht führt zu den gleichen Spaltprodukten – *Aceton* und *β-Methyladipinsäure* –, die auch bei der Oxydation mit $KMnO_4$ entstehen.[80]) Nach W. Treibs[81]) erfolgt die Autoxydation des *Pulegons* langsam und unvollständig. Durch längere Einwirkung von H_2O_2 auf *Pulegon* in Gegenwart von Alkali und möglichst wenig Wasser erhielt er *Pulegonoxyd*, das durch heiße Laugen langsam zu Säuren hydrolysiert wurde. Das gleiche *Pulegonoxyd* (Schmp. 43 bis 45°, $Sdp._{24}$ 137 bis 138° gewannen N. Prileschajew[82]) und G. V. Pigulewski und I. K. Mironowa[83]) durch Behandlung von *Pulegon* mit Perbenzoesäure; beim Erhitzen unter N_2 auf 200° wandelte es sich in eine flüssige Form – wahrscheinlich ein Diastereomeres – um.

Ozonolyse führt direkt zu *β-Methyladipinsäure*[84]).

Hydrierung des *Pulegons* führt je nach den Bedingungen zu unterschiedlichen Produkten. Haller und Martine[85]) erhielten mit einem Nickelkatalysator bei 150 bis 200° *d-Menthon*, bei 150 bis 160° *Menthole*. Skita und Ritter[86]) isolierten hierbei *p-Cymol*, *p-Menthan*, *Menthon* und etwas

[73]) C. R. hebd. Séances Acad. Sci. **186**, 1738 (1928).
[74]) Liebigs Ann. Chem. **495**, 225 (1932).
[75]) J. chem. Soc. (London) **1924**, 414.
[76]) J. chem. Soc. (London) **1935**, 1313.
[77]) Helv. chim. Acta **25**, 1023, 1146 (1942).
[78]) Chem. Ber. **93**, 210 (1960).
[78a]) J. chem. Soc. (London) **1960**, 3425.
[79]) v. Auwers und Eisenlohr, J. prakt. Chem. [2] **82**, 137 (1910); **84**, 36 (1911). – Simpson, J. chem. Soc. (London) **1939**, 886.
[80]) Sernagiotto, C. **1916**, I. 1147. – Semmler, Ber. dtsch. chem. Ges. **25**, 3515 (1892).
[81]) Ber. dtsch. chem. Ges. **66**, 1483 (1933).
[82]) Bull. Soc. chim. France [4] **41**, 687 (1927).
[83]) J. allg. Chem. [russ.] **27**, 1101 (1957); C. **1958**, 14060; J. Gen. Chem. UdSSR [engl.] **27**, 1184 (1957).
[84]) Harries und Mitarbeiter, Liebigs Ann. Chem. **374**, 300 (1910).
[85]) C. R. hebd. Séances Acad. Sci. **140**, 1298 (1905).
[86]) Ber. dtsch. chem. Ges. **44**, 669 (1911).

Menthol. Bei 350 bis 360° erhielten SABATIER und GAUDION[87]) *m-Kresol* und *Thymol*, IPATIEFF und PETROW[88]) mit einem Kieselgurkatalysator *p-Cymol* und *Thymol*. Hochdruckhydrierung in Gegenwart von Nickel ergab bei 280° *p-Menthan*, bei 220 bis 240° *d-Menthon*[89]). Pd und Pt-Schwarz katalysieren bei Zimmertemperatur schlecht; es entsteht *d-Menthon*[90]). Bei der totalen Hydrierung in Gegenwart eines Nickelkatalysators erhielt A. GONZALEZ[91]) bei 150° und 12 bis 20 at *l-Menthol* und *d-neo-Menthol*.

Reduktion mit Natrium und Alkohol führt zu *Pulegol* (l-Form Schmp. 46°)[92]), unter Druck auch zu *l-Menthol*[93]). A. K. MACBETH und J. S. SHANNON[94]) erhielten bei der Reduktion von *d-Pulegon* mit $LiAlH_4$ *d-trans-Pulegol* und ein *l-Pulegol*. Mit Natrium in flüssigem Ammoniak gewannen H. UEDA und S. SHIMIZU[95]) 75% *l-Menthol* und 25% *d-neo-Menthol*.

Behandlung mit Aluminiumamalgam in Äther ergibt ein *Pinakon* (Schmp. 118 bis 119°), mit Natriumamalgam daneben noch *Menthon* und *Menthol*[96]).

Reduktion nach MEERWEIN-PONNDORF ergibt neben wenig *Pulegol* und *iso-Pulegol* hauptsächlich *p-Menthadiene*[97]).

Pulegon nimmt leicht zwei Atome Brom unter Bildung eines flüssigen Dibromids (VI) auf, das sich durch Einwirkung von Alkali in die interessante *Pulegensäure* (VII) überführen läßt; bei der Destillation unter Normaldruck verliert diese unter Bildung von *Pulegen* (VIII) CO_2. Diese Reaktionen untersuchten ausführlich O. WALLACH und Mitarbeiter[98]).

[87]) C. R. hebd. Séances Acad. Sci. **168**, 671 (1919).

[88]) Ber. dtsch. chem. Ges. **60**, 2546 (1927).

[89]) IPATIEV und BALATSCHINSKY, Ber. dtsch. chem. Ges. **44**, 3463 (1911).

[90]) SKITA, Ber. dtsch. chem. Ges. **43**, 3394 (1910); **48**, 1496 (1915); **55**, 140 (1922). – VAVON, C. R. hebd. Séances Acad. Sci. **155**, 287 (1912).

[91]) An Soc. Españ. Fis. Quím. **28**, 247 (1930); C. **1931**, I. 2616.

[92]) TIEMANN und SCHMIDT, Ber. dtsch. chem. Ges. **29**, 914 (1896). – PAOLINI, Atti R. Accad. Lincei [5] **28**, II. 190, 236 (1919).

[93]) SKWORZOW, J. prakt. Chem. [2] **84**, 424 (1911). – Vgl. BECKMANN und PLEISSNER, Liebigs Ann. Chem. **262**, 30 (1891).

[94]) J. chem. Soc. (London) **1952**, 4748.

[95]) Bull. agric. chem. Soc. Japan **24**, 92 (1960); C. A. **54**, 12183 (1960).

[96]) HARRIES und ROEDER, Ber. dtsch. chem. Ges. **32**, 3367 (1899).

[97]) GRUBB und READ, J. chem. Soc. (London) **1934**, 242. – DOEVRE und PERRET, Bull. Soc. chim. France [5] **2**, 298 (1935). – SHORT und READ, J. chem. Soc. (London) **1939**, 1306.

[98]) Liebigs Ann. Chem. **289**, 349 (1896); **300**, 259 (1898); **327**, 150 (1903); **414**, 234 (1917).

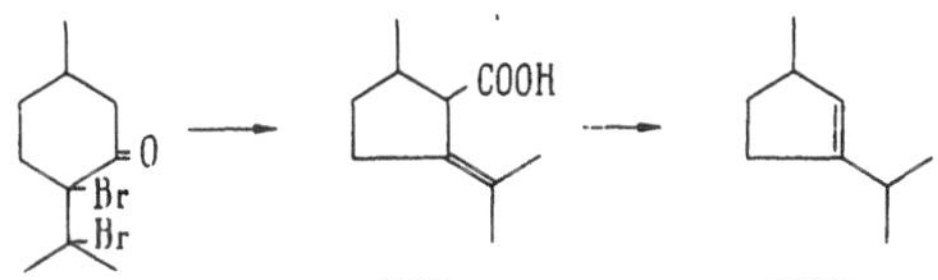

(VI) (VII) (VIII)

Zur Einwirkung von CH_3MgJ und anderen Alkylmagnesiumhalogeniden vgl. GRIGNARD[99]), sowie GRIGNARD und SAVARD[100]). Mit CH_3MgJ entsteht unter Abspaltung von Wasser ein *Methylpulegen* mit konjugierten Doppelbindungen. Isoamyl-MgBr z. B. bildet unter 1,4–Addition *8-Isoamylmenthon*.

Nach V. GRIGNARD und J. SAVARD[100]) bilden sich bei der Einwirkung der Organomagnesiumverbindungen auf *Pulegon* in mehr oder weniger großer Ausbeute auch die Mg-halogenide des *Pulegon-enolats*. Durch Behandlung des Reaktionsproduktes von *Pulegon* und CH_3MgBr mit Acetylchlorid gewannen sie neben *Methylpulegen* das freie *Pulegon-enol* (Sdp.$_6$ 81°, d_4^{13} 0,9160, n_D^{13} 1,48312). *Pulegon-enolacetat* erhielt H. SCHMIDT[101]) mittels eines Essigsäureanhydrid-Phosphorsäure-Gemisches bei —5 bis 0°. Durch Einwirkung von Benzoylchlorid auf die Enolform des *Pulegons* gewannen R. DULOU, P. CRABBÉ und G. DUPONT[102]) *Pulegon-enolbenzoat* (Schmp. 54°).

Mit Schwefelsäure in Essigsäureanhydrid reagiert *Pulegon* zu einem *cyclischen Pulegenolsulfonsäureester* (Schmp. 85°), den W. TREIBS[103]) durch Erhitzen in *Menthofuran* überführte; Näheres hierzu s. Band IIId.

Über Kondensationsprodukte von *Pulegon* mit Aldehyden s. H. RUPE und K. SCHÄFER[104]) sowie H. THOMS und K. SOLTNER[105]).

Die Alkylierung mit Alkylhalogeniden in Gegenwart von tert.-Natriumamylat beschrieb J. M. CONIA[106]) (*Allyl-*, *Methyl-* und *Benzyl-iso-pulegon*).

Die absolute Konfiguration von *(—)-Methyl-iso-pulegon*, das durch direkte Methylierung von (+)-Pulegon erhalten wird, gaben E. J. EISENBRAUN, F. BURIAN, J. OSIECKI und C. DJERASSI[106a]) an.

99) Thèse de Doctorat 1901, 94. — Vgl. RUPE und EMMERICH, Ber. dtsch. chem. Ges. **41**, 1750 (1908). — AUWERS und EISENLOHR, ebenda **43**, 840 (1910). — RUPE, SCHOBEL und ABEGG, ebenda **45**, 1529 (1912).

100) C. R. hebd. Séances Acad. Sci. **179**, 1573 (1924); **182**, 422 (1926).

101) Ber. Schimmel **1938**, 130.

102) Bull. Soc. chim. France **1955**, 1548.

103) Ber. dtsch. chem. Ges. **70**, 85 (1937).

104) Helv. chim. Acta **11**, 463 (1928).

105) Arch. Pharmaz. **168**, 157 (1930).

106) Bull. Soc. chim. France **1954**, 943.

106a) J. Amer. chem. Soc. **82**, 3476 (1960).

Die REFORMATSKY-Reaktion mit *Pulegon* untersuchten M. MOUSSERON, M. MOUSSERON-CANET und NEYROLLES[106b]).

Die letale Dosis *Pulegon* beträgt bei Hunden 0,33 g/kg[107]).

Identifizierung:

1. *Semicarbazon*, Schmp. 167,5 bis 168°[108]), 174°[109]) (d-Form). *4-Phenylsemicarbazon*, Schmp. 142 bis 143° (d-Form)[110]).

Das Semicarbazon ist in Äther schwer löslich. BUSSE und GUREVICH[111]) erhielten mit Semicarbazid ein Carbaminylpyrazolin, Schmp. 156 bis 157°.

2. *2,4-Dinitrophenylhydrazon*, Schmp. 142°[112]). Wird ziemlich schwer erhalten. A. L. MONTES[113]) trennte dieses von den 2,4-Dinitrophenylhydrazonen anderer Carbonylverbindungen an SiO_2 und Bentonit chromatographisch.

UV-Spektrum: M. I. GORJAJEW, L. A. IGNATOWA und G. A. TOLSTIKOW[113a]).

3. *Kondensationsprodukt mit* GIRARDS *Reagenz P*, Schmp. 150 bis 152°[114]). *Kondensationsprodukt mit* GIRARDS *Reagenz T*, Komplex mit HgJ_2 Schmp. 85°[114a]).

4. *Oxim* (von *iso-Pulegon*), Schmp. 120 bis 121°.

Pulegon reagiert zwar mit Hydroxylamin, doch ist ein Oxim des *Pulegons* noch nicht bekannt, da hierbei *iso-Pulegon-oxim* entsteht[115]) (Isomerisierung von *Pulegon* zu *iso-Pulegon* in Gegenwart von Alkali und NH_2OH). Gleichzeitig wird *Pulegon* durch das Alkali hierbei ziemlich weitgehend hydrolytisch gespalten, so daß die Ausbeute an Oxim sehr zu wünschen übrig läßt. Die besten Resultate erhielt WALLACH[115]) nach folgender Vorschrift:

106b) C. R. hebd. Séances Acad. Sci. **251**, 2447 (1960).
107) F. CAUJOLLE, C. R. hebd. Séances Acad. Sci. **236**, 633 (1953).
108) O. WALLACH, Liebigs Ann. Chem. **365**, 246 (1909).
109) DOEUVRE und PERRET, Bull. Soc. chim. France [5] **2**, 301 (1935).
110) Y.-R. NAVES, Helv. chim. Acta **26**, 172 (1943).
111) Ber. dtsch. chem. Ges. **63**, 2209 (1930).
112) BRADY, J. chem. Soc. (London) **1931**, 758.
113) An. Asoc. quím. argent. **40**, 273 (1952); C. **1954**, 6119.
113a) Nachr. Akad. Wiss. Kasachst. SSR, Ser. Chem. **1959**, No. 1,85.
114) A. WEISSENBERG und D. GINSBERG, Bull. Res. Council Israel Sect. A **5 A**, 268 (1956); C. **1958**, 11779.
114a) A. L. MONTES und M. WIERNIK, An. Asoc. quím. Argent. **48**, 163 (1960); C. A. **55**, 23939 (1961).
115) Liebigs Ann. Chem. **365**, 240 (1909).

10 g *Pulegon* werden in 30 ccm absoluten Alkohols gelöst, eine Auflösung von 30 g KOH in 20 ccm Wasser hinzugefügt und dann eine Lösung von 10 g $NH_2OH \cdot HCl$ in 10 ccm Wasser möglichst schnell eingetragen. Dabei ist darauf zu achten, daß die Temperatur 75° nicht überschreitet. Erst zuletzt wird das Produkt noch etwa 10 Minuten auf dem Wasserbad auf 85° erwärmt.

Nach dem Erkalten gießt man die Masse auf Eis und überläßt sie einige Zeit sich selbst. Dann äthert man das Oxim, das sich gewöhnlich in großen Flocken abscheidet, aus, destilliert von der abgehobenen ätherischen Lösung den Äther ab und unterwirft den Rückstand der Dampfdestillation. Das mit den Wasserdämpfen übergehende Oxim scheidet sich in der Vorlage sofort in Form feiner Nadeln ab, die abfiltriert und aus Äther und Ligroin umkristallisiert werden, Schmp. 120 bis 121°. Durch häufiges Umkristallisieren aus Methanol konnte WALLACH den Schmp. bis auf 123 bis 124° bringen. $[\alpha]_D^{22}$ — 25,833°.

Beim Erwärmen des Oxims mit Oxalsäure erhält man *iso-Pulegon*, mit Schwefelsäure dagegen *Pulegon*.

Außer diesem Oxim ist noch ein *Addukt* bekannt, das NH_2OH an der Doppelbindung trägt: $C_{10}H_{16}O \cdot NH_2OH$, Schmp. 155 bis 157°[116]). Durch Anlagerung von (überschüssigem) Hydroxylamin an die Doppelbindung des Oxims entsteht das *Hydroxylamino-oxim* des *iso-Pulegons* (Schmp. 118°)[117]).

FRANCESCONI und SANNA[118]) stellten durch Einwirkung von HCl auf das Oxim des *iso-Pulegons* (Schmp. 120 bis 121°) ein isomeres Oxim (Schmp. 141°) her, das sich evtl. vom *Pulegon* ableitet. Ein zweites Hydroxylaminooxim fand CUSMANO[119]) mit dem Schmelzpunkt 145°.

5. *Bis-nitroso-pulegon*, Schmp. 81,5°. Nach BAEYER und HENRICH[120]) läßt sich durch dieses *Pulegon* am besten charakterisieren.

Um dieses herzustellen, versetzt man eine durch eine gute Kältemischung abgekühlte Lösung von 2 ccm *Pulegon* oder pulegonhaltigen Öls in 2 ccm Ligroin und 1 ccm Amylnitrit mit einer ganz geringen Menge Salzsäure. Nach kurzer Zeit scheidet sich die Bisnitrosoverbindung in Gestalt feiner Nadeln vom Schmp. 81,5° ab, die durch Aufstreichen auf poröse Tonplatten und Waschen mit Petroläther rein zu erhalten sind; beim Umkristallisieren zersetzen sie sich. *Iso-Pulegon* reagiert nicht.

Bei der Einwirkung von Alkalien geht dieses bis-Nitrosopulegon in *iso-Nitrosopulegon* (Schmp. 122 bis 127°), mit HCl in ein Gemisch der *Nitrosylsäure* (Schmp. 115 bis 116°) und des *Chlorketons* (Schmp. 124 bis 125°) über.[121])

116) BECKMANN und PLEISSNER, Liebigs Ann. Chem. **262**, 6 (1891). — WALLACH ebenda **365**, 246 (1909).

117) SEMMLER, Ber. dtsch. chem. Ges. **38**, 146 (1905).

118) Gaz. chim. ital. **45**, 35 (1915).

119) Gaz. chim. ital. **39**, II. 453 (1909).

120) Ber. dtsch. chem. Ges. **28**, 653 (1895).

121) BAEYER und PRENTICE, Ber. dtsch. chem. Ges. **29**, 1078 (1896).

Die Identifizierung des *Pulegons* neben anderen Carbonylverbindungen (z. B. *Acetophenon*, *Vanillin*, *Carvon* und *Fenchon*) durch aufsteigende Entwicklung an chromatoplates und Sichtbarmachung mit Eosin, 2,4-Dinitrophenylhydrazin und Sudan III beschrieben B. J. FRYDMAN, A. L. MONTES und A. TROPAREVSKY[126]).

Zur **Bestimmung** des *Pulegons* wendet man im allgemeinen die Sulfit- oder Hydroxylaminmethode an. Da *Pulegon* ein ziemlich reaktionsträges Carbonyl enthält, muß man die Einwirkungszeiten verlängern (vgl. hierzu Band II, S. 222 bis 229). Zur Bestimmung mit der Sulfitmethode vgl. auch G. ROMEO und E. d'AMICO[122]), durch Oximierung vgl. auch J. J. PERRET[123]).

Nach T. PAVOLINI[124]) läßt sich der Pulegongehalt des Pfefferminzöls mit Hilfe der Nickel-Dioximverbindung bestimmen.

Man versetzt hierzu genau 0,15 g Pfefferminzöl mit 6 ccm einer 7proz. alkoholischen Lösung von $NH_2OH \cdot HCl$ und kocht die Flüssigkeit einige Minuten. Die warme Flüssigkeit wird dann mit 8 ccm 15proz. alkoholischer KOH-Lösung und nach nochmaligem kurzem Erhitzen mit 0,5 ccm 24proz. wäßriger Nickelchlorürhydratlösung versetzt. Man schüttelt um, kühlt auf Zimmertemperatur ab, neutralisiert tropfenweise mit wäßriger 20proz. Essigsäure bis zur leicht sauren Reaktion. Der rosenrote Niederschlag wird auf einem Goochtiegel o. ä. bei 105 bis 110° getrocknet. Durch Multiplizieren des Gewichtes des Niederschlages mit 0,6656 ergibt sich die in den 0,15 g Öl enthaltene Menge *Pulegon*.

Die colorimetrische Bestimmung des *d-Pulegons* mit 3,5-Dinitrobenzoesäure beschrieb D. H. E. TATTJE[125]).

4 ccm einer Lösung von *d-Pulegon* (bis 2,7 mg) in Äthanol werden mit 5 ccm einer 4proz. Lösung von 3,5-Dinitrobenzoesäure in Äthanol und 2 ccm einer wäßrigen 3n-NaOH versetzt. Die auftretende Farbe wird in einer 0,50 cm Küvette bei 5375 Å mit einer Spektralbandbreite von 40 Å gegen eine Blindlösung mit 4 ccm Äthanol, 5 ccm des Reagenzes und 2 ccm 3n-NaOH etwa 40 Minuten nach Zugabe der Natronlauge gemessen. Die Reaktion muß stets bei der gleichen Temperatur, vorzugsweise bei 20° ausgeführt werden; die Blindprobe ist jeweils frisch herzustellen. Die Eichkurve ist zwischen 0 und 2,7 mg *d-Pulegon* eine Gerade; E (1%, 1 cm) = 82,3. *l-Piperiton* und *Piperitenon*, die ebenfalls in Poleiölen vorkommen können, haben E = 128 bzw. 235. *Menthon* reagiert nicht.

Verwendung: hauptsächlich zur Gewinnung von l-Menthol.

[122]) Ann. chim. applicata **15**, 320 (1925).
[123]) Helv. chim. Acta **34**, 1531 (1951).
[124]) Riv. ital. Essenze, Profumi **14**, 79 (1932); nach Ber. Schimmel **1934**, 116.
[125]) Pharmac. Weekbl. **93**, 1048 (1958); nach frdl. zuges. Sonderabdruck.
[126]) An. Asoc. quím. Argent. **45**, 248 (1957).

iso-Pulegon

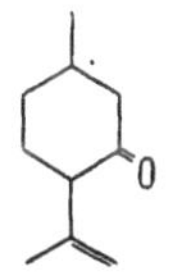

p-Menthen-8(9)-on-3. 1-Methyl-4-isopropenylcyclohexanon-3

$C_{10}H_{16}O$. Mol.-Gew. 152,23

Vorkommen: in den Ölen von *Agastache formosana* (5% l-)[1]) und *Mentha timija* (1%)[2]), im Blätteröl von *Bystropogon mollis*[3]).

Nach V. GRIGNARD und J. SAVARD[4]) besteht das *d-Pulegon* aus Poleiöl zu 18% aus *iso-Pulegon*; nach J. SFIRAS[5]) sind 10% *iso-Pulegon* enthalten. Nach Untersuchungen von W. E. HUGH, G. A. R. KON und R. P. LINSTEAD[6]) kann dieser Befund nicht richtig sein, da die große Empfindlichkeit des *iso-Pulegons* gegenüber Säuren und Alkalien sein Vorkommen in ätherischen Ölen unwahrscheinlich macht. Auch Y.-R. NAVES[7]) konnte im Poleiöl kein *iso-Pulegon* nachweisen. Vgl. auch S. 233 und J. L. SIMONSEN und L. N. OWEN[8]).

Isolierung: V. GRIGNARD und J. SAVARD[4]) gaben an, daß sich *iso-Pulegon* vom *Pulegon* des Poleiöls dadurch trennen läßt, daß es kein Addukt mit $NaHSO_3$ bildet. Sie behandelten gewöhnliches *Pulegon* längere Zeit unter ständigem Schütteln wiederholt mit Natriumbisulfitlösung und erhielten auf diese Weise in Übereinstimmung mit den Ozonolyseergebnissen 15 bis 18% *iso-Pulegon*, das von letzten Spuren *Pulegon* durch Behandlung mit Aluminiumamalgam nach HARRIES und ROEDER[9]) befreit wurde.

G. A. R. KON[10]) reinigte *iso-Pulegon* über das Semicarbazon, das sich mit kalter, verdünnter Schwefelsäure ohne Isomerisierung spalten läßt. Bei der Spaltung mit Oxalsäure in Äther entsteht dagegen ein 35% *Pulegon* enthaltendes Produkt.

1) Y. FUJITA, Botan. Mag [Tokyo] **64**, 165 (1952); C. A. **46**, 1622 (1952).
2) J. SFIRAS, Recherches **1952**, No. 2, 39.
3) G. A. FESTER und E. A. MARTINUZZI, An. Asoc. quím. argent. **38**, 255 (1950); C. **1952**, 2093.
4) C. R. hebd. Séances Acad. Sci. **181**, 589 (1925); **182**, 422 (1926).
5) Recherches **1952**, 22.
6) J. chem. Soc. (London) **1927**, 2585.
7) Helv. chim. Acta **26**, 162 (1943).
8) The Terpenes, Vol. I, S. 387 (1953).
9) Ber. dtsch. chem. Ges. **32**, 3357 (1899).
10) J. chem. Soc. (London) **1930**, 1616.

Konstitution: ergibt sich aus der Bildung durch Oxydation von *iso-Pulegol*, das TIEMANN und SCHMIDT[11]) durch Cyclisierung von *Citronellal* erhalten haben und in welches sich *iso-Pulegon* durch Reduktion mit Natrium und Alkohol wieder überführen läßt. Behandlung mit Ameisensäure führt – über *Pulegon* – zu *Aceton* und *1-Methylcyclohexanon-3*. Die leichte Isomerisierung von *iso-Pulegon* zu *Pulegon* untersuchten vor allem W. E. HUGH, G. A. R. KON und R. P. LINSTEAD[6]); in Gegenwart von Spuren Natriumäthylats ist diese fast momentan, mit BaO in etwa 2 Stunden beendet. Heiße Mineralsäuren und Oxalsäure isomerisieren ebenfalls, erstere spalten daneben in *Aceton* und *3-Methylcyclohexanon*.

Eigenschaften: farbloses Öl mit pulegonähnlichem Geruch.

d-iso-Pulegon:

Sdp.$_5$ 78°, d_4^{14} 0,9097, n_D^{14} 1,46332, $[\alpha]_D$ +34,03° (aus Poleiöl, vgl. aber S. 233, 241)[12]).

Sdp.$_{18}$ 100,5°, d_4^{21} 0,91785, n_D 1,46718[10]).

Sdp.$_{17}$ 101 bis 102°, d_4^{20} 0,92085, n_D^{20} 1,4667, $[\alpha]_D$ +24,7° (c=5,55 in Methanol)[6]).

Sdp.$_{17}$ 101 bis 102°, $d_4^{20,4}$ 0,92177, $n_D^{20,4}$ 1,46787 (aus *iso-Pulegol*)[6]).

UV-Spektrum: J. SAVARD[13]).

Wie *Pulegon* geht *iso-Pulegon* bei der Einwirkung von Alkylmagnesiumhalogeniden teilweise in die Enolform, *iso-Pulegenol* (Sdp.$_6$ 80 bis 81°, d_4^{14} 0,8965, n_D^{14} 1,46732, $[\alpha]_D$ −4,3° in Toluol), über.[12])

Nach J. DOEUVRE[14]) entsteht bei der Oxydation von *iso-Pulegol* (aus *d-Citronellal*) mit Chromsäure-Schwefelsäure ein Gemisch von Stereoisomeren. Aus diesem gewann er – entsprechend der *cis-* und der *trans*-Form – zwei Semicarbazone (Schmp. 172 bis 173° [linksdrehend] und 156° [rechtsdrehend]). Die beiden Isomeren verhielten sich unterschiedlich gegen Isoamylmagnesiumbromid; die l-Verbindung enolisiert sich rasch, während die d-Verbindung den tertiären Alkohol liefert.

H. SCHMIDT[15]) stellte *iso-Pulegon-enolacetat* durch Einwirkung von Essigsäureanhydrid-Phosphorsäure bei −5° her.

11) Ber. dtsch. chem. Ges. **29**, 914 (1896).

12) V. GRIGNARD und J. SAVARD, C. R. hebd. Séances Acad. Sci. **182**, 422 (1926).

13) C. R. hebd. Séances Acad. Sci. **186**, 1436, 1738 (1928); Bul. Soc. chim. France [4] **43**, 542 (1928).

14) Bull. Soc. chim. France **53**, 589 (1933).

15) Ber. Schimmel **1938**, 130.

Reduktion von *iso-Pulegon* mit Natrium in flüssigem NH_3 ergibt 90% iso-Pulegol und 10% Menthol (H. HUEDA[15a])).

Bei der Behandlung von *iso-Pulegonoxyd* mit Säuren entsteht *Menthofuran* (s. Band IIId) (BRACHVOGEL[16])).

Die letale Dosis *iso-Pulegon* beim Hund beträgt 0,45g/kg[17]).

Identifizierung:

Semicarbazon, Schmp. 172 bis 173° und 156° (*cis-* und *trans-iso-Pulegon*)[17]). J. SFIRAS[18]) erhielt aus einem *iso-Pulegon* aus Poleiöl Semicarbazone mit den Schmp. 175 bis 176° (*trans*-Form, linksdrehend) und 140 bis 141° (*cis*-Form?, rechtsdrehend).

Das nach GILDEMEISTER und HOFFMANN[19]) bei 172 bis 174° schmelzende Semicarbazon der aktiven *iso-Pulegone* ist in Äther leicht löslich. Das schwerer lösliche dl-Semicarbazon schmilzt nach WALLACH[20]) bei 182 bis 183°.

UV-Spektrum (λ_{max} 220 mμ); G. A. FESTER, J. A. RETAMAR und A. I. A. RICCIARDI[24]).

Oxim, Schmp. 120 bis 121°. Entsteht aus *iso-Pulegon* und aus *Pulegon* (s. S. 238)[20]). Das inaktive Oxim schmilzt bei 138 bis 139°[20]), 134°[21]), 143°[22]).

HARRIES und ROEDER[22]) wiesen auch geringe Mengen *Pulegon* in *iso-Pulegon* als bis-Nitrosopulegon nach; sie mischten 2 ccm der Probe mit 2 ccm Petroläther und 1 ccm Isoamylnitrit und fügten unter starker Kühlung einen Tropfen rauchender HCl zu. Die Farbe der Lösung wird blau, das Derivat scheidet sich als weißer Niederschlag ab.

HUGH, KON und LINSTEAD[6]) bestimmten die Menge des im Isomerengemisch vorhandenen *iso-Pulegons* mittels einer von LINSTEAD und MAY[23]) ausgearbeiteten jodometrischen Methode.

15a) Bull. Agric. chem. Soc. Japan **24**, 655 (1960); C. A. **55**, 5566 (1961).
16) Arch. Pharmaz. **285**, 57 (1952).
17) F. CAUJOLLE und Mitarbeiter, C. R. hebd. Séances Acad. Sci. **236**, 633 (1953).
18) Recherches **1952**, 22.
19) Die Ätherischen Öle, 3. Aufl. Bd. I, 565.
20) WALLACH, Liebigs Ann. Chem. **365**, 253 (1909).
21) TIEMANN und SCHMIDT, Ber. dtsch. chem. Ges. **29**, 915 (1896); **30**, 26 (1897).
22) HARRIES und ROEDER, Ber. dtsch. chem. Ges. **32**, 3371 (1899).
23) J. chem. Soc. (London) **1927**, 2565.
24) Rev. Fac. Ing. Juim. **27**, 23 (1958).

Dihydrocarvon

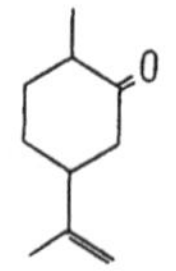

p-Menthen-8(9)-on-2. 1-Methyl-4-isopropenylcyclohexanon-2

$C_{10}H_{16}O$. Mol. Gew. 152,23

Vorkommen: im Kümmelöl (wenig l-)[1], Dillöl (3 bis 4%)[2], im ostindischen Dillöl (0,1%)[3], im Blätteröl von *Lippia alba* (Típo santafecino, dl- Hauptbestandteil)[4], in den Ölen von *Mentha niliaca*[5], *M. spicata*[5]), *M. crispa*[5], *M. cardiaca*[5]) und im ukrainischen Krauseminzöl (12 bis 13%)[6].

Im Öl von *Mentha spicata* var. *longifolia* (Amsterdam strain, Hauptbestandteil)[6a] und im Angelicasamenöl (2,65%)[6b].

Isolierung: durch Fraktionierung und Reinigung über das Bisulfitaddukt. Mit Natriumsulfit-Natriumbicarbonat tritt keine Reaktion ein; dies kann man sich zur Trennung von *Carvon* zunutze machen.

H. Schmidt[7]) entfernte aus der Carvonfraktion des Dillöls mit Natriumsulfit-Natriumbicarbonat zunächst das *Carvon*, destillierte das indifferente Öl zur Abscheidung der Alkohole über Borsäure und trennte *Dihydrocarvon* als Semicarbazon ab. Durch Dampfdestillation mit Oxalsäure wurde dieses wieder gespalten.

1) Schimmel & Co., Ber. Schimmel April **1905**, 50. – E. N. Luyendijk, Pharmac. Weeklb. **92**, 349 (1957).
2) J. H. Gladstone, J. chem. Soc. (London) **25**, 1 (1872). – A. Beyer, Arch. Pharmaz. **221**, 283 (1883). – H. Schmidt, Ber. Schimmel **1954**, 126.
3) K. K. Chakravarti und S. C. Bhattacharyya, Indian Pharmacist **9**, 218 (1954); C. A. **48**, 11731 (1954).
4) G. A. Fester, E. A. Martinuzzi, J. A. Retamar und A. I. A. Ricciardi, Rev. Fac. Ing. Quím. **24**, 52 (1955); Bol. Acad. Nac. Cordoba **40**, 189 (1958).
5) R. H. Reitsema, J. Amer. pharmac. Assoc., sci. Edit. **43**, 414 (1954), **47**, 265 (1958).
6) T. S. Kusner und F. L. Grinberg, J. allg. Chem. [russ.] **8**, 1221 (1935); C. A. **30**, 6129 (1936).
6a) S. Shimizu und H. Ueda, Perfum. Record **52**, 708 (1961); **53**, 14 (1962).
6b) M. C. Nigam, V. Pal und K. L. Handa, Indian Oil Soap J. **26**, 130 (1960). – Vgl. M. H. Klouwen, Dissertat. Groningen 1961.
7) H. Schmidt, Ätherische Öle, Riechstoffe, Parfümerien, Essenzen und Aromen **3**, 75 (1953); Ber. Schimmel **1954**, 126.

Konstitution: folgte aus der Darstellung durch Oxydation von *Dihydrocarveol*[8]) und durch Reduktion von *d-Carvon* zu *l-Dihydrocarvon*[9]) nach der Erkennung der Carvonstruktur durch G. WAGNER[10]). Untersuchungen von TIEMANN und SEMMLER[11]) und von WALLACH[12]) bestätigten diese.

dl-Dihydrocarvon wurde auch aus *α-Pinen-nitrosochlorid* über *Nitrosopinen* erhalten.

Die beiden Alkylgruppen bedingen die Existenz von zwei *cis-trans*-isomeren Formen, die von H. SCHMIDT[13]) durch Oxydation der entsprechenden stereoisomeren *Dihydrocarveole* (s. Bd. III b) in reinem Zustand dargestellt worden sind. Er erhielt *l-Dihydrocarvon* (*trans*-Form) aus *d-Dihydrocarveol* und *l-neo-Dihydrocarveol*, *l-iso-Dihydrocarvon* (*cis*-Form) aus *l-iso-Dihydrocarveol*; alle drei *Dihydrocarveole* sind im Kümmelöl enthalten. Im Dillöl dürften nach H. SCHMIDT[7]) beide stereoisomeren *Dihydrocarvone* als Gemisch vorliegen.

E. E. ROYALS und L. L. HARREL[14]) erhielten *Dihydrocarvon* – neben *p-Cymol* und *Carvenon* – durch Isomerisierung von *Limonenoxyd* bei 310°, A. KERGOMARD und M. TH. GENEIX[15]) neben *Dihydrocarveol* dto. bei 200°.

Eine Synthese von *dl-Dihydrocarvon* beschrieb kürzlich O. P. VIG[15a]).

Eigenschaften: wasserhelles Öl mit carvonähnlichem Geruch[7]).

l-Dihydrocarvon (aus *d-Dihydrocarveol*)[13]): $Sdp._{750}$ 220°, Ep. −11°, d_{15}^{15} 0,929, n_D^{20} 1,47348, α_D −15,6° (l = 1 dm).

l-iso-Dihydrocarvon (aus *l-iso-Dihydrocarveol*)[13]): $Sdp._{750}$ 221°, d_{15}^{15} 0,942, n_D^{20} 1,47419, α_D −23,7° (l = 1 dm).

l-Dihydrocarvon-Gemisch, aus deutschem Dillöl[7]): $Sdp._{760}$ 220 bis 222°, d_{15}^{15} 0,932, n_D^{20} 1,4708, α_D −16°38′.

l-Dihydrocarvon-Gemisch, aus Kümmelöl[16]): $Sdp._{735,5}$ 221°, d_{15}^{15} 0,9297, n_D^{20} 1,47107, α_D −16,3°.

l-Dihydrocarvon-Gemisch, aus *d-Carvon*[9]): Sdp. 221 bis 222°, d^{19} 0,928, n_D^{19} 1,47174, α_D −17,75°.

8) O. WALLACH, Liebigs Ann. Chem. **275**, 114 (1893).
9) WALLACH und SCHRADER, Liebigs Ann. Chem. **279**, 377 (1894).
10) Ber. dtsch. chem. Ges. **27**, 1652, 2271 (1894).
11) Ber. dtsch. chem. Ges. **28**, 2141 (1895).
12) Ber. dtsch. chem. Ges. **28**, 2704 (1895).
13) H. SCHMIDT, Chem. Ber. **83**, 193 (1950); Ber. Schimmel **1951**, 136.
14) J. Amer. chem. Soc. **77**, 3405 (1955).
15) Bull. Soc. chim. France **1958**, 390.
15a) J. allg. Chem. [russ.] **31**, 669 (1961); C. A. **55**, 22358 (1961).
16) Schimmel & Co., Ber. Schimmel April **1905**, 50.

Indexhomogenes *Dihydrocarvon* hat nach G. WIDMARK und B. HOLM[25]) n_D^{25} 1,4682.

UV-Spektrum: CRYMBLE, STEWART, WRIGHT und REA[17]).

Nach H. SCHMIDT[7]) ist der relativ hohe Dihydrocarvongehalt des Dillöls die Ursache für den geruchlichen und geschmacklichen Unterschied zwischen Kümmel- und Dillöl.

Oxydation mit $KMnO_4$ ergibt *p-Menthandiol-8,9-on-2* (Schmp. 115 bis 120°, Semicarbazon Schmp. 187°, Oxim Schmp. 202°)[11])[12]).

Dihydrocarvon isomerisiert sich unter dem Einfluß von Säuren oder Hitze leicht zu *Carvenon*[18]). Mit methanolischer Salzsäure geht *Dihydrocarvon* ungewöhnlicherweise in den *Methyläther des 9-Hydroxy-carvomenthons* über.[19]) Oxydation des *Dihydrocarvons* mit $FeCl_3$ ergibt *Carvacrol*[20]). Über die verschiedenen Halogenderivate des *Dihydrocarvons* vgl. WALLACH[21]) und BAEYER[22]).

Identifizierung:

Semicarbazone:

l-Dihydrocarvon-semicarbazon, Schmp. 189°[13])

l-iso-Dihydrocarvon-semicarbazon, Schmp. 179°[13]).

dl-Dihydrocarvon-semicarbazon, Schmp. 187 bis 188°[23]) bzw. 168°[24]).

UV-Spektrum (λ_{max} 227 mμ): G. A. FESTER, J. A. RETAMAR u. A. I. A. RICCIARDI[26]).

Oxime:

l-Dihydrocarvon-oxim, Schmp. 88 bis 89°, $[\alpha]_D$ $-6°$[13]);

l-iso-Dihydrocarvon-oxim, flüssig, $[\alpha]_D$ $-33°$[13]).

dl-Dihydrocarvon-oxim, Schmp. 115 bis 116°.

Dibromide, Schmp. 69 bis 70° (d- und l-Form), 96 bis 97° (dl-Form)[21]). Durch tropfenweise Zugabe von Brom zur Lösung von *Dihydrocarvon* in Eisessig, der etwas HBr enthält.

[17]) J. chem. Soc. (London) **99**, 1265 (1911).

[18]) WALLACH, Liebigs Ann. Chem. **286**, 131 (1895). – BAEYER, Ber. dtsch. chem. Ges. **27**, 1921 (1894).

[19]) W. TREIBS, Ber. dtsch. chem. Ges. **70**, 387 (1937).

[20]) WALLACH, Liebigs Ann. Chem. **286**, 134 (1895).

[21]) Liebigs Ann. Chem. **279**, 389 (1894); **286**, 127 (1895); **414**, 277 (1918).

[22]) Ber. dtsch. chem. Ges. **28**, 1594 (1895).

[23]) BAEYER, Ber. dtsch. chem. Ges. **27**, 1923 (1894).

[24]) H. KUCZYNSKI und K. PIATKOWSKI, Roczniki Chem. **33**, 299 (1959) nach frdl. zuges. Sonderabdruck.

[25]) Ark. Kemi **11**, 227 (1957).

[26]) Rev. Fac. Ing. Quím. **27**, 23 (1958).

Die Piperitenone

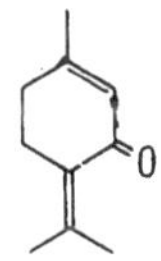

(I)

Piperitenon

p-Menthadien-1,4(8)-on-3

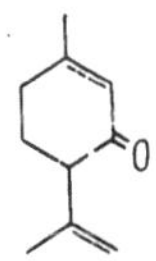

(II)

iso-Piperitenon

p-Menthadien-1,8(9)-on-3

$C_{10}H_{14}O$. Mol.-Gew. 150,21

Vorkommen: In marokkanischem Poleiöl (von *Mentha pulegium* L. var. *villosa* Benth.), das während des zweiten Weltkrieges gewonnen wurde und hohe Dichte, hohe Brechung und niedrige Drehung besaß, wies Y.-R. NAVES[1]) etwa 23% *Piperitenone* nach, die zu etwa 85% aus *Piperitenon* und 15% *iso-Piperitenon* bestanden. R. H. REITSEMA[2]) isolierte *Piperitenon* aus dem Öl von *Mentha silvestris.*

Nach S. SHIMIZU, N. IKEDA und H. UEDA[2a]) enthält eine Varietät von *Mentha rotundifolia* ("French strain") *Piperitenon.*

Isolierung: Die *Piperitenone* reagieren ziemlich langsam mit Natriumsulfitlösung, langsamer als z. B. *Pulegon*; die Reaktion muß man daher durch 3stündiges Erhitzen auf dem Dampfbad unter Schütteln vornehmen. Das in überschüssiger Natriumsulfitlösung lösliche Natriumbisulfitaddukt läßt sich durch Alkalien wieder zerlegen.

Konstitution: Ozonolyse führt zu *Aceton* und *Lävulinsäure* (aus I) und *Formaldehyd* (aus II). Behandlung von *Piperitenon* mit Ameisensäure führte zu *Aceton* und *1-Methylcyclohexen-1-on-3*, Digerieren der Isomeren mit Palladiumkohle zu *Thymol*, Hydrieren zu *iso-Menthon* neben wenig *Menthon* und *Thymol.* Die Gegenwart von (II) folgt außer aus der Bildung von HCHO bei der Ozonisierung aus der – wenn auch schwachen – optischen Aktivität des Gemisches, der Umwandlung in *Piperitenon* (I) bei der Einwirkung von Natriumäthylat und aus dem RAMAN-Spektrum.

A. R. PENFOLD, G. R. RAMAGE und J. L. SIMONSEN[3]) erhielten *p-Menthadien-1,4(8)-on-3* durch Einwirkung von Natriumacetat auf *1,8-Dibrom-*

[1]) Y.-R. NAVES, Helv. chim. Acta **25**, 732 (1942).

[2]) J. Amer. pharmac. Assoc. **47**, 265 (1958).

[2a]) Perfum. Record **51**, 657 (1960); Bull. agric. chem. Soc. Japan **24**, 324 (1960). Nach frdl. zuges. Sonderabdruck.

[3]) J. chem. Soc. (London) **1939**, 1496.

p-menthanon-3 (aus *l-Caren-3-epoxyd-5,6*). Durch längeres Erhitzen von *Geraniumsäure* oder *β-Hydroxy-α,β-dihydrogeraniumsäure* mit Essigsäureanhydrid in Gegenwart von Natriumacetat entsteht *Piperitenon* in schlechter Ausbeute (CH. BALANT, CH. A. VODOZ, H. KAPPELER und H. SCHINZ[4])). Intramolekulare Acylierung von *Lavandulylsäure* in Gegenwart von Schwefelsäure ergibt nach W. KUHN und H. SCHINZ[5]) ebenfalls *Piperitenon*. Bei der Oxydation von *d-Limonen* mit tert.-Butylchromat in Eisessig-Benzol erhielt K. FUJITA[6]) neben *dl-Carvon* und geringeren Mengen anderer Verbindungen *d-iso-Piperitenon* und *Piperitenon*.

Eine einfache Synthese des *Piperitenons* gaben E. D. BERGMANN und P. BRACHA[7]) an. Sie kondensierten *Mesityloxyd* mit *Methylvinylketon* in Gegenwart von Natrium-tert.-amylat in Toluollösung; unter Wasserabspaltung erfolgte spontane Cyclisierung des Adduktes zu *Piperitenon*. Nach Y.-R. NAVES und J.-M. CONIA[8]) entsteht unter den angegebenen Bedingungen jedoch nicht *Piperitenon*, sondern *Isoxyliton* $C_{12}H_{18}O$, das J. M. CONIA[9]) durch Kondensation von Mesityloxyd mit Natrium-tert.-amylat hergestellt hat. Später[10]) stellten sie fest, daß geringe Mengen *Piperitenon* unter den Reaktionsprodukten zu finden sind, wenn man die Kondensation bei 15 bis 25° ablaufen läßt.

Eigenschaften:

Gemisch von Piperitenon und iso-Piperitenon aus Poleiöl:

$Sdp._{2,5}$ 97°; d_4^{20} 0,9738 bis 0,9742; n_D^{20} 1,5284 bis 1,5288; α_D −2°10′ bis −2°17′[1]).

Piperitenon, synthetisch:

$Sdp._{14}$ 120 bis 122°; d_{25}^{25} 0,9683; n_D^{25} 1,5190[3]).
d_4^{20} 0,9730; n_D^{20} 1,5187[4]).

UV-Spektrum: Y.-R. NAVES[11]), Y.-R. NAVES und G. PAPAZIAN[12]), CH. BALANT, CH. A. VODOZ, H. KAPPELER und H. SCHINZ[4]), T. SUGA[13]) Y.-R. NAVES und J.-M. CONIA[8]).

[4]) Helv. chim. Acta **34**, 722 (1951). [5]) Helv. chim. Acta **36**, 161 (1953).
[6]) J. chem. Soc. Japan, pure Chem. Sect. **78**, 1112 (1957); C. **1958**, 13243.
[7]) J. Org. Chemistry **24**, 994 (1959).
[8]) Bull. Soc. chim. France **1960**, 378.
[9]) C. R. hebd. Séances Acad. Sci. **240**, 1545 (1955).
[10]) C. R. hebd. Séances Acad. Sci. **251**, 1130 (1960). – Vgl. S. SHIMIZU, N. IKUDA und H. UEDA, Bull. agric. chem. Soc. **24**, 324 (1960).
[11]) Bull. Soc. chim. France [5] **18**, 370 (1951).
[12]) Helv. chim. Acta **25**, 1028 (1942).
[13]) C. R. hebd. Séances Acad. Sci. **239**, 680 (1954).

IR-Spektrum: Y.-R. NAVES und J.-M. CONIA[8]).

Die letale Dosis *Piperitenon* beträgt beim Hund 0,24 g/kg (F. CAUJOLLE und G. G. ROUX[13])).

Identifizierung: *Piperitenon* bildet ein *2,4-Dinitrophenylhydrazon*, Schmp. 184 bis 184,5°[1])[4])[14]) bzw. 187°[3]).

Der Nachweis des *Piperitenons* ist auch durch Überführung in *Thymol* möglich (über dessen Nachweis s. Band IIId).

Zur gaschromatographischen Untersuchung vgl. NAVES und CONIA[10]).

[14]) T. SUGA, Bull. chem. Soc. Japan **31**, 576 (1958).

Carvon

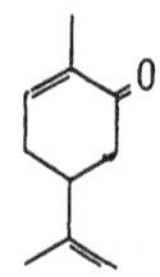

p-Menthadien-6,8(9)-on-2. 1-Methyl-4-isopropenyl-cyclohexen-6-on-2

$C_{10}H_{14}O$. Mol.-Gew. 150,21

Vorkommen:

Drehungsrichtung	Menge (in %)[1]	Öl bzw. Mutterpflanze
Dictyotaceae		
		in einer *Enteromorpha*-Art (Meeresalge)[2]
		in einer *Saragassum*-Art (Seetang)[2]
Taxodiaceae		
	3	*Taxodium distichum*, Zapfenöl[3]
Podocarpaceae		
	Spuren	*Dacrydium Kirkii*, Blätteröl[4]
Cupressaceae		
	?	*Juniperus oxycedrus*[5]
Gramineae		
dl	1,5–2	Gingergrasöl[6][7]
	1	Palmarosaöl[7]
		Cymbopogon densiflorus[8]
Lauraceae		
	Spuren	*Nectandra elaiophora*, Holzöl[9]
dl		*Litsea guatemalensis*. Blätteröl[10]
l		*Lindera sericeae*, Blätteröl[11]
Rutaceae		
		Citrus aurantium var. *amara*, Schalenöl[140]
		Orangenöl, israelitisches[11a]
d		Citronenöl[11b]
Rosaceae		
		Rosenöl, destilliertes[12]
	0,5	*Rosa borbonica*, Blütenöl[12a]
Leguminosae		
	wenig	*Baikiaea insignis*, Blütenöl[13]
Myrtaceae		
l + dl		*Eucalyptus globulus*, Blätteröl[14]

Drehungs-richtung	Menge (in %)[1]	Öl der Mutterpflanze
Umbelliferae		
d	50–60	Kümmelöl[15]
d	40–60	Dillöl (von *Anethum graveolens*)[16]
d	wenig	Dillkrautöl[17]
d	19–46,5	Dillöl, ostindisches (von *Anethum sowa*)[18]
d		Möhrensamenöl, holländisches[19]
Verbenaceae		
l		Verbenaöl[20]
	72 (Vol. %)	*Lippia adoensis*, Blätteröl[21]
d	ca. 60	*L. carviodora*, Blätteröl[22]
	H	*L. dauensis*[23]
	wenig	*Acantholippia seriphioides*[24]
Labiatae		
		Lavendelöl[25]
dl		Lavandinöl[25a]
d	81	*Mentha arvensis*, aus Indien[26]
	70–80	*Mentha arvensis*, neue Rasse aus China[27]
	17,1; 21,2	*M. aquatica*[28]
	H	*M. cardiaca*[29][30]
l	H	Krauseminzöl[31]
l	56–66	Krauseminzöl, amerikanisches[32][33]
l	55,8	dto., indisches[34]
	20	*Mentha viridis*, aus Indien[35]
	56,7–68,5	Krauseminzöl, marokkanisches[36]
		Mentha viridis, aus Sardinien[37]
l	50	*M. viridis* var. *crispa*, aus Japan[38]
l	5–10	Krauseminzöl, russisches[39]
	6	*Mentha verticillata*, Blätteröl[40]
	36,4	*M. spicata*[41][30]
l	66,9–68,7	*M. spicata* aus USA, gewachsen in Piedmont[42]
		M. spicata, aus Kalabrien[43]
		M. spicata, aus Argentinien[44]
		M. niliaca[30]
		M. crispa[30]
	49,8	*M. longifolia*, aus Kalabrien[43][41]
l	70	*M. longifolia*, aus Südafrika[45]
	ca. 65	*M. velutina*[46]
l	50	*M. rotundifolia*, aus SU[47]
l	40	*M. rotundifolia*, aus Cordoba u. San Luis[48]
l	52,6	*Mentha*-Varietät, neues Pfefferminzöl[49]
		Muskateller Salbeiöl, bulgarisches[50]
d		*Orthodon carvoniferum*[51]
d	65	*O. tanegashimense*[52]
l		*Satureia montana*[53]

Drehungs-richtung	Menge (in %)[1]	Öl der Mutterpflanze
Compositae		
dl	0,5	*Artemisia ferganensis*[54])
		A. scoparia[55])
	5,7	*A. serotina*[56])
l	1,19	*A. terrae-albae*[57])
	70–82	*Chrysanthemum balsamita* var. *tanacetoides*[58])
d	12	*Pectis papposa*, Krautöl[59])
	wenig	*Porophylum lineare*[60])
		Tagetes minuta[61])

Noten zur Tabelle S. 250–252.

[1]) ? = Vorkommen nicht sicher, H = Hauptbestandteil.

[2]) T. Katayama, Bull. Japan. Soc. Sci. Fisheries **21**, 420 (1955); nach C. A. **50**, 13184 (1956).

[3]) A. F. Odell, J. Amer. chem. Soc. **34**, 824 (1912).

[4]) L. H. Briggs und W. J. Taylor, J. org. Chemistry **12**, 551 (1947).

[5]) D. Sontag, Rev. Marques, Parfums France **17**, 5 (1939).

[6]) H. Walbaum und O. Hüthig, J. prakt. Chem. [2] **71**, 459 (1905); Ber. Schimmel April **1904**, 52; Oktober **1904**, 41; April **1905**, 34. – S. S. Chaudhary, G. Singh und K. L. Handa, Indian J. Pharmacy **20**, 70 (1958); C. A. **52**, 20907 (1958).

[7]) Y.-R. Naves, Perfum. Record **48**, 117 (1957).

[8]) A. M. Burger, Riechstoffe u. Aromen **10**, 4 (1960).

[9]) Y.-R. Naves, Bull. Soc. chim. France [5] **18**, 987 (1951); Perfum. Record **43**, 38 (1952).

[10]) G. H. Svoboda und L. M. Parks, J. Amer. pharmac. Assoc. **39**, 204 (1950).

[11]) W. Kwasnik, Arch. Pharmaz. **230**, 265 (1892).

[11a]) A. Weissenberg und D. Ginsburg, Bull. Res. Council Israel Sect. A **5 A**, 268 (1956); C. **1958**, 11779. Nach frdl. zuges. Sonderdruck.

[11b]) R. A. Bernhard, J. Chromatogr. **3**, 471 (1960).

[12]) Y.-R. Naves, Helv. chim. Acta **32**, 967 (1949); vgl. Perfum. Record **49**, 231 (1958).

[12a]) I. C. Nigam, G. N. Gupta und D. R. Dhingra, Indian Perfumer **3**, Pt. 2, 81 (1959); C. A. **55**, 20336 (1961).

[13]) R. Salgues, Mat. veget. **2**, 282 (1957).

[14]) H. Schmidt, Chem. Ber. **80**, 528, 533 (1947); Ber. Schimmel **1948**, 129.

[15]) O. Wallach, Liebigs Ann. Chem. **277**, 107 (1893).

[16]) J. H. Gladstone, J. chem. Soc. (London) **25**, 1 (1872). – A. Beyer, Arch. Pharmaz. **221**, 283 (1883). – K. L. Handa, L. D. Kapoor und O. N. Channa, Indian J. agric. Sci. **23**, II. 148 (1953). – S. S. Chaudhary, H. Singh und K. L. Handa, Indian J. Pharmacy **19**, 76 (1957). – Bull. Imp. Inst. **25**, 118 (1927). – J. Reilly, P. J. Drumm und C. Boyle, Econ. Proc. Roy. Dublin Soc. **2**, 415 (1929).

[17]) Schimmel & Co., Ber. Schimmel Oktober **1908**, 38.

18) B. K. MALAVIYA und S. DUTT, Proc. Indian Acad. Sci. Sect. A 12, 251 (1940); C. 1941, II. 2879. – K. K. CHAKRAVARTY und S. C. BHATTACHARYYA, Indian Pharmacist 9, 218 (1954); C. A. 48, 11731 (1954).
19) F. ŠORM, M. ZAORAL, J. ARIENT, J. PLIVA und V. HEROUT, Collect. czechoslov. chem. Commun. 16, 47 (1951).
20) M. G. IGOLEN, 28ème Congr. Chim. ind., Nancy 1938. – IGOLEN und IGOLEN, Rev. Marques, Parfums France 16, 113 (1938).
21) P. ROVESTI, Ann. chim. applicata 17, 558 (1927).
22) D. J. COSGROVE und F. MAJOR, Colon. Plant Anim. Prod. 1, 56 (1950). – H. T. ISLIP und W. S. A. MATTHEWS, ebenda 2, 96 (1951).
23) T. SACCO, Riv. ital. Essenze, Profumi, Piante officin., Olii veget., Saponi 38, 506 (1956); Riechstoffe und Aromen 6, 193 (1956).
24) G. A. FESTER und E. A. MARTINUZZI, Rev. Ing. Quím. 23, 27 (1954); Bol. Acad. Nac. Cordoba 40, 189 (1958).
25) Y.-R. NAVES, Helv. chim. Acta 28, 1222 (1945). – Fa. Chiris, nach Ber. Schimmel 1950, 62.
25a) P. STADLER, Helv. chim. Acta 43, 1601 (1960).
26) S. DUTT, Indian Soap J. 6, 248 (1940); C. A. 34, 6015 (1940).
27) CHIANG HSI-CHANG, Perfum. Record 49, 14 (1958).
28) P. ROVESTI, Profumi italici 3, 177 (1926); nach Ber. Schimmel 1926, 71.
29) K. D. BALLENTINE und A. E. SCHWARTING, J. Amer. pharmac. Assoc. sci. Edit. 38, 241 (1949).
30) H. REITSEMA, J. Amer. pharmac. Assoc., sci. Edit. 43, 414 (1954).
31) FLÜCKIGER, Ber. dtsch. chem. Ges. 9, 473 (1876). – BEYER, Arch. Pharmaz. 221, 283 (1883).
32) KREMERS und SCHREINER, Pharmac. Rev. 14, 244 (1896).
33) K. NELSON, U. S. Dept. Agric., Bur. Chem., Circ. No. 92.
34) D. R. DHINGRA, G. N. GUPTA, G. CHANDRA und B. M. PATWARDHAN, Perfum. Record 48, 342 (1957).
35) K. L. HANDA, I. C. SHOPRA und S. N. SOBTI, J. Sci. ind. Res. 16 A, No. 5, 17 (1957).
36) J. GATTEFOSSÉ und G. IGOLEN, Parfumerie mod. 42, 48 (1950).
37) A. RATTU und M. T. FALQUI, Rend. Semin. Fac. Sci., Univ. Cagliari 22, 69 (1952); nach C. A. 48, 7262 (1954).
38) E. GUENTHER, The Essential Oils, Vol. III, 663.
39) Schimmel & Co., Ber. Schimmel April 1898, 28.
40) R. K. TSCHAGOWETZ und JU. G. BORISSJUK, Ukrain. Chem. J. 22, 639 (1956); C. 1958, 3466.
41) D. LA FACE, Essenze Deriv. Agrumari 23, 111 (1953).
42) A. BOTTA und M. MARASSUTTI-BOTTA, Riv. ital. Essenze, Profumi, Piante officin., Olii veget., Saponi 36, 8 (1954).
43) D. LA FACE, Essenze Deriv. Agrumari 23, 111 (1953).
44) G. A. FESTER, E. A. MARTINUZZI, J. A. RETAMAR, A. I. A. RICCIARDI und F. TABOADA, Rev. Fac. Quím. 23, 15 (1954); C. A. 51, 6083 (1957).
45) Imp. Inst. London, Bull. Imp. Inst. 18, 350 (1920).
46) A. G. ROOTH und R. HEGNAUER, Pharmac. Weekbl. 90, 33 (1955).
47) N. LIBISOW, Pharm. und Pharmakol. [russ.] 1938, No. 3, S. 27; C. 1938, II. 2658.

48) G. A. FESTER, E. A. MARTINUZZI, J. A. RETAMAR und A. I. A. RICCIARDI, Bol. Acad. nac. Ci. **39**, 375 (1956); Rev. Fac. Ing. Quím. **24**, 43 (1955); C. **1958**, 9630.

49) T. SACCO, Riv. ital. Essenze, Profumi, Piante officin., Olii veget., Saponi **34**, 337 (1952).

50) I. PANAYOTOV, Perfum. Record **49**, 233 (1958).

51) WEI-HSIENG HUANG, Amer. Perfumer **60**, 431 (1952).

52) Y. FUJITA und T. UEDA, J. chem. Soc. Japan, pure Chem. Sect. **78**, 1617 (1957); C. **1958**, 13372.

53) M. G. IGOLEN und D. SONTAG, Rev. Marques, Parfums France **17**, 109, 143 (1939).

54) L. K. TICHONOWA und M. I. GORJAJEW, Nachr. Akad. Wiss. Kasach. SSR, Ser. Chem. **1957**, No. 2, 67; C. **1959**, 5648.

55) K. DAKSHINAMURTI, Indian Farmacist **8**, 257 (1953); C. A. **47**, 10811 (1953).

56) M. I. GORJAJEW und E. I. SATDAROWA, Trudy Inst. Khim. Nauk, Akad. Nauk Kazakh. S. S. R. **4**, 37 (1959); C. A. **54**, 23202 (1960).

57) M. I. GORJAJEW und E. I. SATDAROWA, ebenda 49.

58) R. F. VOIGT, CH. H. ROGERS und E. B. FISCHER, J. Amer. pharmac. Assoc. **27**, 643 (1938).

59) C. E. BRADLEY, Proc. Conf. Cult. Drug Assoc. Econ. Plants Calif. **1947** 263; C. A. **42**, 9087 (1948). – BRADLEY und A. J. HAAGEN-SMIT, Econ. Botany **3**, 407 (1949); C. A. **44**, 2180 (1950).

60) G. A. FESTER, E. A. MARTINUZZI, J. A. RETAMAR und A. I. A. RICCIARDI, Bol. Acad. nac. Ci. **39**, 406 (1956); Rev. fac. ing. quím. **24**, 37 (1955); C. A. **51**, 7658 (1957).

61) Bull. Imp. Inst. **22**, 279 (1924).

Isolierung: Um das Keton aus einem Öl bzw. einer Fraktion rein abzuscheiden, kann man es mit Natriumsulfit in das wasserlösliche Natriumsalz der *Disulfonsäure* $C_{10}H_{16}O(SO_3Na)_2$ überführen und aus diesem regenerieren.

Das Öl wird mit der entsprechenden Menge einer konzentrierten wäßrigen Natriumsulfitlösung geschüttelt und das bei der Reaktion frei werdende NaOH von Zeit zu Zeit mit einer verdünnten Säure neutralisiert. Ist der Prozeß beendet, so werden die nicht in Reaktion getretenen Anteile durch mehrmaliges Ausäthern der Lösung entfernt und hierauf das *Carvon* aus der Disulfonsäure mit Natronlauge wieder abgespalten und mit Wasserdampf übergetrieben. Mit dieser Methode läßt sich *Carvon* auch quantitativ bestimmen (s. Bd. II, S. 222–224).

Zur Reindarstellung (und Identifizierung) des *Carvons* kann man sich auch des Adduktes bedienen, das dieses mit Schwefelwasserstoff bildet; es hat die Zusammensetzung $(C_{10}H_{14}O)_2H_2S$.

Man sättigt hierzu ein Gemisch aus 20 Teilen Carvonfraktion, 5 Teilen Alkohol und einem Teil Ammoniak (d^{15} 0,96) mit Schwefelwasserstoff, wobei sich das Addukt ausscheidet. Nach dem Absaugen und Umkristallisieren aus Methanol wird es durch Kochen mit alkoholischem Kali zerlegt und das regenerierte *Carvon* durch Destillation mit Wasserdampf gereinigt.

Eine etwas modifizierte Darstellungsweise für dieses Addukt gab O. WALLACH[62]) an.

Für die Verbindung wurden unterschiedliche Eigenschaften angegeben. Für die optisch aktiven Addukte fand HARRIES[63]) einen Schmp. von 224 bis 225°, E. DEUSSEN[64]) von 210 bis 211°; letzterer fand $[\alpha]_D^{18}$ $+48°43'$ bzw. $[\alpha]_D^{20}$ $-48°27'$ in 0,6proz. Chloroformlösung. Das Razemat schmilzt bei 189 bis 190°.

G. WIDMARK und B. HOLM[65]) untersuchten die Reinheit auf verschiedene Weise gereinigter Carvonpräparate (aus Kümmelöl, Krauseminzöl und autoxydiertem *d-Limonen*) mit Hilfe der von S.-G. BLOHM[66]) beschriebenen Mikrosorptionsmethode (s. Band IIIa, S. 67). Sie stellten fest, daß die besten Ergebnisse durch Kombination der Extraktion mit Natriumsulfit und Reinigung über das Semicarbazon erhalten werden. Die drei optischen Isomeren des reinen *Carvons* gaben das gleiche Sorptiogramm $1{,}4969_{\mathrm{US},\,1-7}$.

Das aus dem Sulfitextrakt in Freiheit gesetzte *Carvon* wurde auf übliche Weise in das gut kristallisierende Semicarbazon übergeführt; die Ausbeute überstieg hierbei nie 80%. Nach einmaligem Umkristallisieren aus Äthanol wurde ein Teil Semicarbazon mit 1,5 Teilen Phthalsäureanhydrid gut gemischt und wasserdampfdestilliert und das freie *Carvon* mit Na_2SO_4 getrocknet. Die meisten Sorptiogramme entsprachen etwa dem Beispiel $1{,}4968_{\mathrm{US}}$ $1{,}4767_{1-2}$ $1{,}4769_{3-6}$ $1{,}4766_7$, in einigen Fällen erhielten sie auch indexhomogene Proben mit $1{,}4969_{\mathrm{US},\,1-7}$.

Die noch nicht reinen Fraktionen wurden mit Hilfe des Reagenzes P von GIRARD und SANDULESCU oder durch Verteilungschromatographie gereinigt. 2 g Carvon, 50 ml absoluter Äthylalkohol, 6,7 g GIRARD-P-Reagenz und 6,7 ml Eisessig wurden eine Stunde unter Rückfluß gekocht, das Gemisch danach gekühlt und in 300 ml Eiswasser (enthaltend 5,6 g Na_2CO_3) gegossen. Die wäßrige Lösung wurde 3mal mit Äther extrahiert und wieder abgekühlt. Dann wurden vorsichtig 11 ml konz. HCl zugegeben, die Lösung 1 Stunde bei Zimmertemperatur stehengelassen und dann viermal mit Äther extrahiert. Die ätherische Lösung wurde gewaschen, getrocknet, vom Äther befreit und im Vakuum fraktioniert. Es wurden 75% *indexhomogenes Carvon* erhalten.

Zur Verdrängungsabsorption benutzten sie das gleiche Gel wie für die Mikrosorption und eine 2 m hohe Röhre von 3 mm innerem Durchmesser; Probengröße 1,5 ml. Es wurden 7 Fraktionen genommen; die Fraktionen 3 bis 6 gaben indexhomogenes *Carvon*.

[62]) Liebigs Ann. Chem. **305**, 224 (1899).
[63]) Ber. dtsch. chem. Ges. **34**, 1928 (1901).
[64]) J. prakt. Chem. [2] **90**, 318 (1914).
[65]) G. WIDMARK und B. HOLM, Ark. Kemi **11**, 227 (1957).
[66]) Ark. Kemi **6**, 317 (1954); Microchim. Acta [Wien] **36/37**, 322 (1950); Acta chem. scand. **4**, 1495 (1950). – BLOHM und WIDMARK, Microchim. Acta [Wien] **1956**, 184; Acta chem. scand. **9**, 1296 (1955).

Die Isolierung über das H_2S-Addukt führt auch zu indexhomogenem *Carvon*, aber das Addukt wird nur in etwa 25proz. Ausbeute aus reinem *Carvon* erhalten.

Konstitution: VARRENTRAPP[67]), der *Carvon* als erster rein erhalten hatte, stellte die Bruttoformel $C_{10}H_{14}O$ fest; SCHWEIZER[68]) isomerisierte es zu *Carvacrol*.

Die Aufklärung der Struktur des *Carvons* ist eng mit der des *Limonens* verbunden (s. Bd. IIIa, S. 45), da H. GOLDSCHMIDT und R. ZÜRRER[69]) die Identität von *Carvoxim* und *Nitrosolimonen* feststellten. Die richtige Konstitution erkannte G. WAGNER[70]); durch die Arbeiten von F. TIEMANN und F. W. SEMMLER[71]) wurde diese bestätigt. Über das *Carvoxim* lassen sich *Carvon* und *Limonen* wechselseitig ineinander überführen.

Carvon ist mehrfach synthetisiert worden.

Da *Limonen* ein Abfallprodukt bei der Gewinnung der terpen- und sesquiterpenfreien Citrusöle ist, wurde seine Umwandlung in *Carvon* intensiv untersucht.

C. BORDENCA, R. K. ALLISON und P. H. DIRSTINE[72]) führten *d-Limonen* mit Nitrosylchlorid in flüssigem SO_2 in das *Nitrosochlorid* und dieses mittels Harnstoffs in Isopropanol in *Carvoxim* über, das bei der Hydrolyse 60% *l-Carvon* ergab (Gesamtausbeute 35%).

E. ROYALS und S. E. HORNE jr.[73]) leiteten gasförmiges Äthylnitrit bei − 5° in eine alkoholische Lösung von *d-Limonen*; durch Behandeln dieser Lösung bei − 5° mit feuchtem HCl erhielten sie 80% *d-Limonen-nitrosochlorid*, das nach der bereits von O. WALLACH[74]) beschriebenen Weise mit Pyridin in *l-Carvoxim* überführt wurde (90 bis 95% Ausbeute). Dessen Spaltung durch Erhitzen mit 5proz. Oxalsäure ergab ohne jede Racemisierung oder Isomerisierung 78 bis 80% *l-Carvon*. Gesamtausbeute 56 bis 60%.

56% *l-Carvon* wurden auch mit dem in flüssigem SO_2 mit Nitrosylchlorid arbeitenden Verfahren aus *d-Limonen* gewonnen[75]); wichtig ist die Einhaltung eines pH = 0,9 bei der Hydrolyse des *Carvoxims*.

R. H. REITSEMA[76]) stellte das *Limonen-nitrosochlorid* in über 80proz. Ausbeute durch gleichzeitige Einwirkung von $NaNO_2$ und HCl auf *d-Limonen* her. Hierbei

[67]) Handwörterbuch der Chemie von Liebig, Poggendorff und Wöhler, Bd. 4, 686.
[68]) J. prakt. Chem. **24**, 257 (1841).
[69]) Ber. dtsch. chem. Ges. **18**, 1729 (1885). – Vgl. GOLDSCHMIDT, ebenda **17**, 1577 (1884); **20**, 490 (1887).
[70]) Ber. dtsch. chem. Ges. **27**, 2270 (1894).
[71]) Ber. dtsch. chem. Ges. **28**, 2147 (1895).
[72]) Drug Cosmet. Ind. **67**, 545 (1950).
[73]) J. Amer. chem. Soc. **73**, 5856 (1951).
[74]) Liebigs Ann. Chem. **414**, 257 (1918).
[75]) Manufact. Chemist **21**, 413 (1950).
[76]) J. org. Chemistry **23**, 2038 (1958); nach frdl. zuges. Sonderabdruck.

wurden äquimolekulare Mengen $NaNO_2$ und etwa 40 bis 50 ml konz. HCl auf $^1/_2$ Mol Limonen angewendet, Temperatur 10°. Die beste Carvonqualität wurde bei kontinuierlicher Zersetzung des Oxims erhalten. Um die Kontaktzeit mit der Säure zu vermindern, wurde das *Carvoxim* als Schmelze oder in wäßriger Suspension zugegeben und das *Carvon* sofort nach Bildung durch Wasserdampfdestillation entfernt. Ausbeute 83% *Carvon* (aus *Carvoxim*).

Nach H. E. ESCHINAZI[77]) erhält man aus *d-Limonen* durch Einleiten von CH_3ONO oder C_2H_5ONO in die Mischung mit konz. Salzsäure und $CaCl_2$ bei 15° 70% *d-Limonen-nitrosochlorid*; die alkoholische Lösung desselben kann über *Carvoxim* in der gleichen Operation mittels H_3PO_4 in *l-Carvon* übergeführt werden.

K. FUJITA[78]) wies 20,5% *dl-Carvon* unter den Oxydationsprodukten, die bei der Einwirkung von tert.-Butylchromat auf *d-Limonen* in Gegenwart von Essigsäure und -anhydrid entstanden, nach.

T. SUGA und T. MATSUURA[79]) oxydierten *dl-α-Terpinylacetat* mit tert.-Butylchromat zu einem Gemisch mit bis zu 53% *8-Acetoxy-carvotanaceton*, das bei langsamem Destillieren unter Atmosphärendruck in *dl-Carvon*, *Piperitenon* und *Carvacrol* übergeht. Gesamtausbeute (berechnet auf *α-Terpinylacetat*) 28 Mol-% *dl-Carvon*.

Eine Synthese von 40–50% *Carvon* aus *d-Limonen* beschrieben K. SUGA und S. WATANABE[79a]).

M. J. MURRAY und R. H. REITSEMA[80]) untersuchten die genetischen Unterschiede zwischen *Carvon* – dem Hauptbestandteil der Krauseminzöle – und *Menthon* – dem Hauptketon der Pfefferminzöle. Nach ihrer Meinung kommen diese durch einen allelomorphen Wechsel in einem einzelnen Gen mit über *Menthon* dominierendem *Carvon* zustande.

Eigenschaften: farblose, nach Kümmel riechende Flüssigkeit, die in starker Kälte erstarrt.[81])

d-Carvon, aus Kümmelöl: $Sdp._{755}$ 230°, $Sdp._{5-6}$ 91°, d_{15}^{15} 0,9645, n_D^{20} 1,49952, α_D + 59°57′ (über Disulfonsäure gereinigt)[82]);

$Sdp._{755}$ 230°, $d_4^{18,7}$ 0,9611, $n_D^{18,7}$ 1,4993, $[\alpha]_D^{20}$ + 62,32°[83]).

[77]) Perfum. Record **44**, 242 (1953).

[78]) J. chem. Soc. Japan, pure Chem. Sect. **78**, 1112 (1957); C. **1958**, 13243; nach frdl. zuges. Sonderabdruck.

[79]) J. chem. Soc. Japan, pure Chem Sect. **78**, 1089 (1957); C. **1958**, 13244. – T. SUGA Bull. chem. Soc. Japan **31**, 569 (1958). Nach frdl. zuges. Sonderabdrucken.

[79a]) C. A. **54**, 5021 (1960).

[80]) J. Amer. pharmac. Assoc., sci. Edit. **43**, 612 (1954).

[81]) O. WALLACH, Liebigs Ann. Chem. **252**, 129 Anm. (1889).

[82]) Schimmel & Co., nach GILDEMEISTER-HOFFMANN, Die Ätherischen Öle, 3. Aufl. Bd. I, S. 555.

[83]) Nach J. L. SIMONSEN und L. N. OWEN, The Terpenes I, 396 (1953).

l-Carvon, aus Krauseminzöl: Sdp.$_{763}$ 230 bis 231°, d_{15}^{15} 0,9652, n_D^{20} 1,4988, α_D — 59°40′ (über Disulfonsäure gereinigt)[82];

aus *d-Limonen* (über das Nitrosochlorid): Schmp. — 25,2°, Sdp.$_{10}$ 91 bis 92°, d_4^{27} 0,9555, n_D^{27} 1,4973, $[\alpha]_D^{27}$ — 60°[84]);

Sdp.$_{763}$ 230 bis 231°, d_{15}^{15} 0,9652, n_D^{20} 1,4988, $[\alpha]_D^{20}$ — 62,46°[85]).

dl-Carvon: Sdp. 230 bis 231°, d_{15}^{15} 0,9645, n_D^{20} 1,5003[86]).

Nach G. WIDMARK und B. HOLM[87]) haben die indexhomogenen *Carvone* n_D^{25} 1,4969 und α_D + 57,1° bzw. — 57,8° (l = 10 cm).

Reines *l-Carvon* löst sich in 17 Vol. 50proz..und in 4 Vol. 60proz. Alkohols, technische Präparate von *d-Carvon* lösen sich in 16 bis 20 Vol. 50proz., in 4 bis 5 Vol. 60proz. und in 1,5 bis 2 Vol. 70proz. Alkohols.

UV-Spektrum: HENDERSON, HENDERSON und HEILBRON[88]), PURVIS[89]).

RAMAN-Spektrum: NAVES und BACHMANN[90]).

Rotationsdispersion: LOWRY und ABRAM[91]).

Carvon autoxydiert in alkalisch-alkoholischer Lösung sehr schnell, daneben findet Verharzung[92]) statt (W. TREIBS[93])). Nach STRAUSS[94]) wird die Geruchsverschlechterung unsachgemäß gelagerter süßer Orangenöle andererseits durch Autoxydation von *d-Limonen* zu *l-Carvon* (und *Carveol*) verursacht, die den Ölen eine kümmlige Note verleihen.

Bei der Einwirkung von H_2O_2 erhielt W. TREIBS[95]) dieselben Reaktionsprodukte wie bei der Autoxydation unter analogen Bedingungen. Bei der Autoxydation entsteht zunächst ein unbeständiges Peroxyd, das sich mit dem anwesenden Alkali zu Alkaliperoxyd umsetzt; erst dieses soll die Oxydation des Ketons zu *Carvonoxyd* (I) bewirken. Bei der Oxydation mit H_2O_2 isolierte TREIBS außer einem *Diketon* $C_{10}H_{14}O_2$ die Verbindungen $C_{11}H_{18}O_3$ und $(C_{10}H_{14}O)_2O$. Das Diketon liegt als Enolform (*Hydroxycarvon*) vor und

[84]) K. BORDENCA, R. K. ALLISON und P. H. DIRSTINE, Ind. Engng. Chem. **43** 1196 (1951).
[85]) Nach J. L. SIMONSEN und L. N. OWEN, Thr Terpenes I, 396 (1953).
[86]) WALBAUM und HÜTHIG, J. prakt. Chem. [2] 71, 463 (1905).
[87]) Ark. Kemi **11**, 227 (1957).
[88]) Ber. dtsch. chem. Ges. **47**, 883 (1914).
[89]) J. chem. Soc. (London) **123**, 2518 (1923).
[90]) Helv. chim. Acta **29**, 61 (1946).
[91]) J. chem. Soc. (London) **115**, 309 (1919).
[92]) O. WALLACH, Terpene und Campher, 2. Aufl. S. 330.
[93]) Ber. dtsch. chem. Ges. **63**, 2423 (1930).
[94]) Perfum. Record **38**, 260 (1947).
[95]) Ber. dtsch. chem. Ges. **64**, 2178 (1931).

läßt sich durch Einwirkung von $FeCl_3$, $ZnCl_2$ oder H_2SO_4 in das zweiwertige Phenol *Cymorcin* (III) umlagern (Schmp. 133°).

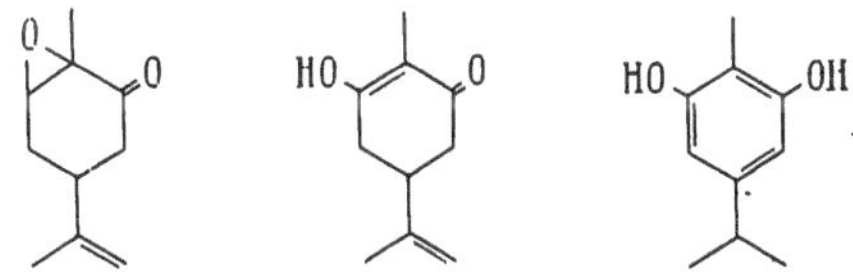

(I) (II) (III)

Die Ozonisierung untersuchten HARRIES und NERESHEIMER[96]).

Das Hauptprodukt der $KMnO_4$-Oxydation ist *Hydroxy-terpenylsäure* (Schmp. 190 bis 192°), die leicht ein Dilacton (Schmp. 129°) bildet (BEST[97]), WALLACH[98])).

Die Oxydation des *Carvons* mit SeO_2 untersuchten K. K. CHAKRAVARTI und S. C. BHATTACHARYYA[99]).

Je nach den angewandten Bedingungen führt die Reduktion des *Carvons* zu *Dihydrocarvon*, *Carvotanaceton* oder *Carvomenthon* bzw. den isomeren *Carvomentholen*.

Hydrierung in Gegenwart von Nickel aus NiO bei 120 at ergibt bei 280° die *Carvomenthole*, bei 220 bis 240° dagegen *Carvomenthon*[100]). M. BADOCHE[101]) erhielt mit RANEY-Nickel bei Zimmertemperatur und Atmosphärendruck aus *d-Carvon* nur *l-Carvomenthon* ohne eine Spur der *iso*-Verbindung. In guter Ausbeute erhält man *Carvomenthon* auch in Gegenwart von $Pd/CaCO_3$[102]). Bei der Verwendung von Platinschwarz kann man nach VAVON[103]) je nach der angewandten H_2-Menge bis zu *l-Carvotanaceton* oder *l-Carvomenthon* oder in Gegenwart sehr aktiven Katalysators bis zu den *Carvomentholen* hydrieren.

Das durch katalytische Hydrierung von *Carvon* nicht zugängliche *Dihydrocarvon* (s. S. 244) kann man durch elektrolytische Reduktion in saurer Lösung[104]) oder durch Behandlung mit Zinkstaub in alkalischer oder essigsaurer Lösung[105]) erhalten.

96) J. chem. Soc. (London) **112**, i. 212 (1917).
97) Ber. dtsch. chem. Ges. **27**, 1218, 3333 (1894).
98) Liebigs Ann. Chem. **275**, 155 (1893); Ber. dtsch. chem. Ges. **27**, 1495 (1894).
99) Perfüm. Record **46**, 341 (1955).
100) IPATIEV und BALATSCHINSKY, Ber. dtsch. chem. Ges. **44**, 3461 (1911). – Vgl. HALLER und MARTINE, C. R. hebd. Séances Acad. Sci. **140**, 1302 (1905).
101) Bull. Soc. chim. France **1951**, 193.
102) READ und JOHNSTON, J. chem. Soc. (London) **1934**, 229.
103) C. R. hebd. Séances Acad. Sci. **153**, 68 (1911).
104) LAW, J. chem. Soc. (London) **101**, 1027, 1549 (1912).
105) O. WALLACH, Liebigs Ann. Chem. **279**, 377 (1894).

Reduktion von *l-Carvon* mit Natrium in Alkohol[106]) oder flüssigem Ammoniak[107]) führt zu *l-Dihydrocarveol*. Mit Aluminium-isopropylat entsteht *Carveol*[108]).

Die Reduktion von *Carvon* zu *Dihydrocarvon* wird stets von der Bildung des Pinakons *α-Dicarvelon* $C_{20}H_{30}O_2$ (aktive Formen Schmp. 148 bis 149°, dl-Form Schmp. 120 bis 121°) begleitet. *α-Dicarvelon* wird durch Alkalien zu *β-Dicarvelon* (aktive Formen Schmp. 206 bis 207°, dl-Form Schmp. 168°), α- und *β-Dicarvelon* durch konz. Schwefelsäure zu *γ-Dicarvelon* (aktive Formen Schmp. 126°, dl-Form 112°) isomerisiert. Reaktionen und Struktur dieser Verbindungen untersuchte O. WALLACH[109]).

Carvon bildet mit HBr ein bei 32° schmelzendes *Hydrobromid*[110]), aus dem bei der HBr-Abspaltung unter Ringerweiterung das isomere *Eucarvon* (s. S. 268) entsteht.[111]) Die durch Einwirkung von Brom auf *Carvon* und *Carvon-hydrobromid* entstehenden Verbindungen sind von O. WALLACH und seinen Mitarbeitern[112]) untersucht worden.

Mit HCl in Essigsäure bildet *Carvon* ein flüssiges *Monohydrochlorid*, das beim Erwärmen in *Carvacrol* übergeht.[113]) Auch bei der Einwirkung von Dehydratisierungsmitteln geht *Carvon* leicht in *Carvacrol* über, auch in Gegenwart von Palladium[114]).

RUPE und SCHLOCHOFF[115]) erhielten beim Hydratisieren von *d-Carvon* mit 40proz. Schwefelsäure *d-Hydroxy-carvotanaceton* (Schmp. 41 bis 42°), das KNOEVENAGEL und SAMEL[116]) ebenfalls durch Digerieren der Natriumbisulfitverbindung des *Carvons* in wäßriger Suspension bis zur Auflösung und Behandlung der entstehenden Sulfonsäure mit Schwefelsäure ge-

[106]) O. WALLACH, Liebigs Ann. Chem. **275**, 111 (1893).

[107]) H. UEDA und S. SHIMIZU, Bull. agric. chem. Soc. Japan **23**, 524 (1959); C. A. **54** 9982 (1960).

[108]) JOHNSTON und READ, J. chem. Soc. (London) **1934**, 233.

[109]) Liebigs Ann. Chem. **403**, 79 (1914).

[110]) GOLDSCHMIDT und KISSER, Ber. dtsch. chem. Ges. **20**, 2091 (1887). – BAEYER, ebenda **27**, 811 (1894).

[111]) BAEYER, Ber. dtsch. chem. Ges. **27**, 811 (1894). – WALLACH, Liebigs Ann. Chem. **305**, 234 (1899); **339**, 94 (1905).

[112]) Liebigs Ann. Chem. **286**, 119 (1895); **279**, 390 (1894); **305**, 245 (1899); **414**, 240 (1918).

[113]) GOLDSCHMIDT und KISSER, Ber. dtsch. chem. Ges. **20**, 488 (1887). – WALLACH, Liebigs Ann. Chem. **305**, 235 (1899).

[114]) LINSTEAD, MICHAELIS und THOMAS, J. chem. Soc. (London) **1940**, 1139. – E. C. HORNING, J. org. Chemistry **10**, 263 (1945).

[115]) Ber. dtsch. chem. Ges. **38**, 1719 (1905).

[116]) Ber. dtsch. chem. Ges. **39**, 677 (1906).

wannen; die Hydroxygruppe steht am C_8. Dagegen erhielt W. TREIBS[117]) aus *Carvon* mit methanolischer Schwefelsäure den *Methyläther des 9-Hydroxy-carvotanacetons*.

Durch Erhitzen von *Carvon* mit schwachen Säuren oder schwachen Basen (z. B. 1-Hydroxyäthyl-2-heptadecenylglyoxalidin) entsteht *p-Menthadien-5,8(9)-on-2* (*Spicaton*), das eine frische grün-grasige Note besitzt (A. B. BOOTH[118])).

GRIGNARD-Reaktionen mit *d-Carvon* beschrieben M. GÜNZL-SCHUHMACHER, H. JUNGEN und G. KÜNSTLE[119]).

Ringerweiterungsreaktionen des *Carvons* untersuchten u. a. T. M. JACOB und SUKH DEV[120]); vgl. hierzu auch S. 268.

Unterwirft man eine wäßrig-alkoholische Lösung des Ketons der Einwirkung des Sonnenlichtes, so entsteht ein isomeres, kristallines Keton, das als *Carvoncampher* bezeichnet wurde (CIAMICIAN und SILBER[121])) und nach SERNAGIOTTO[122]) tricyclisch ist. Diese intramolekulare Cyclisierung untersuchten kürzlich G. BÜCHI und J. M. GOLDMANN[123]).

Die letale Dosis *Carvon* beträgt beim Hund 0,34 g/kg[124]).

Identifizierung:

1. *Semicarbazone*. RUPE und DORSCHKY[125]) erhielten aus *d-Carvon* zwei Semicarbazone: *α-Form* mit Schmp. 141 bis 142° ($[\alpha]_D^{20}$ + 113,3° in Pyridin) und *β-Form* mit Schmp. 162° ($[\alpha]_D^{20}$ + 115,1° in Methanol). *l-Carvon* soll nur die *β-Form* bilden; *dl-Carvon-semicarbazon* schmilzt bei 154 bis 156°.

M. BADOCHE[126]) nimmt an, daß α- und β-Form (er gab 143° bzw. 163° an) des *d-Carvon-semicarbazons* zwei dimorphe kristallinische Formen sind. Bei schnellem Erhitzen schmilzt die α-Form bei 143°, wird danach fast sofort fest und schmilzt hierauf nur noch bei 163°. Erhitzt man Carvonsemicarbazon langsam im Paraffinbad, so findet man nur den Schmp. 163°, wie ihn bereits BAEYER und WALLACH angegeben haben. Versetzt man eine 30proz. Lösung der α-Form in siedendem Methanol nach dem Abkühlen mit einem Kristall der β-Form, so kristallisiert ausschließlich das bei 163° schmelzende Semicarbazon aus.

117) Ber. dtsch. chem. Ges. **70**, 386 (1937).
118) A. P. 2918495; nach C. A. **54**, 7780 (1960).
119) Chem. Ber. **92**, 178 (1959).
120) Soap, Perfum. Cosmet. **31**, 372 (1958).
121) Ber. dtsch. chem. Ges. **41**, 1931 (1908).
122) Gazz. chim. ital. **48**, I. 52 (1918).
123) J. Amer. chem. Soc. **79**, 4741 (1957).
124) F. CAUJOLLE und G. G. ROUX, C. R. hebd. Séances Acad. Sci. **239**, 680 (1954).
125) Ber. dtsch. chem. Ges. **39**, 2113, 2371 (1906).
126) Bull. Soc. chim. France [5] **16**, 706 (1949); Ind. Parfumerie **10**, 180, 238 (1955).

Nach G. WIDMARK und B. HOLM[127]) bilden *beide aktiven Carvone zwei Semicarbazone* (Schmp. 140 bis 141° und 161 bis 162°, dl-Form Schmp. 154 bis 155°). Gleiche Mengen der Enantiomorphen gaben immer Schmp. 154 bis 155°, während Mischungen anderer Zusammensetzung Schmelzpunkte zwischen 140 und 160° gaben, die oft für Präparate nach dem Umkristallisieren gefunden wurden.

Nach G. A. FESTER, E. A. MARTINUZZI, J. A. RETAMAR und A. I. A. RICCIARDI[127a]) schmilzt das kalt bereitete Semicarbazon des *l-Carvons* bei 141°.

2. *Oxime*. *d-* und *l-Carvoxim*, Schmp. 72°, $[\alpha]_D^{17}$ + 39°43′ bzw. $[\alpha]_D^{18}$ — 39°21′ (in Alkohol)[128]), $[\alpha]_D$ + 43,9° (in Alkohol)[129]);

dl-Carvoxim, Schmp. 92 bis 93°[128]); entsteht aus *dl-Carvon* oder beim Digerieren der aktiven Oxime mit Alkohol oder Ligroin, wobei Racemisierung erfolgt (!).

Zur Darstellung der *Carvoxime* löst man nach O. WALLACH[128]) 50 g *Carvon* in 250 ml Methanol und gibt zu dieser Lösung unter Schütteln eine heiße Lösung von Hydroxylaminhydrochlorid in 50 ml Wasser. Dann gießt man auf einmal in die (klare) Lösung eine warme Lösung von 50 g KOH in 400 ml Wasser, wobei Gelbfärbung und Ausscheidung von KCl auftritt. Es wird sofort gekühlt und in kaltes Wasser gegossen, wobei die Hauptmenge des Oxims ausfällt. 100 g trockenes Carvoxim kristallisiert man aus 200 g heißen Alkohols um und fügt vor dem Filtrieren etwas Äther hinzu.

Bei der Darstellung des *Carvoxims* ist darauf zu achten, daß dabei kein allzu großer Überschuß von Hydroxylamin angewandt wird, da sich sonst auch das *Hydroxylamino-oxim* des *Carvons* bildet (Schmp. 174 bis 175°)[130]).

Wenn das frisch dargestellte *Carvoxim* nicht alsbald erstarrt, kann man es manchmal durch Übertreiben mit Wasserdampf zur Kristallisation bringen.

Auf die Gewinnung der *Carvoxime* aus den *Limonen-nitrosochloriden* wurde schon S. 256 hingewiesen. DEUSSEN und HAHN[131]) zeigten, daß bei der Behandlung der aktiven *Limonennitrosochloride* mit Natriumäthylat neben dem normalen Oxim noch ein isomeres *β-Oxim* (Schmp. 57 bis 58°) entsteht.

Durch Bromierung der *Carvoxime* erhielt DEUSSEN[132]) *Tribromide* (d- und l-Form Schmp. 119 bis 120°, dl-Form Schmp. 128°) und *Tetrabromide* (d- und l-Form Schmp. 126 bis 127°, dl-Form Schmp. 121,5°).

[127]) Ark. Kemi **11**, 232 (1957).

[127a]) Acad. Nac. Ci. [Cordoba] **39**, 375 (1956).

[128]) O. WALLACH, Liebigs Ann. Chem. **246**, 226 (1888); **275**, 118 (1893).

[129]) GOLDSCHMIDT, Ber. dtsch., chem. Ges. **17**, 1577 (1884).

[130]) WALLACH und SCHRADER, Liebigs Ann. Chem. **279**, 368 (1894). – HARRIES und JABLONSKI, Ber. dtsch. chem. Ges. **31**, 1384 (1898); HARRIES, ebenda, 1810.

[131]) Ber. dtsch. chem. Ges. **43**, 519 (1910).

[132]) J. prakt. Chem. [2] **90**, 318 (1914).

3. *Phenylhydrazon*, Schmp. 109 bis 110°[133].

4. *p-Nitrophenylhydrazon*, Schmp. 174 bis 175°[134]) (d-Form).

5. *2,4-Dinitrophenylhydrazon*, Schmp. 189° (d-Form)[135]), 190 bis 191°[136])[137]).

A. L. MONTES[138]) trennte das 2,4-Dinitrophenylhydrazon des *Carvons* von denen anderer Carbonylverbindungen durch Chromatographie an SiO_2 und Bentonit; am besten eigneten sich Säulen von 2,5 × 25 cm und Proben von 0,01 bis 0,02 g in ca. 0,1proz. Lösung.

I. PANAYOTOV[139]) wies *Carvon* im Öl von *Salvia sclarea*, L. PEYRON[140]) im Schalenöl von *Citrus aurantium* var. *amara* papierchromatographisch als 2,4-Dinitrophenylhydrazon nach.

6. *3-Nitrobenzhydrazon*, Schmp. 162 bis 163°[141]);
β-Naphthylhydrazon, Schmp. 147°[142]).

7. *H_2S-Addukt*, s. S. 254.

8. *Kondensationsprodukt mit* GIRARDS *Reagenz T*, HgJ_2-Komplex Schmp. 81 bis 82°[142a]).

Zum Nachweis des *Carvons* durch aufsteigende Entwicklung an chromatoplates und Sichtbarmachung mit 2,4-Dinitrophenylhydrazin und Sudan III vgl. B. J. FRYDMAN, A. L. MONTES und A. TROPAREVSKY[142b]).

Zur Bestimmung des *Carvons* vgl. Bd. II, S. 222 bis 229.

Neben der Hydroxylaminmethode von STILLMANN und REED eignet sich auch die volumetrische Bestimmung mit Na_2SO_3.

[133]) BAEYER, Ber. dtsch. chem. Ges. **27**, 811 (1894). – Vgl. GOLDSCHMIDT, ebenda **17**, 1578 (1884).

[134]) BORSCHE, WITTE und BOTHE, Liebigs Ann. Chem. **359**, 70 (1908).

[135]) ALLEN, J. Amer. chem. Soc. **52**, 2955 (1930).

[136]) HOOPER, MACBETH und PRICE, J. chem. Soc. (London) **1934**, 1147.

[137]) A. WEISSENBERG und D. GINSBURG, Bull. Res .Council Israel, Sect. A **5 A**, 268 (1956); C. **1958**, 11779.

[138]) An. Asoc. quím. argent. **40**, 273 (1952); C. **1954**, 6119. An. Soc. Cient. Argent. **168**, 3 (1959).

[139]) Perfum. Record **49**, 233 (1958).

[140]) L. PEYRON, France Parfums **2**, No. 12, S. 41 (1959); nach frdl. zuges. Sonderabdruck.

[141]) STRAIN, J. Amer. chem. Soc. **57**, 758 (1935).

[142]) ROTHENFUSSER, Arch. Pharmaz. **245**, 375 (1907).

[142a]) A. L. MONTES und M. WIERNIK, An. Asoc. quím. Argent. **48**, 163 (1960); C. A. **55**, 23939 (1961).

[142b]) An. Asoc. quím. Argent. **45**, 248 (1957).

Nach C. SCHOOLTENS[143]) ist die Sulfitmethode am genauesten und allen anderen Methoden vorzuziehen. Nach den Erfahrungen von Schimmel & Co.[144]) gibt aber auch die Hydroxylaminmethode (in der von ihnen abgeänderten Form[145])) sehr brauchbare Ergebnisse.

Eine häufige Fehlerquelle bei der Sulfitmethode ist nach F. D. DODGE[146]) die Tatsache, daß die Sulfonatlösung auch mehr oder weniger große Mengen nicht carbonylhaltiger Verbindungen lösen kann; er zog das Hydroxylaminverfahren in der Kälte vor.

Eine Verbesserung der Sulfitmethode zur Bestimmung von *Carvon* in Krauseminzölen haben L. D. SMALL, J. E. DUSENBERG und W. T. GLOOR[147]) beschrieben. Sie rührten das Reaktionsgemisch während des Erwärmens mit einem magnetischen Rührer, wodurch die Reaktionszeit und der Verlust an flüchtigen Bestandteilen des Öls während der Bestimmung verringert werden. Sie arbeiteten auch eine spektrophotometrische Methode aus (s. auch unten).

Zur Bestimmung mit Hydroxylaminhydrochlorid vgl. auch K. HOWITZ und B. SCHMITZ[148]).

J. REILLY und P. J. DRUMM[149]) empfahlen die Bestimmung mittels des Semicarbazons.

Den Carvongehalt und damit den Wert eines Kümmelöls kann man mit für praktische Zwecke hinreichender Genauigkeit aus seiner Dichte berechnen, wenn man die Dichten 0,964 für *Carvon* und 0,850 für *Limonen* (bzw. besser für die nicht aus *Carvon* bestehenden Anteile) zugrunde legt. Bezeichnet man mit a das spezifische Gewicht des zu untersuchenden Öls, mit b das spezifische Gewicht des „*Limonens*“ und mit c die Differenz zwischen der *Carvon*- und der „*Limonen*“-Dichte, so ergeben sich die

$$\%\,\text{Carvon} = \frac{(a-b)\cdot 100}{c}.$$

Das Öl darf natürlich nicht verfälscht sein.

Über ein colorimetrisches Verfahren zur Bestimmung von *Carvon* und *anderen α,β-ungesättigten Ketonen*, dem eine von D. H. E. TATTJE[150]) beschriebene Farbreaktion mit dem Äthylester der 3,5-Dinitrobenzoesäure zu-

[143]) Pharmac. Weekbl. 85, 738 (1950). [144]) Ber. Schimmel **1951**, 168.
[145]) Ber. Schimmel **1929**, 152.
[146]) Amer. Perfumer **40**, No. 5, 41 (1940).
[147]) J. Amer. pharmac. Assoc., sci. Edit. **41**, 280 (1952).
[148]) Dtsch. Apotheker-Ztg. **91**, 648 (1951).
[149]) Analyst **53**, 209 (1928).
[150]) Pharmac. Weekbl. **91**, 733 (1956).

grunde liegt, berichteten F. H. L. VAN OS und V. SCHOLTENS[151]). Verunreinigungen stören jedoch sehr.

Die UV-Bande bei 320 mμ eignet sich nach R. H. REITSEMA und W. E. FAAS[152]) gut zur spektrophotometrischen Bestimmung. Vgl. hierzu auch J. B. STENLAKE und W. D. WILLIAMS[153]).

Zur Bestimmung von *Carvon* in Pflanzenteilen schlugen G. BROCKELT und R. POHLOUDEK-FABINI[154]) eine polarographische Methode vor, bei der Mengen zwischen 0,1 und 1,0 mg erfaßt werden. Das Pflanzenmaterial wird mit Petroläther extrahiert, der Extrakt an Kieselsäure adsorbiert, mit Äthanol eluiert und im Eluat das *Carvon* auf polarographischem Wege mit $\pm$ 5% Genauigkeit bestimmt. Zur Polarographie des *Carvons* vgl. auch B. BITTER[155]).

Zur Chromatographie des *Carvons* an chromatostrips vgl. J. M. KIRCHNER und J. G. KIRCHNER[156]), an chromatoplates R. H. REITSEMA[157]). Einige Faktoren, die den R_f-Wert bei der Streifenchromatographie beeinflussen, untersuchte T. FURUKAWA[158]); er fand bei n-Hexan/Essigester (17:3) R_f 0,41, bei n-Hexan/Äther (17:3) R_f 0,30.

P. STADLER[159]) wies *dl-Carvon* im Lavandinöl gaschromatographisch nach, R. A. BERNHARD[11b]) *d-Carvon* im Citronenöl.

Verwendung: zur Aromatisierung verschiedener Nahrungsmittel und Getränke (Kümmellikör), Mundwässern, Zahnpasten usw.

151) Parfum. Cosmét. Savons **1**, 14 (1958); Riechstoffe u. Aromen **8**, 265 (1958).

152) J. Amer. pharmac. Assoc., sci. Edit. **46**, 381 (1957).

153) J. Pharm. and Pharmacol. **9**, 900 (1957); C. A. **52**, 4933 (1958). — S. M. VERMA, Current Sci. **29**, 345 (1960). C. A. **55**, 6786 (1961).

154) Pharmaz. Zentralhalle **98**, 499 (1959). — R. POHLOUDEK-FABINI und K. LUTHARDT, Naturwissenschaften **45**, 314 (1958).

155) Collect. Trav. chim. Tchécoslov. **15**, 677 (1950).

156) Analytic. Chem. **24**, 1480 (1952).

157) Analytic. Chem. **26**, 960 (1954).

158) J. Sci. Hiroshima Univ., Ser. A **21**, 285 (1958); nach frdl. zuges. Sonderabdruck.

159) P. STADLER, Helv. chim. Acta **43**, 1601 (1960).

3-Isopropyliden-1-acetylcyclopenten-5

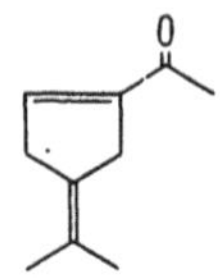

(I)

$C_{10}H_{14}O$. Mol.-Gew. 150,21

Vorkommen: im Öl von *Eucalyptus globulus*[1]).

Isolierung: Aus Eucalyptusölnachläufen wurden zunächst durch fraktionierte Destillation und Überführung in die Sulfitverbindungen die Carbonylverbindungen abgetrennt. Bei der sodaalkalischen Zerlegung mit Wasserdampf gingen zunächst *d-* und *dl-Myrtenal*, *l-Carvon*, *Dihydrocuminaldehyd* und *d-Verbenon* über, bei der laugealkalischen Zersetzung darauf *l-Pinocarvon* und *3-Isopropyliden-1-acetylcyclopenten-5*. Dieses wurde durch Ausfrieren und Umkristallisieren aus Petroläther gereinigt.[1])

Konstitution: aufgeklärt von H. SCHMIDT[1]). Er stellte zunächst fest, daß das doppelt ungesättigte Keton $C_{10}H_{14}O$ keinen Sechsring enthält, da es sich nicht zu einem Phenol isomerisieren läßt. Hydrierung in Gegenwart von Nickel oder Palladium führte unter Aufnahme von 2 Mol Wasserstoff zu *3-Isopropyl-1-acetylcyclopentan*[2]) (II). Dieses baute er mittels NaOBr zur *3-Isopropylcyclopentancarbonsäure-1* (III)[3]) ab, die O. WALLACH[4]) schon in *3-Isopropylcyclopentanon-1* (IV) übergeführt hatte. Entsprechender Abbau des Eucalyptusketons führte zu identischen Verbindungen.

Aus der Molrefraktion, der Bildung eines Oxyds mit H_2O_2 und der Reaktion mit Na_2SO_3 ergibt sich die Konjugation einer Doppelbindung zur Carbonylgruppe. Die zweite Doppelbindung ist nicht konjugiert, kann daher nicht im Ring liegen. Erst bei der Regenerierung des Ketons aus dem Semicarbazon durch Dampfdestillation mit Schwefelsäure bildet sich ein isomeres Keton mit beiden Doppelbindungen konjugiert im Ring.

[1]) H. SCHMIDT, Chem. Ber. **80**, 528, 533 (1947); Ber. Schimmel **1948**, 126, 131.
[2]) O. WALLACH, Liebigs Ann. Chem. **384**, 201 (1911).
[3]) F. W. SEMMLER, Ber. dtsch. chem. Ges. **39**, 285 (1906).
[4]) Liebigs Ann. Chem. **384**, 201 (1911).

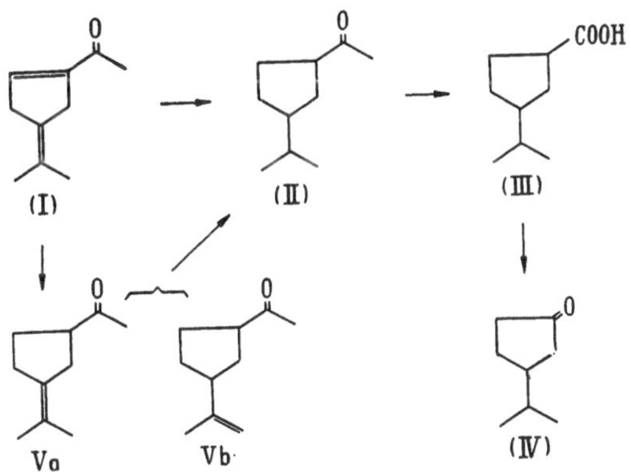

Die Struktur (I) wurde durch Überführung in *Pinolon* (V) bestätigt. O. WALLACH sah das *Pinolon* aus *Pinoltribromid* als ein Gemisch aus Isopropyliden- (Va) und Isopropenylform (Vb) an. Da das Eucalyptusketon aber inaktiv ist, ist Struktur (I) (entsprechend Va) wahrscheinlicher.

Die Synthese von *1-Acetyl-4-isopropenylcyclopenten-1* beschrieben kürzlich T. WOLINSKY und W. BARKER[5]).

Es sei hier auf die Verwandtschaft mit dem geruchlich sehr wertvollen *Jasmon* hingewiesen (s. S. 363).

Eigenschaften: Flüssigkeit mit anis-kümmel-artigem Geruch.

E. P. + 5,2°; Sdp.$_{738}$ 225 bis 225,5°; d^{15} 0,9534; n_D^{20} 1,49469; $\alpha_D \pm 0°$[1]).

Identifizierung:

Semicarbazon, kleine Nadeln (aus Methanol), Schmp. 202°[1]).

Oxim, harte Prismen (aus Methanol), Schmp. 66 bis 67°[1]).

Bei der Spaltung des Semicarbazons mit Phthalsäureanhydrid und Dampf entsteht das unveränderte Keton (d^{15} 0,9557 n_D^{20} 1,49497), mit Schwefelsäure dagegen ein dunkelbraunes, sauerstoffempfindliches isomeres Keton (d^{15} 0,969, n_D^{20} 1,51148; Semicarbazon, Kristallpulver mit Schmp. 215° [sehr schwer löslich])[1]).

[5]) J. Amer. chem. Soc. 82, 636 (1960).

Eucarvon

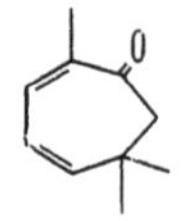

(I)

1,1,4-Trimethylcycloheptadien-4,6-on-3

$C_{10}H_{14}O$. Mol.-Gew. 150,21

Vorkommen: im Öl aus den Rhizomen von *Asarum Sieboldii* var. *seoulensis*[1]).

Konstitution: *Eucarvon* wurde zuerst von A. v. Baeyer[2]) durch Einwirkung von alkoholischer Kalilauge auf *Carvonhydrobromid* erhalten. Reduktion mit Natrium und Alkohol ergab *α-Dihydro-eucarveol* (II), das man in *Tetrahydro-eucarvon* (III) überführen kann. Da bei der Oxydation von (III) *β,β-Dimethylpimelinsäure* entstand, schloß man auf ein Siebenringsystem im *Eucarvon*. O. Wallach[3]) bestätigte dies, indem er *Eucarvon* mit Natrium und Alkohol zu *Tetrahydro-eucarveol* – neben *α-Dihydro-eucarveol* – reduzierte und dieses zu *Tetrahydro-eucarvon* (III) oxydierte; eine Ringsprengung ist hierbei unwahrscheinlich, d. h., schon das *Eucarvon* enthält den Siebenring. Das entspricht auch der Beobachtung von Baeyer, daß bei der Oxydation von *Eucarvon* mit $KMnO_4$ nicht *Caronsäure*, sondern *as-Dimethylbernsteinsäure* entsteht.

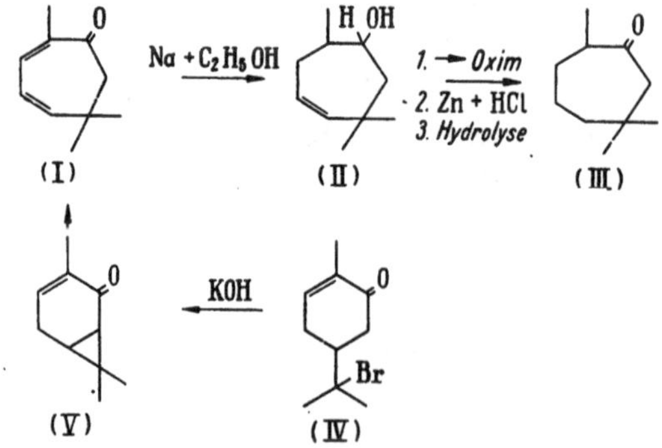

1) T. Kaku und T. Kondo, J. pharmac. Soc. Japan 51, 3, 112 (1931); C. **1931**, I. 2548; **1932**, I. 595.

2) Ber. dtsch. chem. Ges. **27**, 810 (1894); **31**, 2067 (1898).

3) Liebigs Ann. Chem. **305**, 242, 274 (1899); **339**, 94 (1905); Ber. dtsch. chem. Ges. **29**, 1600 (1896).

Einige Reaktionen des *Eucarvons* lassen sich mit Struktur (I) allerdings nicht leicht erklären, so die leichte Isomerisierung zu *Carvacrol*[4]) beim Erhitzen auf höhere Temperatur und die Umwandlung in *2-Chlor-p-cymol* bei der Einwirkung von PCl_5[5]). Einen direkten Beweis für Struktur (I) erbrachten jedoch kürzlich L. DOLEJŠ, L. NOVOTNÝ, V. HEROUT und F. ŠORM[6]) durch Synthese des *Tetrahydro-eucarvons* (III) aus *α,β',β'-Trimethylsuberylsäure*.

Eine Synthese von *Eucarvon* beschrieben kürzlich R. A. BARNES und W. J. HOULIHAN[6a]).

Die Umwandlung von *Carvon-hydrobromid* (IV) in *Eucarvon* (I) formulierte O. WALLACH[4]) wie oben (IV → V → I).

E. E. VAN TAMELEN, J. McNARY und F. A. LORNITZO[7]) konnten das *Carenon* (V) als Zwischenprodukt isolieren, als sie diese Umwandlung unter milden Bedingungen vornahmen.

Die Bildung von Carenderivaten aus *Eucarvon* beschrieben E. J. COREY und H. J. BURKE[8]). Durch Oxydation mit SeO_2 erhielten sie *Δ^3-2-Hydroxycarenon-5* und aus diesem mit MnO_2 *Δ^3-Carendion-2,5*; $KMnO_4$ oxydierte diese zu *cis-Caronsäure*. COREY, BURKE und W. A. REMERS[9]) wiesen nach, daß im *Eucarvon* eine kleine Menge des bicyclischen *Carenons* (V) enthalten ist.

Eigenschaften: farbloses Öl mit menthonähnlichem Geruch.

$Sdp._{10}$ 88°, d_4^{20} 0,9490, n_D^{20} 1,5087[10]).

Über das Semicarbazon gereinigtes indexhomogenes *Eucarvon* hat nach G. WIDMARK und B. HOLM[11]) n_D^{25} 1,5070.

UV-Spektrum: GILLAM und WEST[12]).

Katalytische Hydrierung in Gegenwart von Palladium ergibt *Tetrahydroeucarvon*[13]), in Gegenwart von RANEY-Nickel mit 1 H_2 *β-Dihydroeucarvon* (Semicarbazone Schmp. 201 bis 202° und 162 bis 165°), mit 2 H_2 zu *Tetrahydro-eucarvon* (Semicarbazone Schmp. 200 bis 201° und 162 bis 165°)[14]). Oxydation von *α-Dihydro-eucarveol* (s. o.) ergibt *α-Dihydroeucarvon* (Semicarbazon Schmp. 189 bis 191°).

[4]) O. WALLACH, Liebigs Ann. Chem. **339**, 94 (1905).
[5]) A. KLAGES und A. KRAITH, Ber. dtsch. chem. Ges. **32**, 2558 (1899).
[6]) Collect. czechoslov. chem. Commun. **19**, 788 (1954).
[6a]) J. org. Chemistry **26**, 1609 (1961).
[7]) J. Amer. chem. Soc. **79**, 1231 (1957).
[8]) J. Amer. chem. Soc. **78**, 174 (1956).
[9]) J. Amer. chem. Soc. **78**, 180 (1956).
[10]) K. v. AUWERS, Liebigs Ann. Chem. **415**, 164 (1918).
[11]) Ark. Kemi **11**, 227 (1957).
[12]) J. chem. Soc. (London) **1942**, 485.
[13]) O. WALLACH, Liebigs Ann. Chem. **381**, 67 (1911); **403**, 87 (1914).
[14]) Y.-R. NAVES und P. ARDIZIO, Helv. chim. Acta **32**, 329 (1949).

J. R. P. CAMPBELL, A. M. ISLAM und R. A. RAPHAEL[15]) reduzierten *Eucarvon* mit $LiAlH_4$ zu *2,6,6-Trimethylcycloheptadien-2,4-ol-1*, das durch Verunreinigungen zu α-, durch Säuren zu *β-Dihydro-eucarvon* umgelagert wird.

Den isomeren, von O. WALLACH beschriebenen *Di-eucarvelonen* schrieben G. BÜCHI und W. S. SAARI[16]) die Struktur *Bis-[4,4,7-trimethyl-6-ketocyclohepten-2-yl-1]* zu. Während α- (Schmp. 177 bis 178°) und *β-Di-eucarvelon* (Schmp. 142 bis 144°) leicht durch alkalische Zinkstaubreduktion von *Eucarvon* zu erhalten sind, konnten γ- und *δ-Di-eucarvelon* nicht isoliert werden, wohl aber zwei neue Isomere ε- (Schmp. 151 bis 153,5°) und *ζ-Di-eucarvelon* (Schmp. 131 bis 132°).

Bei Sonneneinstrahlung auf *Eucarvon* in essigsaurer Lösung entstehen *1,5,5-Trimethylnorbornen-2-on-7* und *1,4,4-Trimethylbicyclo[3.2.0]-hepten-6-on-2* (J. J. HURST uud G. H. WHITHAM[21])). Zur Isomerisierung des *Eucarvons* vgl. auch G. BÜCHI und E. M. BURGESS[22]).

Identifizierung:

Semicarbazon, Schmp. 183 bis 185°[17])

2,4-Dinitrophenylhydrazon, Schmp. 152 bis 153°[18])

Oxim, Schmp. 106°[19]); mit einem Überschuß an Hydroxylamin bildet sich ein *Hydroxylamino-oxim*, Schmp. 141 bis 142°[20]),

Maleinsäureanhydrid-Addukt, Schmp. 165 bis 167°[18])

Benzalverbindung, Schmp. 112 bis 113°[3]).

[15]) J. chem. Soc. (London) **1956**, 4096.
[16]) J. Amer. chem. Soc. **79**, 3519 (1957).
[17]) A. v. BAEYER, Ber. dtsch. chem. Ges. **27**, 1923 (1894).
[18]) WEST, J. chem. Soc. (London) **1940**, 1162.
[19]) BAEYER, Ber. dtsch. chem. Ges. **27**, 813 (1894). – WALLACH, Liebigs Ann. Chem. **305**, 239 (1899).
[20]) HARRIES, Liebigs Ann. Chem. **330**, 275 (1904).
[21]) Proc. chem. Soc. **1961**, 116.
[22]) J. Amer. chem. Soc. **82**, 4333 (1960).

γ) Bicyclische Monoterpenketone

Thujon

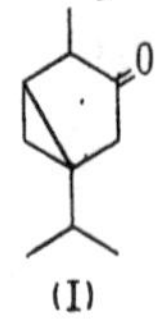

(I)

$C_{10}H_{16}O$. Mol.-Gew. 152,23

Vorkommen: Beide theoretisch zu erwartenden Stereoisomeren obiger Struktur sind in ätherischen Ölen nachgewiesen worden, und zwar *l-Thujon*

und *d-iso-Thujon* (vgl. S. 278). Allerdings hat man nie die reinen Verbindungen isoliert, da beide Ketone unter dem Einfluß von Katalysatoren (vor allem Alkalien) leicht ineinander übergehen. Die von den betreffenden Autoren als α- und *β-Thujon* unterschiedenen Verbindungen sind in Wirklichkeit Gemische von *l-Thujon* und *d-iso-Thujon* wechselnder Zusammensetzung bzw. die dem dynamischen Gleichgewicht entsprechende Mischung (vgl. S. 278). In der folgenden Zusammenstellung sind die Isomeren jedoch so aufgeführt, wie sie von den Autoren angegeben wurden.

Form	Menge (in %)[1]	Öl bzw. Mutterpflanze
Usneaceae		
α-Thujon		Eichenmoosextraktöl[2]
β-Thujon		
Pinaceae		
l-Thujon	1,3	*Tsuga canadensis*, Nadelöl[3]
Cupressaceae		
l-Thujon und d-iso-Thujon		Sadebaumöl[4]
l-Thujon und d-iso-Thujon	57	Thujaöl (von *Thuja occidentalis*)[5]
l-α-Thujon		*Thuja plicata*, Blätteröl[6]
α-Thujon		*T. gigantea*, Öl der Zweigspitzen und Blätter[7]
α-Thujon		*T. gigantea* var. *semperaurea*, Öl der Zweigspitzen[8]
α-Thujon		*T. wareana*, Blätteröl[9]
Thujon		*T. koraiensis*, Nadelöl[10]
Rutaceae		
l-α-Thujon und d-β-Thujon	90	*Boronia thujona*[11]
Verbenaceae		
l-α-Thujon		*Aloysia polystachia*, Blätteröl[12]
α-Thujon	wenig	*Acantholippia hastulata*[13]
β-Thujon	H	
Labiatae		
Thujon		Lavendelöl[14]
Thujon	1	*Orthodon asaroniferum*[15][16]
Thujon	Spuren	*O. elemiciniferum*[15][17]
Thujon	75	*O. punctulatum*[15]
β-Thujon	?	*Pycnanthemum lanceolatum*[18]
β-Thujon	?	*P. miticus*[19]
Thujon	8	*Ramona stachyoides*[20]

Form	Menge (in %)[1]	Öl bzw. Mutterpflanze
l-α-Thujon	wenig	Salbeiöl, dalmatinisches[21])
d-β-Thujon	H	
Thujon	17–27	dto., jugoslawisches[22])
Thujon	32,4–56,0	*Salvia officinalis* subsp. *minor* (aus der Herzegowina)[23])
α-Thujon		Salbeiöl, italienisches[24])
l-α-Thujon		*Salvia jurisicii*[25])
d-β-Thujon		
Compositae		
d-β-Thujon	viel	Wermutöl[26])
l-α-Thujon	wenig	
		Artemisia absynthium, aus Jammu[27])
β-Thujon	13	*A. arborescens*[28])
Thujon	16	*A. arborescens*, aus Sardinien[29])
α-Thujon und		
β-Thujon	29	*A. austriaca*[30])
α-Thujon und		
β-Thujon	60	*A. baldschuanica*[31])
α-Thujon und		
β-Thujon	H	*A. Barrelieri*[32])
l-Thujon und		
d-iso-Thujon	16	*A. brevifolia*[33])
Thujon	3–4	*A. camphorata*[34])
α-Thujon und		
β-Thujon	etwa 5	*A. eucina*[35])
α-Thujon	0,5	*A. ferganensis*[36])
α-Thujon		*A. Hauseniana*[37])
Thujon		*A. herba-alba*[38])
α-Thujon		*A. indica*[39])
l-Thujon und	44,2	*A. kurramensis*[40])
d-iso-Thujon	20,8	
Thujon	7–8	*A. maritima*[41])
Thujon	wenig	*A. mendozana*[42])
Thujon		*A. mogoltavica*[43])
α-Thujon		*A. porrecta*[44])
Thujon	60	*A. rufaefolia*[44a])
Thujon		*A. santolinaefolia*[45])
l-Thujon		*A. scoparia*[46])
Thujon	?, 4	*A. selegensis*[47])
Thujon	53,9	*A. serotina*[48])
Thujon	?	*A. serrata*[49])
Thujon	14–17,5	*A. transiliensis*[50])
α-Thujon und	89–90	*A. verlotorum*[51])
β-Thujon	10–11	

Form	Menge (in %)[1]	Öl bzw. Mutterpflanze
β-Thujon	11,3	dto.[52]
Thujon		*A. vulgaris* var. *indica*[53]
β-Thujon		*Porophyllum lineare*[54]
Thujon		Schafgarbenöl (von *Achillea millefolium*)[55]
d-β-Thujon		Rainfarnöl (von *Tanacetum vulgare*)[56]
α-Thujon und β-Thujon	10	*Tanacetum fastigiatum*[57]
β-Thujon		*T. microphyllum*[58]
β-Thujon	59	*T. pilifolia*, Öl aus den Blütenköpfen[59]

Noten zur Tabelle S. 271–273.

1) H = Hauptbestandteil, ? = Vorkommen nicht sicher.
2) M. Stoll und W. Scherrer, nach Ber. Schimmel **1939**, 19.
3) A. C. Shaw, J. Amer. chem. Soc. **73**, 2859 (1951).
4) A. B. Booth, Amer. Perfumer **69**, 45 (1957).
5) O. Wallach, Liebigs Ann. Chem. **272**, 99 (1893); **275**, 182 (1893); **279**, 384 (1894); **353**, 213 (1907). – B. N. Rutowski und K. A. Gussewa, Riechstoffind. **1927**, 185. – Vgl. Short und Read, J. chem. Soc. (London) **1938**, 2016. – A. C. Shaw, Pulp Paper Mag. Canada **53**, 119 (1952); Canad. J. Chem. **31**, 277 (1953).
6) W. C. Blasdale, J. Amer. chem. Soc. **29**, 539 (1907). – J. W. Brandel und A. H. Dewey, Pharmac. Rev. **26**, 248 (1908). – Pigulewski und Nikitina, J. russ. phys.-chem. Ges. **51**, 77 (1920). – R. E. Rose und C. Livingston, J. Amer. chem. Soc. **34**, 201 (1912).
7) B. N. Rutowski und S. A. Busse, nach Ber. Schimmel **1925**, 84.
8) B. N. Rutowski und K. A. Gussewa, Riechstoffind. **1927**, 185.
9) B. N. Rutowski und K. A. Gussewa, Riechstoffind. **1927**, 185.
10) Y. Fujita, Rep. Osaka Ind. Res. Inst. No. 300, Sept. 1953, S. 15.
11) A. R. Penfold, J. Proc. Roy. Soc. N. S. Wales **55**, 196 (1921).
12) G. A. Fester, E. A. Martinuzzi, J. A. Retamar und A. I. A. Ricciardi, Rev. Fac. Quim. ind. agric. [Santa Fé] **19**, 1, 54 (1950); An. Soc. Quim. Argent. **40**, 36 (1952); Bol. Acad. nac. Ci. **39**, 401 (1956).
13) G. A. Fester, E. A. Martinuzzi, J. A. Retamar und A. I. A. Ricciardi, Rev. fac. ing. quim. **21/22**, 43 (1952/53); An. Asoc. quim. argent. **45**, 176 (1957); Bol. Acad. Nac. Cienc. **40**, 189 (1958).
14) Fa. A. Chiris, nach Ber. Schimmel **1950**, 62.
15) Y. Fujita, Rep. Osaka Ind. Res. Inst. No. 306, April 1955.
16) Y. Fujita, J. chem. Soc. Japan **64**, 356 (1943); C. A. **41**, 3585 (1947).
17) Y. Fujita, J. chem. Soc. Japan **64**, 1226 (1943); C. A. **41**, 3585 (1947).
18) Correll, Pharm. Rev. **14**, 32 (1896). – Alden, ebenda **16**, 414 (1898).
19) W. H. Werner, nach Amer. Perfumer **24**, 473 (1929).
20) F. Rabak, Ber. Schimmel April **1912**, 103. – C. E. Burke und C. C. Scalione, Ind. Engng. Chem. **6**, 804 (1914).

[21]) O. WALLACH, Liebigs Ann. Chem. **286**, 93 (1895); **336**, 270 (1904). – MUIR und SUGIURA, J. chem. Soc. (London) **37**, 678 (1880). – F. W. SEMMLER, Ber. dtsch. chem. Ges. **25**, 3350 (1892); **27**, 895 (1894). – N. VERNAZZA, Acta pharmac. jugosl. **7**, 163 (1957); C. **1958**, 5969. C.-H. BRIESKORN und E. WENGER, Arch. Pharmaz. **293/65**, 21 (1960).

[22]) J. TUCAKOV, Perfum. Record **46**, 293 (1955); **49**, 427 (1958).

[23]) H. KURT und J. DEVETAK, C. **1958**, 9294.

[24]) V. MORANI, Riv. ital. Essenze, Profumi **10**, 99, 125 (1928).

[25]) R. SALGUES, C. R. hebd. Séances Acad. Sci. **243**, 177 (1956).

[26]) F. BEILSTEIN und A. KUPFFER, Liebigs Ann. Chem. **170**, 290 (1873) („Absynthol" genannt). – F. W. SEMMLER, Ber. dtsch. chem. Ges. **25**, 3350 (1892); **27**, 895 (1894). – Schimmel & Co., Ber. Schimmel April **1897**, 51; Oktober **1894**, 51. – O. WALLACH, Liebigs Ann. Chem. **286**, 93 (1895); **336**, 268 (1904). – V. PAOLINI und R. LOMONACO, Atti accad. Lincei, Roma [5] **23**, II. 123 (1914); C. **1915**, I. 607. – Das Verhältnis Thujylalkohol/Thujylester zu Thujon ändert sich mit dem Wachstumsstadium; Thujon vermindert sich zugunsten der ersteren (CHARABOT, C. R. hebd. Séances Acad. Sci. **130**, 923 [1900]; Bull. Soc. chim. France [3] **23**, 474 (1900).

[27]) G. SINGH, T. SINGH und K. L. HANDA, Indian Soap J. **24**, 305 (1959).

[28]) T. JONA, Ann. Chim. applicata **1**, II. 63 (1914). – G. PELLINI und V. MORANI ebenda **7**, 97 (1923).

[29]) A. RATTU und A. MACCIONI, Rend. Seminario Fac. Sci., Univ. Cagliari **23**, 91 (1953); C. A. **48**, 8490 (1954).

[30]) W. P. GOLMOW, W. I. TROFIMOW und N. M. AFANASSJEW, J. allg. Chem. [russ.] **18**, 175 (1948); C. **1949**, II. 812.

[31]) I. TSUKERWANIK und L. GRACH, Acta Univ. Asiae Mediae Ser. VI, No. 41, S. 4 (1937); C. A. **33**, 4371 (1939).

[32]) Schimmel & Co., Ber. Schimmel Oktober **1894**, 51.

[33]) W. COCKER, C. LIPMAN, T. B. H. McMURRY und B. M. WHEELER, J. Sci. Food Agric. **9**, 828 (1958).

[34]) P. ROVESTI, Profumi italici **4**, 81 (1926).

[35]) M. I. GORJAJEW, L. A. IGNATOWA und I. M. SCHABANOW, Nachr. Akad. Wiss. Kasachst. SSR, Ser. Chem. **1955**, No. 8, 144; **1956**, No. 9, 50; nach C. **1958**, 1159 und C. A. **50**, 9693 (1956).

[36]) L. K. TICHONOWA und M. I. GORJAJEW, Nachr. Akad. Wiss. Kasachst. SSR, Ser. Chem. **1957**, No. 2, 65; C. A. **52**, 12330 (1958).

[37]) N. M. ISMAILOW, R. M. ABBASSOW und R. Ja. RZAZADE, Ber. Akad. Wiss. Aserbaidschan. SSR **11**, 553 (1955).

[38]) E. ALINARI, Ann. chim. applicata **8**, 109 (1924). – M. FESNEAU, Ind. Parfumerie **5**, 132 (1950).

[39]) Schimmel & Co., Ber. Schimmel April **1913**, 25.

[40]) W. COCKER, C. LIPMAN, T. B. H. McMURRY und B. M. WHEELER, J. Sci. Food Agric. **9**, 828 (1958).

[41]) B. N. RUTOWSKI und S. A. BUSSE, C. **1930**, II. 320.

[42]) G. A. FESTER, E. A. MARTINUZZI, J. A. RETAMAR und A. RICCIARDI, Rev. fac. ing. quim. **24**, 37 (1955); C. A. **51**, 7658 (1957); Bol. Acad. Nac. Cienc. **40**, 189 (1958).

43) M. I. GORJAJEW, I. M. SCHABANOW und L. A. IGNATOWA, Nachr. Akad. Wiss. Kasach. SSR, Ser. Chem. **1953**, No. 7, 75.
44) M. I. GORJAJEW und L. K. TICHONOWA, Ber. Akad. Wiss. Kasach. SSR **11**, No. 7, 77 (1954); C. A. **49**, 2681 (1955).
44a) M. I. GORJAJEW und SH. K. GIMADDINOW, J. angew. Chem. [russ.] **32**, 1878 (1959); C. **1961**, 11924.
45) M. I. GORJAJEW, G. K. KRUGLYKHINA, M. PUGACHEW und I. M. SCHABANOW, Nachr. Akad. Wiss. Kasach. SSR **1956**, No. 9, 33; C. A. **50**, 9693 (1956).
46) K. DAKSHINAMURTI, Indian Farmacist 8, 257 (1953); C. A. **47**, 10811 (1953).
47) DEFILLON, Parfumerie moderne **15**, 152 (1922).
48) M. I. GORJAJEW und E. J. SATDAROWA, Trudy Inst. Khim. Nauk, Akad. Nauk Kasachst. SSR **4**, 37 (1959); C. A. **54**, 23202 (1960).
49) RABAK, Midland Drugg. pharm. Rev. **45**, 283 (1911).
50) M. I. GORJAJEW und M. G. PUGATSCHEW, J. allg. Chem. [russ.] **25**, 155, 172 (1955); C. A. **50**, 1684 (1956).
51) G. A. FESTER, E. A. MARTINUZZI, J. A. RETAMAR und A. RICCIARDI, Rev. fac. ing. quim. **24**, 37 (1955); C. A. **51**, 7658 (1957). Bol. Acad. nac. Cienc. **39**, 375 (1956); C. **1958**, 9630.
52) M. COVELLO, Bull. Orto bot. R. Univ. Napoli **15**, II. 61 (1941); C. **1942**, I. 2072.
53) M. NAKAO und C. SHIBUÉ, J. pharmac. Soc. Japan **1924**, No. 510; C. **1927**, I. 1861.
54) G. A. FESTER, E. A. MARTINUZZI, J. A. RETAMAR und A. RICCIARDI, Bol. Acad. nac. Cienc. **39**, 375, 406 (1956); C. **1958**, 9630. Rev. fac. ing. quim. **24**, 37 (1955); C. A. **51**, 7658 (1957).
55) R. E. KREMERS, J. Amer. pharmac. Assoc. **14**, 399 (1925).
56) BRUYLANTS, Ber. dtsch. chem. Ges. **11**, 449 (1878). – SEMMLER, ebenda **25**, 3343 (1892). – WALLACH, Liebigs Ann. Chem. **336**, 267 (1904).
57) L. A. IGNATOWA und M. I. GORJAJEW, Nachr. Akad. Wiss. Kasachst. SSR, Ser. Chem. **1957**, No. 2, 83; C. A. **52**, 12331 (1958).
58) J. M. ZAPATA und J. G. TÁNAGA, Farmacognosia [Madrid] **14**, 225 (1954); C. A. **49**, 15181 (1955).
59) G. A. FESTER, E. A. MARTINUZZI und M. A. GARGALLO, Rev. Fac. Quím., Ind. Agric. **15/16**, 3 (1946/47).

Isolierung: Aus thujonreichen Ölen, wie Rainfarnöl und dem Öl von *Artemisia Barrelieri*, läßt sich das Keton bequem als Bisulfitaddukt abscheiden, das beim Zerlegen mit Soda *Thujon* liefert. Zur Darstellung der Bisulfitverbindung nimmt man Ammoniumbisulfit, setzt zweckmäßig etwas Alkohol zu und läßt das Gemisch unter öfterem Umschütteln längere Zeit stehen.

Die Abscheidung des *Thujons* aus Rainfarnöl beschrieb F. W. SEMMLER[60]) wie folgt.

200 ccm Rainfarnöl, 200 ccm einer gesättigten Natriumbisulfitlösung, 75 ccm Wasser und 300 cm Alkohol werden zwei Wochen geschüttelt. Hierbei kristallisiert

60) Ber. dtsch. chem. Ges. **25**, 3343 (1892).

ein Teil der Bisulfitverbindung aus, ein Teil bleibt flüssig, erstarrt jedoch in einer Kältemischung. Die Kristalle werden abgesaugt, abgepreßt, mit Alkohol/Äther, dann mit Äther gewaschen und mit Soda zersetzt. Durch Wasserdampfdestillation des Zersetzungsproduktes erhält man 47 % des Rohöls an *β-Thujon*. Evtl. anwesende Spuren Aldehyd werden durch Behandlung mit ammoniakalischem Silbernitrat und erneute Wasserdampfdestillation abgetrennt.

WALLACH und BÖCKER[61]) isolierten *α-Thujon* aus Thujaöl als Semicarbazon, das sie durch Wasserdampfdestillation in Gegenwart von Phthalsäureanhydrid zersetzten.

Bei diesen Isolierungsarten muß man bedenken, daß das erhaltene Thujongemisch nicht mehr dem im Öl ursprünglich enthaltenen entspricht, da während der Aufarbeitung teilweise Umwandlung der Stereoisomeren ineinander erfolgt (s. S. 278).

In manchen Fällen führt auch die fraktionierte Destillation zum Ziel. So verfuhren z. B. WERNER und BOGERT[62]) zur Gewinnung des *Thujons* aus Thujablätteröl, ROSE und LIVINGSTON[63]) aus dem Blätteröl von *Thuja plicata*.

Konstitution: F. W. SEMMLER[64]) erkannte, daß „*Absynthol*" aus Wermutöl[65]), „*Salvinol*" aus Salbeiöl[66]), *Thujon* aus Thujaöl[67]) und *Tanaceton* aus Rainfarnöl[68]) identisch sind, da jede dieser Verbindungen bei der Oxydation *α-Thuja-dicarbonsäure* (*α-Tanaceton-dicarbonsäure*, Schmp. 142°) ergab. Die Unterschiede in den Eigenschaften der Ketone erklärte er durch Stereoisomerie; das rechtsdrehende, aus Rainfarnöl isolierte nannte er *Tanaceton* oder *β-Thujon*, das linksdrehende aus Thujaöl *α-Thujon*.

Die Struktur (I) des *Thujons* erkannte F. W. SEMMLER[69]) nach zahlreichen Vorarbeiten, vor allem von SEMMLER, F. TIEMANN und O. WALLACH.

F. TIEMANN und F. W. SEMMLER[70]) oxydierten *Thujon* mit kalter $KMnO_4$-Lösung fast quantitativ zu *α-Thujaketosäure* (II), die sich bei vorsichtiger Einwirkung von NaOBr in *α-Thujadicarbonsäure* (III) umwandelt. Da (III)

[61]) Liebigs Ann. Chem. **336**, 263 (1904).
[62]) J. organ. Chemistry **3**, 578 (1939).
[63]) J. Amer. chem. Soc. **34**, 201 (1912).
[64]) Ber. dtsch. chem. Ges. **25**, 3343 (1892).
[65]) F. BEILSTEIN und A. KUPFFER, Liebigs Ann. Chem. **170**, 290 (1873).
[66]) MUIR und SUGIURA, J. chem. Soc. (London) **37**, 678 (1880).
[67]) O. WALLACH, Liebigs Ann. Chem. **272**, 99 (1893). – Vgl. JAHNS, Arch. Pharmaz. **221**, 748 (1883).
[68]) F. W. SEMMLER, Ber. dtsch. chem. Ges. **25**, 3343 (1892). – BRUYLANTS (ebenda **11**, 449 [1878]) hielt die Verbindung $C_{10}H_{16}O$ aus Rainfarnöl für einen Aldehyd.
[69]) Ber. dtsch. chem. Ges. **33**, 275 (1900).
[70]) Ber. dtsch. chem. Ges. **30**, 431 (1897)

aus *Umbellularsäure* synthetisiert wurde und über das Anhydrid in (II) zurückverwandelt werden kann, ist die Struktur von (II) gesichert (P. C. GUHA und M. S. MUTHANA[71])).

Beim Destillieren im Vakuum oder beim Erhitzen mit Wasser geht (II) in *β-Thujaketosäure* (IV) über, die auch neben (II) bei unvorsichtiger Oxydation von *Thujon* mit $KMnO_4$ entsteht (O. WALLACH[72])). Die Struktur (IV) wurde durch mehrere Untersuchungen[73]) aufgeklärt. Analog (II) → (III) geht (IV) bei der Einwirkung von NaOBr in *β-Thujadicarbonsäure* (V) über.

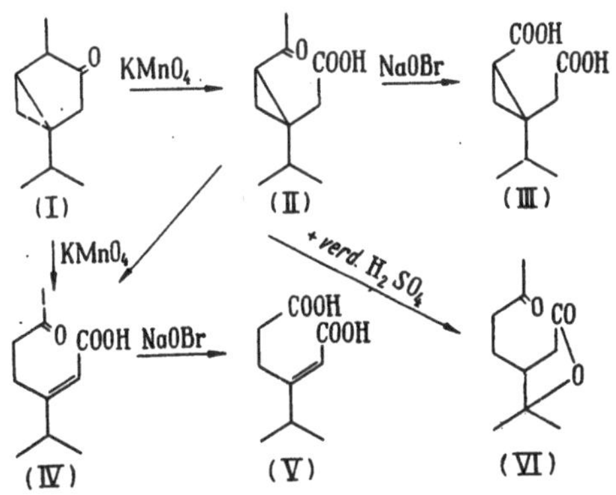

Erwärmen von *α-Thujaketosäure* (II) mit verdünnter Schwefelsäure führt zu *Homoterpenyl-methylketon* (VI)[74]).

Läßt man *Thujon* in kalter konzentrierter Schwefelsäure stehen, so isomerisiert es sich zu „*Isothujon*"[75]). Zum Mechanismus dieser Isomerisierung s. S. 280.

Wie aus der Struktur (VII) des *Isothujons* zu ersehen ist, liegt hier ein *Strukturisomeres* des *Thujons* vor und darf nicht mit dem *Stereoisomeren iso-Thujon* (s. u.) verwechselt werden.

Die Struktur (VII) des *Isothujons* wurde von O. WALLACH[76]) und F. W. SEMMLER[77]) durch oxydativen Abbau aufgeklärt, dessen Endstufen

[71]) Ber. dtsch. chem. Ges. **71**, 2668, 2771 (1938); J. Indian Inst. Sci. **22 A**, 278 (1939).

[72]) Ber. dtsch. chem. Ges. **28**, 33 (1895).

[73]) O. WALLACH, Liebigs Ann. Chem. **275**, 174 (1893). – F. TIEMANN und F. W. SEMMLER, Ber. dtsch. chem. Ges. **30**, 440 (1897). – Vgl. J. WERNER und M. T. BOGERT, J. organic Chemistry **3**, 578 (1939).

[74]) F. TIEMANN und F. W. SEMMLER, Ber. dtsch. chem. Ges. **29**, 543 (1896).

[75]) A. v. BAEYER, Ber. dtsch. chem. Ges. **27**, 1922 (1894). – O. WALLACH, Liebigs Ann. Chem. **286**, 101 (1895); **323**, 334 (1902); Ber. dtsch. chem. Ges. **28**, 1958 (1895). – A. HALLER, C. R. hebd. Séances Acad. Sci. **140**, 1630 (1905).

[76]) Ber. dtsch. chem. Ges. **30**, 426 (1897); Liebigs Ann. Chem. **323**, 335 (1902).

[77]) Ber. dtsch. chem. Ges. **33**, 275 (1900).

β-Isopropyl-lävulinsäure und *Isopropylbernsteinsäure* sind. Reduktion von (VII) mit Natrium und Alkohol ergibt *α-Thujamenthol* (VIII), das sich mit Chromsäure zu *α-Thujamenthon* oxydieren läßt (O. WALLACH[78])). Das stereo-

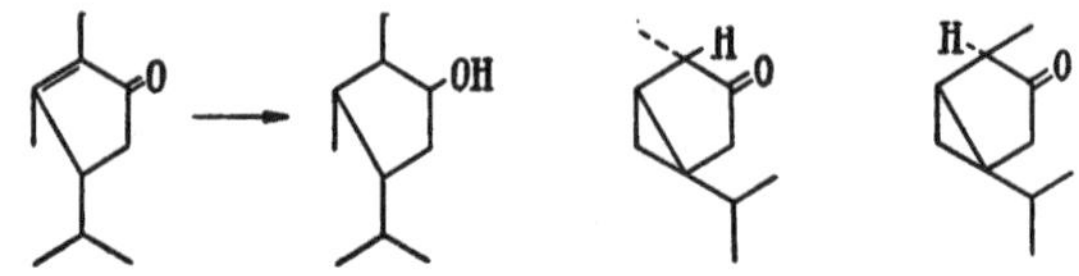

(VII) (VIII) (IX) (X)

isomere *β-Thujamenthon* erhält man durch Hydrierung von (VII) in Gegenwart von Palladium und wird mit Natrium und Alkohol zu *β-Thujamenthol* reduziert (O. WALLACH[79])). Die Struktur (VII) wurde durch Synthese bewiesen (P. C. GUHA und A. KUPPUSAMI[80])). Das UV-Spektrum von (VII) untersuchten GILLAM und WEST[81]).

Thujon kommt in den ätherischen Ölen in zwei stereoisomeren Formen vor: *l-Thujon* (*trans*-Form, IX) und *d-iso-Thujon* (*cis*-Form, X).

Diese Zuordnungen wurden nach der AUWERS-SKITAschen Regel vorgenommen (A. G. SHORT und J. READ[82])). Von den theoretisch nach der Zahl der asymmetrischen C-Atome (3) zu erwartenden 8 aktiven und 4 inaktiven Isomeren existieren wahrscheinlich nur 4 aktive und 2 inaktive, da der Cyclopropanring den anderen Isomeren eine zu große Spannung verleihen würde.

Zwischen den beiden *Thujonen* besteht dasselbe Gleichgewicht wie bei den *Menthonen*, *Pinocamphonen* usw.; es ist ein dynamisches und führt zu einem Gemisch von 35% *l-Thujon* und 65% *d-iso-Thujon*. Die Gleichgewichtseinstellung erfolgt mit Säuren, Alkalien und anderen Katalysatoren, so daß die aus ätherischen Ölen isolierten, als α- und *β-Thujon* unterschiedenen Verbindungen in Wirklichkeit Gemische wechselnder Zusammensetzung aus *l-Thujon* und *d-iso-Thujon* sind.

Die Synthese des *iso-Thujons* (X) gelang L. RUZICKA und D. R. KOOLHAAS[83]) aus der ebenfalls synthetisch zugänglichen (s. o.) *α-Thujaketosäure* (II).

Außerdem bildet sich *d-iso-Thujon* neben *l-Thujon* bei der Oxydation von *d-iso-Thujylalkohol* mit Chromsäure[84]), beim Erhitzen von

[78]) Liebigs Ann. Chem. **286**, 104 (1895); **323**, 352 (1902); **329**, 127 (1903).
[79]) Liebigs Ann. Chem. **381**, 85 (1911); **408**, 163 (1915).
[80]) J. Indian Inst. Sci. **22**, 249 (1939).
[81]) J. chem. Soc. (London) **1941**, 811; **1942**, 486.
[82]) J. chem. Soc. (London) **1938**, 2016.
[83]) Helv. chim. Acta **15**, 944 (1932).
[84]) SHORT und READ, J. chem. Soc. (London) **1938**, 2016. — Vgl. PAOLINI, Atti accad. Lincei [5] **20**, I. 769 (1911).

d-Sabinol mit Zinkstaub[85]) oder mit Aluminiumisopropylat oder Natrium auf 160°[86]).

Zur industriellen Herstellung von *Thujon* vgl. M. I. GORJAJEW und D. R. DZHALILOW[87]). Nach B. T. ZUBAKHIN[88]) soll *α-Thujon* unter den Produkten zu finden sein, die man beim 7tägigen Stehenlassen von Aceton mit KOH erhält.

Über die Reaktion von *2,4-Dibrom-menthon* und das *Thujon* von GUHA und NATH vgl. W. G. DAUBEN und Mitarbeiter[89]).

Eigenschaften: farblose, angenehm erfrischend riechende Flüssigkeit.

Für das aus der Bisulfitverbindung oder dem Semicarbazon regenerierte Keton fand O. WALLACH[90]): d^{19} 0,9175, n_D 1,45109, d^{20} 0,916. *α-Thujon*, aus dem Semicarbazon mit verd. H_2SO_4: Sdp. 200 bis 201°, d 0,912, n_D^{20} 1,4503, α_D — 5°13′; dto. mit Phthalsäureanhydrid regeneriert: $[\alpha]_D$ — 10,23°[91]). Für *β-Thujon* aus dem Semicarbazon fand er $[\alpha]_D$ + 76,16°.

Schimmel & Co. gaben für *β-Thujon* an: d^{15} 0,9209 bis 0,9217, n_D^{20} 1,44962 bis 1,45422, α_D + 68°16′ bis + 70°58′, löslich in etwa 10 Vol. 60proz. und in 2,5 bis 3 Vol. 70proz. Alkohols.

Für die verschiedenen in der Literatur beschriebenen α- und *β-Thujone* sind etwas unterschiedliche Daten angegeben worden, da diese Gemische wechselnder Zusammensetzung aus *l-Thujon* und *d-iso-Thujon* darstellen.

Die beiden Stereoisomeren *l-Thujon* und *d-iso-Thujon* stellten A. G. SHORT und J. READ[82]) durch Oxydation der entsprechenden Alkohole dar; sie fanden:

l-Thujon: $Sdp._9$ 74,5°, d_4^{25} 0,9109, n_D^{25} 1,4490, α_D^{18} — 19°56′

d-iso-Thujon: $Sdp._{10}$ 76°, d_4^{25} 0,9135, n_D^{25} 1,4500, α_D^{15} + 72°28′,

Rotationsdispersion: TSCHUGAJEW und TSCHESNO[92]).

UV-Spektrum: MOHLER und LOHR[93]).

RAMAN-Spektrum: BONINO und CELLA[94]), DULOU[95]), ANGUS[96]).

85) F. W. SEMMLER, Ber. dtsch. chem. Ges. **33**, 1455 (1900).
86) H. SCHMIDT, Ber. dtsch. chem. Ges. **62**, 103 (1929).
87) Nachr. Akad. Wiss. Kasachst. SSR, Ser. Chem. **1959**, No. 2, 83; C. A. **53**, 17434 (1959).
88) J. allg. Chem. [russ.] **24**, 1164 (1954); C. A. **49**, 12376 (1955).
89) J. org. Chemistry **23**, 457 (1958).
90) Ber. dtsch. chem. Ges. **28**, 1965 (1895).
91) O. WALLACH, Liebigs Ann. Chem. **336**, 263 (1904).
92) C. A. **24**, 5933 (1930); Z. physikal. Chem. **76**, 469, 472 (1911).
93) Helv. chim. Acta **20**, 1183 (1937).
94) Mem. accad. Italia **3**, Chimica No. 4 (1932).
95) C. **1935**, II. 1157.
96) Proc. Indian Acad. Sci. **8**, 529, 556 (1939).

Durch die Gegenwart des Dreirings läßt sich *Thujon* verhältnismäßig leicht isomerisieren. So erhielt SEMMLER[97]) beim Erhitzen auf 200° unter Druck *Carvotanaceton*, während unter dem Einfluß zahlreicher Katalysatoren Ringöffnung zu *Isothujon* (VII) stattfindet, so neben Schwefelsäure auch u. a. mit Natrium[98]) oder $(NH_4)HS$[99]). Im Gegensatz hierzu beobachteten W. TREIBS und H. SCHMIDT[100]), daß Thujon sich bei etwa 280° ohne Isomerisierung über Nickel oder Kupfer destillieren läßt.

Die Hydrierung von *Thujon* führt je nach den Versuchsbedingungen zu unterschiedlichen Ergebnissen. Mit einem Nickelkatalysator erhielt GODCHOT[101]) bei 175 bis 180° eine Mischung von *Isothujon* und *Thujamenthon*, HALLER und MARTINE[102]) dagegen unter anderen Bedingungen *Thujylalkohol*. In Gegenwart von Palladium wirkt Wasserstoff bei Zimmertemperatur nicht ein.[103]) An Palladiumasbest erhielten ZELINSKI und KASANSKY[104]) *1,2-Dimethyl-3-isopropyl-cyclopentan*. Durch Reduktion mit Natrium und Alkohol geht *Thujon* in *Thujylalkohol* über.[105])[106]) Die Reduktion mit Aluminiumisopropylat gelingt nach SHORT und READ[106]) nicht.

Die Oxydation des *Thujons* ist unter „Konstitution" beschrieben worden. *α-Thujaketosäure* findet sich in lange gelagertem *Thujon* und in alten thujonhaltigen Ölen[107]) und kann daraus leicht durch Ausschütteln mit Natronlauge abgeschieden werden.

Beim Kochen von *Thujon* mit $FeCl_3$-Lösung entsteht *Carvacrol*[108]). Jod dehydriert zu *p-Cymol*[109]).

Chlorwasserstoff in ätherischer Lösung wirkt nicht auf *Thujon* ein; wäßrige Salzsäure und andere Mineralsäuren isomerisieren zu *Isothujon* (VII) (s. S. 277). Diese Isomerisierung untersuchten kürzlich J. VERGHESE und

[97]) Ber. dtsch. chem. Ges. **25**, 3344 (1892).
[98]) H. SCHMIDT, Ber. dtsch. chem. Ges. **62**, 106 (1929).
[99]) AGOSTINELLI, Gazz. chim. ital. **44**, II. 111 (1913).
[100]) Ber. dtsch. chem. Ges. **60**, 2338 (1927).
[101]) C. R. hebd. Séances Acad. Sci. **158**, 1807 (1914); **172**, 688 (1921); **185**, 1807 (1927).
[102]) C. R. hebd. Séances Acad. Sci. **140**, 1298 (1905). — SHORT und READ, J. chem. Soc. (London) **1938**, 2016.
[103]) RICHTER, WOLFF und PRESTING, Ber. dtsch. chem. Ges. **64**, 871 (1931).
[104]) Ber. dtsch. chem. Ges. **60**, 1096 (1927); **62**, 2205 (1927).
[105]) F. W. SEMMLER, Ber. dtsch. chem. Ges. **25**, 3344 (1892).
[106]) SHORT und READ, J. chem. Soc. (London) **1938**, 2016.
[107]) O. WALLACH, Nachr. K. Ges. Wiss. Göttingen **1919**, Sitzg. v. 18. 7., Seite 13.
[108]) O. WALLACH, Liebigs Ann. Chem. **286**, 108 (1895).
[109]) BRUYLANTS, Ber. dtsch. chem. Ges. **11**, 451 (1878).

L. M. Yeddanapalli[110]). Sie geben die am Dreiring sitzende Isopropylgruppe als Ursache an. Die induktiven und hyperkonjugativen Effekte des Isopropylradikals lassen Elektronen nach dem C_6 strömen (XI). Der folgende Bruch des Dreirings durch Addition eines Protons ergibt das Carboniumion (XII), das darauf durch Hydridionverschiebung und Eliminierung eines Protons in *Isothujon* (VII) übergeht; dieses ist durch Resonanz des konjugierten Systems stabilisiert.

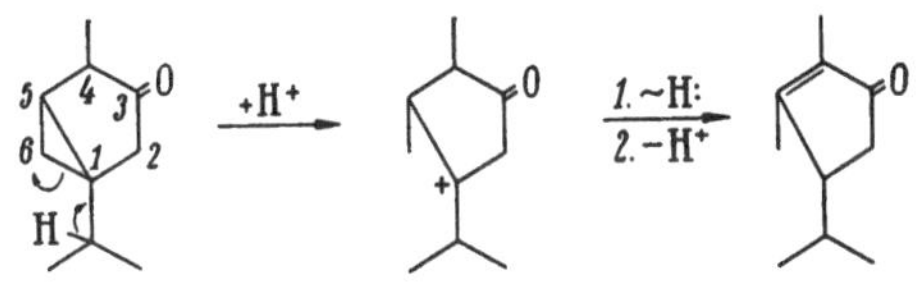

(XI) (XII) (VII)

Zur säurekatalysierten und thermischen Isomerisierung von *Thujon* vgl. auch A. V. Winn[111]).

Thujon ist für die weiße Maus ein Krampfgift; die tödliche Dosis liegt nur wenig unterhalb der für *Campher* bestimmten (H. Gierlich[112])). Auf isolierte Zellen wirkt *Thujon* agglutinierend, auf Blut außerdem noch hämolytisch und methämoglobinbildend; bei Kalt- und Warmblütern verursacht es epileptiforme Krämpfe, Pupillenerweiterung, starke Füllung der Bauchgefäße und des Gehirns mit Blut, blutige Infiltration des Magens und des Darmes, lokale Entzündungen auf der Haut usw. (H. Schindler[113])).

Identifizierung: *1. Semicarbazone.* Von den reinen Isomeren stellten Short und Read[106]) folgende Eigenschaften fest:

l-Thujon-semicarbazon, Schmp. 186 bis 188°, $[\alpha]_D^{14}$ + 42,0° (c = 1 in Methanol);

d-iso-Thujon-semicarbazon, Schmp. 172°, $[\alpha]_D^{15}$ + 222,0° (c = 1 in Methanol).

Ähnliche Eigenschaften fand O. Wallach[114]) für die Derivate der α- und *β-Thujone*, die bekanntlich nicht einheitlich sind (s. S. 278).

α-Thujon-semicarbazon schmilzt bei 186 bis 188°, gewöhnlich (unrein) bei 184,5 bis 186° ($[\alpha]_D^{14}$ + 59,5°); außerdem existiert eine amorphe, unscharf bei 110° schmel-

110) J. Sci. Ind. Res. **16 A**, 530 (1957); nach frdl. zuges. Sonderabdruck.
111) Univ. Microfilms, L. C. Card No. Mic. 59–2830, 143; Dissert. Abstr. **20**, 511 (1959). R. H. Eastman und A. V. Winn, J. Amer. chem. Soc. **82**, 5908 (1960).
112) Dissertat. Bonn 1937; nach Ber. Schimmel **1938**, 179. – Vgl. L. Opper, Arch. Neurol. Psychiatrie **41**, 756 (1939); C. **1939**, II. 1330.
113) Die deutsche Heilpflanze **9**, 117 (1943).
114) Liebigs Ann. Chem. **286**, 94 (1895); **336**, 270 (1904).

zende Modifikation. Vom *β-Thujon* leitet sich ein bei 174 bis 175° schmelzendes, hexagonales Semicarbazon ab, das von selbst in eine stabile, bei 170 bis 172° schmelzende rhombische Form übergeht; $[\alpha]_D^{18}$ + 215° 46′ bis + 221° 28′.

Nach M. BADOCHE[115]) besteht das amorphe Semicarbazon aus drei Verbindungen. Aus *l-Thujon* gewann er zwei Semicarbazone, die sehr unterschiedlich drehen; daneben entsteht *d-iso-Thujon-semicarbazon*. Ihre Trennung ist sehr schwierig, zur Darstellung ging er daher von den angereicherten Isomeren aus. Die l-Thujon-semicarbazone zeigen in essigsaurer Lösung Mutarotation[12])[115]).

Eigenschaften:

	Schmp.	$[\alpha]_D$ in Alkohol	Benzol	Essigsäure
l-Thujon-semicarbazon a	197°	+ 58,5°	− 42,5°	− 3,3°
l-Thujon-semicarbazon b	189°	−110,0°	− 162,5°	−130,0°
d-iso-Thujon-semicarbazon	179°	+214,5°	+125,5°	+187,5°

Die UV-Spektren der Semicarbazone untersuchten G. A. FESTER, J. A. RETAMAR und A. I. A. RICCIARDI[115a]).

2. Phenylsemicarbazone. Diese lassen sich nach M. BADOCHE[116]) durch wiederholtes Umkristallisieren aus Alkohol besser in ihre Komponenten trennen als die Semicarbazone. Das *l-Thujon-4-phenylsemicarbazon* besteht ebenfalls aus zwei Isomeren, die in essigsaurer Lösung Mutarotation zeigen; *d-iso-Thujon-4-phenylsemicarbazon* ist unter diesen Bedingungen ziemlich stabil.

Eigenschaften:

	Schmp.	$[\alpha]_D$ in Alkohol	Benzol	Essigsäure
l-Thujon-4-phenylsemicarbazon a	133°	+44°	−32°	−10,5°
l-Thujon-4-phenylsemicarbazon b	amorph	−38°	−85°	−68°
d-iso-Thujon-4-phenylsemicarbazon	187°	+204°	+119°	+163°

115) Bull. Soc. chim. France **1952**, 1029. – Vgl. V. PAOLINI, Ann. Chim. applicata **15**, 414 (1925).

115a) Rev. Fac. Ing. quím. **27**, 23 (1958).

116) Bull. Soc. chim. France **1952**, 1032.

3. Oxime. Mit Hydroxylamin liefert *Thujon* ein bei 54 bis 55° schmelzendes Oxim[117]), das dem *β-Thujon* entspricht; das Oxim des *α-Thujons* ist flüssig. Das kristallisierte Oxim kann durch Einwirkung von PCl_5 in ein bei 90° schmelzendes Isoxim[118]) und durch Erwärmen mit verdünnter alkoholischer Schwefelsäure in *Carvacrylamin* übergeführt werden.[119])

Beide *Thujon-oxime* werden durch konz. Schwefelsäure zu *Isothujon-oxim* (Schmp. 119 bis 120°) isomerisiert, das inaktiv ist.[120])

4. 2,4-Dinitrophenylhydrazone.

l-Thujon-2,4-dinitrophenylhydrazon, Schmp. 117°, $[\alpha]_D^{16}$ + 44,0° (c = 1 in $CHCl_3$)

d-iso-Thujon-2,4-dinitrophenylhydrazon, Schmp. 116°, $[\alpha]_D^{16}$ + 161,0° (c = 1 in $CHCl_3$) (SHORT und READ[106])).

Aus destilliertem *α-Thujon* erhielt man ein Derivat mit Schmp. 106 bis 107°[121]), aus natürlichem und synthetischem *β-Thujon* ein solches mit Schmp. 114 bis 115° bzw. 113 bis 114°[122]).

Den Nachweis des *Thujons* in alkoholischen Lösungen durch aufsteigende Papierchromatographie des 2,4-Dinitrophenylhydrazons beschrieben B. R. CORTINA und A. L. MONTES[122a]). Zum UV-Spektrum vgl. M. I. GORJAJEW, L. A. IGNATOWA und G. A. TOLSTIKOW[122b]).

5. Thujon-tribromid, Schmp. 121 bis 122°.

Nach O. WALLACH[123]) stellt man dieses am besten in der Weise dar, daß man 5 g *Thujon* in einem Becherglas in 30 ccm Petroläther löst und zu dieser Lösung auf einmal 5 ccm Brom gibt. Nach einigen Sekunden tritt eine ziemlich heftige Reaktion unter beträchtlicher Entwicklung von HBr ein. Ist diese beendet, so scheidet sich beim Verdunsten des Lösungsmittels das Tribomid allmählich als Kristallmasse aus, die durch Waschen mit kaltem Alkohol von anhängendem Öl befreit und aus heißem Essigester umkristallisiert wird.

Durch Umsetzung mit methyl- bzw. äthylalkoholischem Kali können daraus die Phenole $C_{10}H_{11}Br(OH)(OCH_3)$ mit Schmp. 156 bis 157° bzw. $C_{10}H_{11}Br(OH)(OC_2H_5)$ mit Schmp. 144 bis 145° erhalten werden.

117) O. WALLACH, Liebigs Ann. Chem. **277**, 159 (1893). — F. W. SEMMLER, Ber. dtsch. chem. Ges. **25**, 3344 (1892).
118) O. WALLACH, Liebigs Ann. Chem. **286**, 94 (1895); **336**, 270 (1904).
119) F. W. SEMMLER, Ber. dtsch. chem. Ges. **25**, 3352 (1892).
120) O. WALLACH, Liebigs Ann. Chem. **286**, 103 (1895).
121) WERNER und BOGERT, J. org. Chemistry **3**, 578 (1939).
122) RUZICKA und KOOLHAAS, Helv. chim. Acta **15**, 948 (1932).
122a) An. Asoc. quím. argent. **42**, 213 (1954).
122b) Nachr. Akad. Wiss. Kasachst. SSR, Ser. Chem. **1959**, No. 1,85,
123) Liebigs Ann. Chem. **275**, 179 (1893); **286**, 109 (1895).

Zur Struktur des *Thujontribromids* vgl. R. H. EASTMAN, P. M. ILOFF, jr. und H. ISAACS[124]).

6. Durch die unter „Konstitution" erwähnten Oxydationsprodukte, für die folgende Eigenschaften ermittelt wurden:

d-α-Thujaketosäure, Schmp. 75 bis 76°, $[\alpha_D] + 192°$ (in Äther); Oxim Schmp. 174 bis 176°, Semicarbazon Schmp. 182 bis 183°[125]) oder 197°[126]).

β-Thujaketosäure, Schmp. 78 bis 79°; Oxim. Schmp. 111 bis 112°, Semicarbazon Schmp. 195 bis 196°.

d-α-Thujadicarbonsäure, Schmp. 141 bis 142°, $[\alpha]_D + 171{,}5°$ (in $CHCl_3$); Anhydrid Schmp. 55 bis 56°.

β-Thujadicarbonsäure, Schmp. 116 bis 118°.

Zur Bestimmung vgl. Bd. II, S. 215 bis 229.

Die Bestimmung durch Oximierung untersuchten besonders Schimmel & Co.[127]); die Titration erfordert ziemlich lange Zeiten, da die Einwirkung nur langsam erfolgt.

Nachweis und Bestimmung von *Thujon* durch Papierchromatographie beschrieb P. H. JOPPIEN[128]).

D. H. E. TATTJE[129]) bestimmte *Thujon* colorimetrisch mit *3,5-Dinitrobenzoesäure*.

4 ml einer äthylalkoholischen Thujonlösung werden mit 5 ml einer 4proz. (Gew./Vol.)Lösung von 3,5-Dinitrobenzoesäure in Äthanol gemischt, 3 ml einer 4n-NaOH zugefügt und die Farbstärke in einer 0,50 cm Zelle bei 5375 Å gegen eine frisch bereitete Vergleichslösung von 4 ml Äthanol, 5 ml Reagenz und 4 ml 4n-NaOH gemessen. Temperatur 20°. Bei *α-Thujon* hat die Farbe nach 12 Minuten, bei *β-Thujon* nach 3 Minuten ihren höchsten Wert (von der Zugabe der Natronlauge an gerechnet). Die Eichkurve ist eine Gerade: E (1 %, 1 cm) von *α-Thujon* = 72,0, von *β-Thujon* = 104,2. Gute Übereinstimmung bei Rautenöl und Cedernblätteröl, zu tiefe Werte bei Thujaöl und Salbeiöl (da nur Thujon gemessen wird), zu hohe bei Wermutöl (verglichen mit den Ergebnissen der Oximierung).

Zur gaschromatographischen Bestimmung in Salbeiöl vgl. C.-H. BRIESKORN und E. WENGER[130]).

[124]) J. Amer. chem. Soc. **80**, 1704 (1958). – P. M. ILOFF, jr., Univ. Microfilms, Publ. No. 20467,97; Dissert. Abstr. 17, 1470 (1957); C. A. **51**, 14572 (1957).

[125]) O. WALLACH, Ber. dtsch. chem. Ges. **30**, 426 (1897).

[126]) H. SEYLER, Ber. dtsch. chem. Ges. **35**, 550 (1902). – J. L. SIMONSEN, Indian Forest Rec. **9**, 293 (1922).

[127]) Ber. Schimmel **1928**, 19; **1929**, 152.

[128]) Z. Lebensm.-Unters. u. Forsch. **104**, 393 (1956); C. A. **51**, 6954 (1957).

[129]) Pharmac. Weekbl. **93**, 689 (1958); nach frdl. zuges. Sonderabdruck.

[130]) Arch. Pharmaz. **293/65**, 21 (1960). – E. WENGER, Dissertat. Univ. Tübingen 1960 (C.-H. BRIESKORN).

Pinocamphon

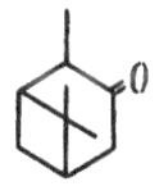

(I)

$C_{10}H_{16}O$. Mol.-Gew. 152,23

Vorkommen: Die *Pinocamphone* sind bisher nur in den linksdrehenden Formen in ätherischen Ölen aufgefunden worden. Diese Öle sind:

Beerenöl von *Luvunga scandens*[1]), Ysopöl[2])[3])[4])[5]) (vor allem *l-iso-Pinocamphon* neben weniger *l-Pinocamphon*[6])), von *Hyssopus ambiguus* (12,6%)[7]), Lavendelöl[8]), Öl von *Lavandula dentata* (?)[9]), Öl von *Tanacetum fastigiatum* (20% *l-Pinocamphon*)[10]).

Isolierung: durch fraktionierte Destillation.

Die Gewinnung der reinen Stereoisomeren über die Semicarbazone ist schwierig, da bei deren Spaltung Isomerisierung auftritt (s. S. 287).

Konstitution: Schon vor dem Auffinden der l-Form in der Natur gewann O. WALLACH[11]) *dl-Pinocamphon* – neben *Pinylamin* – durch Reduktion von *Nitrosopinen* mit Zinkstaub. Die Struktur (I) erkannte er aus der Bildung von *dl-Pinonsäure* und *dl-Pinocamphersäure* bei der Oxydation des *dl-Pinocamphons* mit $KMnO_4$ oder CrO_3. Die entsprechenden Produkte erhielten GILDEMEISTER und KÖHLER aus der *l*-Form.

[1]) K. K. BASLAS, Perfum. Record **50**, 124 (1959).

[2]) Schimmel & Co., Ber. Schimmel April **1908**, 58; Oktober **1909**, 69.

[3]) GILDEMEISTER und KÖHLER, WALLACH-Festschrift Göttingen 1909, 414.

[4]) B. N. RUTOWSKI und I. W. WINOGRADOWA, Arb. Wiss. Chem. Pharm. Inst. Moskau **1924**, Heft 10, 34; nach Ber. Schimmel **1925**, 96.

[5]) L. P. GUSSEWA, nach Ber. Schimmel **1927**, 167.

[6]) M. DELÉPINE und M. BADOCHE, Ann. chim. [12] **4**, 449 (1949); **3**, 591 (1948).

[7]) J. A. DRANITZINA, J. allg. Chem. [russ.] **5**, 1811 (1935); C. **1936**, I. 4085.

[8]) Chiris, nach Ber. Schimmel **1950**, 62.

[9]) Schimmel & Co., nach GILDEMEISTER und HOFFMANN, Die Ätherischen Öle, 3. Aufl. Bd. III, 683.

[10]) L. A. IGNATOWA und M. I. GORJAJEW, Nachr. Akad. Wiss. Kasach. SSR., Ser. Chem. **1957**, No. 2, 83; C. **1959**, 5648.

[11]) Liebigs Ann. Chem. **268**, 210 (1892); **300**, 287 (1898); **313**, 367 (1900); **346**, 235 (1906); **360**, 92 (1908).

Die Konstitution (I) wurde durch die Teilsynthese aus *dl-Pinonsäure-äthylester* von RUZICKA und TREBLER[12]) bestätigt[13]).

Die Totalsynthese gelang G. KOMPPA, A. KLAMI und A. M. KUVAJA[13]) aus *trans-nor-Pinsäure* (von KERR 1929 dargestellt) über die Stufen *cis-Pinononsäure, Hydroxy-isohomo-pinocamphersäure, iso-homo-Pinocamphersäure, Verbanon, Verbanoncarbonsäure, Verbanolcarbonsäure* (Schmp. 144 bis 145°) und *δ-Pinencarbonsäure* (Schmp. 123°); das Chlorid der letzteren gibt mit NaN_3 *Pinocamphon.*

Pinocamphon entsteht auch durch Hydrierung von *Pinocarvon* (H. SCHMIDT[14])) und durch Destillation von *Pinocarveol* über Kupfer im Wasserstoffstrom bei 280° (W. TREIBS und H. SCHMIDT[15])). H. SCHMIDT[16]) erhielt ein *d-Pinocamphon* beim Erhitzen von *Pinocarveol* mit Aluminiumisopropylat auf 170°. LEACH[17]) stellte *dl-Pinocamphon* durch Reduktion von *Pinennitrolamin* mit Zink in alkoholischer Salzsäure dar.

Pinocamphon kann in 2 Stereoisomeren auftreten, jedes in drei optischen Modifikationen.

Von den 3 asymmetrischen C-Atomen sind 2 durch die Kohlenstoffbrücke verbunden. Modellbetrachtungen ergeben, daß sich nur die *cis*-Valenzen von 4- und 6-Ring nahezu spannungsfrei verknüpfen lassen. Dadurch fällt eine Ringisomerie aus, d. h. statt $2^3 + \frac{2^3}{2} = 12$ Isomeren treten nur $2^2 + \frac{2^2}{2} = 6$ auf.

Die beiden Stereoisomeren, die sich nur durch trans- bzw. *cis*-Stellung der Methylgruppe zur Dimethylmethylenbrücke unterscheiden, sind von H. SCHMIDT[18]) auf Grund der AUWERS-SKITA-Regel konfigurativ erkannt und als *Pinocamphon* (*trans*-Form, II) und *iso-Pinocamphon* (*cis*-Form, III) bezeichnet worden. Dieser Zuordnung entsprechend reagiert *Pinocamphon* bei der Oximierung schneller.

(II) (III)

Im Gegensatz zu dem Paar *Menthon – iso-Menthon* besitzen beide *Pinocamphone* jeweils gleiche Drehungsrichtung. Unter dem Einfluß von Al-

12) Helv. chim. Acta **4**, 666 (1921).
13) Liebigs Ann. Chem. **547**, 185 (1941).
14) Ber. Schimmel **1941**, 56.
15) Ber. dtsch. chem. Ges. **60**, 2340 (1927).
16) Ber. dtsch. chem. Ges. **62**, 103 (1929).
17) J. chem. Soc. (London) **91**, 9 (1907).
18) Ber. Schimmel **1940**, 40. – H. SCHMIDT und L. SCHULZ, Ber. Schimmel **1934**, 97.

kalien, Säuren oder Katalysatoren findet eine gegenseitige Umlagerung statt, am besten mit Natriumäthylat oder alkoholischer Salzsäure. Es stellt sich hierbei ein Gleichgewicht zwischen *trans*- und *cis*-Form im Verhältnis 3:1 ein, unabhängig davon, welches Isomere man einsetzt (H. SCHMIDT[19])). SCHMIDT stellte die Isomeren durch Oxydation der entsprechenden *Pinocampheole* dar, da bei der Reinigung über die Semicarbazone partielle Invertierung eintritt[20]) (vgl. S. 289); aus *d-Pinocampheol* erhielt er *d-Pinocamphon*, aus *l-isoPinocampheol d-iso-Pinocamphon*. M. DELÉPINE und M. BADOCHE[21]) wiesen nach, daß die Invertierung der Ketone nicht nur bei der Spaltung der Semicarbazone durch die notwendige Säure, sondern auch beim Stehenlassen der Semicarbazone und deren Schütteln mit verdünnter Salzsäure bei Zimmertemperatur (vgl. S. 289) eintritt.

Stereochemie und Konformation der *Pinocamphone* untersuchte kürzlich auch M. V. BHATT[22]); er kam zu folgenden Raumbildern:

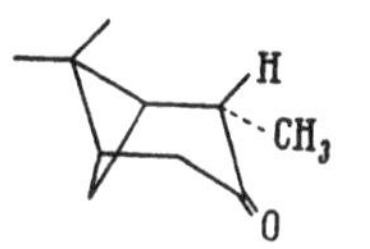

Pinocamphon

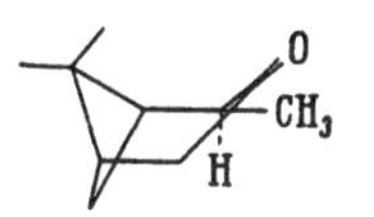

iso-Pinocamphon

R. L. ERSKINE und S. A. KNIGHT[22a]) halten dagegen nach Vergleich der kernmagnetischen Resonanzen die von A. K. BOSE[22b]) für *iso-Pinocamphon* angegebene Konformation für wahrscheinlicher.

Eigenschaften: Öle. Beide *Pinocamphone* riechen campherartig und sind hierin kaum zu unterscheiden.[23])

l-Pinocamphongemisch aus Ysopöl (hauptsächlich *l-iso-Pinocamphon*[24])):

Sdp.$_{752}$ 212 bis 213°, d_{15}^{15} 0,9662, n_D^{20} 1,47421, α_D — 13°42′[25]);

Sdp.$_{22}$ 95°, d^{22} 0,960, n_D^{22} 1,4740[26]).

[19]) H. SCHMIDT, Ber. Schimmel **1941**, 50.
[20]) Vgl. H. SCHMIDT und L. SCHULZ, Ber. Schimmel **1934**, 98, Fußnote.
[21]) Ann. chim. **3**, 585 (1948).
[22]) Chem. and Ind. **1959**, 1452.
[22a]) Chem. and Ind. Sept. **1960**.
[22b]) J. org. Chem. **20**, 1003, 1010 (1955).
[23]) H. SCHMIDT und L. SCHULZ, Ber. Schimmel **1934**, 99.
[24]) L. DELEPINE und M. BADOCHE, Ann. chim. **3**, 591 (1948).
[25]) GILDEMEISTER und KÖHLER, WALLACH-Festschrift Göttingen 1909, 421.
[26]) DULOU, Bull. Inst. Pin **1934**, 173.

Für die Stereoisomeren wurden folgende Daten ermittelt:

	Schmp.	Sdp. (mm)	d	n_D^{20}	α_D	Lit.
d-Pinocamphon	−25;	211–211,5°(773) 70–72°(5)	d_{15}^{15} 0,9643	1,47279	+23°57′	[19]
		61–64°(3)	d_4^{20} 0,9631	1,4732	$[\alpha]_D$ + 13,17°	[27]
l-Pinocamphon	−20°	211°(760)	d_{15}^{15} 0,964	1,4726	−22,8°	[28]
dl-Pinocamphon		60–63°(3)	d_4^{20} 0,9635	1,4730		[27]
d-iso-Pinocamphon	−8,2;	213,5–214°(773) 70°(5)	d_{15}^{15} 0,969	1,47495	+11°5′	[19]
		211–212°(760) 59°(3)	d_4^{15} 0,966	1,4768	α_{578} + 20,3° α_{546} + 24,1°	[29]
l-iso-Pinocamphon		212°(760)	d_{15}^{15} 0,966	1,4743	−17°	[28]
dl-iso-Pinocamphon		210–212°(760) 59–60°(3)	d_4^{15} 0,9634	1,4727		[29]

RAMAN-Spektrum: DULOU[30]), ANGUS[31]).

Reduktion mit Natrium und Alkohol führt zu den entsprechenden *Pinocampheolen*, wobei teilweise Invertierung stattfindet.

In essigsaurer Lösung läßt sich *Pinocamphon* leicht zu einem *Dibromid* bromieren (dl-, Schmp. 118 bis 119°, l-Form Schmp. 93 bis 94°, $[\alpha]_D$ — 49,24° in Äther)[19]).

Die Synthese der *homologen Pinocamphone* aus *Pinocarvon* mit Hilfe der GRIGNARD-Reaktion beschrieb W. TREIBS[32]) (1,4-Addition von Methyl-, Äthyl-, Propyl-, Isopropyl- und Phenylmagnesiumbromid). Die Einwirkung von GRIGNARD-Verbindungen auf *Pinocamphon* untersuchten HASSELSTRÖM und VON KONOW[33]).

d-Pinocamphon und *d-iso-Pinocamphon* lassen sich nicht nach CLEMMENSEN reduzieren; die Hydrazone beider geben nach der Methode von KISHNER-WOLFF das gleiche *Pinan* (H. SCHMIDT[19])).

[27]) KUWATA, J. Amer. Soc. **59**, 2509 (1937).
[28]) H. SCHMIDT und L. SCHULZ, Ber. Schimmel **1934**, 97.
[29]) BONNET, Bull. inst. pin **1938**, 217, 241; **1939**, 1.
[30]) C. A. **1935**, 2850. [31]) Proc. Indian Acad. Sci. A **8**, 529, 560 (1939).
[32]) Ber. dtsch. chem. Ges. **77**, 572 (1944).
[33]) Ann. Acad. Sci. Fennicae **11**, 3 (1930).

Zur pharmakologischen Wirkung von *Pinocamphon* vgl. R. SIEGEL[34]); es ist ein starkes Krampfgift.

Identifizierung:

1. Semicarbazone.

d-Pinocamphon-semicarbazon, a) Schmp. 265°, $[\alpha]_D$ + 125° (in Essigsäure).

b) Schmp. 242°, $[\alpha]_D$ + 76,8°[35]).

Die Drehung des Semicarbazons a) ist in Essigsäure konstant, erhöht sich jedoch beim Semicarbazon b) in 8 Tagen auf + 122°; durch Fällen der essigsauren Lösung mit Wasser erhält man Semicarbazon a) (M. DELÉPINE und M. BADOCHE[35])).

d-iso-Pinocamphon-semicarbazon, Schmp. 281 bis 282°, $[\alpha]_D$ — 108° (in Essigsäure)[35]).

Die Drehung dieses Semicarbazons in Essigsäure steigt im Laufe von drei Monaten auf + 94° unter Bildung des Semicarbazons a) des *d-Pinocamphons*.

Früher sind wesentlich tiefere Schmelzpunkte für die Semicarbazone der *Pinocamphone* gefunden worden:

d- und *l-Pinocamphon-semicarbazon*, Schmp. 227 bis 228°[19])[27])
dl-Pinocamphon-semicarbazon, Schmp. 207 bis 209°[27])
d-iso-Pinocamphon-semicarbazon, Schmp. 219 bis 220°[19])
dl-iso-Pinocamphon-semicarbazon, Schmp. 207°[29]).

GILDEMEISTER und KÖHLER[3]) gewannen aus „*l-Pinocamphon*" aus Ysopöl zwei Semicarbazone: Schmp. 228–229° und 182–183°.

UV-Spektrum (λ_{max} 232 mμ): G. A. FESTER, J. A. RETAMAR und A. I. A. RICCIARDI[35a]).

2. *Oxime.* H. SCHMIDT[36]) gab folgende Schmelzpunkte an:

d- und *l-Pinocamphon-oxim*, Schmp. 56°
dl-Pinocamphon-oxim, Schmp. 89°
d- und *l-iso-Pinocamphon-oxim*, flüssig
dl-iso-Pinocamphon-oxim, Schmp. 88°.

Nach M. DELÉPINE und M. BADOCHE[35]) schmilzt *d-Pinocamphonoxim* bei 65°.

[34]) Arch. exp. Pharm. Pathol. **110**, 364 (1925); Ber. Schimmel **1926**, 202.
[35]) M. DELÉPINE und M. BADOCHE, C. R. hebd. Séances Acad. Sci. **228**, 19 (1949); Ann. chim. **3**, 573, 585, (1948); Ind. Parfumerie **10**, 180, 238 (1955).
[35a]) Rev. Fac. Ing. Quím. **27**, 23 (1958).
[36]) H. SCHMIDT, Ber. Schimmel **1941**, 50; Ber. dtsch. chem. Ges. **77**, 544 (1944). — H. SCHMIDT und L. SCHULZ, Ber. Schimmel **1934**, 99.

Obwohl die Schmelzpunkte der inaktiven Formen fast identisch sind, liegt ihr Mischschmelzpunkt bei 65°.[36])

Reduktion des *dl-Pinocamphon-oxims* mit Natrium und Alkohol führt zu *dl-Pinocamphylamin* (Sdp. 198 bis 199°, Carbamid Schmp. 204°)[37]). Aus dessen Trimethylammonium-derivat lassen sich α- und *δ-Pinen* gewinnen (vgl. Bd. IIIb). Behandlung des Oxims mit H_2SO_4 oder P_2O_5 ergibt das Nitril der *Pinocampholensäure* $C_{10}H_{16}O_2$ (Amid, Schmp. 116°).

3. *Dibromid.*

Beide *d-Pinocamphone* bilden bei der Einwirkung von Brom das gleiche *Dibromid* (d-Form Schmp. 95 bis 96° $[\alpha]_D + 50°$ in 5proz. alkohol. Lösung)[3]); daneben entstehen etwa 25% *flüssiges Dibromid*, aus dem durch Wasserdampfdestillation ein schön *kristallisierendes Dibromid* mit Schmp. 113 bis 114° gewonnen werden kann ($[\alpha]_D - 145°$ in 5proz. alkohol. Lösung). Die Beziehungen zwischen diesen beiden Formen sind noch nicht bekannt. *Iso-Pinocamphon* reagiert wesentlich schneller als *Pinocamphon* (H. SCHMIDT[19])).

[37]) O. WALLACH, Liebigs Ann. Chem. 313, 367 (1900).

Campher

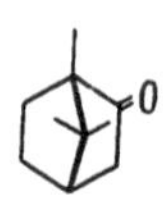

(I)

$C_{10}H_{16}O$. Mol.-Gew. 152,23

Vorkommen: *d-Campher*, zum Unterschied von Borneocampher (*d-Borneol*) früher auch Japan- oder Laurineencampher genannt, wird neben Campheröl im großen durch Wasserdampfdestillation des Holzes von *Cinnamomum camphora* gewonnen. Auch in den zahlreichen anderen campherhaltigen ätherischen Ölen liegt meist die rechtsdrehende Modifikation vor; l- und dl-Form sind seltener beobachtet worden. Eine Übersicht über die beschriebenen Vorkommen gibt die folgende Tabelle:

Drehungs-richtung	Menge (in %)[1]	Öl bzw. Mutterpflanze
Usneaceae		
		Eichenmoosextraktöl[2]
Pinaceae		
	Spuren	Holzterpentinöl, amerikanisches[3]
	1–1,5	dto., sowjetisches[4]
		dto., japanisches (von *Pinus formosana*)[5]
d + dl		Flotationskiefernöl (von *Pinus silvestris*)[6]
d		*Picea alba*, Öl aus den Nadeln und Zweigen[7]
	1	*P. mariana*, Öl aus den Nadeln und Zweigen[8]
dl	1	*P. nigra*, Nadelöl[9]
		P. sitchensis, Öl der Nadeln und Zweige[10]
	?	*P. Engelmannii*, Nadelöl[11]
	?	*Pinus Murrayana*, Nadelöl[12]
l	0,2	*Abies balsamea*, Nadelöl (Balsamtannennadelöl)[13]
		Fichtennadelöl, sibirisches (von *Abies sibirica* aus dem Altai)[14]
Cupressaceae		
	?	*Juniperus oxycedrus*, Nadelöl[15]
	Spuren	Cypressensprossenöl[16]
	2,5	Thujaöl (von *Thuja occidentalis*)[17]
d	0,5	*Chamaecyparis Lawsoniana*, Holzöl[18]
		Ch. obtusa, Stumpföl[19]
Gramineae		
	? Spuren	*Cymbopogon coloratus*, aus Indien[20]
Zingiberaceae		
	1–2	*Curcuma xanthorrhiza*, Wurzelöl[21]
d	76,6	*C. caesia*, Wurzelöl[22]
d	4,2	*C. zerumbet* (= *C. zedoaria*), Wurzelöl (Zitwerwurzelöl)[23]
d	2,5	*C. aromatica*, Öl der Rhizome[24]
d	1	*C. domestica*, Öl der Rhizome[25]
d		Calmusöl, holländisches[26]
		dto., sowjetisches[27]
d		dto., aus Jammu und Kaschmir[28]
		Alpinia galanga, Wurzelöl[29]
		A. nutans, Wurzelöl[30]
d	über 30	dto., Blätteröl[31]
		A. japonica, Samenöl[32]
		A. Romburghiana, Blätteröl[33]
d	21	dto., Wurzelöl[34]
d	6,3	dto., Öl der Rhizome[35]

Drehungs-richtung	Menge (in %)[1]	Öl bzw. Mutterpflanze
d	30	*Alpinia speziosa*, Blätteröl[36])[37])
	7	dto., Wurzelöl[37])
	8	*Alpinia Schumanniana*, Blätteröl[36])[37])
d	48	dto., Wurzelöl[38])
d	81,9	dto., Öl der Rhizome[39])
	wenig	*Gastrochilus pandurata*, Öl der Rhizome[40])
d		Siam-Cardamomenöl (von *Amomum cardamomum*)[41])
d		*Amomum xanthioides*, Fruchtöl[42])
	?	*A. globosum*, Fruchtöl[43])
d		*Zingiber zerumbet*[44])
Piperaceae		
d		*Piper camphoriferum*, Blätteröl[45])
d	?	*P. angustifolium* var. *ossanum*, Blätteröl[45])
Aristolochiaceae		
d	wenig	*Aristolochia indica*, Wurzelöl[46])
Calycanthaceae		
	? wenig	*Calycanthus occidentalis*[47])
Chenopodiaceae		
d	Spuren	Wurmsamenöl, amerikanisches[48])
d	3,5	*Chenopodium hircinum*, Samenöl[49])
d	3	*Roubieva multifida* (*Chenopodium multifidum*)[49])
Monimiaceae		
	wenig	*Nemuaron Humboldtii*, Rindenöl[50])
d	15–20	*Atherosperma moschatum*, Blätteröl[51])
d	10–30	*Doryphora sassafras*, Blätteröl[52])
Lauraceae		
d		Seychellen-Zimtöl[53])
d		Zimtwurzelöl[54])
d	18–20	*Cinnamomum Oliveri*, Rindenöl[55])
d	60	dto., Blätteröl[55])
d		*Cinnamomum tamala*, Blätteröl[56])
d	3	*C. glanduliferum*, Blätteröl[57])
d		*C. nominale*, Holzöl[58])
d	ca. 50	Campherblätteröl, aus Neuseeland[59])
d		Campheröl aus Zweigen, aus Dehra Dun[60])
d	ca. 55	Campherholzöl, aus Neuseeland[59])
d	6	Campherwurzelöl, aus Mauritius[61])
d	5	dto., aus dem Schwarzmeergebiet[62])
d	50	Camphersamenöl[63])
d	40–42	Ho-Sho-Öl, aus Formosa[64])[65])
d	14,1	dto., aus China[66])

Drehungs-richtung	Menge (in %)[1]	Öl bzw. Mutterpflanze
d	51	Hon-Sho-Öl, aus Formosa[65]
d		Yu-Sho-Öl, aus Formosa[67]
d	28–37	dto., aus China[66]
d	49,2 und 30,6	Osteucampherbaum (*Cinnamomum camphora* subspec. *formosana* var. *orientalis* subvar. *eucampher*), Wurzelöl[68]
d	50,5 und 44,7	dto., Stumpföl[68]
d	57,7 und 35,6	dto., Stammöl[68]
d	51,1 und 50,1	dto., Blätteröl[68]
d	50,7 und 51,4	Ostcineolbaum (*Cinnamomum camphora* subspec. *formosana* var. *orientalis* subvar. *cineola*) Wurzelöl[69]
d	35,1 und 16,3	dto., Stammöl[69]
d	47 und 38,1	dto., Stumpföl[69]
d	2,2 und 6,2	dto., Blätteröl[69]
d		Ostborneolbaum (*Cinnamomum camphora* subspec. *formosana* var. *orientalis* subvar. *borneola*), Stumpföl[70]
d	1,3	dto., Blätteröl[70]
d	48,7 und 26,9	Ostsafrolbaum (*Cinnamomum camphora* subspec. *formosana* var. *orientalis* subvar. *safrola*), Wurzelöl[71]
d	47,8 und 20,3	dto., Stumpföl[71]
d	51,7 und 13,0	dto., Stammöl[71]
d	3,8 und 1,2	dto., Blätteröl[71]
d	49,4 und 53,0	Ostsesquiterpenbaum (*Cinnamomum camphora* subspec. *formosana* var. *orientalis* subvar. *sesquiterpenica*), Wurzelöl[72]
d	50,4 und 51,6	dto., Stumpföl[72]
d	33,0 und 26,1	dto., Stammöl[72]
d	0,38 und 20,6	dto., Blätteröl[72]
d	43,7 und 36,5	Ostlinaloolbaum (*Cinnamomum camphora* subspec. *formosana* var. *orientalis* subvar. *linaloola*), Wurzelöl[73]
d	46,9 und 33,2	dto., Stumpföl[73]
d	34,2 und 14,9	dto., Stammöl[73]
d	1,5 und 0,4	dto., Blätteröl[73]
d	49,5 und 52,8	Ostlinaloidbaum (*Cinnamomum camphora* subspec. *formosana* var. *orientalis* subvar. *linaloid*), Wurzelöl[74]
d	44,2 und 53,2	dto., Stumpföl[74]
d	26,3 und 38,5	dto., Stammöl[74]
d	8,1 und 6,3	dto., Blätteröl[74]
d		*Cinnamom. camph.* var. *glaucescens* Blätteröl[75]

Drehungsrichtung	Menge (in %)[1]	Öl bzw. Mutterpflanze
d		*C. micranthum*, Holzöl[76])
d	8	Campherrotöl B[77])
d		Pla-chiuriöl[78])
d	21	*Persea pubescens*, Blätteröl[79])
d		Sassafrasöl, brasilianisches (von *Ocotea pretiosa*)[80])
d	6,8	Sassafrasöl (von *Sassafras officinale*)[81])
d	H	Yama-nikkei, Rindenöl[82])
Rutaceae		
d	H	*Luvunga scandens*, Beerenöl[83])
Umbelliferae		
	4	*Prangos pabularia*[84])
l	5	*Seseli Fedtschenkoanum*[85])
	?	Fenchelöl, wildes aus Portugal[86])
		Ligusticum acutilobum, Wurzelöl[87])
Ericaceae		
		Ledum palustre var. *dilatatum*, Blätteröl[88])
Verbenaceae		
l	29,2	*Lippia adoensis* Blütenöl[89])
l	0,02	dto., Blätteröl (aus Senegambien)[90])
l		*Lippia integrifolia*, Krautöl[91])
l		*L. alba*, Blätteröl (Tipo santafecino)[92])
l		*L. junelliana*, Blätteröl[93])
Labiatae		
d		*Brunella vulgaris*[94])
d	4–8	Lavandinöl, italienisches[95])
d	bis 11,5	dto., französisches[96])
		Lavendelöl enthält zum Unterschied von Lavandinöl keinen Campher, höchstens Spuren![97]) (vgl. S. 329)
	4	*Lavandula dentata*[98])
		L. pedunculata[99])
l	29,2	*L. pedunculata* var. *atlantica*, Blütenöl (aus Marokko)[100])
d	viel	*L. stoechas*[101])
	4,2	dto.,[102])
	5	*Lavandula viridis*[103])
l		*Lepechinia floribunda*, Blätteröl[104])
d	12,4 und 25,5	Spiköl, kaukasisches[105])
d	5,9–70,5	*Meriandra benghalensis*[106])
d	18,24	*M. dianthera*[107])
d	70–72	dto.[108])

Drehungs-richtung	Menge (in %)[1]	Öl bzw. Mutterpflanze
d		*Micromeria biflora* var. *camphorata*[109]
		Nepeta mussini[110]
d		*Ocimum basilicum*, aus Réunion[111]
d		dto., aus der Sowjetunion[112]
d	über 35	*Ocimum canum* aus Kenia[113]
d	12	dto., aus den Alpes maritimes[114]
	50–60	dto., aus der Sowjetunion[115]
	47	dto., aus der Ukraine, im August gesammelt[116]
	74	dto., im Oktober gesammelt[116]
	65	dto., von der Krim[117]
	54	*Ocimum canum* var. *camphoratum*[118]
d	23	*O. menthaefolium* var. *camphorata*[119]
	7	*O. menthaefolium* var. *intermedia*[119]
	77	*O. kilimandscharicum*[120]
d	70	dto., aus Indien[121]
d		dto., aus Argentinien[122]
	2,54	dto., Öl aus den Blüten und blühenden Zweigspitzen[123]
d		*O. kilimadjarum*[124]
	4	*Origanum virens*[125]
l	10	*Perovskia angustifolia*[125a]
		P. abrotanoides[125b]
d	etwa 40	*Ramona stachyoides*[126]
d + l		Rosmarinöl[127]
	9,8	dto., sardinisches[128]
	17	dto., sizilianisches[129]
	6,1	dto., türkisches[130]
	7–8,2	dto., italienisches[131]
l		dto., kaukasisches und spanisches[132]
d	8	Salbeiöl, dalmatinisches[133] [133a]
d	31	dto., spanisches[133a] [134]
dl		dto., italienisches[135]
l	3	*Salvia Korolkovi*[136]
	über 60	*S. leucophylla*, Blätteröl[137]
d		*S. grandiflora*[138]
l oder d		*S. cypria*[139]
l	wenig	*S. triloba*[140]
d	25–40	*S. mellifera*[141]
		Thymus capitellatus, Blütenöl[142]
Compositae		
l	1,3	*Artemisia brevifolia*[143][144]
l	5	*A. kurramensis*[143]
l	13	*A. annua*[145]

Drehungs-richtung	Menge (in %)[1]	Öl bzw. Mutterpflanze
d	14	*A. afra*, Blütenöl[146]
l		*A. herba-alba*[147]
l	44,5	*A. cana*, Öl der Zweige und Blätter[148]
	über 26	*A. fragrans*[149]
d	26	*A. tridentata* (aus Utah)[150]
l	40	*A. tridentata* typica (aus Nevada)[151]
	3,7	*A. santolinoflia*[152]
	2	*A. serotina*[153]
	bis 93,3	*A. leucodes*[153]
l	95,36	*A. terrae-albae*[153]
	48	dto.[154]
dl		*A. mendozana*[155]
	43,8	*A. Lessingiana*[156]
l	16,2	*A. tianschanica*[157]
l	85	*A. ferganensis*[158]
d	13,8	*A. arborescens*, Blätteröl[159]
l	90,8	*A. maritima astrachanica*[160]
l	36	*A. maritima* var. *Kazakewicz*[161]
l		*A. caspia* var. *citriodora*[161]
l	60–70	*A. astrachanica*[162]
l	16,3	*A. krylowiana*[163]
	6	*A. sacrorum* var. *minor*[164]
	35	*A. macrosciadia*[165]
	17,44	*A. mogoltavica*[166]
l		*A. lagocephala*[166a]
l	5	*A. rufaefolia*[166b]
l	66	*A. saisanica*[166c]
	6,4	*A. juncea*[166d]
	6,5	*A. incana*[166e]
l		*Achillea millefolium* (Schafgarbe)[167]
l		*A. moschata*, Öl der blühenden Sprosse[168]
l		*A. micrantha*[169]
l		*Blumea lacera*, Blätteröl (Ngaicampher)[170]
d	?	*B. balsamifera* (verfälscht?)[171]
		Chrysanthemumöl[172]
dl		*Chrysanthemum indicum*, Blütenöl[173]
dl		*Ch. sinense* var. *japonicum*[174]
	etwa 0,5	Rambiazinöl (von *Helichrysum Benthami*)[175]
l		Mutterkrautöl (von *Matricaria* [*Chrysanthemum*] *parthenium*)[176]
	?	*Osmitopsis asteriscoides*[177]
		Pectis odorata[178]
d		*Pluchea sagittalis*, Blätteröl[179]
l		Rainfarnöl (von *Tanacetum vulgare*)[180]

Drehungs-richtung	Menge (in %)[1])	Öl bzw. Mutterpflanze
l	30	*Tanacetum fastigiatum*[181])
l	8,4	*Tarchonanthus camphoratus*, Öl der Blätter und Zweige, Ernte Februar[182])
l	1,1	dto., Ernte August[182])
d	7,8	*Cythocline lyrata*[182a])

Noten zur Tabelle Seite 291–297.

1) ? = Vorkommen unsicher, H = Hauptbestandteil.
2) M. STOLL und W. SCHERRER, nach Ber. Schimmel **1939**, 19.
3) NEWPORT und ACME, General Naval Stores Co., New York.
4) W. KRESTINSKI und E. SOLODKI, J. prakt. Chem. [2] **126**, 6 (1930).
5) Y. SEBE, J. chem. Soc. Japan **56**, 1118 (1935); C. A. **30**, 603 (1936).
6) I. I. BARDYSCHEW und R. I. LIWSCHITZ, J. angew. Chem. [russ.] **25**, 1289 (1952); C. **1954**, 1612.
7) G. KOMPPA, Ann. Acad. Sci. Fennicae Ser. A **38**, No. 8 (1933).
8) A. C. SHAW, Pulp Paper Mag. Canada **53**, 119 (1952).
9) E. KREMERS, Pharmaz. Rundsch. **13**, 135 (1895).
10) A. J. LEHMANN und E. V. LYNN, J. Amer. pharmac. Assoc. **20**, 29 (1931).
11) J. SWENHOLD, Midland Drugg. and Pharmac. Rev. **43**, 611 (1909).
12) G. KOMPPA, Acta Forest. fenn. **40**, (1934); C. **1935**, II. 1793.
13) A. C. SHAW, Canad. J. Chem. **31**, 193 (1953); C. A. **47**, 4554 (1953).
14) B. N. RUTOWSKI und I. W. WINOGRADOWA, Riechstoffind. **1926**, 158.
15) E. V. LYNN und L. FISCHER, J. Amer. pharmac. Assoc. **24**, 613 (1935).
16) QU. MINGOLA, Ann. Chim. applicata **24**, 247 (1934).
17) A. C. SHAW, Pulp Paper Mag. Canada **53**, 119 (1952).
18) G. KRITCHEVSKI und A. B. ANDERSON, J. Amer. pharmac. Assoc., sci. Edit. **44**, 535 (1955).
19) N. HIRAO, J. chem. Soc. Japan **47**, 666, 743 (1926); nach Ber. Schimmel **1932**, 37.
20) PILLEY, RAO und SIMONSEN, J. Soc. chem. Ind. **47**, 52 (1928).
21) TH. MEIJER und D. C. KOOLHAAS, Arch. Pharmaz. **277**, 91 (1939).
22) S. DUTT, Indian Soap J. **6**, 248 (1940); C. A. **34**, 6015 (1940).
23) B. S. RAO, V. P. SHINTRE u. J. L. SIMONSEN, J. Soc. chem. Ind. **47** T, 171 (1928). – Schimmel & Co., Ber. Schimmel Oktober **1890**, 53. – H. HAENSEL, Jahresber. Pharmazie **1900**, 338; Pharmaz. Ztg. **44**, 752 (1899).
24) B. S. RAO, V. P. SHINTRE und J. L. SIMONSEN, J. Indian Inst. Sci. **9 A**, 140 (1926).
25) H. DIETERLE und PH. KAISER, Arch., Pharmaz. **270**, 413 (1932).
26) F. ŠORM und V. HEROUT, Collect. czechoslov. chem. Commun. **13**, 177 (1948); **14**, 723 (1949).
27) F. W. SEMMLER und K. E. SPORNITZ, Ber. dtsch. chem. Ges. **46**, 3700 (1913). – A. KURBATOW, ebenda **6**, 1210 (1873); Liebigs Ann. Chem. **173**, 4 (1874).
28) S. S. CHAUDHARY, S. K. GAUTHAM und K. L. HANDA, Indian J. Pharmac. **19**, 183 (1957).

29) Schimmel & Co., Ber. Schimmel Oktober **1910**, 138. – A. J. ULTÉE, Ber. Schimmel April **1911**, 19.
30) A. J. ULTÉE, Rec. Trav. chim. Pays-Bas **55**, 993 (1936). – Y. FUJITA, Botan. Mag. Tokyo **64**, 238 (1951).
31) K. KAFUKU, J. chem. Ind. Tokyo **20**, 349 (1917).
32) Y. KIMURA und M. HOSHI, J. pharmac. Soc. Japan **53**, 145 (1933); C. **1933**, II. 3145.
33) A. J. ULTÉE, Rec. Trav. chim. Pays-Bas **56**, 409 (1937).
34) Y. FUJITA, Botan. Mag. Tokyo **64**, 238 (1951); Ber. Schimmel **1957**, 9.
35) A. J. ULTÉE, Rec. Trav. chim. Pays-Bas **55**, 993 (1936).
36) A. J. ULTÉE, Rec. Trav. chim. Pays-Bas **56**, 409 (1937). –
37) Y. FUJITA, nach Miltitzer Ber. **1957**, 9.
38) Y. FUJITA, Botan. Mag. Tokyo **64**, 238 (1951); Miltitzer Ber. **1957**, 9.
39) A. J. ULTÉE, Rec. Trav. chim. Pays-Bas **55**, 993 (1936).
40) A. J. ULTÉE, C. **1928**, I. 2018.
41) Schimmel & Co., Ber. Schimmel Oktober **1897**, 9. – Jaarb. Dep. Landb. in Ned-Indië, Batavia **1911**, 48.
42) T. KARIYONE und Y. YOSHIDA, J. pharmac. Soc. Japan **50**, 86 (1930); C. **1930**, II. 2069.
43) Schimmel & Co., Ber. Schimmel April **1913**, 108.
44) V. H. BALAKRICHNAN, R. K. RAZDAN und S. C. BHATTACHARYYA, Perfum. Record **47**, 274 (1956).
45) H. THOMS, Apotheker-Ztg. **24**, 411 (1909); Arch. Pharmaz. **247**, 591 (1909).
46) N. S. K. RAO und Mitarbeiter, J. Indian chem. Soc. **12**, 494 (1935). – A. S. RAO und M. S. MUTHANA, J. Indian Inst. Sci. **37**, A. 266 (1955); C. **1958**, 9630.
47) C. C. SCALIONE, Ind. Engng. Chem. **8**, 729 (1916).
48) Schimmel & Co., Ber. Schimmel April **1908**, 112. – E. H. WIRTH, J. Amer. pharmac. Assoc. **9**, 127 (1920). – Vgl. aber HENRY und PAGET, J. Amer. chem. Soc. **33**, 1405 (1911).
49) F. W. FREISE, Perfum. Record **24**, 88 (1933).
50) E. CHABEAU, C. **1939**, I. 3747.
51) M. E. SCOTT, J. chem. Soc. (London) **101**, 1612 (912).
52) A. R. PENFOLD, Perfum. Record **13**, 273 (1922).
53) Schimmel & Co., Ber. Schimmel Oktober **1908**, 142.
54) Schimmel & Co., Ber. Schimmel Oktober **1908**, 46. – DUMAS und PELIGOT, Liebigs Ann. Chem. **14**, 50 (1835). – HOLMES, Pharmac. J. III **20**, 749 (1890).
55) G. W. HARGREAVES, J. chem. Soc. (London) **109**, 751 (1916).
56) Schimmel & Co., Ber. Schimmel April **1910**, 124; April **1911**, 39.
57) Schimmel & Co., Ber. Schimmel Oktober **1910**, 135.
58) I. MIURA, C. **1938**, I. 4544.
59) I. R. SHERWOOD und W. T. SHORT, J. Soc. chem. Ind. **50** T, 195 (1931).
60) J. Soc. chem. Ind. **39**, 296 (1920).
61) Bull. Imp. Inst. **14**, 577 (1916).
62) U. W. WOLCHOWSKAJA, Öl- und Fettind. [russ.] **22**, No. 4, S. 14 (1956).
63) K. KAFUKU und Mitarbeiter, J. chem. Soc. Japan **54**, 324 (1933); C. A. **37**, 3558 (1933).

64) K. NAGAI, Studies of Schiu (Ho-Sho) Oil. Monopoly Bur. of the Govt. of Formosa **1912**, 118, 201 (japan. Ausgabe).
65) N. HIROTA, Mem. Ehime Univ. Sect. II, Vol. 1, No. 2 (1951).
66) KITAJIMA, Sci. Pap. Central Res. Inst. Govt. Monopoly Bureau Japan **76**, (1943).
67) K. NAGAI, Monopoly Bur. Govt. Formosa Taihoku 1914. – F. N. HOWES, Kew. Bull. **1927**, 157.
68) N. HIROTA, Mem. Ehime Univ., Sect II (Sci.) **1**, No. 4, 393 (1953). – Perfum. Record **45**, 6 (1954); **44**, 5 (1953).
69) N. HIROTA, Mem. Ehime Univ., Sect II (Sci.) **1**, No. 4, 397 (1953); Perfum. Record **44**, 236 (1953); **45**, 7 (1954).
70) N. HIROTA, Mem. Ehime Univ., Sect. II (Sci.) **1**, 399 (1953): Perfum. Record **45**, 8 (1954).
71) N. HIROTA, Mem. Ehime Univ., Sect II (Sci.) **1**, 400 (1953); Perfum. Record **44**, 201 (1953); **45**, 9 (1954).
72) N. HIROTA, Mem. Ehime Univ., Sect. II (Sci.) **1**, 403 (1953); Perfum. Record **44**, 236 (1953); **45**, 42 (1954).
73) N. HIROTA, Mem. Ehime Univ., Sect. II(Sci.) **1**, 405 (1953); Perfum. Record **45**, 43 (1954).
74) N. HIROTA, Mem. Ehime Univ., Sect. II (Sci.) **1**, 406 (1953); Perfum Record **45**, 43 (1954).
75) T. NAITO, J. chem. Soc. Japan **64**, 1125 (1943); C. A. **41**, 3776 (1947).
76) T. IKEDA, J. chem. Soc. Japan **51**, 335 (1930). – IKEDA und TAKEDA, ebenda **61**, 583 (1940). – FUJITA und YAMASHITA, ebenda **65**, 385, 591 (1944).
77) R. NOZU, H. WATANABE und T. AZUMI, J. chem. Soc. Japan, ind. Chem. Sect. **54**, 411 (1951); C. **1955**, 8515.
78) T. IKEDA und Mitarbeiter, J. chem. Soc. Japan **61**, 583 (1940).
79) F. RABAK, US Dept. Agric., Bureau of Plant Ind., Bull. No. 235, 29 (1912).
80) W. RAUL und A. JACHAN, Perfum. Record **42**, 416 (1951).
81) POWER und KLEBER, Pharm. Rev. **14**, 101 (1896).
82) Schimmel & Co., Ber. Schimmel April **1915**, 56.
83) K. K. BASLAS, Perfum. Record **50**, **124** (1959).
84) E. L. GRACH, Acta Univ. Asiae mediae [Taschkent] **6**, No. 34, S. 13 (1939) C. A. **34**, 7529 (1940).
85) I. TSUKERWANIK und V. PYZHOVA, Acta Univ. Asiae mediae [Taschkent] **6**, No. 39, S. 5; C. A. **33**, 4371 (1939).
86) A. F. COSTA und J. C. DO VALE, Perfum. Record **50**, 291 (1959).
87) T. NOGUCHI, S. FUJITA und M. KAWANAMI, J. pharmac. Soc. Japan **52**, 187 (1937); C. **1937**, II. 4050.
88) H. UODA und T. KONDO, J. agric. chem. Soc. Japan **19**, 355 (1951); C. A. **45**, 8207 (1951).
89) L. PALFRAY, S. SABETAY und P. PETIT, Chem. et Ind. **43**, 367 (1940); C. **1940**, II. 1221.
90) J. RABATÉ, Rev. Bot. appl. d' Agric. trop. **10**, 350 (1938).
91) G. A. FESTER, E. A. MARTINUZZI, J. A. RETAMAR und A. I. A. RICCIARDI, Bol. Acad. Nac. Ci. **39**, 398 (1956); Rev. Fac. quím. ind. agríc. **19**, 54 (1950); An. Asoc. quím. argent. **40**, 36 (1952).

[92]) G. A. Fester und Mitarbeiter, Rev. Ing. Quím. **25**, 50 (1956); **24**, 52 (1955).
[93]) G. A. Fester, E. A. Martinuzzi, J. A. Retamar und A. I. A. Ricciardi, Bol. Acad. Nac. Ci. **39**, 399 (1956); An. Asoc. quím. argent. **45**, 176 (1957).
[94]) K. K. Baslas, J. Indian chem. Soc. **32**, 228 (1955).
[95]) VEB Chem. Fabrik Miltitz, Miltitzer Ber. **1958**, 49.
[96]) G. Igolen, Thèse Marseille 1944. – Y.-R. Naves, Helv. chim. Acta **28**, 1220 (1945). – Sfiras und Vanderstreek, Parfumerie **1**, 235 (1943). – P. Stadler, Helv. chim. Acta **43**, 1601 (1960).
[97]) Schimmel & Co., Ber. Schimmel **1939**, 45. – Y.-R. Naves, Helv. chim. Acta **42**, 2744 (1959).
[98]) P. Rovesti, Riv. ital. Essenze Profumi, Piante officin., Olii veget., Saponi **38**, 341 (1956).
[99]) A. F. Costa, Notícias farmac. Portugal **5**, 438 (1939); C. A. **34**, 1128 (1940).
[100]) J. Gattefossé und G. Igolen, C. R. hebd. Séances Acad. Sci. **214**, 885 (1942); Parfumerie **1**, 97 (1943).
[101]) Roure-Bertrand Fils, Sci. Ind. Bull. [4] **4**, Oktober 1921. – Schimmel & Co., Ber. Schimmel Oktober **1905**, 40. – P. Rovesti, Profumi italici **3**, 218 (1925).
[102]) A. F. Costa und J. C. do Vale, Notícias farmac. Portugal **1948**; nach Ber. Schimmel **1951**, 67.
[103]) A. F. Costa und J. C. do Vale, Bol. escola farmac. Univ. Coimbra [Portugal] **5**, 1 (1945); C. A. **42**, 3908 (1948).
[104]) G. A. Fester, E. A. Martinuzzi, J. A. Retamar und A. I. A. Ricciardi, Bol. Acad. Nac. Cienc. **39**, 388 (1956).
[105]) B. N. Rutowski und N. N. Makarowa-Semljanskaja, Riechstoffind. **3**, 28 (1928).
[106]) P. Rovesti, Riv. ital. Essenze, Profumi, Piante officin., Olii veget., Saponi **37**, 141 (1955); Parfum. Cosmét. Savons **1**, 176 (1958).
[107]) F. Bruno, Riv. ital. Essenze, Profumi **9**, 264 (1927). – F. C. Palazzo und E. Alinari, Atti Congr. Naz. Chim. Ind., April 1924; nach Ber. Schimmel **1926**, 73.
[108]) P. Rovesti, Ann. Chim. applicata **17**, 566 (1927).
[109]) P. Rovesti, Ind. Parfumerie **7**, 166 (1952).
[110]) R. Salgues, Mat. veget. **1**, 144 (1953).
[111]) Bertram und Walbaum, Arch. Pharmaz. **235**, 176 (1897).
[112]) Markow, C. A. **37**, 3557 (1943).
[113]) E. Charabot, nach Ber. Schimmel **1929**, 70.
[114]) L. S. Glichitch und Y.-R. Naves, Chim et Ind. **29**, 1029 (1933).
[115]) Radilewski, Pharm. J. **11**, No. 1, 27 (1938); C. A. **33**, 316 (1939).
[116]) P. Nesterenko, nach Ber. Schimmel **1935**, 53.
[117]) W. S. Konowalow, Pharmaz. u. Pharmakol [russ.] **1938**, No. 5, 13; C. **1939**, I. 2510. – G. K. Gaponenkow und K. G. Bering, Pharmaz. u. Pharmakol. [russ.] **1937**, No. 4, 17; C. **1938**, I. 935.
[118]) Rotermel, Sowjetskaja Pharmacia **5**, No. 5 (1934); Ber. Schimmel **1935**, 53.
[119]) P. Rovesti, Riv. ital. essenze, Profumi, Piante officin., Olii veget., Saponi **34**, 247 (1952).
[120]) Bull. Imp. Inst. **39**, 217 (1941); Ber. Schimmel **1944/47**, 45.

[121]) N. G. NAYAK und P. C. GUHA, J. Indian chem. Soc. 29, 112 (1952). – G. WALKER, Perfum. Record 43, 284 (1952). – K. N. G. NAIR und N. S. VARIER, Indian Soap J. 18, 53 (1952). – K. L. HANDA, I. C. CHOPRA und S. N. SOBTI, J. sci. ind. Res. 16 A, No. 5, 19 (1957). – Vgl. hierzu Ber. Schimmel 1954, 86.

[122]) A. L. MONTES, An. Direcciòn nac. Quím. 8, 53 (1955); C. A. 52, 10506 (1958).

[123]) H. W. YOUNGKEN und W. E. HASSAN jr., J. Amer. pharmac. Assoc., sci. Edit. 37, 360 (1948).

[124]) J. BAUDRENGHIEN und J. JADOT, Bull. Soc. roy. Liège 18, 46 (1949); C. 1949, E. 327.

[125]) A. F. COSTA und J. C. DO VALE, Notícias Farm. 14, 375 (1948); C. A. 43, 9383 (1949).

[125a]) M. I. GORJAJEW und F. S. SCHARIPOWA, Nachr. Akad. Wiss. Kasachst. SSR, Ser. Chem. 1961, No. 1, 112; C. A. 55, 22718 (1961).

[125b]) M. I. GORJAJEW und T. E. SERKEBAJEWA, ebenda 1961, No. 1, 107; C. A. 55, 22718 (1961).

[126]) F. RABAK, Ber. Schimmel April 1912, 103.

[127]) LALLEMAND, Liebigs Ann. Chem. 114, 197 (1860). – MONTGOLFIER, Bull. Soc. chim. France [2] 25, 17 (1876).

[128]) A. RATTU und F. TUVERI, Rend. Seminar. facoltá Sci. Univ. Cagliari 16, 201 (1946); nach Ber. Schimmel 1951, 113.

[129]) PELLINI und MORANI, Ann. Chim. applicata 13, 97 (1923).

[130]) Schimmel & Co., Ber. Schimmel 1942/43, 29.

[131]) D. LA FACE, Riv. ital. Essenze, Profumi, Piante officin., Olii veget., Saponi 39, 21 (1957).

[132]) B. N. RUTOWSKI und I. W. WINOGRADOWA, Riechstoffind. 1926, 219. – J. G. MONTERO, Ion [Madrid] 16, 698 (1956); C. 1957, 13196.

[133]) Schimmel & Co., Ber. Schimmel Oktober 1907, 82.

[133a]) C. H. BRIESKORN und E. WENGER, Arch. Pharmaz. 293 (65), 21 (1960). – WENGER, Dissertat. Tübingen 1960.

[134]) DORRONSORO, Mem. acad. cienc. exactas Madrid 29 (1919).

[135]) V. MORANI, Riv. ital. Essenze, Profumi 10, 99, 125 (1928); Gazz. chim. ital. 58, 404 (1928).

[136]) B. N. RUTOWSKI und I. W. WINOGRADOWA, Riechstoffind. 7, 174 (1932).

[137]) H. W. YOUNGKEN und E. W. HEAPS jr., J. Amer. pharmac. Assoc., sci. Edit. 37, 286 (1948).

[138]) B. N. RUTOWSKI und I. W. WINOGRADOWA, Riechstoffind. 1926, 218.

[139]) O. WALLACH, Nachr. K. Ges. Wiss. Göttingen 1905, Heft 1 (Sitzg. v. 11. 2. 05). – Bull. Imp. Inst. 11, 429 (1913). – H. T. ISLIP, W. S. A. MATTHEWS und D. MORTOW, Colon. Plant. Animal Prod. 3, 342 (1952/53).

[140]) Schimmel & Co., Ber. Schimmel Oktober 1907, 81.

[141]) BURKE und SCALIONE, Ind. engng. Chem. 6, 804 (1914).

[142]) A. F. COSTA, Bol. escola farm. univ. Coimbra [Portugal] 5, 1 (1945); C. A. 42, 3908(1948).

[143]) W. COCKER, C. LIPMAN, T. B. H. MCMURRY und B. M. WHEELER, J. Sci. Food Agric. 9, 828 (1958).

[144]) T. und H. SMITH, Pharmac. J. 119, 688 (1927).

[145]) B. N. Rutowski und I. W. Winogradowa, Riechstoffind. **1926**, 189, 202. – T. Takemoto und T. Nakajima, Yakugaku Zasshi **77**, 1307 (1957); C. A. **52**, 4478 (1958).

[146]) J. A. Goodson, C. **1922**, III. 926.

[147]) E. Alinari, Ann. Chim. applicata **8**, 109 (1924).

[148]) T. Whittelsey, Wallach-Festschrift Göttingen 1909, 668.

[149]) N. M. Ismailow, R. M. Abbassow und R. Ja. Rzazade, Ber. Akad. Wiss. Aserbaidschan. SSR. **11**, 553 (1955).

[150]) Kinney, Jackson, DeMytt und Harris, J. org. Chemistry **6**, 612 (1941).

[151]) M. Adams und F. S. Oakberg, J. Amer. chem. Soc. **56**, 457 (1934).

[152]) M. I. Gorjajew, G. K. Kruglykhina, M. G. Pugachew und I. M. Schabanow, Nachr. Akad. Wiss. Kasachst. SSR, Ser. Chem. **1956**, No. 9, 33.

[153]) M. I. Gorjajew und E. J. Satdarowa, Trudy Inst. Khim. Nauk Akad. Nauk Kazakh. SSR. **4**, 37 (1959); C. A. **54**, 23202 (1960).

[154]) N. M. Ismailow, R. M. Abbassow und R. Ja. Rzazade Ber. Akad. Wiss. Aserbaidschan. SSR. **11**, 553 (1955).

[155]) G. A. Fester, E. A. Martinuzzi, J. A. Retamar, Rev. Fac. Ing. Quím. **24**, 41 (1955).

[156]) M. I. Gorjajew, T. E. Serkebajewa, L. A. Ignatowa und I. M. Schabanow, Nachr. Akad. Wiss. Kasachstan. SSR **1956**, No. 9, 50; C. A. **50**, 9693 (1956).

[157]) M. I. Gorjajew, I. M. Schabanow und L. A. Ignatowa, J. angew. Chem. [russ.] **28**, 1246 (1955).

[158]) L. K. Tichonowa und M. I. Gorjajew, Nachr. Akad. Wiss. Kasach. SSR, Ser. Chem. **1957**, No. 2, 65; C. A. **52**, 12330 (1958).

[159]) A. Weizmann, Bull. Res. Council Israel **1**, 92 (1952); C. A. **47**, 2933 (1953).

[160]) A. A. Richter, L. I. Kazakewitsch, O. U. Sobolewski und K. T. Soukhoronkow, nach Ber. Schimmel **1928**, 5.

[161]) S. Spiridonowa, Bull. Nauk. Issledow. Khim. Farm. Inst. **1930**, 8; nach Ber. Schimmel **1934**, 7.

[162]) T. A. Sokolowa, Plastische Massen [russ.] **1934**, No. 5, 326; C. A. **29**, 3112 (1935).

[163]) M. A. Faworskaja, Chem. J. Ser. A, J. allg. Chem. [russ.] **5**, 1804 (1935); C. **1936**, I. 3925.

[164]) S. G. Tschisstowa, Chem. J. Ser. A, J. allg. Chem. [russ.] **5**, 1801 (1935); C. **1936**, I. 3925.

[165]) M. I. Gorjajew, I. M. Schabanow und L. A. Ignatowa, J. angew. Chem. [russ.] **27**, 115 (1954).

[166]) M. I. Gorjajew, I. M. Schabanow und L. A. Ignatowa, Nachr. Akad. Wiss. Kasach. SSR, Ser. Chem. **7**, 75 (1953); C. A. **48**, 6080 (1954).

[166a]) N. W. Belowa, J. angew. Chem. [russ.] **34**, 707 (1961).

[166b]) M. I. Gorjajew und Sh. K. Gimaddinow, J. angew. Chem. **32**, 1878 (1959); C. **1961**, 11924.

[166c]) M. I. Gorjajew und M. G. Pugachew, Westnik Akad. Nauk Kasachst. SSR **1952**, No. 8, 61.

[166d]) M. I. Gorjajew und I. M. Schabanow, ebenda **1952**, No. 4, 17.

[166e]) M. I. Gorjajew und N. I. Bakanina, ebenda **1951**, No. 3, 139.

[167]) Miller, Wisconsin Univ. Bull., Sci. Ser. **4**, No. 9 (1916). – Kremers, J. Amer. pharmac. Assoc. **10**, 252 (1921); **14**, 399 (1925).

[168] Schimmel & Co., Ber. Schimmel April **1912**, 74. – G. BIADENE, Riv. ital. Essenze, Profumi, Piante officin., Olii veget., Saponi **39**, 175 (1957).
[169] KIRJALOW, C. **1940**, II. 2825.
[170] Schimmel & Co., Ber. Schimmel April **1910**, 149.
[171] A. CHIRIS, Parfums de France **1925**, 257.
[172] M. KOTAKE und H. NONAKA, Liebigs Ann. Chem. **607**, 153 (1957).
[173] T. TSUMAKI, S. HATTORI und M. KURAMOTO, C. A. **46**, 4506 (1952).
[174] S. KEIMATSU, J. pharmac. Soc. Japan **1909**, No. 326, 1.
[175] G. LOUVEAU, Rev. Marques, Parfums Savonn. **13**, 96 (1935).
[176] V. DESSAIGNES und J. CHAUTHARD, J. prakt. Chem. **45**, 45 (1948).
[177] B. DE ST. VAN DER RIET, J. Chem. Metall. Mining Soc. S. Africa, Sept. 1933; nach Ber. Schimmel **1934**, 52.
[178] G. A. FESTER, E. A. MARTINUZZI, J. A. RETAMAR und A. I. A. RICCIARDI, Bol. Acad. Nac. Cienc. **39**, 398 (1956).
[179] G. A. FESTER, E. A. MARTINUZZI, J. A. RETAMAR und A. I. A. RICCIARDI, Rev. Fac. Ing. Quim. **24**, 38 (1955).
[180] PERSOZ, C. R. hebd. Séances Acad. Sci. **13**, 436 (1841); Liebigs Ann. Chem. **44**, 313 (1842); J. prakt. Chem. **25**, 55 (1842). – VOHL, Arch. Pharmaz. **124**, 16 (1853); Pharmaz. Zentralh. **1853**, 318. – Schimmel & Co., Ber. Schimmel Oktober **1895**, 35.
[181] L. A. IGNATOWA und M. I. GORJAJEW, Nachr. Akad. Wiss. Kasach. SSR, Ser. Chem. **1957**, No. 2, 83; nach C. A. **52**, 12331 (1958).
[182] P. ROVESTI, Ind. Parfumerie **12**, 399 (1957); Riv. ital. Essenze, Profumi, Piante officin., Olii veget., Saponi **40**, 249 (1958).
[182a] S. S. NIGAM und R. M. PUROHIT, Perfum. Record **52**, 555 (1961); nach frdl. zuges. Mitteilung.

Nach dem Geruch zu urteilen, scheint auch der als Camphermilchling bezeichnete Pilz *Lactaria camphorata Campher* zu enthalten.[183] Erwähnt sei auch, daß *Campher* vielleicht durch ein Tier, *Polyzonium rosalbum*, ausgeschieden wird.[184]

Isolierung: Aus den campherreichen Ölen läßt sich Campher meist schon durch Ausfrieren – aus den ärmeren nach vorausgegangener Fraktionierung – abscheiden. Hierbei bleiben jedoch beträchtliche Mengen gelöst.[185]

Der Rohcampher wird durch Fraktionierung und Sublimation gereinigt.

Der Rohcampher von Formosa z. B., der gewöhnlich 95,9 bis 97,5% reinen *Campher* und bis zu 3% Camphoröl enthält, wird in zwei Fabriken durch Schmelzen, Verdampfen und Fraktionieren vom Campheröl getrennt und dadurch in einen etwa 99,4proz. *Campher* übergeführt. Zur Entfernung des Wassers wird der gereinigte

[183] HERRMANN, Pharmaz. Zentralhalle **49**, 557 (1908).
[184] COOK, C. **1901**, I. 191.
[185] SIMONSEN und GHOSE, J. Soc. chem. Ind. **39**, 296 T (1920).

Campher in Gegenwart von Kalk nochmals sublimiert, oder es wird Luft durch den geschmolzenen *Campher* geblasen.[186])

Die Reinigung durch Sublimation in einem inerten Gas beschrieben I. Fukui und Mitarbeiter[187]).

Nach E. G. Loomis[188]) reinigt man *Campher*, indem man zunächst durch Erhitzen die flüchtigen Verunreinigungen abtreibt. Hierauf leitet man unterhalb 200° über die Oberfläche des flüssigen *Camphers* einen Gasstrom und die mit *Campher* gesättigten Gase weiter durch einen Kühler. Es kondensiert sich der mitgerissene *Campher*, während die Verunreinigungen mit den Gasen fortgeführt werden.

Campher läßt sich aus Gasgemischen durch Absorption in Phenol oder Rohkresol wiedergewinnen.[189])

Zur Abtrennung am Ionenaustauscher Amberlite IRA-400 (Bisulfitform) vgl. E. Sjöström[190]); *Campher* wird von diesem in der Kälte kaum, in der Hitze nur langsam ausgewaschen.

Eine einfache Apparatur zum Sublimieren und Reinigen von *Campher* beschrieben B. S. Varma und S. V. Puntambekar[191]).

Zur Reinigung von *Campher* vgl. auch N. L. Zutshi[192]).

Zur analytischen Abscheidung aus ätherischen Ölen kann man die Eigenschaft des *Camphers* benutzen, mit Säuren lösliche Komplexe zu bilden. So „extrahierte" Konowalow[193]) *Campher* aus Basilikumölfraktionen mit 80proz. Schwefelsäure. Auch der Essigsäurekomplex ist geeignet, der beim Verdünnen *Campher* abscheidet.[194])

Konstitution: Wegen seiner einfachen Isolierung war *Campher* schon sehr lange bekannt; in China ist er schon weit vor Beginn unserer Zeitrechnung gewonnen worden (vgl. Bd. V, S. 46). Daher hat man auch schon frühzeitig seine chemische Struktur ausgiebig untersucht. Dem Zweck dieses Werkes entsprechend können hier nur die wichtigsten Arbeiten Erwähnung finden.[195])

186) M. Coats, Perfum. Record **43**, 331 (1952).
187) Japan. P. 7132 ('52); C. A. 48, 727 (1954).
188) A. P. 1693243; C. **1929**, I. 1640.
189) Bregeat-AG, DRP. 417267; C. **1925**, II. 2095.
190) Svensk kem. Tidskr. **64**, 301 (1952); C. **1954**, 1084.
191) Indian Forester **79**, 198 (1953); Ber. Schimmel **1955**, 20.
192) Indian Soap J. **24**, 181 (1958).
193) Pharmaz. u. Pharmakol. [russ.] **6**, 8 (1938); C. A. **34**, 6764 (1940).
194) Montecatini, F. P. 808057; E. P. 474097; A. P. 2093100.
195) Näheres s. bei J. L. Simonsen und L. N. Owen, The Terpenes, Vol. II, 373ff. Cambridge University Press 1949. — D. H. R. Barton, in E. Rodd, Chemistry of Carbon Compounds Vol. IIb, 587–594. Elsevier Publ. Co., Amsterdam-Houston London-New York 1953.

Schon LAVOISIER erkannte durch Elementaranalyse, daß *Campher* nur aus C, H und O besteht; die Bruttoformel $C_{10}H_{16}O$ ermittelten DUMAS[196]) und BLANCHET und SELL[197]). Für *Camphersäure*, die schon KOSEGARTEN[198]) 1785 durch Einwirkung von HNO_3 auf *Campher* erhielt, errechnete MALAGUTI[199]) die Bruttoformel $C_{10}H_{16}O_4$. PELOUZE[200]) gewann Campher durch Oxydation von *Borneol* („Borneocampher") und zeigte damit, daß *Campher* die zu *Borneol* gehörige Carbonylverbindung ist. Im gleichen Jahr erhielt DELALANDE[201]) durch Einwirkung von $ZnCl_2$ oder P_2O_5 *p-Cymol*.

Nachdem man zunächst annahm, daß *Campher* ein Aldehyd ist[202]), ordneten ihn TOLLENS und FITTIG[203]) und WEYL[204]) in die Klasse der Ketone ein. In der Folgezeit wurden mehr als 30 verschiedene Strukturen für *Campher* diskutiert. Die richtige (I) erkannte J. BREDT[205]); sie wurde zunächst nicht allgemein angenommen.[206])

Aus der Molrefraktion und dem chemischen Verhalten folgte zunächst, daß *Campher* gesättigt und bicyclisch ist.[207]) Durch Kondensationsreaktionen stellten L. CLAISEN und Mitarbeiter[208]) die Gruppierung –CO–CH_2– fest.

Die Struktur (I) gründete J. BREDT[205]) hauptsächlich auf den Abbau zu *Camphersäure* (II), für die er die Konstitution *1,2,2-Trimethylcyclopentan-1,3-dicarbonsäure* ermittelte. O. ASCHAN[209]) erkannte die Existenz von *6 Camphersäuren*: *d-*, *l-* und *dl-cis-Camphersäure* (III) sowie *d-*, *l-* und *dl-trans-Camphersäure* (*iso-Camphersäuren*, IV). Durch Oxydation des *Cam-*

196) Ann. chim. [2] **48**, 430 (1833); Liebigs Ann. Chem. **6**, 245 (1833).

197) Liebigs Ann. Chem. **6**, 302 (1833).

198) Dissertatio de Camphora et partibus quae eam constituunt, 1785.

199) Liebigs Ann. Chem. **22**, 32 (1837). – LIEBIG, ebenda S. 50. – LAURENT, ebenda S. 135.

200) J. Pharmac. **26**, 645 (1841); Liebigs Ann. Chem. **40**, 328 (1841).

201) Liebigs Ann. Chem. **38**, 337 (1841).

202) GERHARDT, Liebigs Ann. Chem. **45**, 29 (1843). – BERTHELOT, ebenda **110**, 367 (1859).

203) Liebigs Ann. Chem. **129**, 371 (1864).

204) Ber. dtsch. chem. Ges. **1**, 94 (1868).

205) Ber. dtsch. chem. Ges. **26**, 3047 (1893).

206) Vgl. u. a. F. TIEMANN, Ber. dtsch. chem. Ges. **28**, 1079 (1895). – W. H. PERKIN, J. chem. Soc. (London) **73**, 796, 819 (1898). – L. BOUVEAULT, Bull. Soc. chim. France [3] **17**, 990 (1807).

207) J. KANNONIKOW, J. prakt. Chem. [2] **32**, 503 (1885). – J. BRÜHL, Ber. dtsch. chem. Ges. **24**, 3701 (1891).

208) Liebigs Ann. Chem. **274**, 79 (1893); **281**, 314 (1894).

209) Ber. dtsch. chem. Ges. **27**, 2001 (1894); Liebigs Ann. Chem. **316**, 209 (1901); Acta Soc. Sci. Fennicae [5] **21**, 47 (1895).

phers entstehen gewöhnlich die gleichsinnig drehenden *cis*-Säuren[210]), die *trans*-Säuren durch deren Isomerisierung, z. B. mit Salzsäure[211]), KOH[212]) oder PCl_5[213]).

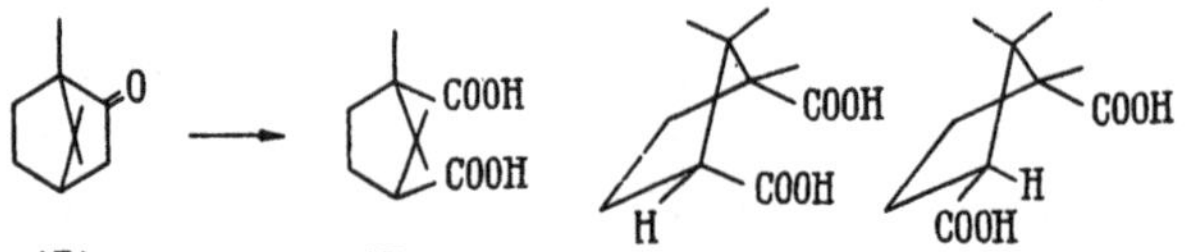

(I) (II) (III) (IV)

Camphersäure bildet leicht ein Anhydrid[199]). Die unterschiedliche Natur der beiden Carboxylgruppen erkennt man an der Existenz zweier Reihen von Estern. Die α- oder *ortho*-Ester (V) entstehen durch normale Veresterung, wobei nur die weniger gehinderte sekundäre Carboxylgruppe reagiert[214]). Die β- oder *allo*-Ester (VI) erhält man durch partielle Verseifung des neutralen Esters (Diesters), wobei nur die reaktionsfähigere sekundäre Estergruppe angegriffen wird.[215])

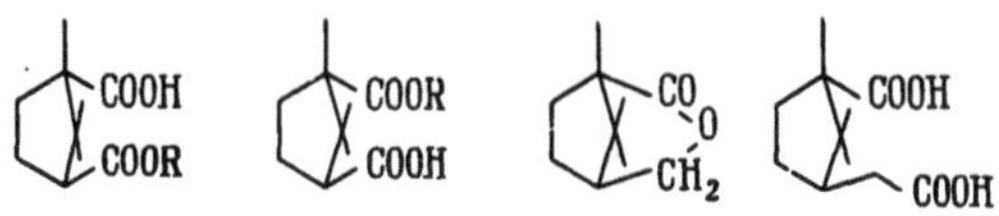

(V) (VI) (VII) (VIII)

Mehrere interessante Reaktionen bestätigen BREDTS Campherformel. So entsteht bei der Reduktion von *Camphersäureanhydrid* mit Natriumamalgam[216]) oder katalytisch mit Wasserstoff[217]) oder bei der Oxydation von *Campher* mit CAROscher Säure α-*Campholid* (VII). Mit KCN geht dieses in ein Nitril über, das sich zu der *Homocamphersäure* (VIII) verseifen läßt.

[210]) J. CHAUTHARD, Liebigs Ann. Chem. **101**, 97 (1857); **127**, 121 (1863); C. R. **56**, 698 (1863). – H. E. ARMSTRONG und W. A. TILDEN, Ber. dtsch. chem. Ges. **12**, 1756 (1879). – ASCHAN, loc. cit.

[211]) E. FRIEDEL, Bull. Soc. chim. France [2] **22**, 403 (1874).

[212]) F. MAHLA und F. TIEMANN, Ber. dtsch. chem. Ges. **28**, 2153 (1895).

[213]) J. WALKER und J. K. WOOD, J. chem. Soc. (London) **77**, 386 (1900).

[214]) J. BRÜHL und R. BRAUNSCHWEIG, Ber. dtsch. chem. Ges. **25**, 1807 (1892). – J. WALKER, J. chem. Soc. (London) **61**, 1088 (1892).

[215]) J. WALKER, J. chem. Soc. (London) **63**, 495 (1893). – WALKER und G. G. HENDERSON, ebenda **67**, 337 (1895). – A. HALLER und G. BLANC, C. R. hebd. Séances Acad. Sci. **141**, 697 (1905).

[216]) A. HALLER, Bull. Soc. chim. France [3] **7**, 984 (1896). – HALLER und G. BLANC, C. R. hebd. Séances Acad. Sci. **130**, 376 (1900).

[217]) H. RUPE und A. JÄGGI, Helv. chim. Acta **3**, 654 (1920).

Bei der Oxydation von *Campher* mit Salpetersäure entsteht neben *Camphersäure* etwas *Camphoronsäure* (IX) (Schmp. 135°). Die von BREDT ermittelte Struktur wurde durch Synthese bestätigt.[218])

Trockene Destillation des *Calciumsalzes der homo-Camphersäure* (VIII) ergibt *Campher*[219]). Bei der gleichen Behandlung des *camphersauren Calciums* entsteht das interessante Keton *Camphoron* (X), das von O. WALLACH[220]) ausgiebig untersucht wurde und eine Ähnlichkeit mit *Pulegensäure* (S. 236) besitzt.

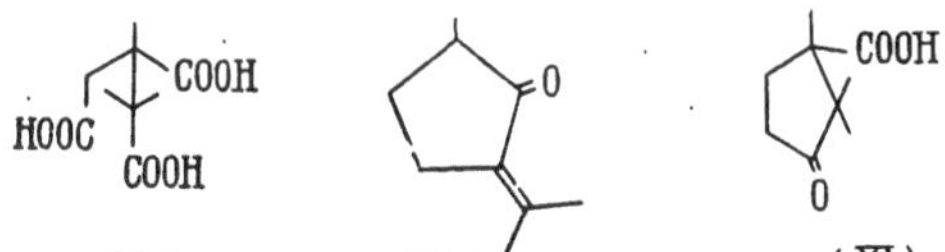

(IX) (X) (XI)

Oxydation von *Dehydro-homocamphersäure* (aus VIII durch Bromierung und anschließende Dehydrobromierung) mit $KMnO_4$ führt zu *Camphononsäure* (XI), deren Konstitution[221]) durch Synthese bewiesen wurde.[222])

Den endgültigen Beweis für die BREDTsche Campherstruktur (I) lieferte die elegante Synthese der *dl-Camphersäure* von G. KOMPPA[223]) nach dem nachstehend aufgeführten Schema. Da sich *Camphersäure* (über *Camphersäureanhydrid* (XII), *α-Campholid* (VII) und *homo-Camphersäure* (VIII) in *Campher* überführen läßt, ist dies die erste *Totalsynthese des Camphers.*

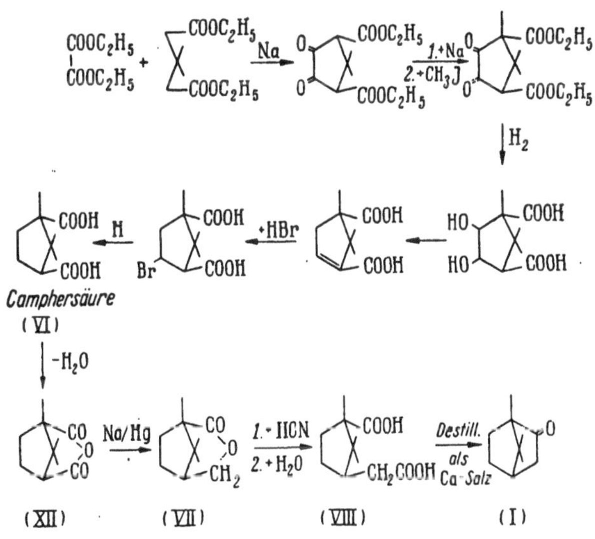

(XII) (VII) (VIII) (I)

[218]) W. H. PERKIN und J. F. THORPE, J. chem. Soc. (London) **71**, 1169 (1897). — P. L. N. GANGULY, J. Indian chem. Soc. **20**, 101 (1943).

Wenig später beschrieben W. H. PERKIN und J. F. THORPE[224]) eine andere, schwieriger durchführbare Synthese der *dl-Camphersäure* (aus *α,α-Dimethylbutan-α,β,δ-tricarbonsäure* über *α-Campholacton*). N. J. TOIVONEN und Mitarbeiter[225]) gewannen *dl-Camphersäure* aus *α,α'-Dibrom-β,β-dimethylglutarsäurediäthylester* und *Natriummalonester* (über *4-Carbäthoxy-5-ketocamphersäurediäthylester* und *5-Ketocamphersäurediäthylester*).

Eine schöne Synthese gelang auch K. ALDER und E. WINDEMUTH[226]) durch DIELS-ALDER-Reaktion von *1,1,2-Trimethylcyclopentadien-2,4* (XIII) mit *Vinylacetat* (XIV) über *Bornylacetat* (XV); daneben entstehen die entsprechenden Verbindungen der *epi*-Reihe (funktionelle Gruppen am C-Atom 3) (XVI und XVII).

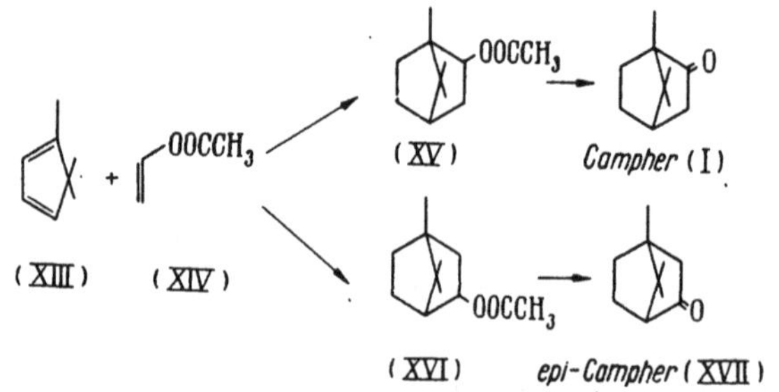

Mit der **Konfiguration** des *Camphers* befaßten sich eingehend K. FREUDENBERG und W. LWOWSKI[227]). Nach den Ergebnissen der von ihnen und anderen Autoren durchgeführten Untersuchungen sind folgende sterische Verknüpfungen des (+)-*Camphers* mit Systemen bekannter Konfiguration erwiesen:

1. (+)-*Campher* / (—)-*Menthon* / (+)-*Citronellal* / (+)-*Methyläthylpropylmethan*.

[219]) A. HALLER, C. R. hebd. Séances Acad. Sci. **122**, 446 (1896). — G. KOMPPA, Ber. dtsch. chem. Ges. **41**, 4470 (1908).

[220]) Z. B. O. WALLACH und F. COLLMANN, Liebigs Ann. Chem. **331**, 320 (1904).

[221]) A. LAPWORTH, J. chem. Soc. (London) **77**, 1070 (1900).

[222]) P. L. N. GANGULY, J. Indian chem. Soc. **20**, 101 (1943).

[223]) Ber. dtsch. chem. Ges. **36**, 4332 (1903); Liebigs Ann. Chem. **370**, 225 (1909).

[224]) J. chem. Soc. (London) **85**, 146 (1904); **89**, 799 (1906).

[225]) N. J. TOIVONEN, S. NIEMINEN und S. ESKOLA, Ann. Acad. Sci. Fennicae A **29**, No. 20 (1927). — TOIVONEN, S. NIININEN-TOMMILA, S. ESKOLA, S. LÅNG-LOUKAMO, E. TURUNEN und A. TUHKANEN, Acta chem. scand. **2**, 597 (1948).

[226]) Liebigs Ann. Chem. **543**, 41 (1939).

[227]) Liebigs Ann. Chem. **587**, 213 (1954); **594**, 76 (1955).

2. (+)-*Campher* / (+)-α-*Pinen* / (+)-*Fenchon* / *D*-(—)-α-*Isopropylglutarsäure* / *D*-(+)-*Isopropylbernsteinsäure* / (+)-α-*Phellandren* / (+)-*p-Menthen-1* / (+)-*Limonen* / (+)-α-*Terpineol* / (+)-*Campher*.

Diese Verknüpfung betrifft das C-Atom 4 des *Camphers*, das mit dem asymmetrischen C-Atom 1 durch die Isopropylenbrücke verbunden ist. (+)-*Limonen* ist mit (+)-β-*Isopropyladipinsäure* verbunden, die A. FREDGA[228]) aus *D*-(+)-*Isopropylbernsteinsäure* erhalten hat; die Konfiguration der letzteren bestimmte A. FREDGA[229]) auf physikalisch-chemischem Wege nach dem Verfahren von J. TIMMERMANS[230]).

3. Die Reduktion der (+)-*Isopropylbernsteinsäure* zu (—)-*Methyläthylisopropylmethan*.

4. (+)-*Campher* / *L*-(—)-α-*Methyl*-α-*isopropylbernsteinsäure* (J. PORATH[231])).

Hieraus ergibt sich die absolute Konfiguration des (+)-*Camphers* zu (XVIII)[232])[227]) (bezugnehmend auf die von E. FISCHER eingeführte Schreibweise). Über (+)-*Methyläthylpropylmethan* (aus (—)-*Methyläthylisopropylmethan* nach P. A. LEVENE und R. E. MARKER[233])) ist (+)-*Campher* somit

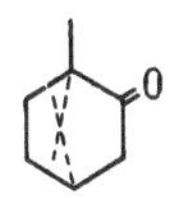

(XVIII)

mit (+)-*Glycerinaldehyd* verknüpft. Im Gegensatz zu der FISCHERschen Schreibweise liegt im System von W. HÜCKEL die Brücke im (+)-*Campher* über der Papierebene. Zur Konfiguration vgl. auch G. JACOB, G. OURISSON und A. RASSAT[234]).

In der Nomenklatur der Derivate und Abbauprodukte des *Camphers* bezeichnet man diese entweder mit einer Zahl (XIX) oder – häufiger – mit einem Buchstaben (XX).

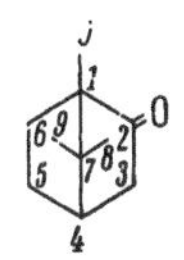

(XIX)

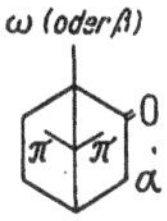

(XX)

228) Acta chem. scand. 3, 208 (1949). 229) SVEDBERG-Festschrift, Uppsala 1944, 261.
230) J. TIMMERMANS und M. J. HEUSE, Bull. Soc. chim. Belg. 40, 105 (1931). — TIMMERMANS und J. v. d. HAEGEN, ebenda 42, 448 (1933).
231) Ark. Kemi 1, 525 (1950).
232) A. FREDGA und E. LESKINEN, Ark. Kemi 19 B, 1 (1944).
233) J. biol. Chem. 91, 77, 405 (1931). 234) Bull. Soc. chim. France 1959, 1374.

Wegen seiner großen wirtschaftlichen Bedeutung wird *Campher* in beträchtlichem Ausmaß synthetisch hergestellt. Die oben beschriebenen Totalsynthesen haben jedoch nur wissenschaftliches Interesse, da sie bei der technischen Nutzung zu teuer wären. Ausgangsstoff ist vielmehr *Pinen* (aus Terpentinöl), der *technische Campher* ist also nur ein halbsynthetisches Produkt. Die hierzu benutzten Verfahren stellen meist nur technische Modifikationen schon lange bekannter chemischer Reaktionen dar und lassen sich im wesentlichen in drei Gruppen einordnen:

1. *Pinen* wird in *Bornylchlorid* übergeführt, das auf einem der folgenden Wege umgewandelt wird:

a) *Bornylchlorid* → *Camphen* → *Campher*

b) *Bornylchlorid* → *Camphen* → *iso-Bornylester* → *iso-Borneol* → *Campher*

c) *Bornylchlorid* → *iso-Bornylester* → *iso-Borneol* → *Campher*

d) *Bornylchlorid* → *Mg-Verbindung* → *Borneol* → *Campher*

2. *Pinen* → *Bornylester* → *Borneol* → *Campher*

3. Direkte Umwandlung von *Pinen* in *Campher*.

Obwohl der Weg 1b die meisten Stufen aufweist, ist er der am meisten beschrittene, da die entsprechenden Verfahren am wirtschaftlichsten arbeiten.

Wegen der im Laufe dieser Umwandlungen eintretenden Racemisierungen ist der gebildete *Campher* optisch inaktiv oder nur gering drehend.

Aus der Vielzahl der beschriebenen Verfahren können hier nur einige, vornehmlich neuere erwähnt werden. Eine schöne Zusammenstellung der älteren Patentliteratur findet man in ULLMANNs Enzyklopädie der technischen Chemie[235]; es sei außerdem auf zahlreiche Übersichten hingewiesen.[236]

[235] 3. Auflage 1929, Bd. III, S. 65 bis 80.

[236] KLIMONT, Der technisch-synthetische Campher, Leipzig 1921. – GUBELMANN und ELLEY, Ind. Engng. Chem. **26**, 589 (1934). – ACHARYA und WHEELER, C. **1935**, I. 2991; **1936**, I. 4576. – BRUS, Bull. Inst. Pin **1934**, 100; **1936**, 8, 57, 73. – POND, J. Soc. chem. Ind. **26**, 383 (1907). – MAYOR, Chim. et ind. **38**, 20 (1937). – W. M. COATES, Perfum. Record **43**, 331, 360, 395 (1952). – A. MEYER, Bull. Soc. chim. France [4] **35**, 1 (1924). – WITTE, Die Camphersynthese nach der Patentliteratur, Chemiker-Ztg. **45**, 118 (1921). – F. A. SCHOEPPE, Riechstoffindustrie **1926**, 13. – O. ASCHAN, Die Naphthenverbindungen, Terpene und Campherarten, S. 163 bis 173. – THORPE's Dictionary of Applied Chemistry, 4. Aufl. London 1934, Bd II, S. 249. – L. MAUGE, L'Industrie chimique **13**, 57 (1926).

Die verschiedenen Verfahren unterscheiden sich meist in der Oxydation des *Borneols* bzw. *iso-Borneols* zu Campher. Die älteren Methoden benutzen hierzu Chromsäure, Salpetersäure, die neueren arbeiten meist mit der katalytischen Dehydrierung.

So behandelt man z. B. nach einem IG-Patent[237]) *Borneol* oder *iso-Borneol* in der Gasphase mit wasserstoffabspaltenden Katalysatoren in Gegenwart von Metalloxyden, nach P. JARKOV[238]) mit einem Nickelkatalysator bei 200° (Ausbeute 96 bis 97%). Nach anderen Patenten leitet man die Dämpfe der *Borneole* über reduziertes Kupfer[239]) oder über Oxyde des Vanadiums, Molybdäns oder Chroms[240]). Bei der Dehydrierung an einem Al/Ni-Kontakt wurden 95,7% *Campher* erhalten.[241]) Zur kontinuierlichen Dampfphasendehydrierung von *Borneol* vgl. auch E. I. BELOSLUDTSEVA und G. I. GINEVICH[242]).

Die optimalen Bedingungen für die Dehydrierung von *iso-Borneol* an reduziertem Kupfer untersuchten T. MATSUURA und K. KAWAMOTO[243]). Bei Einhaltung besonderer Herstellungsbedingungen für den Katalysator erhält man bei einfachem Durchlauf (220°) quantitative Ausbeuten an *Campher*. Der Kontakt läßt sich durch Wasserstoff regenerieren.

Neuere Verfahren isomerisieren *Pinen* direkt zu *Camphen*; man erhält hierbei 60 bis 70% Ausbeute[244])[245]). Zur IR-spektrophotometrischen Endpunktsbestimmung dieser Isomerisierung vgl. W. M. COATES[246]).

Die bei der Camphersynthese aus Terpentinöl auftretenden Nebenprodukte untersuchten S. KATAOKA und M. NAKANO[247]) durch fraktionierte Destillation, chemische Analyse und RAMAN-Spektren.

Nebenprodukte der Isomerisierung des *Pinens* sind *Dipenten*, *Terpinolen*, *α-Terpinen* und *p-Cymol*. Die niedriger siedende Fraktion des acetylierten Öls enthält

[237]) DRP 520224 (1927); Vgl. Seifensieder-Ztg. **58**, 277 (1931).

[238]) Khim. Promyschlen. **6**, 784 (1929); nach Ber. Schimmel **1931**, 186. – Vgl. F. P. 636809 (1927); C. **1928**, II. 390. – RUTOWSKI und MULIAR, J. angew. Chem. [russ.] 14, 173 (1941).

[239]) B. MASUMOTO, Mem. Coll. Sci. Kyoto A **9**, 219 (1925); C. **1926**, I. 1643. – S. YAMADA, Bull. chem. Soc. Japan **16**, 239 (1941); C. **1946**, I. 959. – ALOY und BRUSTIER, Bull. Soc. chim. France [4] **9**, 733 (1911). – NEAVE, J. chem. Soc. (London) **101**, 513 (1912). – CHRISTENSEN, GILBERT und BOCEK, J. Amer. chem. Soc. **60**, 2331 (1938). T. MATSUURA und K. KAWAMOTO, J. chem. Soc. Japan, pure Chem. Sect. **80**, 94 (1959).

[240]) Du Pont de Nemours and Co., A. P. 1597877 (1920); C. **1926**, II. 2496.

[241]) C. A. **36**, 2537 (1942).

[242]) Gidroliz. i Lesokhim. Prom. **12**, No. 3, 15 (1959); C. A. **53**, 16477 (1959).

[243]) J. chem. Soc. Japan, pure Chem. Sect. **80**, 94 (1959).

[244]) W. I. LJUBOMILOW, Russ. P. 64839; nach C. **1946**, I. 402.

[245]) A. E. A. MITTA, Ind. y quím. [Buenos Aires] **13**, 94 (1951); C. A. **48**, 3309 (1954).

[246]) Perfum. Record **43**, 331, 360, 395 (1952).

[247]) J. agric. chem. Soc. Japan **29**, 284 (1955); C. **1960**, 3062.

hauptsächlich *p-Cymol*. Verunreinigungen von *iso-Bornylacetat* sind *p-Cymol* und *γ-Terpinen*. Sie nehmen an, daß die in der Camphenfraktion enthaltenen Verunreinigungen *Dipenten* und *Terpinolen* zu α- und *γ-Terpinen* isomerisiert und bei der Acetylierung in *p-Cymol* umgewandelt werden.

M. Kitajima und M. Noguchi[248]) beschrieben kürzlich eine neuartige Umwandlung des *Camphens* in *Campher*, die sehr aussichtsreich erscheint. Sie führten *Camphen* mit Methanol in Gegenwart von H_2SO_4 in ausschließlich *2-Methoxycamphan* über, das sich mit Salpetersäure zu *Campher* oxydieren läßt (83 % Ausbeute).

F. Schwartz[249]) führte *p-Cymol* mit Wasser in Gegenwart von Hydratisierungskatalysatoren (Hg, Hg-Verbindungen) oder fettsaurer Salze (Stearate, Palmitate, Oleate von Na und K) in *Campher* über.

Obwohl *Campher* zwei asymmetrische C-Atome enthält, tritt er nur in je einer *d*-, *l*- und *dl*-Form auf, da die Brücke zwischen C_1 und C_4 *cis*-Lage der $-CO-CH_2$-Gruppierung erzwingt. Das durch Wolff-Kishner-Reduktion des *Camphers* erhältliche *Camphan* ist optisch inaktiv, da es eine Symmetrieebene enthält.

Die Spaltung des *dl-Camphers* in die optischen Antipoden gelang Woodward, Kohman und Harris[250]) durch fraktionierte Kristallisation der l-Menthydrazone. Die Umwandlung von *D-Campher* in *L-Campher* und umgekehrt beschrieben J. Houben und E. Pfankuch[251]), Asahina und Ishidate[252]) und Meerwein und Wortmann[253]). Die Spaltung von *dl-Campher* in die optischen Antipoden gelingt auch gaschromatographisch in Kombination mit optisch aktivem Butandiol-2,3 (J. Casanova, jr. und E. J. Corey[253a])).

Eigenschaften: körnig-kristallinische, farblose, durchscheinende Masse, die sehr zur Sublimation neigt und einen charakteristischen Geruch besitzt.

d-Campher („Japancampher"):

Schmp. 178,6° (korr.)[254]), 179,5° (korr.)[255]).

[248]) Repts. Assoc. Camphor Ind. Eng., Japan No. **21**, 188 (1956); Abstr. Res. Tobacco, Salt, Camphor **1958**, Abstr. No. 0254; nach C. A. **53**, 18976 (1959).

[249]) Schwed. P. 118286; nach C. **1949**, I. 128.

[250]) J. Amer. chem. Soc. **63**, 120 (1941).

[251]) Ber. dtsch. chem. Ges. **64**, 2719 (1931); Liebigs Ann. Chem. **507**, 37 (1933).

[252]) Ber. dtsch. chem. Ges. **64**, 188 (1931); **66**, 1913 (1933); **67**, 71, 1432 (1934); Proc. Imp. Acad. Japan **9**, 596 (1933).

[253]) Liebigs Ann. Chem. 435, 190 (1924). [253a]) Chem. and Ind. **1961**, 1664.

[254]) A. Haller, C. R. hebd. Séances Acad. Sci. **103**, 64 (1886); **105**, 66, 227 (1887); Rev. sci. [3] **14**, 481, 491 (1887).

[255]) de Wilde, Z. anorgan. Chem. **233**, 411 (1937).

Kristallisiert aus Alkohol rhomboedrisch, aus der Schmelze kubisch. Die kubische Form wandelt sich bei 97° in die rhomboedrische um, die romboedrische bei −27° in eine andere rhomboedrische Form[256]). Die Umwandlung läßt sich durch den plötzlichen Wechsel der dielektrischen Eigenschaften verfolgen.

$Sdp._{760}$ 207,4° (korr.)[255]).

Der Dampfdruck des festen *Camphers* zwischen 0 und 25° läßt sich durch die Gleichung $\log p_{[mm]} = 11{,}35196 - \frac{3439{,}21}{T}$ wiedergeben.[257]) Zum Dampfdruck zwischen 15,6° (0,14 mm) und 78,2° (7,62 mm) vgl. ALLEN[258]), zwischen 18,2° (0,39 mm) und 77,5° (8,66 mm) DATIN[259]), zwischen 65,1° (3,9 mm) und 180,3° (390,0 mm) DE WILDE[255]). Zur Geschwindigkeit der Verdampfung bei 75, 80 und 92° s. bei TAMMANN und DREYER[260]).

d_4^{25} 0,992[261]), $d_4^{205,3}$ 0,8110[262]).

$[\alpha]_D^{20}$ in Äthanol + 43,2° (p = 6,0), + 45,3° (p = 30,1), + 47,2° (p = 50,5)[263]); $[\alpha]_D^{25}$ in CCl_4 + 46,7° (c = 7,4), + 50,7° (c = 52,0)[264]).

Die Rotationsdispersion des *d-Camphers* in verschiedenen Lösungsmitteln ist ausgiebig untersucht worden.[265]) Äther und Hexan beeinflussen das optische Drehungsvermögen nicht, in den anderen Lösungsmitteln ist dieses ziemlich konzentrationsabhängig; Zusatz von Wasser zu diesen Lösungen setzt das Drehungsvermögen herab.[266])

---

[256]) WALLERANT, C. R. hebd. Séances Acad. Sci. **158**, 597, 1143 (1914). – HASSEL und HVEDING, Arch. Math. Naturvidenskab **45**, No. 2 (1942).

[257]) SILBERMANN-GRANOWSKAJA, C. **1942**, I. 182.

[258]) J. chem. Soc. (London) **77**, 413 (1900).

[259]) Ann. phys. [9] **5**, 218 (1916).

[260]) Z. physikal. Chem. (BODENSTEIN-Festband) **1931**, 1.

[261]) KLEMM, TILK und v. MÜLLENHEIM, Z. anorgan. Chem. **176**, 1, 10, 20 (1928).

[262]) KUHARA, Amer. chem. J. **11**, 244 (1889).

[263]) OWEN, Trans. Faraday Soc. **26**, 423 (1930).

[264]) FAUCON, C. R. hebd. Séances Acad. Sci. **154**, 652 (1912); Bull. Soc. chim. France [4] **11**, 928 (1912).

[265]) Vgl. u. a. A. GUMPRICH, Physikal. Z. **24**, 434 (1923). – F. BÜRKI, Helv. chim. Acta **7**, 537 (1924). – H. RUPE, Liebigs Ann. Chem. **409**, 354 (1915). – T. M. LOWRY, J. O. CUTTER und H. BURGESS, J. chem. Soc. (London) **127**, 604, 1260 (1925).

[266]) J.-Ch. PARIAUD, Ann. Chim. [12] **6**, 880 (1951). – PARIAUD und G. CHAPAS, Bull. Soc. chim. France [5] **16**, 403 (1949). – Eine ausführliche Zusammenstellung der verschiedenen Rotationen ist im Beilstein Bd. **7**, 1. Erg.-werk, S. 78 und in Elseviers Enzyklopaedia of Organic Chemistry, Vol. 12 A, 736–740 (1948) zu finden.

l-Campher („Matricariacampher"):
Schmp. 178,6° (korr.)[254].

Zwischen −31 und −30° geht der gewöhnliche *l-Campher* in eine andere Modifikation über, was an der plötzlichen Veränderung der Dielektrizitätskonstante zu bemerken ist.[267])

Sdp. 204°[268]). d^{18} 0,9853[268]).
$[\alpha]_D^{20}$ − 44°13′ (in Alkohol, p = 20)[269]).

Die Rotationsdispersion in Benzol, Äthylalkohol und Aceton ist die gleiche wie bei *d-Campher* (abgesehen vom Drehungssinn)[270]).

dl-Campher:
Schmp. 178,8° (korr.)[271]).

Bei etwa −65° geht *dl-Campher* in eine andere Modifikation über.[272]) Mischungen von *d-* und *l-Campher* werden beim Destillieren bei Atmosphärendruck oder mit Dampf nicht verändert; unter diesen Bedingungen existiert kein Racemat[273]). Bei Zimmertemperatur stellt *dl-Campher* kein Racemat dar, da die Lösungswärmen in Alkohol für die aktiven Formen und die dl-Form gleich sind.[274])

Kalorimetrische Untersuchungen im System *d-Campher/l-Campher* stellten u. a. K. Schäfer, U. Wagner und H. Engelbach[275]) an. Danach bilden beide eine racemische Verbindung; Entropie, Enthalpie und Umwandlungstemperatur und -wärme wurden aus dem Verlauf der Molwärmen ermittelt.

Campher löst sich in der Wärme in Wasser schwerer als in der Kälte. In 100 ccm einer gesättigten wäßrigen Lösung sind bei 14 bis 17° 0,167 g, bei 39° 0,160 g *Campher* enthalten.[276]) Kleine Stückchen, auf Wasser geworfen, rotieren lebhaft.[277])

Leicht löslich in organischen Lösungsmitteln, konz. H_2SO_4 und flüssigem SO_2. Zur Löslichkeit in wäßrigem Alkohol vgl. A. H. Fenton[278]).

267) White und Bishop, J. Amer. chem. Soc. **62**, 8, 10, 13 (1940).
268) Chauthard, J. pharm. chim. [3] **44**, 13, 21 (1863).
269) E. Beckmann, Liebigs Ann. Chem. **250**, 352 (1889).
270) Singh und Mahanti, Proc. Indian Acad. Sci. A **2**, 378 (1935).
271) A. Haller, C. R. hebd. Séances Acad. Sci. **105**, 66 (1887); Rev. sci. [3] **14**, 481, 491 (1887); Ann. chim. [6] **27**, 392, 402, 408, 416 (1892).
272) Yager und Morgan, J. Amer. chem. Soc. **57**, 2071 (1935).
273) Evans, J. chem. Soc. (London) **97**, 2233 (1910).
274) Vanzetti Atti accad. Lincei [5] **22**, II. 379 (1913).
275) Chem. Ber. **89**, 327 (1956).
276) Leo und Rimbach, Biochem. Z. **95**, 306 (1919).
277) Romieu, Mém. acad. roy. sci. **1756**, **443**. – Marcelin, C. R. hebd. Acad. Sci. **173**, 79 (1921). – Bruni, C. **1943**, I. 717.
278) Soap, Perfum. Cosmet. **27**, 159 (1954).

UV-Spektrum: LOWRY und GORE[279]), PURVIS[280]), DARMOIS[281]), LOWRY und FRENCH[282]), KUHN und GORE[283]), PARIAUD und RICARD[284]).

RAMAN-Spektrum: B. V. THOSAR und B. K. SINGH[285]), JATKAR und PADMANABHAN[286]), ANGUS[287]), BONINO und MANZONI-ANSIDEI[288]).

IR-Spektrum: T. HIRAIZUMI und A. KOMATSU[289]).

Verdampfungswärme: 12,43 kcal/Mol[291]), 14,127 kcal/Mol[290]).

Die in Handelspräparaten enthaltenen isomorphen Beimengungen sind oft nur schlecht durch Veränderung der Schmelzpunkte erkennbar. Besser unterrichtet hierüber der Umwandlungspunkt (102 bis 103°) der hexagonalen, raumtemparaturstabilen Form in die hochtemperaturstabile Form (M. BRANDSTÄTTER und H. FRISCHMANN[292])).

Zu den Explosionsbedingungen von Campher-Luft-Gemischen vgl. W. JONO, T. WATANABE und N. OKUBO[293]).

Der Enolgehalt von *Campher* beträgt nach A. GERO[294]) 0,123% (mit JCl bestimmt).

Beim Erhitzen von *Campher* mit Tonscherben auf 450° im Autoklaven erhielt W. TREIBS[295]) einen *Kohlenwasserstoff* C_9H_{16}, *m-Kresol, Carvacrol, p-* und *m-Cymol* und *Fenchon* (?).

Aus den Produkten der Einwirkung von Sonnenlicht auf *Campher* in alkoholischer Lösung isolierten G. CIAMICIAN und P. SILBER[296]) *α-Campholen-*

279) Proc. Roy. Soc. London A **135**, 13 (1932).
280) J. chem. Soc. (London) **123**, 2515 (1923).
281) Ann. chim. [8] **22**, 540, 579, 582 (1911).
282) J. chem. Soc. (London) **125**, 1921 (1924).
283) Z. physikal. Chem. B **12**, 389 (1931).
284) C. R. hebd. Séances Acad. Sci. **226**, 886 (1948).
285) Proc. Ind. Acad. Sci. Sect. A **6**, 105 (1937); C. **1938**, I. 292.
286) Indian J. Phys. **10**, 55, 59 (1937).
287) Proc. Indian Acad. Sci. A **8**, 529, 563 (1939).
288) C. **1936**, I. 1845.
289) Perfum. Record. **48**, 387 (1957).
290) ROTH und ÖSTLING, Ber. dtsch. chem. Ges. **46**, 313 (1913).
291) R. GOTO und M. NIKKI, Bull. Inst. chem. Res., Kyoto Univ. **28**, No. 3, 68 (1952); C. **1953**, 7050.
292) Scientia pharmac. **21**, 264 (1953); C. **1954**, 8853.
293) J. chem. Soc. Japan, ind. Chem. Sect. **58**, 673 (1955); C. **1960**, 1791.
294) J. org. Chemistry **19**, 496 (1954).
295) Ber. dtsch. chem. Ges. **61**, 683 (1928).
296) Ber. dtsch. chem. Ges. **43**, 1341 (1910).

aldehyd und ein *Keton*. Beide erhielt auch R. SRINIVASAN[297]) bei der Bestrahlung mit 3130 Å in nichtwäßrigen Lösungsmitteln; das Keton identifizierte er als *1,2,2-Trimethylcyclopenten-3-yl-methylketon*.

Reduktion des *Camphers* führt zu Gemischen von *Borneol* und *iso-Borneol*; die entstehenden *Borneole* drehen gleichsinnig, die *iso-Borneole* entgegengesetzt wie der ursprüngliche *Campher*. Die Reduktion gelang zuerst BERTHELOT[298]) durch Einwirkung alkoholischer Kalilauge. Später wurde vor allem die katalytische Hydrierung untersucht.

Nach IPATIEFF[299]) erhält man in Gegenwart von NiO bei hohem H_2-Druck *Borneol* und *iso-Borneol*, in Gegenwart von NiO/Al_2O_3 dagegen *iso-Camphan* (über *Camphen*, das aus den *Borneolen* entsteht). G. VAVON und PEIGNIER[300]) gelang die Hydrierung des *Camphers* bei Zimmertemperatur in Gegenwart von Platinschwarz; hierbei entstehen aus *d-Campher* in essigsaurer Lösung etwa 90% *l-iso-Borneol* neben *d-Borneol*, bei sehr langer Hydrierung *iso-Camphan*. Nach KUBOTA und HAYASHI[301]) entstehen aus *d-Campher* in Gegenwart von reduziertem Kupfer bei 120° und 92 at 71% *l-iso-Borneol* und 29% *d-Borneol*, bei 150° und 30 at 79% *l-iso-Borneol* und 21% *d-Borneol*. Auch in Gegenwart von RANEY-Nickel wird *d-Campher* bei 90° unter Druck in 4 Stunden vollkommen zu einem linksdrehenden Borneolgemisch hydriert (PALFRAY[302])). Zur Hydrierung in Gegenwart von Kupfer-Chrom-Oxyd unter hohem Druck bei 120 und 150° vgl. BOWDEN und ADKINS[303]).

Reduktion von *Campher* nach MEERWEIN-PONNDORF-VERLEY führt in quantitativer Ausbeute zu *Borneol* + *iso-Borneol* (LUND[304])).

Campher gibt bei der Reduktion nach MEERWEIN-PONNDORF-VERLEY, mit $LiAlH_4$ und bei der katalytischen Hydrierung wesentlich mehr *exo-* (*iso-Borneol*) als *endo*-Alkohol (*Borneol*). Andere Ketone werden durch $LiAlH_4$ vorwiegend zu *endo*-Alkoholen reduziert (P. HIRSJÄRVI[305])). Zur Stereochemie der Reduktion durch komplexe Metallhydride vgl. auch O. H. WHEELER und J. L. MATEOS[306]).

297) J. Amer. chem. Soc. **81**, 2604 (1959).
298) Liebigs Ann. Chem. **110**, 368 (1859).
299) Ber. dtsch. chem. Ges. **45**, 3206 (1912).
300) C. R. hebd. Séances Acad. Sci. **181**, 184 (1925); Bull. Soc. chim. France [4] **39**, 666 (1926). – Vgl. LIPP, OECKINGHAUS und CONZE, Ber. dtsch. chem. Ges. **74**, 6 (1941).
301) Bull. chem. Soc. Japan **1**, 14, 67 (1926).
302) Bull. Soc. chim. France [5] **7**, 430 (1941).
303) J. chem. Soc. **56**, 689 (1934).
304) Ber. dtsch. chem. Ges. **70**, 1520, 1524 (1937). – Vgl. W. L. TRUETT und W. N. MOULTON, J. Amer. chem. Soc. **73**, 5913 (1951).
305) Suomen Kemistilehti **29 B**, 138 (1956); C. A. **51**, 5004 (1957). Ann. Acad. Sci. fennicae A II **1957**, No. 81; C. **1958**, 12641. Nach frdl. zuges. Sonderabdrucken. – S. BECKMANN und R. MEZGER, Chem. Ber. **89**, 2738 (1956).
306) Canad. J. Chem. **36**, 1431 (1958); C. **1960**, 6501.

Bei der Reduktion mit Natrium in feuchtem Äther erhielt E. BECKMANN[307]) neben *Borneol* und *iso-Borneol* ein Pinakon (Schmp. 157 bis 158°).

Als gesättigtes bicyclisches Keton wird *Campher* ziemlich schwer oxydiert. Die skelettspaltende Oxydation verläuft wahrscheinlich über die *Enolform des Camphers* und *Campherchinon* zu *Camphersäure*, die dann evtl. weiter abgebaut wird.

Zur Autoxydation in stark basischem Milieu vgl. E. ELKIK[308]).

CAROsche Säure oxydiert zu *α-Campholid* (VII) und einem *Lacton* $C_{10}H_{16}O_4$ (Schmp. 189 bis 191°)[309]), dessen Struktur kürzlich J. D. CONOLLY und K. H. OVERTON[310]) zu (XXI) aufklärten. R. R. SAUERS[311]) erhielt mit Per-

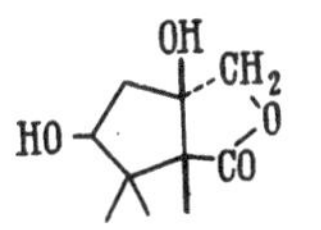

(XXI)

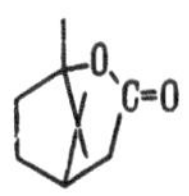

(XXII)

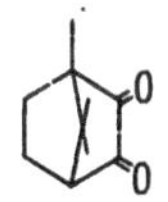

(XXIII)

essigsäure in Schwefelsäure/Eisessig ebenfalls *α-Campholid* (VII, 30%) (Schmp. 209,5 bis 211,5°), in natriumacetathaltiger Essigsäure dagegen das *Lacton* (XXII) (Schmp. 172 bis 174°).

Mit SeO_2 in Essigsäureanhydrid erhält man bis zu 95% *Campherchinon* (XXIII), gelbe, chinonartig riechende Kristalle (Schmp. 198°)[312]).

Chromsäure greift *Campher* nur langsam an; bei längerem Erwärmen entsteht eine Mischung aus *Camphoronsäure* (IX) und *iso-Camphoronsäure*[313]), die beide synthetisiert wurden.[314]) J. BREDT[315]) erhielt mit Chromsäure in essigsaurer Lösung *2,5-Diketocamphan*, MIYAKE und WATANABE[316]) daneben noch *2,6-Diketocamphan*.

307) Ber. dtsch. chem. Ges. **22**, 912 (1889); **27**, 2348 (1894); J. prakt. Chem. [2] **55**, 35 (1897); Liebigs Ann. Chem. **292**, 1 (1896).
308) Bull. Soc. chim. France **1959**, 933.
309) BAEYER und VILLIGER, Ber. dtsch. chem. Ges. **32**, 3625 (1899). – LOCQUIN, C. R. hebd. Séances Acad. Sci. **153**, 284 (1911).
310) Proc. chem. Soc. (London) Juni/Juli 1959.
311) J. Amer. chem. Soc. **81**, 925 (1959).
312) EVANS, RIDGION und SIMONSEN, J. chem. Soc. (London) **1934**, 137. – J. VÈNE, C. R. hebd. Séances Acad. Sci. **216**, 772 (1943). – ALLARD, C. **1934**, II. 2525.
313) J. KACHLER, Ber. dtsch. chem. Ges. **13**, 487 (1880).
314) PERKIN und THORPE, J. chem. Soc. (London) **71**, 1169 (1897). – PERKIN, ebenda **81**, 246 (1902). – GANGULY, J. Indian chem. Soc. **20**, 101 (1943).
315) J. prakt. Chem. [2] **106**, 336 (1923).
316) Proc. Imp. Acad. Tokyo **11**, 106 (1935).

$KMnO_4$ oxydiert in alkalischer Lösung zu *Camphersäure*, in neutraler Lösung greift es nicht an.[317]

Beim Erwärmen mit starker Salpetersäure entstehen: *Camphersäure*[318], *Camphansäure*[319], *Camphoronsäure*[320], *iso-Camphoronsäure*[321], *α,α-Dimethyl-β,β-dinitrobuttersäure* (?)[321][322], *Oxalsäure*, *Bernsteinsäure*, *Dimethylmalonsäure*, *Trimethylbernsteinsäure*[323] und CO_2 (sowie etwas *HCN*[324]).

Zur Oxydation mit H_2O_2 in Gegenwart von V_2O_5 vgl. W. TREIBS[325].

Luftoxydation von *Campher* in Gegenwart von Metalloxyden aus der 5. und 6. Gruppe des Periodensystems führt zu *Maleinsäure* in schlechter Ausbeute (etwa 10%)[326].

Dehydratisierung mit P_2O_5 ergibt *p-Cymol*[327], mit $ZnCl_2$ *p-Cymol*, *1,2-Dimethyl-4-äthylbenzol*, *1,2,3,5-Tetramethylbenzol* und *Carvacrol*[328], mit konz. Schwefelsäure in der Wärme *3,4-Dimethylacetophenon* und *Carvenon*[329].

Zur Einwirkung von PCl_5 vgl. M. KITAJIMA und T. TAKESHITA[330].

Die Substitutionsprodukte des *Camphers* sind ausgiebig untersucht worden, vor allem die *Halogenderivate*, *Nitrocampher*, *Hydroxycampher* und die *Camphersulfonsäuren*.

α-Substitution (am C_3) führt zu zwei Stereoisomeren (*endo*- und *exo*-Form): α- und α'-Derivat. Analog können am C_3 ungleich disubstituierte Verbindungen in zwei Formen auftreten. So ergibt Chlorierung von *Campher* in alkoholischer Lösung *α-Chlorcampher* (Schmp. 94°, $[\alpha]_D$ + 96,2 in Alkohol, c = 5)[331]; durch Mutarotation entsteht daraus in alkoholischer Lösung, besonders in Gegenwart von Natriumäthylat, *α'-Chlorcampher*

317) GROSSER, Ber. dtsch. chem. Ges. **14**, 2507 (1881).
318) KOSEGARTEN, Crells Chem. Ann. **1785**, II. 366. – BOUCHARDAT, C. R. **28**, 319 (1849).
319) ROSER, Ber. dtsch. chem. Ges. **18**, 3112 (1885).
320) KACHLER, Liebigs Ann. Chem. **159**, 281, 286 (1871).
321) KACHLER, Liebigs Ann. Chem. **191**, 143, 148, 155 (1878).
322) KULLHEIM, Liebigs Ann. Chem. **163**, 231 (1872).
323) J. BREDT, Ber. dtsch. chem. Ges. **27**, 2092 (1894).
324) KACHLER, Liebigs Ann. Chem. **191**, 143, 148, 155 (1878).
325) Angew. Chemie **52**, 698 (1939).
326) TAKEUCHI, C. **1931**, II. 1700.
327) DUMAS und PELIGOT, C. R. hebd. Séances Acad. Sci **4**, 496 (1836). – ARMSTRONG und MILLER, Ber. dtsch. chem. Ges. **16**, 2259 (1883).
328) ARMSTRONG und MILLER, Ber. dtsch. chem. Ges. **16**, 2259 (1883).
329) ARMSTRONG und KIPPING, J. chem. Soc. (London) **63**, 75 (1893). – BREDT, ROCHUSSEN und MOHNHEIM, Liebigs Ann. Chem. **314**, 376 (1900).
330) C. A. **54**, 1588 (1960).
331) CAZENEUVE, Bull. Soc. chim. France [2] **37**, 454 (1882); **38**, 9 (1882); **39**, 116, 501 (1883).

(Schmp. 117°, $[\alpha]_D$ +35° in Alkohol, c = 5)[332]). Entsprechend gibt Bromierung von *α-Chlorcampher α'-Chlor-α-bromcampher* und *α-Chlor-α'-bromcampher*[333]). *ω-Chlorcampher* (Schmp. 132,5°, $[\alpha]_D$ +40,7° in Alkohol) erhielt FORSTER[334]) durch Einwirkung von Chlor auf 1-Hydroxycamphen in Eisessig, *π-Chlorcampher* (Schmp. 139 bis 139,5°) gewannen KIPPING und POPE[335]) durch Erhitzen von Campher-π-sulfonylchlorid.

REYCHLER[336]) stellte durch Einwirkung von Schwefelsäure auf *Campher* in Essigsäureanhydrid *ω-Camphersulfonsäure* dar (Schmp. 193 bis 195°). Behandelt man *d-Campher* mit rauchender Schwefelsäure oder mit Chlorsulfonsäure, so erhält man *dl-π-Camphersulfonsäure*[337]). Die Camphersulfonsäuren dienen oft zur Spaltung racemischer Gemische.

Näheres über diese Substitutionsprodukte, von denen hier nur einige Beispiele genannt wurden, s. bei SIMONSEN und OWEN[338]).

Die Infrarotspektren der α- und *α'-Halogencampher* untersuchten in Zusammenhang mit deren Konformation F. V. BRUTCHER jr., T. ROBERTS, S. J. BARR und N. PEARSON[339]).

Der durch Diazotierung von *Camphenamin* erhältliche sog. „*β-iso-Campher*" ist nach E. E. VAN TAMELEN und C. I. JUDD[340]) *anti-7-Camphenol* (XXIV).

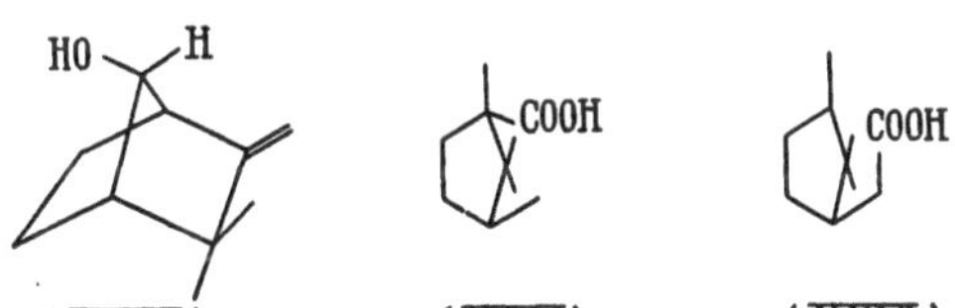

(XXIV) (XXV) (XXVI)

Alle theoretisch zu erwartenden *Hydroxycampher* sind – außer *6-Hydroxycampher* – dargestellt worden.[341]) Die vier diastereomeren *Camphan-2,3-diole* beschrieben S. J. ANGYAL und R. J. YOUNG[342]).

[332]) LOWRY und STEEL, J. chem. Soc. (London) **107**, 1382 (1915).
[333]) LOWRY, J. chem. Soc. (London) **73**, 569 (1898).
[334]) J. chem. Soc. (London) **81**, 272 (1902).
[335]) J. chem. Soc. (London) **67**, 377 (1895).
[336]) Bull. Soc. chim. France [3] **19**, 120 (1898).
[337]) KIPPING und POPE, J. chem. Soc. (London) **63**, 549 (1893); **67**, 357 (1895).
[338]) The Terpenes, Vol. II, 395–433 (1949).
[339]) J. Amer. chem. Soc. **81**, 4915 (1959).
[340]) J. Amer. chem. Soc. **80**, 6305 (1958).
[341]) Vgl. J. L. SIMONSEN und L. N. OWEN, The Terpenes, Vol. II, S. 427–433 (1949).
[342]) J. Amer. chem. Soc. **81**, 5467 (1959).

Erwärmen von *Campher* mit KOH führt zu *Campholsäure* (XXV) (d- und l- Schmp. 106 bis 107°, dl- Schmp. 109°) und *iso-Campholsäure* (*Campholansäure*, XXVI) [343]).

Einwirkung von H_2S in Gegenwart von Salzsäure ergibt *Thiocampher* (l- Schmp. 146°, dl- Schmp. 145°), dessen Reduktion mit Zink und Salzsäure zu *Thioborneol* (Schmp. 120°) führt.[344])

Campher reagiert normal mit GRIGNARD-Reagenzien; lediglich mit Propylmagnesiumbromid findet Reduktion zu *Borneol* und *iso-Borneol* statt.[345])

Äthinylierung von *Campher* ergibt *Äthinylborneol* (XXVII), das beim Erhitzen mit Ameisensäure unter Hydratisierung und NAMETKINscher Umlagerung wahrscheinlich in (XXVIII) übergeht.[346])

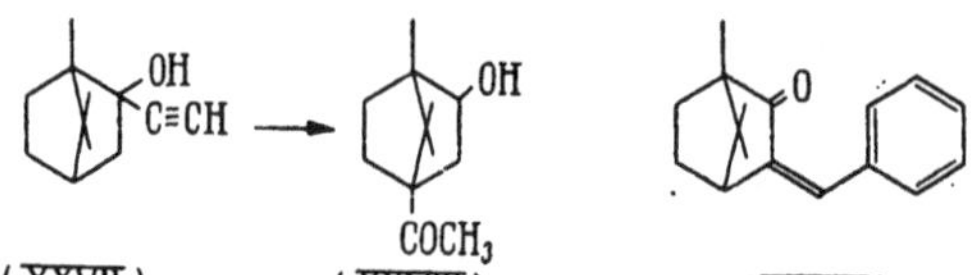

(XXVII) (XXVIII) (XXIX)

Umsetzung von *Campher* mit Propargylmagnesiumbromid führt zu *2-[Propin-1-yl-3]-borneol*, dessen GRIGNARD-Verbindung mit Aldehyden und Ketonen in C_2-substituierte Borneole übergeht (R. GOLSE[347])).

Die α-CH_2-Gruppe des *Camphers* ist erwartungsgemäß sehr reaktionsfähig, besonders in Form des Natriumcamphers. So geht dieser z. B. mit CO_2 in *Campher-3-carbonsäure* über[348]), mit Alkylhalogeniden in die entsprechenden *3-Alkylcampher*[349]). Auch bei diesen Derivaten des *Camphers* treten *endo*- und *exo*-Formen auf.

Mit Benzaldehyd geht Natriumcampher in *α-Benzylidencampher* (XXIX) (Schmp. 98°, $[\alpha]_D$ $+451°$ in $CHCl_3$, Oxim Schmp. 197°) über.[350])

[343]) DELALANDE, Ann. Chim. [3] **1**, 120 (1841). – HALLER und BLANC, C. R. hebd. Séances Acad. Sci. **130**, 376 (1900).

[344]) SEN, J. Indian. chem. Soc. **12**, 647, 751 (1935); **13**, 523 (1936); **14**, 214 (1937); **15**, 537 (1938).

[345]) LEROIDE, Ann. Chim. [9] **16**, 365 (1921).

[346]) HURD und CHRIST, J. Amer. chem. Soc. **59**, 118 (1937). – Vgl. DULOU, Bull. Inst. Pin **178**, 197 (1934). – HOUBEN und PFANKUCH, Liebigs Ann. Chem. **489**, 193 (1931).

[347]) C. R. hebd. Séances Acad. Sci. **249**, 1912 (1959).

[348]) BAUBIGNY, Ann. Chim. [4] **19**, 221 (1870).

[349]) HALLER und BAUER, C. R. hebd. Séances Acad. Sci. **148**, 1645 (1909); Ann. Chim. [9] **8**, 117 (1917).

[350]) HALLER, C. R. hebd. Séances Acad. Sci **113**, 24 (1891).

Durch Einwirkung von Amylformiat auf Natriumcampher erhält man *Hydroxymethylencampher* (Schmp. 81°)[351], der vielfach bearbeitet wurde.

Den *mikrobiologischen Abbau* von *d-Campher* untersuchten W. H. BRADSHAW, H. E. CONRAD, E. J. COREY, I. C. GUNSALUS und D. LEDNICER[352]. Sie isolierten aus den Abbauprodukten einer Pseudomonade (strain P) 5-exo- und endo-Hydroxycampher und 5-Ketocampher. H. KAWABATA[353]) wies nach oraler Verabreichung im lebenden Organismus *Hydroxycampher* (der zu *Oxocampher*, *Isoketopinsäure* oder *Camphersäure* weiteroxydiert wird) und *Hydroxycampherglucuronsäure* nach; *π-Hydroxycampher* wurde im Harn gefunden. Vgl. hierzu K. TAMURA, G. KIHARA und M. ISHIDATE[354]), Y. ASAHINA und M. ISHIDATE[355]), F. REINHARTZ[356]) u. a.

Die *pharmakologische Wirkung* des *Camphers* richtet sich hauptsächlich auf das Zentralnervensystem und den Kreislauf. Die Wirkung auf das Zentralnervensystem beruht auf der Stimulierung der äußeren Schichten (große Dosen bewirken Krämpfe) des vasomotorisch-respiratorischen Zentrums und des Sympathikuszentrums. Die Wirkungsweise auf den Kreislauf ist noch unsicher. Experimente an isolierten Organen sind nur erfolgreich bei Konzentrationen, die wegen der großen Lipoidlöslichkeit des *Camphers* nicht in vivo verwirklicht werden können. Die geringe Löslichkeit des *Camphers* in Wasser verlängert seine Wirkung.

Y. ASAHINA und M. ISHIDATE[357]) faßten die pharmakologischen Befunde über die Herzwirkung des *Camphers* dahin zusammen, daß die erregende Wirkung unregelmäßig ist, während die herz-lähmende Wirkung regelmäßig nach der Anwendung auftritt. TAMURA und Mitarbeiter fanden in dem tierischen Umwandlungsprodukt *trans-π-Oxocampher* den eigentlich wirksamen Stoff.

Campher wird auch als Spasmolyticum, Expectorans, Diaphoreticum, Antipyreticum und Anaphrodisiaticum benutzt.

Eine Camphervergiftung macht sich durch Übelkeit, Koliken, Schwindelgefühl, panische Angst, Bewußtlosigkeit, gefolgt von epileptischen Krämpfen bemerkbar. Die Prognose ist in den meisten Fällen günstig. Einen Überblick

351) BISHOP, CLAISEN und SINCLAIR, Liebigs Ann. Chem. **281**, 330 (1894).
352) J. Amer. chem. Soc. **81**, 5507 (1959).
353) J. pharmac. Soc. Japan **65**, No. 3 A, S. 7 (1945); C. A. **45**, 3511 (1951).
354) C. **1930**, II. 1248.
355) Ber. dtsch. chem. Ges. **61**, 533 (1928); **66**, 1673 (1933). – ISHIDATE, J. pharmac. Soc. Japan **48**, 77 (1928); C. **1928**, II. 654.
356) Z. angew. Chem. **46**, 196, 758 (1933); **52**, 581 (1939). – REINHARTZ und W. ZANKE, Ber. dtsch. chem. Ges. **67**, 589 (1934).
357) Ber. dtsch. chem. Ges. **68**, 947 (1935).

über die toxische Wirkung des *Camphers*, besonders im Kleinkindesalter, gab u. a. A. ILLCHMANN-CHRIST[358]). Nach J. H. FISCHER[359]) sind für einen Erwachsenen 6 g *Campher* tödlich.

Über die physiologischen und pharmakologischen Eigenschaften des *Camphers* sind zahlreiche Veröffentlichungen und auch Zusammenfassungen erschienen, von denen hier nur auf einige hingewiesen werden kann.[360])

Es sind auch vergleichende Untersuchungen über die Unterschiede in der pharmakologischen Wirksamkeit von natürlichem und synthetischem *Campher* angestellt worden.[361]) *d*- und *l-Campher* unterscheiden sich deutlich in ihrer Wirkung auf Frösche, denen man Arecholin und Carbocholin injiziert hatte. Die d-Form wirkte doppelt so schnell und fünfmal so stark wie die l-Form[362]).

Die Anwendung des *Camphers* als Inhalationsmittel und – gemeinsam mit Chlorphenol – als Wurzelkanaleinlage ist allgemein bekannt.

Campher hat nur geringe bactericide Wirkung. Die keimtötende Wirkung (Phenolkoeffizient) gegenüber *Bacillus typhosus* und *Staphylococcus aureus* untersuchten L. GERSHENFELD und R. E. MILLER[363]). *l-Campher* hemmt im Gegensatz zu *d-Campher* das Wachstum von Schimmelpilzen und Bakterien und wirkt auf Lupinenkeimlinge stärker giftig als *d-Campher*[364]). *Campher* bewirkt Mutarotation von Hefezellen (→„Campherzellen“)[365]).

358) Sammlg. Vergiftungsfällen, Arch. Toxikol. **14**, 196 (1952).

359) Chem. Trade J. **1937**, 252; Chemiker-Ztg. **61**, 410 (1937).

360) Vgl. z. B. GOTTLIEB, im Handb. d. exp. Pharmakol. von A. HEFFTER, Bd. I, 1149–1198 (1923). – STARKENSTEIN, Lehrb. d. Pharmakol., Toxikol. u. Arzneiverordnung, Leipzig und Wien **1938**, S. 111, 333 und 368. – RÉGNIER und LAMBIN. Bull. sci. pharmacol. **48**, 5, 71, 155, 230, 285, 341 (1941). – SOLLMANN, A Manual of Pharmacology, 6th ed. 1942, 243. – H. KRUPP, L. LANDLE und K. STAPENHORST, Naunyn-Schmiedebergs Arch. exp. Pathol. Pharmakol. **215**, 443 (1952). – R. SIEGEL, Arch. exp. Pharm. und Pathol. **110**, 364 (1925). – H. v. HOESSLIN, Klin. Wochenschrift **7**, 1964 (1928). – WEIGERT, Pharmaz. Ztg. **71**, 637 (1926). – H. GUGGENHEIMER, Dtsch. med. Wochenschr. **52**, 837 (1926).

361) B. V. CHRISTENSEN und H. J. LYNCH, J. Amer. pharmac. Assoc. **26**, 786 (1937). – R. HAZARD und R. LARDÉ, J. Pharm. et Chim. [8] **21**, 97 (1935); **24**, 149 (1936); C. **1935**, I. 3160; **1937**, I. 2815.

362) A. RUSANOW, J. russ. phys.-chem. Ges. **32**, 283 (1946); C. A. **41**, 6631 (1947). – Vgl. auch K. A. MESCHERSKAJA und STEINBERG, Bull. Biol. Med. exp. UdSSR **9**, 489 (1940); C. **1943**, II. 643.

363) Amer. J. Pharmac. **105**, 490 (1933).

364) MACHT, Ber. Physiol. **17**, 263 (1923); C. **1923**, III. 413.

365) BAUCH, Naturwissenschaften **29**, 503, 687 (1941).

Identifizierung: Außer durch den charakteristischen Geruch läßt sich *Campher* durch mehrere Derivate charakterisieren.

1. *Semicarbazon*

d-Campher-semicarbazon, Schmp. 247 bis 248° (korr.) (linksdrehend)[366];
l-Campher-semicarbazon, Schmp. 238° ($[\alpha]_D^{15}$ +36,0° in $CHCl_3$)[367];
dl-Campher-semicarbazon, Schmp. 232 bis 233°[368]), 236 bis 238°[369]).

Zur quantitativen Bestimmung des Camphers als Semicarbazon gab O. ASCHAN[370]) folgende Vorschrift an:

1 g der Substanz wird in einem Reagenzglas in 2 g Eisessig gelöst und mit 1 g Semicarbazidhydrochlorid und 1,5 g wasserfreien Kaliumacetats versetzt. Nach Mischen des Inhalts mit einem Glasstab verschließt man das Reagenzglas mit einem Wattepfropfen und stellt es drei Stunden in ein Wasserbad von 70°. Nach dem Abkühlen gibt man 10 bis 15 ml Wasser hinzu, rührt bis zur völligen Lösung der Salze um und filtriert unter sorgfältigem Nachwaschen durch ein gewogenes Filter. Das auf dem Filter verbleibende Camphersemicarbazon wird bei Zimmertemperatur getrocknet, mit Petroläther gewaschen und wieder bis zur Gewichtskonstanz getrocknet. Aus der Gewichtszunahme α des Filters berechnet man den Camphergehalt nach: $\% \text{ Campher} = \frac{152 \cdot 100\alpha}{209}$.

Das Röntgendiagramm des *dl-Camphersemicarbazons* nahmen L. LEVI und Mitarbeiter[371]) auf, das UV-Spektrum G. A. FESTER, J. A. RETAMAR und A. I. A. RICCIARDI[371a]) (λ_{max} 226 mμ).

2. *Oxim.*

d- und *l*-Form: Schmp. 119,6°[372]), 119°[366]), 115°[373]).

$[\alpha]_D^{20}$ −42,4° (aus *d-Campher*) bzw. +42,5° (aus *l-Campher*) (in Alkohol, p = 20)[373]);

dl-Form: Schmp. 120°[374]).

Darstellung der Oxime nach K. v. AUWERS[375]):

366) BREDT und PERKIN, J. chem. Soc. (London) **103**, 2189 (1913).
367) SHORT und READ, J. chem. Soc. (London) **1938**, 2016.
368) NAMETKIN, J. russ. phys.-chem. Soc. **47**, 409 (1915).
369) MORANI, Gazz. chim. ital. **58**, 404 (1928).
370) Finska Apotekareföreningens Tidskrift **1925**, 1925; nach Ber. Schimmel **1926**, 148.
371) L. LEVI, J. L. THOMSON, J. C. EVANS, H. BERNSTEIN, S. A. FORMAN und N. M. MILES, Proc. Sci. Sect. Toilet Goods Assoc. 1956, No. 25.
371a) Rev. Fac. Ing. quím. **27**, 23 (1958).
372) PATTERSON, BLACKWOOD und STEWART, J. chem. Soc. (London) **1933**, 93.
373) E. PECKMANN, Liebigs Ann. Chem. **250**, 352, 373 (1889).
374) LANGLOIS, Ann. chim. [9] **12**, 335 (1919).
375) Ber. dtsch. chem. Ges. **22**, 605 (1889).

Man versetzt eine Lösung von 10 T. *Campher* in der 10- bis 20fachen Menge 90proz. Alkohols mit einer Lösung von 7 bis 10 T. Hydroxylaminhydrochlorids und 12 bis 17 T. Natronlauge und digeriert solange im siedenden Wasserbad, bis sich der auf Zusatz von Wasser zunächst ausgeschiedene Körper in Natronlauge klar löst. Das durch Wasser ausgefällte Oxim wird aus Alkohol oder Ligroin umkristallisiert.

Vavon und Auberstein[376]) erhielten durch Zersetzen des salzsauren Oxims mit Natronlauge in Gegenwart von Äther ein bei 111° schmelzendes Oxim, daß beim Erwärmen auf etwa 105° in das bei 119° schmelzende Oxim übergeht. Anscheinend sind beide verschiedene Kristallformen und keine syn-anti-Isomeren.

Hydrochlorid, Schmp. 162°; *Hydrobromid*, Schmp. 174°.

3. *2,4-Dinitrophenylhydrazon.*

d- und *l*-Form: Schmp. 174°[377]), 175°[378]), 177°[379]);

dl-Form: Schmp. 164°[380]).

Das Röntgendiagramm von *l*- und *dl-Campher-2,4-dinitrophenylhydrazon* nahmen L. Levi und Mitarbeiter[371]) auf.

UV-Spektrum: M. J. Gorjajew, L. A. Ignatowa und G. A. Tolstikow[380a]).

Die chromatographische Abtrennung des *Campher-2,4-dinitrophenylhydrazons* aus binären und ternären Gemischen mit den 2,4-Dinitrophenylhydrazonen anderer Ketone an SiO_2 und Bentonit beschrieb A. L. Montes[381]). L. Peyron[381a]) wies Campher im Öl von *Salvia officinalis* als 2,4-Dinitrophenylhydrazon papierchromatographisch nach.

In der nachfolgenden Tabelle sind noch einige Derivate des *Camphers* zusammengestellt, die sich ebenfalls zur Charakterisierung eignen (Schmp. angegeben).

Zur Charakterisierung des *Camphers* kann man auch die *Hydroxymethylenverbindung* (Schmp. 80 bis 81°) und die *Benzylidenverbindung* (d- und l-Schmp. 95 bis 96°, dl- Schmp. 78°) verwenden. Der HgJ_2-Komplex des

[376]) Bull. Soc. chim. France [5] **2**, 1094 (1935).
[377]) Meisenheimer und Theilacker, Liebigs Ann. Chem. **493**, 33 (1932).
[378]) Brady, J. chem. Soc. (London) **1931**, 756.
[379]) Campbell, Analyst **61**, 391 (1936).
[380a]) Nachr. Akad. Wiss. Kasachst. SSR, Ser. Chem. **1959**, No. 1, 85.
[380]) Janot und Mouton, J. pharmac. chim. **23**, 547 (1936).
[381]) An. Asoc. quím. grgent. **40**, 273 (1952).
[381a]) France Parfums **2**, No. 12, 41, (1959).

	d-Campher	l-Campher	dl-Campher
4-Phenylsemicarbazon	153–154°[382][383]		171,5–172,5°[382]
4-[α-Naphthyl]-semicarbazon	172,5°[382]		179–180°[382]
4,4-Diphenylsemicarbazon	154–155°[384]		
Hydrazon	54–55° $[\alpha]_D$ −32,7° (in 90proz. Alkohol)[385]		
p-Jodbenzhydrazon	153–154°[386]		
p-Nitrobenzhydrazon	185°[387]		
Benzhydrazon	171° $[\alpha]_D$ −50,5° (in $CHCl_3$)[388]		
p-Bromphenylhydrazon	101°[389]		
l-Menthydrazon	177–178° $[M]_D^{25}$ −236,0° (Alkohol, c-0,0574)[390]	193–194° $[M]_D^{25}$ −101,0° (Alkohol, c-0,0574)[390]	

Kondensationsproduktes von *Campher* und Girards *Reagenz T* schmilzt bei 105 bis 108°.[390a])

Den Nachweis von *Campher* neben *Borneol* beschrieb A. Haller[391]).

Hierzu erwärmt man das Gemisch mit Bernsteinsäure- oder Phthalsäureanhydrid und macht alkalisch, wodurch der entstandene saure Bornylester in Lösung geht. *Campher* kann darauf der alkalischen Lösung mittels Äthers entzogen werden. Ferner kann man das *Borneol* z. B. mit Bernstein- oder Stearinsäure in hochsiedende Ester überführen, von denen *Campher* durch Wasserdampfdestillation zu trennen ist. Nach einem anderen Verfahren wird das Gemisch oximiert und das entstandene Campheroxim mit verdünnter Schwefelsäure in Lösung gebracht. Durch Ausäthern

382) Morani, Gazz. chim. ital. **58**, 404 (1928).
383) Borsche und Merkwitz, Ber. dtsch. chem. Ges. **37**, 3182 (1904).
384) Toschi und Angiolani, Gazz. chim. ital. **45**, I. 205 (1915).
385) Kishner, J. russ. phys.-chem. Ges. **43**, 582 (1911).
386) Sah und Hsü, Rec. Trav. chim. Pays-Bas **59**, 349 (1940).
387) Forster und Kunz, J. chem. Soc. (London) **105**, 1718, 1721, 1732 (1914).
388) Forster, Trotter und Weintraube, J. chem. Soc. (London) **99**, 1982 (1911).
389) Tiemann, Ber. dtsch. chem. Ges. **28**, 2191 (1895).
390) Woodward, Kolman und Harris, J. Amer. chem. Soc. **63**, 120 (1941).
390a) A. L. Montes und M. Wiernik, An. Asoc. quím. Argent. **48**, 163 (1960); C. A. **55**, 23939 (1961).
391) C. R. hebd. Séances Acad. Sci. **108**, 1308 (1889).

wird aus dem Gemisch das Borneol entfernt, doch muß die ätherische Lösung noch mehrfach mit verdünnter Schwefelsäure behandelt werden, da der Äther auch etwas Campheroxim aufnimmt.

Synthetischer Campher unterscheidet sich vom *natürlichen* („Laurineencampher“) durch das optische Drehungsvermögen. Während letzterer ziemlich stark nach rechts dreht, ist der synthetische Campher inaktiv oder je nach Ausgangsmaterial schwach links- oder rechtsdrehend. Man hat zur Kennzeichnung der beiden Camphersorten auch die Vanillin-Salzsäure-Reaktion herangezogen.

Nach BOHRISCH[392]) gibt *natürlicher Campher* beim Erhitzen mit frisch bereiteter Vanillin-Salzsäurelösung (1:100) bei 30° eine gelbe, bei 60° eine blaugrüne und bei 75 bis 80° eine indigoblaue Färbung. Letztere bleibt auch nach dem Erkalten mehrere Stunden lang bestehen. *Synthetischer Campher* gibt auf diese Weise Gelbfärbung. Nach mehrmaligem Umkristallisieren zeigt der *natürliche Campher* die Reaktion nicht mehr; die obige Färbung wird also wahrscheinlich durch Verunreinigungen des *Camphers* mit Campherölbestandteilen hervorgerufen.

Campher bildet mit Thioharnstoff in Methanol Molekularkomplexe[393]).

Die **Bestimmung** des *Camphers* erfolgt im allgemeinen durch Oximierung oder gravimetrisch als Semicarbazon oder 2,4-Dinitrophenylhydrazon.

Zur *Oximierung des Camphers* muß man etwas schärfere Bedingungen als sonst üblich anwenden (vgl. Band II, S. 303). R. VANDONI und G. DESSEIGNE[394]) beschrieben folgendes Verfahren.

Man gibt in einen 100-ccm-Kolben 50 ccm 2n-$NH_2OH \cdot HCl$-Lösung und 0,2 ccm 1proz. alkoholische Bromphenolblaulösung und stellt die Farbe auf eine Vergleichslösung ein. Hierauf fügt man 1 g $CaCO_3$ (genau gewogen) und 1 bis 2 g Substanz (genau gewogen) hinzu, erhitzt eine Stunde lang unter Rückfluß zum gelinden Sieden und läßt hiernach auf etwa 30° abkühlen. Zum Schluß der Reaktion soll die Lösung noch alkalisch gegen Bromphenolblau reagieren (Blaufärbung). Dann gibt man mit der Bürette n-HCl bis zur dauernden Gelbfärbung hinzu. Wenn das überschüssige $CaCO_3$ gelöst ist, titriert man mit n-NaOH zurück.

Die Vergleichslösung erhält man, indem man 7 g $NH_2OH \cdot HCl$ in 25 ccm Wasser und 40 ccm 95proz. Alkohols mit 0,2 ccm 1proz. alkoholischer Bromphenolblaulösung mischt. Man neutralisiert (Grünfärbung) mit 0,3 ccm n-NaOH.

Zur Bestimmung von *Campher* in kleineren Mengen verfährt man wie folgt: Man erhitzt 25 ccm n/2-$NH_2OH \cdot HCl$ eine Stunde lang mit 0,075 bis 0,1 g *Campher* und 0,1 g $CaCO_3$ (genau gewogen). Nach dem Erkalten titriert man direkt mit einer n/10-HCl (wäßrig) in Gegenwart von 0,1 ccm 0,1proz. Bromphenolblaulösung. Blindversuch unter gleichen Bedingungen.

[392]) Pharmaz. Zentralhalle **48**, 527, 777 (1907); **55**, 1003 (1914).

[393]) B. ANGLA, C. R. hebd. Séances Acad. Sci. **224**, 1166 (1947). – S. N. und D. R. DHINGRA, Indian Soap J. **22**, 97 (1956).

[394]) Bull. Soc. chim. France [5] **2**, 1685 (1935).

Nach G. Desseigne[395]) eignen sich zur Neutralisation der freiwerdenden HCl besonders die Äthanolamine, deren Hydrochloride in Alkohol löslich sind.

Hierzu gibt man ein 0,2 bis 1,0 g *Campher* enthaltendes Muster in eine 150-ccm-Flasche, dazu 50 ccm n-$NH_2OH \cdot HCl$ (alkoholisch) (70 g gelöst in 100 ccm Wasser und mit 95proz. Alkohol auf 1 l aufgefüllt) und 10 ccm einer Normallösung von Diäthylaminoäthanol in Alkohol. Man erwärmt die Mischung 2 Stunden auf dem Dampfbad und kühlt hierauf ab. Gleichzeitig wird ein Blindversuch angesetzt. Jede der Flaschen versetzt man mit 0,6 ccm einer 0,02proz. Lösung von Bromphenolblau. Hierauf titriert man zunächst den Blindversuch mit n-HCl oder n-H_2SO_4 bis zur Grünfärbung, dann die Analysenprobe bis zur gleichen Färbung. Aus der Differenz der beiden Bestimmungen ergibt sich der Gehalt an freigewordener HCl und hieraus der Camphergehalt des Musters.

Eine Vorschrift zur Bestimmung von *Campher* in Arzneigemischen, die Menthol, Thymol, Menthylvalerianat usw. enthalten, gaben E. Schulek und R. Wolstadt[396]) an.

Die etwa 0,2 g *Campher* enthaltende Arzneiprobe wird mit 10 ccm Hydroxylaminlösung (2 g $NH_2OH \cdot HCl$, gelöst in 10 ccm Wasser und 50 ccm Alkohol), 0,15 g $NaHCO_3$ und 1 Tropfen 0,1proz. Bromphenolblaulösung versetzt und sehr vorsichtig 4 Stunden gekocht (Rückflußkühler). Ist die Flüssigkeit gelb geworden, so gibt man soviel alkoholische Natronlauge (2 ccm 10proz. Natronlauge + 8 ccm Alkohol) hinzu, bis die Lösung wieder grün gefärbt ist. Unter Umständen ist dies mehrfach zu wiederholen. Die Lösung säuert man nach dem Abkühlen mit etwas 10proz. HCl an und neutralisiert genau mit CO_2-freier n/10-NaOH gegen Bromphenolblau. Auf die gleiche Übergangsfarbe wird gleichzeitig ein 10 ccm betragender Anteil der Hydroxylaminlösung mit 1 Tropfen Bromphenolblau eingestellt. Nun werden beide Lösungen mit je 0,10 g Phenolphtalein und 2 bis 3 Tropfen 0,1proz. Tropäolinlösung versetzt und mit n/10-NaOH bis zur bleibenden Rosafärbung titriert. Aus der Differenz beider Ablesungen wird der Camphergehalt berechnet; 1 ccm n/10-NaOH = 0,0152 g *Campher*.

Nach Schimmel & Co.[397]) benötigt man zur vollständigen Oximierung 6 bis 8 Stunden.

Für die Oximierung sind noch zahlreiche ähnliche Verfahren beschrieben worden.[398])

395) Bull. Soc. chim. France [5] **12**, 967 (1945).

396) Z. analyt. Chem. **104**, 183 (1936). – R. Wolstadt, Ber. ungar. pharmaz. Ges. **1935**, 257. Nach Ber. Schimmel **1937**, 149; **1936**, 151.

397) Ber. Schimmel **1929**, 152; **1937**, 149.

398) Vgl. W. J. Tischtschenko und M. A. Grechnew, Chem. J. Ser. B J. angew. Chem. [russ.] **9**, 1700 (1936); C. **1937**, I. 3526. – J. J. Perret, Helv. chim. Acta **34**, 1531 (1951). – S. Ikegami und K. Komuta, Repts. Assoc. Campher Ind. Engng. Japan **21**, 57 (1956); C. A. **53**, 18390 (1959). – H. C. Mital und

Zur gravimetrischen Bestimmung als *Semicarbazon* vgl. S. 323[399]). Das Semicarbazon kann man auch durch Kochen mit 20proz. Schwefelsäure spalten und das gebildete Hydrazin jodometrisch bestimmen (HARLAY[400])).

Die Bestimmung des *Camphers* ist oft gravimetrisch als *2,4-Dinitrophenylhydrazon* vorgenommen worden.[401])

Zur Bestimmung des *Camphers* in galenischen Zubereitungen empfahlen C. H. HAMPSHIRE und G. R. PAGE[402]) ein Verfahren, das im folgenden in der von M. JANOT und M. MOUTON[403]) gefundenen Verbesserung wiedergegeben ist.

Man löst etwa 0,2 g *Campher* (genau gewogen) in 15 ccm 90proz. Alkohol (aldehydfrei), versetzt allmählich unter Schütteln mit 85 ccm frisch bereitetem Reagenz (1,25 g 2,4-Dinitrophenylhydrazin, gelöst in einer Mischung aus je 10 ccm Wasser und konz. H_2SO_4, mit Wasser auf 100 ccm verdünnt) und erhitzt auf dem Wasserbad 4 Stunden unter Rückfluß. Danach kühlt man ab, versetzt mit 2proz. (Vol.) Schwefelsäure auf 200 ccm Gesamtvolumen, läßt 12 Stunden stehen, sammelt den Niederschlag im Goochtiegel, wäscht sechsmal mit je 10 ccm Wasser, trocknet bei 80° und wägt (1 g 2,4-*Dinitrophenylhydrazon* entspricht 0,458 g *Campher*).

Zur Bestimmung von *Campher* in Gegenwart von *Phenol* und größeren Mengen Mineralöl vgl. E. D. ROBINSON und S. C. WERCH[404]). Zur Campherbestimmung in Campherspiritus vgl. A. ÖZGER[405]).

Die annähernde Bestimmung des *Camphers* als 2,4-Dinitrophenylhydrazon durch aufsteigende Papierchromatographie beschrieben A. L. MONTES,

K. N. GAIND, J. Pharmacy Pharmacol. **8**, 37 (1956). — TSAREW, C. **1941**, II. 2002. — HUNOLD, C. **1939**, II. 3005. — BRINER, EGGER und PAILLARD, Helv. chim. Acta **7**, 1018 (1924). — BRYANT und SMITH, J. Amer. chem. Soc. **57**, 57 (1935). — A. L. MONTES und E. GRANDOLINI, An. Direc. Nac. Química. **4**, 9 (1951).

[399]) Vgl. auch ZELGER, C. **1924**. II. 1835. — K. K. KAISTHA, Drug Standards **26**, No. 3, 83 (1958); C. A. **53**, 5594 (1959).

[400]) J. pharm. chim. [8] **23**, 199 (1936).

[401]) Vgl. z. B. BRADY, J. chem. Soc. (London) **1931**, 756. — FERNÁNDEZ, SOCÍAS und TORRES, An. Soc. españ. fís. quím. **30**, 37, 42 (1932). — PLEIN und POE, Ind. Engngn. Chem., analyt. Edit. **10**, 78 (1938). — GISVOLD, J. Amer. pharmac. Assoc. **28**, 142 (1939). — ZUJEWA, C. **1941**, II. 1114. — Brit. Pharmacopoe **1948**, 118. — Assoc. Official Agric. Chemists Methods of Analysis 1950 (7th ed. Washington). — HUZITA und NAKAHARA, J. chem. Soc. Japan **61**, 77 (1940); C. A. **1942**, 2685.

[402]) Quart. J. Pharm. Pharmacol. **7**, 558 (1934); C. **1935**, I. 929; nach Ber. Schimmel **1936**, 152.

[403]) J. Pharmac. Chim. [8] **23**, 547 (1936); C. **1936**, II. 4142; nach Ber. Schimmel **1937**, 150.

[404]) J. Amer. pharmac. Assoc., sci. Edit. **36**, 264 (1947).

[405]) Pharmac. Acta Helvetiae **26**, 177 (1951); C. **1952**, 732.

J. BRAUN und J. C. PANTOLINI[406]). Es werden hierzu nur verdünnte Lösungen (etwa 5 ml) benutzt, durch fraktionierte Kristallisation die erhaltenen Niederschläge von Verunreinigungen befreit und die mit den reinen Lösungen erhaltenen Chromatogramme mit Streifen bekannten Gehaltes verglichen.

Zur Bestimmung von *Campher* in Campherspiritus durch Extraktion mit bis-[Chloräthyl]-äther vgl. E. M. PLEIN und C. F. POE[407]).

Die Bestimmung von *Campher* in verdünnten Lösungen durch photometrische Titration beschrieben M. NOUGUCHI und M. KITAJIMA[408]). Zur colorimetrischen Bestimmung von *Campher* in Campherspiritus vgl. M. I. BLAKE und L. V. HOPKINS[409]).

T. HIRAIZUMI und A. KOMATSU[410]) empfehlen zur Bestimmung von *Campher* neben *Linalool* und anderen Ketonen im Ho-Blätteröl die Auswertung des Infrarotspektrums.

Mehrere Faktoren, die den R_f-Wert des *Camphers* und des *Campherchinons* bei der *Chromatostrip-Methode* beeinflussen, untersuchte T. FURUKAWA[411]). Bei Entwicklung mit n-Hexan/Essigester (17:3) hatte *Campher* R_f 0,41, bei der Entwicklung mit n-Hexan/Äther (17:3) R_f 0,29 (genaue Vorschrift s. Original).

Die *chromatographische Trennung* von *Campher* und *iso-Borneol* gelingt quantitativ an Al_2O_3 mit Petroläther (Sdp. 30–50°)/Äther (98:2) als Entwickler (M. S. KARAWYA und S. R. EL-DEEB[412]).

Die Einflüsse der sterischen Hinderung auf die Chromatographie untersuchte B. GASTAMBIDE[413]).

Y.-R. NAVES[414]) bestätigte gaschromatographisch, daß Lavendelöl im Gegensatz zu Lavandinöl höchstens Spuren *d-Campher* enthält; vgl. hierzu auch P. STADLER[415]).

Den *gaschromatographischen Nachweis* von *Campher* beschrieben auch E. STAHL und L. TRENNHÄUSER[416]). Zur gaschromatographischen Bestim-

[406]) An. Dirección Nac. Quím. 7, No. 13, S. 17 (1954); nach frdl. zuges. Sonderabdruck.
[407]) Acta Pharm. Intern. **2**, 407 (1953); C. A. **48** 9020 (1954).
[408]) J. chem. Soc. Japan, pure Chem. Sect. **80**, 1274 (1959).
[409]) Drug Standards **27**, 39 (1959); C. A. **53**, 18384 (1959).
[410]) Perfum. Record **48**, 387 (1957).
[411]) J. Sci. Hiroshima Univ., Ser. A **21**, 285 (1958); nach frdl. zuges. Sonderabdruck.
[412]) Proc. Pharmac. Soc. Egypt **41**, 87 (1959); nach frdl. zuges. Sonderabdruck.
[413]) Ann. chim. [Paris] **9**, 257 (1954).
[414]) Helv. chim. Acta **42**, 2744 (1959).
[415]) Helv. chim. Acta **43**, 1601 (1960).
[416]) Arch. Pharmaz. **293**, 826 (1960).

mung von *Campher* in dalmatinischem und spanischem Salbeiöl vgl. E. WENGER[417]). Zur gaschromatographischen Bestimmung vgl. auch Y. HANADA und M. KITAJIMA[418]) (Siliconfett DC 550, 160–180°; als innerer Standard Naphthalin).

Die gaschromatographische Analyse der Gemische *Eucalyptol-Campher*, *Methylsalicylat-Campher* und *Guajacol-Campher* untersuchten L. DOMANGE und S. LONGUEVALLE[419]). Zur Analyse alkoholischer Campherlösungen durch Gaschromatographie vgl. R. GLOESENER[420]).

Den *Wassergehalt rohen Camphers* bestimmten LANE und LUBATTI[421]) folgendermaßen:

5 g roher *Campher* werden in ein Glasrohr von 25 mm Durchmesser gebracht, das zu einer Röhre von 4 mm verengt ist; letztere ist graduiert und am unteren Ende verschlossen. Auf der Stelle, an der sich das Rohr konisch erweitert, ruht ein Drahtnetz aus Nickel, das, mit etwas Watte versehen, als Filter dient. Für die Bestimmung werden 30 ccm Benzin mit Wasser gesättigt, zentrifugiert und vom abgeschiedenen Wasser getrennt. Dieses Benzin gibt man zum Campher in das Glasrohr und zentrifugiert das Ganze mehrere Minuten lang. Sämtliches Wasser sammelt sich in der unteren Röhre an, an deren Einteilung der Prozentgehalt direkt abgelesen wird.

Zur Bestimmung des Wassergehaltes durch Destillation in Toluol oder Xylol vgl. YAMADA und KOSHITAKA[422]).

Verwendung: In großen Mengen zur Herstellung von Celluloid und rauchlosen Pulvern, als Weichmacher für Nitrocellulosefilme (technische Filme), in der Medizin (s. S. 321) zur Anregung der Herztätigkeit bei Atmungs-, Herz- oder Gefäßkollaps nach Narkosen oder im Verlauf von Infektionskrankheiten, weiterhin als Desinfektions- und Konservierungsmittel, Mottenbekämpfungsmittel u. a.

Historisches und Kritisches über die Verwendung des *Camphers* als Lösungsmittel bei der Kryoskopie s. bei E. R. SHAW und E. R. CALEY[423]).

[417]) Dissertat. Tübingen 1960; Arch. Pharmaz. **293**, 21 (1960).
[418]) J. chem. Soc. Japan, pure Chem. Sect. 80, 1272 (1959); C. **1961**, 8416.
[419]) C. R. hebd. Séances Acad. Sci. **247**, 209 (1958).
[420]) Farmaco [Pavia], Ed. prat. **13**, 647 (1958); C. A. **53**, 8540 (1959).
[421]) J. Soc. chem. Ind. **39**, T. 50 (1920). – TALKOWSKI, C. **1940**, II. 3073.
[422]) C. **1927**, II. 1373. [423]) J. chem. Educat. **35**, 355 (1958).

Fenchon

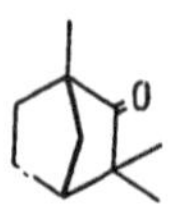

$C_{10}H_{16}O$. Mol.-Gew. 152,23

Vorkommen: im Thujaöl (l-)[1]) (7,8% l-)[2]), Blätteröl von *Thuja plicata*[3]), *T. occidentalis*[4]) und *T. standishii* (l-)[5]); im russischen Anisöl[6]), im bitteren Fenchelöl (von *Foeniculum vulgare* var. *vulgare*, d-)[7]), im jugoslawischen Öl von *Foeniculum vulgare* var. *Mezdra* (9,2 bis 17,2%) und *F. v.* var. *Simplex* (12,1 bis 19,6%)[8]), im süßen Fenchelöl aus Jugoslawien (0,7%)[8]), im russischen Fenchelöl (10 bis 12% d-)[9]), im sizilianischen Fenchelöl (von *Foeniculum piperitum*)[10]), im indischen Fenchelöl (von *Foeniculum Panmorium*, d-)[11]), im japanischen Fenchelöl[12]), im wilden Fenchelöl[13]); im Beerenöl von *Luvunga scandens* (Spuren l-)[14]); im Blütenöl von *Loiseleuria procumbens* (wenig)[15]); in den Ölen von *Brunella vulgaris* (d-)[16]), *Lavandula Burmanni*[17]), *L. stoechas* (d-)[18]) und *Thymus hirtus* (d-)[19]); in den Ölen v. *Artemisia frigida* (l-)[20]), *A. santolinaefolia*[21]), *A. verlotorum*[22]) und *Blumea lacera* (10% d-)[23]).

1) O. WALLACH, Liebigs Ann. Chem. **272**, 99 (1893); **275**, 182 (1893); **279**, 384 (1894); **353**, 213 (1907).
2) A. C. SHAW, Pulp Paper Mag. Canada **53**, 119 (1952).
3) J. W. BRANDEL und A. H. DEWEY, Pharmac. Rev. **26**, 248 (1908).
4) B. N. RUTOWSKI und K. A. GUSSEWA, Riechstoffindustrie **1927**, 185.
5) T. NAKATSUKA und Y. HIROSE, J. Japan Forestry Soc. **37**, 496 (1955); C. A. **50**, 7404 (1956).
6) RUTOWSKI und LEONOW, C. A. **22**, 2437 (1928); **23**, 239 (1929).
7) WALLACH und HARTMANN, Liebigs Ann. Chem. **259**, 324 (1890); **263**, 129 (1891).
8) Y.-R. NAVES und J. TUCAKOV, C. R. hebd. Séances Acad. Sci. **248**, 843 (1959).
9) RUTOWSKI und LEONOW, C. **1930**, II. 320. – A. I. SCHAWRYGIN, J. angew. Chem. [russ.] **12**, 1201 (1939); C. **1940**, I. 712.
10) G. PELLINI und V. MORANI, Ann. Chim. applicata **13**, 97 (1923).
11) B. S. RAO, J. J. SUDBOROUGH und H. W. WATSON, J. Indian Inst. Sci. **8 A**, (1925).
12) Schimmel & Co., Ber. Schimmel Oktober **1893**, 44.
13) F. TARDY, Thèse Paris **1902**, 23. – A. F. COSTA und J. C. DO VALE, Perfum. Record **50**, 291 (1959).
14) K. K. BASLAS, Perfum. Record **50**, 124 (1959).
15) M. DELÉPINE, Bull. Sci. Chim. biol. **37**, 1136 (1955). – R. SALGUES, C. R. hebd. Séances Acad. Sci. **240**, 1136 (1955).
16) K. K. BASLAS, J. Indian chem. Soc. **32**, 228 (1955).
17) Schimmel & Co., Ber. Schimmel Oktober **1913**, 110.
18) Schimmel & Co., Ber. Schimmel Oktober **1905**, 40. – Roure-Bertrand Fils, Sci. Ind. Bull. [4] **4** (1921). – P. ROVESTI, Profumi italici **3**, 218 (1925).
19) DORRONSORO, Mem. acad. cienc. exactas Madrid **29** (1919); Ber. Schimmel **1921**, 87.
20) RABAK, s. Ber. Schimmel April **1912**, 24.
21) M. I. GORJAJEW, G. K. KRUGLYKHINA, M. G. PUGACHEW und I. M. SCHABANOW, Nachr. Akad. Wiss. Kasachst. SSR, Ser. Chem. **1956**, No. 9, 33; C. A. **50**, 9693 (1956).
22) M. COVELLO, Bull. Orto bot. R. Univ. Napoli **15**, II. 61 (1941); C. **1942**, I. 2072.
23) K. K. BASLAS und S. S. DESHAPANDE, J. Indian chem. Soc. **27**, 25 (1950).

Aus dem Öl von *Urtica dioica* isolierten Y.-R. NAVES und P. ARDIZIO[24]) ein Keton $C_{10}H_{16}O$ (Semicarbazon Schmp. 233 bis 234°), das im Geruch *iso-Fenchon* (Bd. III b) ähnelte, im IR-Spektrum aber von diesem verschieden war.

Isolierung: Zur Reinigung befreit man die fenchonhaltigen, bei etwa 190 bis 195° siedenden Fraktionen durch Oxydation mit konzentrierter Salpetersäure oder Permanganatlösung von Beimengungen; *Fenchon* ist gegen Oxydationsmittel sehr beständig und wird hierbei nur wenig angegriffen. Ist das *Fenchon* durch diese Behandlung schon ziemlich rein geworden, so erstarrt es in der Kälte und kann dann durch Kristallisation und Entfernung der flüssig bleibenden Anteile weiter gereinigt werden. Doch ist *Fenchon* auf diese Weise von geringen Mengen *Campher*, die sich bei dem Verfahren auch aus evtl. vorhandenen *Bornylestern* bilden können, nicht zu befreien.

So kann man *l-Fenchon* aus Thujaöl nach O. WALLACH[25]) durch Schütteln von 130 g der Fraktion mit Sdp. 190 bis 200° mit einer Lösung von 390 g $KMnO_4$ in 5 l Wasser und durch Dampfdestillation der Mischung isolieren. Je 20 ccm des überdestillierten Öls werden dann 1 Stunde mit 80 g konz. Salpetersäure gekocht und dampfdestilliert. Das so erhaltene *l-Fenchon* enthält noch geringe Mengen *Campher*.

Zur Abscheidung des *Camphers* aus dem *rohen Fenchon* kann man die wesentlich schnellere Bildung des *Camphersemicarbazons* benutzen (O. WALLACH[26])); *Fenchonsemicarbazon* benötigt hierzu mehrere Tage. Man behandelt das *rohe Fenchon* am besten zwei Tage bei Zimmertemperatur mit Semicarbazidhydrochlorid und Natriumacetat und destilliert danach den Alkohol und das nicht in Reaktion getretene *Fenchon* mit Wasserdampf ab. Will man *Fenchon* völlig rein erhalten, muß man das so erhaltene Produkt in das Semicarbazon überführen, dieses umkristallisieren und mit Säuren hydrolysieren[27]).

Eine andere, von F. W. SEMMLER[28]) angegebene Trennungsmethode beruht auf dem verschiedenen Verhalten beider Ketone beim Kochen mit Natrium. *Campher* reagiert dabei unter Bildung von *Natriumcampher*, während *Fenchon* unverändert bleiben soll. Durch Untersuchungen WALLACHS[29]) hat sich aber herausgestellt, daß auch *Fenchon* beim Kochen mit Natrium nicht unverändert bleibt, sondern schließlich ebenso vollständig

[24]) Perfum. Record **46**, 79 (1955).
[25]) Liebigs Ann. Chem. **272**, 102 (1893).
[26]) Liebigs Ann. Chem. **353**, 213 (1907).
[27]) DULOU, Bull. inst. pin [2], No. 58, 173 (1934).
[28]) Ber. dtsch. chem. Ges. **40**, 4591 (1907).
[29]) Liebigs Ann. Chem. **369**, 65 (1909).

umgewandelt werden kann wie *Campher*, nur geht die Reaktion viel langsamer vor sich. Es ist also zu beachten, daß bei einer Trennung des *Fenchons* vom *Campher* durch Destillation über Natrium große Verluste eintreten.

LEROIDE[30]) beschrieb eine Trennung von *Fenchon* vom *Campher* mit Hilfe von Aluminiumchlorid.

Konstitution: Die Struktur des *Fenchons* gründet sich vor allem auf die Untersuchungen von O. WALLACH und seinen Mitarbeitern[31]).

Reduktion mit Natrium und Alkohol ergibt (unreines *α-Fenchol* (II) (s. Bd. III b), das unter schwach sauren Bedingungen leicht unter WAGNER-MEERWEIN-Umlagerung zu *α-Fenchen* (II) (s. Band III a, S. 199) dehydratisiert wird. Die Konstitution von (III) ergibt sich aus dem Abbau über *α-Fenchocamphoron* (IV) zu *cis-apo-Camphersäure* (V)[32]).

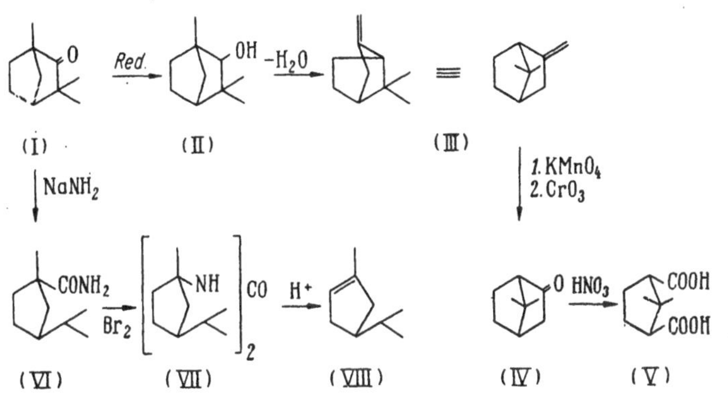

Der Rückschluß von der Struktur des *α-Fenchens* auf *Fenchon* ist wegen der während des Übergangs erfolgenden Umlagerung nicht ohne weiteres zu ziehen.

Die Struktur (I) erkannte F. W. SEMMLER[33]). Beim Erwärmen von *Fenchon* in Benzollösung mit $NaNH_2$ erhielt er unter Ringspaltung *Fencholsäureamid* (VI), das durch KOH zu *Fencholsäure* hydrolysiert wird. Letztere entsteht auch beim Erhitzen von *Fenchon* mit KOH auf 220 bis 240° unter Druck[34]). *Fencholamid* untersuchten später L. BOUVEAULT und F. LEVAL-

[30]) Ber. Roure-Bertrand Fils Oktober **1909**, 38; Ber. Schimmel April **1910**, 185.

[31]) Liebigs Ann. Chem. **259**, 324 (1890); **263**, 153 (1891); **284**, 342 (1894); **300**, 319 (1898); Ber. dtsch. chem. Ges. **28**, 34 (1895). – Vgl. F. TIEMANN, ebenda 1087.

[32]) Synthese von G. KOMPPA, Ber. dtsch. chem. Ges. **34**, 2472 (1901); Liebigs Ann. Chem. **368**, 126 (1909). – J. A. GARDNER und G. B. COCKBURN, J. chem. Soc. (London) **73**, 708 (1898).

[33]) Chemiker-Ztg. **29**, 1939 (1905).

[34]) O. WALLACH, Liebigs Ann. Chem. **369**, 73 (1909).

LOIS[35]) näher; Bromeinwirkung führt zu *Difencholylharnstoff* (VII), der durch verdünnte Schwefelsäure zu *apo-Fenchen* (VIII) gespalten wird.[36])

Die Konstitution wurde durch die Synthese des *Fenchons* von L. RUZICKA[37]) bewiesen; Teilsynthesen beschrieben L. BOUVEAULT und F. LEVALLOIS[35]) und G. KOMPPA und A. KLAMI[38]). 6% *Fenchon* erhielten H. H. ZEISS und F. R. ZWANZIG[39]) neben *Campher* durch Chromsäureoxydation von *1-Methyl-α-fenchen.*

Zur Konfiguration des *Fenchons* vgl. JACOB, OURISSON und RASSAT[40]).

Eigenschaften: wasserhelle, etwas ölige Flüssigkeit, die einen intensiv campherartigen Geruch und bitteren Geschmack besitzt. Kristallisiert bei tieferen Temperaturen.

	Schmp.	Sdp. (mm)	d	n_D	α_D
d-	6,1°[41])	193,53° (760)[42])	d^{18} 0,948[44])	n_D^{18} 1,46355[44])	$[\alpha]_D^{20}$ + 66,9° (hom.)[46])
	5–6°[43])	82,3° (20)[42])	d_{15}^{15} 0,949[45])	n_D^{20} 1,46271[45])	$[\alpha]_D^{16}$ + 69,8° (in Äthanol, c = 3,5)[46])
		64,46° (14)[42])			$[\alpha]_D^{16}$ + 75,1° (in Benzol, c = 4,5)[46])
					$[\alpha]_D^{16}$ + 56,5° (in Cyclohexan, c = 4,4)[46])
l-	5°[47])	192–194°[47])	d^{20} 0,948[47])	1,4636[47])	$[\alpha]_D^{23}$ − 66,9° (in Äthanol)[47])
	5,2°[45])	193°[45])[48])	d_{15}^{15} 0,949[45])	n_D^{20} 1,46280[45])	α_D − 58°57′ (in Äthanol, 5proz.)[45])
	8,5°[48])		d^0 0,962[48])		$[\alpha]_D$ − 64°[48])[49])
dl-	− 18 bis − 16°[48])	193°[48])[47])	d_{15}^{15} 0,9501[51])	n_D^{20} 1,4702[51])	—
		72–73° (12)[50])	d_{15}^{15} 0,949[45])	n_D^{20} 1,46285[45])	

[35]) C. R. hebd. Séances Acad. Sci. **146**, 181 (1908); Bull. Soc. chim. France [4] **7**, 542, 683, 736, 807, 963, 968 (1910).
[36]) Vgl. O. WALLACH, Liebigs Ann. Chem. **379**, 182 (1911).
[37]) Ber. dtsch. chem. Ges. **50**, 1362 (1917).
[38]) Ber. dtsch. chem. Ges. **68**, 2001 (1935).
[39]) Chem and Ind. **1956**, 545. [40]) Bull. Soc. chim. France **1959**, 1374.
[41]) FISCHER, Bull. Soc. chim. Belg. **49**, 129, 134 (1940).
[42]) v. RECHENBERG, J. prakt. Chem. [2] **101**, 112, 118 (1921).

UV-Spektrum: PURVIS[52]), DONLE und VOLKERT[53]), LUCAS und SCHWOB[54]), HENDERSON, HENDERSON und HEILBRON[55]).

RAMAN-Spektrum: BONINO und CELLA[56]), DULOU[57]), JATKAR und PADMANABHAN[58]).

IR-Spektrum: P. HIRSJÄRVI[59]).

Dipolmoment: 2,9 D[53])[60]).

Fenchon ist verhältnismäßig stabil. Oxydationsmittel greifen nur nach längerer Einwirkung an. $KMnO_4$ liefert hierbei neben *Essig-* und *Oxalsäure Dimethylmalonsäure*[61]), konzentrierte Salpetersäure daneben *iso-Camphoronsäure* und *Dimethyltricarballylsäure*[62]). Durch verdünnte Salpetersäure entstehen auch zwei *Nitrofenchone*[63]). Mit Chromsäure in Eisessig erhielt J. BREDT[64]) neben unverändertem *Fenchon* 20% *Diketofenchan* (*Ketofenchon*).

Beim Stehen an der Luft unter Sonnenbestrahlung oxydiert *Fenchon* langsam zu einem *Glykol* $C_{10}H_{18}O_2$ (Schmp. 138 bis 139°)[65]).

43) O. WALLACH, Liebigs Ann. Chem. **263**, 131 (1891).
44) O. WALLACH, Liebigs Ann. Chem. **362**, 195 (1908).
45) H. SCHMIDT und L. SCHULZ, Ber. Schimmel **1935**, 98.
46) W. HÜCKEL, Liebigs Ann. Chem. **549**, 186, 196 (1941). – Vgl. auch TSCHUGAJEFF Z. physikal. Chem. **76**, 469 (1911). – GROSSMANN und BRAUER, J. prakt. Chem. [2] **98**, 9, 40 (1918).
47) O. WALLACH, Liebigs Ann. Chem. **272**, 99 (1893).
48) BOUCHARDAT und LAFONT, C. R. hebd. Séances Acad. Sci. **126**, 755 (1898).
49) Zur Rotationsdispersion des l-Fenchons vgl. LUCAS und BIQUARD, C. R. hebd. Séances Acad. Sci. **189**, 1077 (1929).
50) L. RUZICKA, Ber. dtsch. chem. Ges. **50**, 1362 (1917).
51) Schimmel & Co., Ber. Schimmel April 1910, 107.
52) J. chem. Soc. (London) **123**, 2515 (1923).
53) Z. physikal. Chem. **8**, 60, 67 (1930).
54) J. phys. radium [7] **3**, 50 (1932).
55) Ber. dtsch. chem. Ges. **47**, 881 (1914).
56) Mem. accad. Italia **3**, Chimica No. 4 (1932).
57) Bull. Inst. Pin **1934**, 214.
58) Ind. J. Phys. **10**, 55 (1936).
59) Ann. Acad. Sci. fennicae, Ser. A II, No. 81 (1957).
60) Physik. Z. **31**, 227 (1930).
61) O. WALLACH, Liebigs Ann. Chem. **263**, 134 (1891).
62) GARDNER und COCKBURN, J. chem. Soc. (London) **73**, 708 (1898).
63) KONOWALOW, J. Russ. Phys. Chem. Soc. **35**, 953 (1903). – NAMETKIN, LJUBOWKOWA und CHOCHRIAKOWA, C. **1923**, III. 1012.
64) J. prakt. Chem. [2] **106**, 336 (1923).
65) O. WALLACH, Liebigs Ann. Chem. **369**, 68 (1909).

Katalytische Hydrierung von *d-Fenchon* führt zu *l-Fenchylalkohol*[66]), unter extremen Bedingungen zu *Fenchan*. Reduktion mit Natrium und Alkohol ergibt ebenfalls *Fenchylalkohol*[67]), mit HJ und rotem Phosphor entsteht ein gesättigter Kohlenwasserstoff $C_{10}H_{20}$[68]).

Alle durch Reduktion von *Fenchon* entstehenden *Fenchole* sind unterschiedlich zusammengesetzte Gemische zweier Stereoisomerer: *α-Fenchol* (*endo*-Form) und *β-Fenchol* (*exo*-Form) (s. Bd. III b). KENYON und PRISTON[69]) isolierten aus dem durch Reduktion mit Natrium und Alkohol entstehenden Produkt α- und *β-Fenchol* im Verhältnis 9:1, VEKHOTKO[70]) erhielt vorwiegend *α-Fenchylacetat* bei der Hydrierung von *Fenchon* in chlorwasserstoffhaltigem Eisessig in Gegenwart von Platinmohr. Mittels eines sehr aktiven Nickelkatalysators gewannen H. SCHMIDT und L. SCHULZ[71]) ein reichlich *β-Fenchol* enthaltendes Produkt, HÜCKEL, KINDLER und WOLOWSKI[72]) mit RANEY-Nickel 68 bis 84% α- und *β-Fenchol* im Verhältnis 1:2. MEERWEIN-PONNDORF-VERLEY-Reduktion führt hauptsächlich zu *β-Fenchol*[73]). Nach P. HIRSJÄRVI[74]) ergibt Reduktion mit $LiAlH_4$, mit Natrium und Alkohol und katalytische Hydrierung in Gegenwart von Cu-Cr-Oxyd vorwiegend *α-Fenchol*, Reduktion nach MEERWEIN-PONNDORF-VERLEY vorwiegend *β-Fenchol*.

Durch Halogenwasserstoffsäuren wird *Fenchon* nicht angegriffen. Bei Zimmertemperatur reagiert *Fenchon* mit den Halogenen zu kristallinen Additionsprodukten, die bei Abwesenheit von Feuchtigkeit stabil sind, mit Alkalien jedoch *Fenchon* zurückbilden.[75])

Beim Erhitzen von *Fenchon* mit P_2O_5 entsteht *m-Cymol*[76]), mit konzentrierter Schwefelsäure bei 80° *3,4-Dimethylacetophenon*[77]).

[66]) IPATIEV, Ber. dtsch. chem. Ges. **45**, 3208 (1912). – SCHMIDT und SCHULZ, Ber. Schimmel **1935**, 97. – HÜCKEL, KINDLER und WOLOWSKI, Ber. dtsch. chem. Ges. **77**, 220 (1944).

[67]) WALLACH, Liebigs Ann. Chem. **263**, 143 (1891). – BERTRAM und HELLE, J. prakt. Chem. [2] **61**, 294 (1900). – GARDNER und COCKBURN, J. chem. Soc. (London) **73**, 276 (1898). – SCHMIDT und SCHULZ, Ber. Schimmel **1935**, 97.

[68]) WALLACH, Liebigs Ann. Chem. **284**, 326 (1895).

[69]) J. chem. Soc. (London) **127**, 1472 (1925).

[70]) J. Gen. Chem. UdSSR **11**, 99 (1941).

[71]) Ber. Schimmel **1935**, 97. [72]) Ber. dtsch. chem. Ges. **77**, 220 (1944).

[73]) P. HIRSJÄRVI und N. J. TOIVONEN, Suomen Kemistilehti B **23**, 14 (1950).

[74]) Ann. Acad. Sci. Fennicae, Ser. A II. No. 81 (1957). [73]) und [74]) nach frdl. zuges. Sonderabdrucken.

[75]) WALLACH, Liebigs Ann. Chem. **259**, 326 (1890); **263**, 132 (1891); **284**, 342 (1895).

[76]) O. WALLACH, Liebigs Ann. Chem. **275**, 157 (1893); **284**, 324 (1895).

[77]) MARSH, J. chem. Soc. (London) **75**, (1899). – ZAUGG, J. Amer. chem. Soc. **67**, 1861 (1945).

W. TREIBS und I. LORENZ[78]) konnten *d-Fenchon* durch Einwirkung von SO_3 leicht in *Fenchon-10-sulfonsäure* (IX) (Schmp. 68°) überführen. Die gleiche Säure erhielt T. KUUSINEN[79]) mit Schwefelsäure in Essigsäure-anhydrid-Lösung; er bewies die von TREIBS und LORENZ angenommene Struktur durch deren Umwandlung in *d-Camphenonsäure* (X).

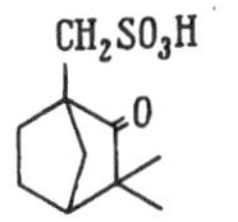

(IX)

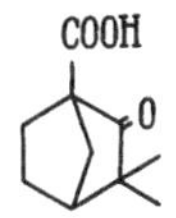

(X)

Einwirkung von CH_3MgJ führt zu *α-Methylfenchol* (Schmp. 61°), das sich mit $KHSO_4$ zu *1-Methyl-α-fenchen* und *α-Methylcamphen* dehydratisieren läßt.[80]) Über einige Reaktionen von *Fenchon* mit Organomagnesium- und Organolithiumverbindungen berichteten kürzlich A. N. NESSMEJANOW, W. A. SASONOWA und R. B. MATERIKOWA[81]).

Mehrere Additionsverbindungen von *Fenchon* mit verschiedenen Phenolen und mit Chloral beschrieb TARDY[82]).

Zur antiseptischen Wirksamkeit vgl. PASTEUR[83]). Im Tierkörper wird *Fenchon* zu *4-Hydroxy-fenchon* oxydiert und an *Glucuronsäure* gebunden mit dem Harn ausgeschieden[84]); daneben entstehen auch noch *5-Hydroxyfenchon* und ein *π-Hydroxyfenchon*[85]).

Identifizierung:

1. *Semicarbazon*, Schmp. 182 bis 183° (aktiv) bzw. 172 bis 173° (inaktiv). Bildet sich nur äußerst langsam. Nach O. WALLACH[86]) verfährt man zur Darstellung folgendermaßen:

10 g Semicarbazidhydrochlorid und 10 g Natriumacetat werden in 20 ccm Wasser gelöst und mit diesem Reagenz eine Lösung von 10 g *Fenchon* in 50 ccm Alkohol vermischt. Man läßt die klare Lösung bei gewöhnlicher Temperatur min-

[78]) Chem. Ber. **82**, 400 (1949).

[79]) Suomen Kemistilehti B **31**, 381 (1958); nach frdl. zuges. Sonderabdruck. – Vgl. E. WEDEKIND und R. STÜSSER, Ber. dtsch. chem. Ges. **56**, 1557 (1923).

[80]) ZELINSKI, Ber. dtsch. chem. Ges. **34**, 2883 (1901). – WALLACH und WIENHAUS, Liebigs Ann. Chem. **353**, 219 (1907).

[81]) Nachr. Akad. Wiss. UdSSR, Abt. chem. Wissensch. **1955**, 988; C. **1956**, 8366.

[82]) Bull. Soc. chim. France [3] **27**, 605 (1902).

[83]) Bull. acad. méd. [3] **103**, 423 (1930).

[84]) RIMINI, Gazz. chim. ital. **39**, 186 (1909).

[85]) REINARTZ und ZANKE, Ber. dtsch. chem. Ges. **69**, 2259 (1936).

[86]) Liebigs Ann. Chem. **353**, 211 (1907).

destens zwei Wochen stehen und destilliert dann das Reaktionsprodukt mit Wasserdampf. Es geht Alkohol und nicht umgesetztes *Fenchon* über, während in dem Destillationsrückstand das in kochendem Wasser nicht ganz unlösliche Semicarbazon teils auskristallisiert, teils als kompakte Masse zurückbleibt. Aus verdünnten alkoholischen Lösungen kristallisiert es in scharf ausgebildeten, zentimetergroßen, glänzenden, dicken rhombischen Prismen. Die inaktive Form besitzt geringeres Kristallisationsvermögen.

Nach M. BADOCHE[87]) existiert *Fenchon-semicarbazon* in zwei Formen (syn- und anti-). Das bei 185° schmelzende Rohprodukt scheidet aus Alkohol – aus konzentrierten Lösungen in Lamellen, aus verdünnten in dicken Prismen – zunächst eine bei 190° schmelzende Form ($[\alpha]_D$ +43,5° in Äthanol, c = 0,045) aus. Durch Einengen der alkoholischen Mutterlauge, Abtrennen nachgefallenen, bei 190° schmelzenden Semicarbazons und fraktionierter Kristallisation des Ätherextraktes aus dem Trockenrückstand fällt eine bei 160° schmelzende Form ($[\alpha]_D$ + 123,5° in Äthanol, c = 2,5) an, die in Äthanol und Methanol ziemlich leicht löslich ist. Beide bilden in kalter Essigsäure ein Gleichgewicht, das zu 97 % bei der Form mit Schmp. 190° liegt. Sie werden durch HCl zum gleichen *Fenchon* hydrolysiert.

Das UV-Spektrum des *Fenchon-semicarbazons* nahmen G. A. FESTER, J. A. RETAMAR und A. I. A. RICCIARDI[87a]) auf (λ_{max} 225,5 mμ).

2. *Oxim*, Schmp. 164 bis 165° (aktiv) bzw. 158 bis 160° (inaktiv). Darstellung nach O. WALLACH[88]):

Einer Lösung von 5 g *Fenchon* in 80 ccm absoluten Alkohols setzt man eine Lösung von 11 g Hydroxylamin-hydrochlorid in 11 g heißen Wassers und 6 g gepulverter Pottasche zu. Nach einigem Stehen kristallisiert – namentlich, wenn etwas Alkohol verdunstet – das Oxim aus, das durch Umkristallisieren aus Alkohol, Essigester oder Äther zu reinigen ist.

Bei der Darstellung von *d-Fenchon-oxim* nach dem von RIMINI[89]) angegebenen Verfahren – 4- bis 6stündiges Erhitzen von *d-Fenchon*, gelöst in Alkohol, mit NaOH in größerer Menge und Hydroxylamin-hydrochlorid – erhielt DELÉPINE[90]) ein Oxim mit den Konstanten: Schmp. 123°, $[\alpha]_D$ + 129,3°. Zum Unterschied von den nach der WALLACHschen Methode erhaltenen aktiven Fenchonoximen – den *Fenchon-α-oximen* – bezeichnete DELÉPINE sein Produkt als *Fenchon-β-oxim*. Ein mit alkoholischer Lauge

[87]) Bull. Soc. chim. France **1955**, 519.
[87a]) Rev. Fac. Ing. quím. **27**, 23 (1958).
[88]) Liebigs Ann. Chem. **272**, 104 (1893).
[89]) Gazz. chim. ital. **26**, II. 502 (1896).
[90]) Bull. Soc. chim. France [4] **35**, 1330 (1924).

erhitztes *Fenchon-α-oxim* geht nicht in die β-Form über. Andererseits verwandelt sich letztere unter gewissen Bedingungen (z. B. Erhitzen der angesäuerten alkoholischen Lösung mit Salzsäure oder Essigsäure oder längeres Stehenlassen der alkoholischen Lösung) in die α-Verbindung. Einwirkung von Salzsäure bei Zimmertemperatur auf *Fenchon-β-oxim* in alkoholischer Lösung veranlaßt eine Steigerung des Drehvermögens von 129° bis auf 170°, wahrscheinlich unter Bildung eines Salzes. Durch Lösen des β-Oxims in verdünnter Salzsäure und Wiederausfällen mit Ammoniak wird die Drehung nicht merklich verändert.

Auf Grund dieser Beobachtungen gab DELÉPINE ein Verfahren zur Identifizierung von *Fenchon* in *Fenchon-Campher*-Gemischen an:

Man führt das Gemisch nach RIMINI in die Oxime über und isoliert das entstandene *Fenchon-β-oxim* durch Verdünnen der alkalischen Lösung, in der *Campheroxim* gelöst bleibt. Die optische Drehung des so erhaltenen rohen *Fenchon-β-oxims* ist immer größer als ± 115°. Durch Isomerisierung wird das β-Oxim schließlich in die α-Verbindung, deren Drehung etwa ± 45° beträgt, umgewandelt.

dl-Fenchon-β-oxim schmilzt bei 129°[90]).

Die BECKMANN-Umlagerung von *Fenchonoxim* untersuchte R. W. COTTINGHAM[91]).

Fenchonoxim ist in verdünnten Alkalien unlöslich und läßt sich mit Säuren nicht zu *Fenchon* hydrolysieren. Erwärmen mit verdünnten Mineralsäuren führt zu einem Gemisch von α- und *β-Fencholensäurenitril*[92]).

3. *2,4-Dinitrophenylhydrazon*, Schmp. 140° (Sintern ab 125°)[93]).

4. *p-Jodbenzoylhydrazon*, Schmp. 168 bis 169°[94]).

5. *Kondensationsprodukt mit* GIRARDS *Reagenz T*, HgJ_2-Komplex Schmp. 96 bis 100°[98]).

Die quantitative Trennung des *Fenchons* von den Kohlenwasserstoffen in ätherischen Ölen kann nach T. M. MENON und T. C. K. MENON[95]) durch Fällung als *Thioharnstoffkomplex* erfolgen. Zu diesem Zweck wird zunächst mit konzentrierter wäßriger Thioharnstofflösung gefällt, der Niederschlag mit Wasser zerlegt und *Fenchon* volumetrisch bestimmt. Die Thioharnstoffkomplexe dissoziieren beim Erhitzen bei ganz bestimmten Temperaturen,

91) J. org. Chem. **25**, 1473 (1960).

92) O. WALLACH, Liebigs Ann. Chem. **259**, 329 (1890); **269**, 332 (1892); **315**, 278 (1901); **379**, 182 (1911). – COCKBURN, J. chem. Soc. (London) **75**, 501 (1899).

93) BRADY, J. chem. Soc. (London) **1931**, 756.

94) SAH und HSÜ, Rec. Trav. chim. Pays-Bas **59**, 355 (1940).

95) Current Sci. [India] **26**, 123 (1957); C. A. **51**, 15897 (1957); nach frdl. zuges. Sonderabdruck.

was zu ihrer Erkennung dienen kann (*Borneol* bei 104°, *Fenchon* bei 107°, *Campher* bei 112°).

Bei der Säulenchromatographie von *l-Campher-d-Fenchon*-Gemischen wird *d-Fenchon* zuerst eluiert (B. GASTAMBIDE[96])).

Über die den R_f-Wert bestimmenden Faktoren bei dem chromatostrip-Verfahren stellte T. FURUKAWA[97]) Untersuchungen an.

Zum Nachweis des *Fenchons* durch aufsteigende Entwicklung an chromatoplates und Sichtbarmachung mit 2,4-Dinitrophenylhydrazin vgl. B. J. FRYDMAN, A. L. MONTES und A. TROPAREVSKY[99]).

Zum Nachweis des *Fenchons* durch Gaschromatographie vergleiche G. A. P. TUEY[100]) und W. J. ZUBYK und A. Z. CONNER[101]).

[96]) Ann. chim. 9, 257 (1954); C. A. 49, 9569 (1955).
[97]) J. Sci. Hiroshima Univ. Ser. A 21, 285 (1958).
[98]) A. L. MONTES und M. WIERNIK, An. Asoc. quím. Argent. 48, 163 (1960); C. A. 55, 23939 (1961).
[99]) An. Asoc. quím. Argent. 45, 248 (1957).
[100]) Soap, Perfum. Cosmet. 31, 353 (1958).
[101]) Analytic. Chem. 32, 912 (1960).

Umbellulon

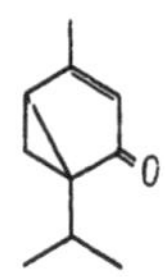

4-Methyl-1-isopropyl-bicyclo[0.1.3]-hexen-3-on-2

$C_{10}H_{14}O$. Mol.-Gew. 150,21

Vorkommen: im Öl der Zweige von *Cupressus lusitanica* (etwa 3,5%)[1]) und vor allem im kalifornischen Lorbeeröl (von *Umbellularia californica* Nutt. = *Oreodaphne californica* Nees = *Tetranthera californica* Hook et Arn.)[2]) (40 bis 60%)[3]) (28,6%)[4]) (20,3%)[5]) (52%)[6]). A. E. GILLAM und D. G. MOSS[7]) wiesen im letzteren außerdem *pseudo-Umbellulon* nach.

[1]) J. SFIRAS, Recherches 2, 17, 111 (1938); 3, 115 (1939).
[2]) STILLMANN, Amer. chem. J. 2, 38 (1880); Ber. dtsch. chem. Ges. 13, 629 (1880)
[3]) F. B. POWER und F. H. LEES, J. chem. Soc. (London) 85, 629 (1904).
[4]) H. WIENHAUS und K. TODENHÖFER, Jubil.-ber. Schimmel 1929, 283.
[5]) DRAKE und STUHR, J. Amer. pharmac. Assoc. 24, 196 (1935).
[6]) A. J. HAAGEN-SMIT, Proc. Conf. Cultiv. Drugg. Assoc. Econ. Plants Calif. 1944, 80, 82, 84; nach Ber. Schimmel 1950, 66.

Isolierung: durch Abscheidung mit Natriumsulfit in neutraler Lösung und Zersetzung der erhaltenen Verbindung mit Wasserdampf (mit Natriumbisulfit reagiert *Umbellulon* nicht). H. Wienhaus und K. Todenhöfer[4]) verfuhren folgendermaßen:

300 g Öl werden zweimal mit je 200 g Na_2SO_3 und 80 g $NaHCO_3$ in 400 g Wasser durchgerührt. Man schüttelt die vereinigten wäßrigen Lösungen nach Abtrennung des überstehendes Öles zur Entfernung öliger Bestandteile mit Äther aus und leitet in die wäßrige Lösung Wasserdampf ein. Das Keton wird dem Destillat durch Aussalzen und Ausäthern entzogen und über eine Kolonne destilliert.

Umbellulon kann über das Semicarbazido-semicarbazon (s. u.) gereinigt werden.

A. E. Gillam und D. G. Moss[7]) zerlegten kalifornisches Lorbeeröl chromatographisch; sie erhielten hierbei bernsteingelbe Fraktionen, die (mit einer Ausnahme) zu einem Kristallbrei erstarrten und aus Petroläther umkristallisiert wurden. Sie gewannen so in 80proz. Ausbeute *pseudo-Umbellulon* $C_{10}H_{14}O$.

Konstitution: ergibt sich aus den Arbeiten von F. B. Power und F. H. Lees[8]), F. Tutin[9]) und F. W. Semmler[10]).

Da *Umbellulon* normalerweise kein Semicarbazon, sondern ein Semicarbazido-semicarbazon bildet, ist es wahrscheinlich ein α,β-ungesättigtes Keton. Oxydation von *Umbellulon* mit $KMnO_4$ ergibt *Umbellulonsäure* (II), die beim Destillieren unter Bildung eines *Lactons* (III) Wasser verliert; Oxydation von (III) mit $KMnO_4$ führt zu *Umbellularsäure* (IV), deren Carboxyle wegen der leichten Anhydridbildung cisständig sind. Die Strukturen von *Umbellulonsäure*[11]) und *Umbellularsäure*[11])[12]) wurden durch Synthese bewiesen.

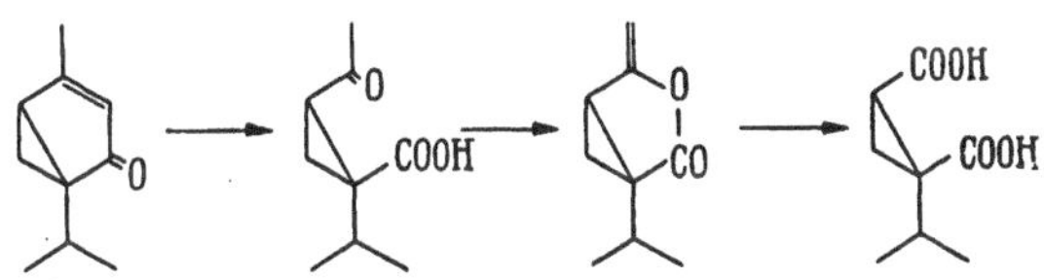

(I) (II) (III) (IV)

Reduktion von *Umbellulon* mit Natrium und Alkohol ergibt *β-Dihydroumbellulol* (V), das durch Chromsäure zu *β-Dihydroumbellulon* (VI) oxydiert

[7]) Nature [London] **172**, 585 (1953).

[8]) J. chem. Soc. (London) **85**, 629, 645 (1904).

[9]) J. chem. Soc. (London) **85**, 1104, 1118 (1904); **93**, 252 (1908).

[10]) Ber. dtsch. chem. Ges. **40**, 5019 (1907); **41**, 3988 (1908).

[11]) P. C. Guha und M. S. Muthana, Ber. dtsch. chem. Ges. **71**, 2668 (1938); J. Indian Inst. Sci. **22**, 275 (1939).

[12]) J. L. Simonsen und Mitarbeiter, J. chem. Soc. (London) **1936**, 828. – H. N. Rydon, ebenda 829. – S. K. Ranganathan, J. Indian chem. Soc. **13**, 419 (1936).

wird. *Benzyliden-β-dihydro-umbellulon* läßt sich mit $KMnO_4$ zu *homo-Thuja-dicarbonsäure* oxydieren, die auch aus *Benzyliden-thujon* entsteht.

Beim Erhitzen auf 250° wird *Umbellulon* fast quantitativ in *Thymol* umgewandelt.[13])

Die durch diese Untersuchungen wahrscheinlich gemachte Struktur (I) bestätigte Y.-R. NAVES[14]) durch Vergleich der UV-Spektren von *Umbellulon* und *Piperiton*. Nach A. E. GILLAM und D. G. MOSS[7]) spricht die Ähnlichkeit der Absorptionsspektren von *Umbellulon* und *pseudo-Umbellulon* für die Gegenwart des gleichen chromophoren Systems.

Die Synthese von *4-Isopropyl-1-methyl-bicyclo[0.1.3]-hexen-3-on-2*, eines Isomeren des *Umbellulons*, gelang H. E. SMITH und R. H. EASTMAN[15]).

Zur Chemie des *Umbellulons* vgl. auch R. H. EASTMAN und J. C. SELOVER[16]), E. N. TRACHTENBERG und G. ODLAN[17]).

Eigenschaften: farbloses Öl mit minzigem, an *Thujon* erinnerndem Geruch, der sehr durchdringend ist, die Nasenschleimhäute stark reizt und Kopfschmerzen verursacht.

$Sdp._5$ 85°, d_{15}^{15} 0,953, d_{15}^{20} 0,949, n_D^{20} 1,48315, α_D −38°51′ (isoliert mittels Natriumsulfits)[4]).

$Sdp._3$ 72°, d_{15}^{15} 0,9518, n_D^{20} 1,4847, α_D −37,0° (gereinigt über das Semicarbazido-semicarbazon)[18]).

Für *pseudo-Umbellulon* fanden A. E. GILLAM und D. G. MOSS[7]) Schmp. 69°.

Verursacht durch die Konjugation der Carbonylgruppe mit der Doppelbindung und dem Cyclopropanring weist *Umbellulon* eine Exaltation der Molekularrefraktion von + 1,4 auf.

UV-Spektrum: Y.-R. NAVES[14]), A. E. GILLAM und D. G. MOSS[7]), GILLAM und WEST[18]), R. H. EASTMAN und A. OKEN[19]).

Zur Photolyse und Pyrolyse von *Umbellulon* vgl. J. W. WHEELER jr. und R. H. EASTMAN[20]).

[13]) F. W. SEMMLER, Ber. dtsch. chem. Ges. **41**, 3988 (1908). – E. K. NELSON, A. P 1666342 v. 27. 9. 27, erteilt 17. 4. 28; vgl. hierzu H. WIENHAUS und K. TODENHÖFER, Jubil.-ber. Schimmel **1929**, 286 Anm. 1). – R. S. ARIES und M. C. KIDER, C. A. **42**, 9090 (1948).

[14]) Helv. chim. Acta **28**, 701 (1948). – Vgl. Gillam und West, J. chem. Soc. (London) **1945**, 98.

[15]) J. org. Chemistry **21**, 830 (1956); J. Amer. chem. Soc. **79**, 5500 (1957).

[16]) J. Amer. chem. Soc. **76**, 4115, 4118 (1954). – J. C. SELOVER, Univ. Microfilms, Publ. No. 7508; Dissertat. Abstr. **14**, 469 (1954).

[17]) J. Amer. chem. Soc. **80**, 4018 (1958).

[18]) GILLAM und WEST, J. chem. Soc. (London) **1945**, 98.

[19]) J. Amer. chem. Soc. **79**, 1029 (1953). [20]) J. Amer. chem. Soc. **81**, 236 (1959).

Außer durch Oxydation von *β-Dihydro-umbellulol* (s. o.) kann man *β-Dihydro-umbellulon* auch durch katalytische Hydrierung von *Umbellulon* in Gegenwart eines Nickelkatalysators in Äthanol bei 75° und 15 at gewinnen.[4]) Das so erhaltene Produkt hatte folgende Eigenschaften: Sdp.$_4$ 67°, d_{15}^{20} 0,9275, n_D^{20} 1,46052, α_D —55°40′; Semicarbazon Schmp. 158 bis 159°, Oxim Schmp. 72°. Reduktion von *β-Dihydro-umbellulon* mit Natrium und Alkohol führt zu einem zu (V) wahrscheinlich stereoisomeren *β-Dihydro-umbellulol* (Schmp. 55 bis 56°), Reduktion mit Natrium in Toluol dagegen zu einem *Tetrahydro-umbelluol* $C_{10}H_{20}O$ (Sdp.$_5$ 80°, d_{15}^{20} 0,902, n_D^{20} 1,46052, α_D —38°17′), wahrscheinlich *1,2-Dimethyl-3-isopropyl-cyclopentanol-4*[4]). Dieses ist wahrscheinlich mit dem von F. H. Lees[21]) aus *Brom-dihydro-umbellulon* erhaltenen *Tetrahydro-umbellulol* nicht identisch.[4])

Behandlung von *Umbellulon* mit Brom in Chloroformlösung führt zu einem *Dibromid*, das instabil ist und beim Stehen HBr abspaltet.[22]) Bei der Destillation unter vermindertem Druck tritt weitgehende Zersetzung ein; es entstehen vor allem *p-Cymol*, ein *Bromketon* $C_{10}H_{13}OBr$ und ein *Dibrom-dihydro-umbellulon* (Schmp. 119 bis 119,5°, $[\alpha]_D$ +6,4° in $CHCl_3$). Die Struktur des Letzteren erkannten R. H. Eastman und A. Oken[19]) als (VII).

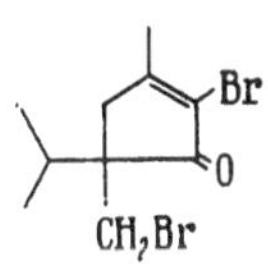

(VII)

Identifizierung:

1. *Semicarbazido-semicarbazon*, Schmp. 217° (Z.)[3]).

Zu dessen Darstellung entfernt man aus kalifornischem Lorbeeröl durch Schütteln mit Kalilauge zunächst das Eugenol. 20 g des so erhaltenen Roh-umbellulons werden mit einer konzentrierten wäßrigen Lösung von 40 g Semicarbazidhydrochlorid und 50 g Natriumacetat gemischt und mit Methanol bis zur klaren Lösung versetzt. Nach dreitägigem Stehen und Zugabe von etwas Wasser scheidet sich das Semicarbazido-semicarbazon als weiße Kristallmasse aus, die aus Alkohol umkristallisiert wird.

Aus diesem Derivat läßt sich *Umbellulon* durch Destillation mit Wasserdampf in Gegenwart von Schwefelsäure regenerieren.

[21]) J. chem. Soc. (London) 85, 644 (1904).

[22]) F. H. Lees, J. chem. Soc. (London) 85, 641 (1904). — F. Tutin, ebenda 89, 1117 (1906).

Das normale Semicarbazon des *Umbellulons* schmilzt bei 240 bis 243°[23]).
Thiosemicarbazido-semicarbazon, Schmp. 210 bis 211°[24]).

2. *2,4-Dinitrophenylhydrazon.*
Umbellulon-2,4-dinitrophenylhydrazon, Schmp. 134,5°;
pseudo-Umbellulon-2,4-dinitrophenylhydrazon, Schmp. 254 bis 255°[7]).

3. Durch die unter „Konstitution" erwähnten Oxydationsprodukte, die folgende Eigenschaften besitzen:
Umbellulonsäure (II): Schmp. 102°, Sdp.$_{50}$ 193 bis 195°, Oxim Schmp. 169 bis 170°.
Lacton (III): Sdp.$_{15}$ 99 bis 100°, d_{20}^{20} 1,0197, $[\alpha]_D$ −210°35′.
Umbellularsäure (IV): Schmp. 120 bis 121°, $[\alpha]_D$ −89°42′ (in $CHCl_3$).

[23]) F. W. Semmler, Ber. dtsch. chem. Ges. **41**, 3988 (1908).
[24]) Gillam und West, J. chem. Soc. (London) **1945**, 95.

Verbenon

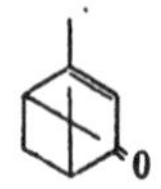

(I)

$C_{10}H_{14}O$. Mol.-Gew. 150,21

Vorkommen: im amerikanischen Holzterpentinöl[1]), japanischen[2]) und chinesischen Terpentinöl[3]), im Fruchtöl von *Cupressus sempervirens*[4]), Weihrauchöl[5]), im Öl von *Eucalyptus globulus* (d-)[6]), im spanischen Verbenaöl (etwa 1% d-)[7]) und im Öl von *Lippia lycoides* (?)[8]).

Es ist als Autoxydationsprodukt des *Pinens* anzusehen und dürfte daher in alten pinenhaltigen Ölen zu finden sein.

[1]) O. Zeitschel und H. Schmidt, Ber. dtsch. chem. Ges. **60**, 1372 (1927).
[2]) S. Kataoka und M. Nakano, Nippon Nôgei-kagaku Kaishi **29**, 21, 284 (1955); C. A. **51**, 9097 (1957).
[3]) R. Mayer, K.-H. Starosta und W. Steuer, Naturwiss. **46**, 558 (1959).
[4]) K. K. Baslas, Perfum. Record **50**, 823 (1959).
[5]) E. Fromm und E. Austin, Liebigs Ann. Chem. **401**, 253 (1913). — A. Blumann und L. Schulz, ebenda **478**, 303 (1930).
[6]) H. Schmidt, Chem. Ber. **80**, 528, 533 (1947); Ber. Schimmel **1948**, 129.
[7]) Kerschbaum, Ber. dtsch. chem. Ges. **33**, 889 (1900).
[8]) G. A. Fester und E. A. Martinuzzi, Rev. Fac. Quím. ind. agric. Santa Fé **19**, 54 (1950); C. **1954**, 2515.

Isolierung: am besten durch fraktionierte Destillation und Reinigung über das leicht kristallisierende Semicarbazon, das durch Dampfdestillation in Gegenwart von Phthalsäureanhydrid wieder gespalten werden kann (s. aber unten).

Die Abscheidung als Natriumsulfitverbindung (in neutraler Lösung) ist weniger geeignet, da z. T. stabile Sulfonate gebildet werden. M. KERSCHBAUM[7]) isolierte so *Verbenon* aus spanischem Verbenaöl, nachdem er die *Citrale* vorher als Kondensationsprodukte mit Cyanessigsäure abgetrennt hatte.

Konstitution: Da *d-Verbenon* bei der Oxydation mit $KMnO_4$ *d-Pinononsäure* liefert, vermutete KERSCHBAUM[7]) Struktur (I), die von A. BLUMANN und O. ZEITSCHEL[9]) bestätigt wurde. Beim Digerieren des Ketons mit verdünnter Schwefelsäure erhielten sie *Aceton* und *1-Methylcyclohexen-1-on-3*, dessen Konstitution sie durch Oxydation zu *γ-Acetylbuttersäure* erkannten.

Das durch Hydrierung von *Verbenon* erhältliche *Verbanon* synthetisierten KOMPPA und KLAMI[10]) (als Razemat). Sie setzten *Pinononsäure-methylester* nach REFORMATSKI mit *Bromessigsäuremethylester* um, dehydratisierten den entstehenden *Hydroxyester* mit $SOCl_2$ zu *Dehydro-isohomopinocamphersäuredimethylester*, verseiften diesen und hydrierten zu *iso-homo-Pinocamphersäure*. Deren Bleisalz gab bei der trockenen Destillation *dl-Verbanon.*

Die Konformation der *Verbanone* untersuchte A. K. BOSE[11]).

Durch nichtkatalysierte Autoxydation von *α-Pinen* im Dunkeln erhielten R. N. MOORE, C. GOLUMBIC und G. S. FISHER[12]) u. a. 9% *Verbenon.* Nach einem Patent der Glidden Co.[13]) erhält man *Verbenon* in 73proz. Ausbeute, wenn man *cis-* oder *trans-Pinen-3-ol-2*, die man z. B. durch Oxydation von *α-Pinen* mit Luft bei 50° und Reduktion der Oxydationsprodukte mit Natriumsulfit unter alkalischen Bedingungen herstellen kann, mit Chromtrioxyd bzw. Natriumbichromat und 50proz. Schwefelsäure unterhalb 45° in Heptan oxydiert.

Verbenon entsteht als Hauptprodukt bei der Fe^{++}-katalysierten Zersetzung von *α-Pinenhydroperoxyd* neben *trans-Verbenol*, in kleineren Mengen

[9]) Ber. dtsch. chem. Ges. **46**, 1178 (1913).
[10]) Ber. dtsch. chem. Ges. **70**, 788 (1937).
[11]) J. organic Chemistry **20**, 1010 (1955).
[12]) R. N. MOORE, C. GOLUMBIC und G. S. FISHER, J. Amer. chem. Soc. 78, 1173 (1956).
[13]) J. P. BAIN und W. Y. GARY (Glidden Co.), A. P. 2767215; C. **1958**, 13649.

bei der sauren oder alkalischen Spaltung (M. SAITO, SH. MITSUI, M. UTSUMI, T. NAKADOI und Y. FUSHIZAKI[14])).

Nach M. BADOCHE[15]) wird die Oxydation von *d-α-Pinen* zu *d-Verbenon* mit Sauerstoff bei 1 at und 17° durch CrO_3 (5 Gewichtsprozent) katalysiert; in 9 Stunden erhielt er 34%. W. TREIBS und H. SCHMIDT[16]) gewannen mit CrO_3 in Eisessig 10% *Verbenon*.

Durch Oxydation von *α-Pinen* mit tert.-Butylchromat wurden 26[17]) bzw. 40%[18]) *Verbenon* erhalten.

Eigenschaften: dickliche, campher- und sellerieartig riechende, in der Kälte kristallinisch erstarrende Flüssigkeit.

d-Verbenon aus spanischem Verbenaöl (über das Semicarbazon gereinigt)[7]): $Sdp._{16}$ 103 bis 104°, d^{17} 0,974, n_D^{17} 1,49951, $[\alpha]_D^{18}$ +246,0° (angegeben +66°, von BLUMANN und ZEITSCHEL[19]) korrigiert).

d-Verbenon durch Autoxydation von *d-α-Pinen*:

Schmp. +6,5°, Sdp. 227 bis 228°, $Sdp._{16}$ 100°, d_{15}^{15} 0,981, n_D^{18} 1,49928, $[\alpha]_D$ +249,62°[19]);

$Sdp._{740}$ 233 bis 234°, $Sdp._{37}$ 125°, d_{15}^{15} 0,9795, n_D^{20} 1,49557, α_D +212°6'[20]);

EP. +9,8°, d_{15}^{15} 0,9801, d_4^{20} 0,9754, n_D^{20} 1,49649, α_D +273°25' (durch Umkristallisieren aus Benzin gereinigt, sehr rein)[21]);

Schmp. +6°, $Sdp._{13}$ 99,5°, n_D^{20} 1,4953, $[\alpha_D]$ +259°[15]);

l-Verbenon, durch Autoxydation von *l-α-Pinen*:

d_4^{20} 0,9731, n_D^{20} 1,4961, $[\alpha]_D^{25}$ −253,5°[12]).

Beim Stehen an der Luft wird *Verbenon* schnell gelb.

Katalytische Hydrierung von *d-Verbenon* führt zu *d-Verbanon* ($Sdp._{760}$ 222°, d^{20} 0,961, n_D^{20} 1,4751, $[\alpha]_D$ +52,55°) (H. WIENHAUS und P. SCHUMM[20])), das von BLUMANN und ZEITSCHEL[19]) auch durch Oxydation von *d-Dihydroverbenol* erhalten wurde. Beim Hydrieren an RANEY-Nickel entstehen hier-

[14]) J. chem. Soc. Japan, ind. Chem. Sect. **61**, 1220 (1958); C. **1959**, 13804.

[15]) M. BADOCHE, Bull. Soc. chim. France [5] **20**, 764 (1953).

[16]) Ber. dtsch. chem. Ges. **61**, 459 (1928).

[17]) T. MATSUURA und K. FUJITA, J. Sci. Hiroshima Univ., Ser. A **16**, 173 (1952); nach frdl. zuges. Sonderabdruck.

[18]) G. DUPONT, R. DULOU und O. MONDOU, Bull. Soc. chim. France **1953**, 60.

[19]) A. BLUMANN und O. ZEITSCHEL, Ber. dtsch. chem. Ges. **46**, 1178 (1913); **54**, 887 (1921).

[20]) H. WIENHAUS und P. SCHUMM, Liebigs Ann. Chem. **439**, 20 (1924).

[21]) L. SCHULZ und W. DOLL, Ber. Schimmel **1942/43**, 50.

bei 90% *cis-d-Verbanon* (*d-iso-Verbanon*) (Sdp.$_{13}$ 93°, d^{15} 0,9685, n_D^{20} 1,4767, $[\alpha]_D$ +59,2°), das zwei Semicarbazone (Schmp. 258° und 244°) bildet (M. BADOCHE[22])). *Verbanon* wird durch H^+-Ionen unter Ringspaltung zu *o-Menthen-1-on-3* isomerisiert[20]); den Mechanismus dieser Reaktion beschrieben J. VERGHESE und L. M. YEDDANAPALLI[23]).

Zur Pyrolyse von *Verbanon* vgl. E. A. KLEIN[26]).

Reduktion von *Verbenon* mit Natrium und Alkohol oder mit Natrium und feuchtem Äther ergibt *Verbanol* (*Dihydroverbenol*)[19]).

Zur Photoisomerisierung zu *Chrysanthenon* s. d. (S. 348).

d-Verbenon lagert in Chloroformlösung kein Brom an, ebenfalls kein HCl in Schwefelkohlenstoff oder Äther[7]).

Die pharmakologische Wirkung von *Verbenon* und *Verbanon* untersuchte R. SIEGEL[24]).

Identifizierung:

1. *Semicarbazon*, Schmp. 208 bis 209° (aktive Formen)[7])[12])
   180 bis 181° (dl-Form)[25]).

Für ein Semicarbazon aus sehr reinem *d-Verbenon* fanden L. SCHULZ und W. DOLL[21]) Schmp. 198 bis 199°. Sie stellten fest, daß bei der Spaltung des Semicarbazons je nach Art der benutzten Säure und Dauer der Einwirkung wahrscheinlich unter Ringspaltung wechselnde Mengen eines isomeren Ketons entstehen, das sich weder durch Fraktionierung noch durch Kristallisation der Semicarbazone abtrennen läßt.

Nach M. BADOCHE[15]) bildet *d-Verbenon* zwei Semicarbazone:

Schmp. 234°, $[\alpha]_D$ +23° (c 0,021 in Methanol), in Methanol und Äthanol schwerer löslich;

Schmp. 224°, $[\alpha]_D$ +99° (c 0,022 in Methanol), durch Eindunsten der Mutterlaugen mit Äther.

In Essigsäure bilden beide Semicarbazone ein Gleichgewicht, in dem beide etwa im Verhältnis 1:1 vorliegen. Aus beiden Formen kann *Verbenon* regeneriert werden.

2. *Oxim*, Schmp. 119 bis 120° (α-Form)[20])[21]).

Mit überschüssigem Hydroxylamin bildet sich ein Hydroxylamino-oxim, Schmp. 165°[20]).

[22]) Bull. Soc. chim. France [5] 21, 1065 (1954).
[23]) J. Sci. Ind. Res. [India] **16 A**, 530 (1957).
[24]) Arch. exptl. Pharm. Pathol. **110**, 364 (1925).
[25]) A. BLUMANN und O. ZEITSCHEL, Ber. dtsch. chem. Ges. **46**, 1194 (1913).
[26]) A. P. 2945067 (1960); C. A. **55**, 22722 (1961).

Chrysanthenon

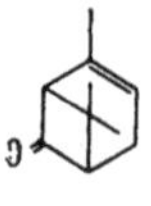

(I)

$C_{10}H_{14}O$. Mol.-Gew. 150,21

Vorkommen: im Blütenextraktöl von *Chrysanthemum sinense* (33,5 %)[1]. Kürzlich stellte E. P. BLANCHARD[2]) fest, daß das von A. R. PENFOLD, G. R. RAMAGE und J. L. SIMONSEN[3]) aus dem Öl von *Zieria Smithii* isolierte „*Δ³-Caren-1,2-epoxyd*" mit *Chrysanthenon* identisch ist.

Isolierung: Nachdem aus dem Neutralteil des Chrysanthemenöls *Borneol* und das vermutliche *Kikuketon A* (s. S. 463) als saures Phthalat bzw. Semicarbazon entfernt worden sind, erhält man *Chrysanthenon* (neben *Campher*) bei der Fraktionierung des Rückstandes[4]).

Konstitution: aufgeklärt von M. KOTAKE und H. NONAKA[1]).

Chrysanthenon wird durch 5n-methanolische KOH in 60- bis 70proz. Ausbeute zu *2,2,4-Trimethylcyclohexen-3-carbonsäure-1* (Schmp. 81 bis 82°) (II) aufgespalten. Erwärmt man es mit 25proz. Schwefelsäure, so entstehen in guter Ausbeute *3-Methylcyclohexen-2-on-1* (III) (2,4-Dinitrophenylhydrazon Schmp. 178 bis 178,5°)[5]) und *Aceton*, die auch aus *Verbenon* und *Piperitenon* gebildet werden. Aus dem UV-Spektrum ist keine Konjugation zu

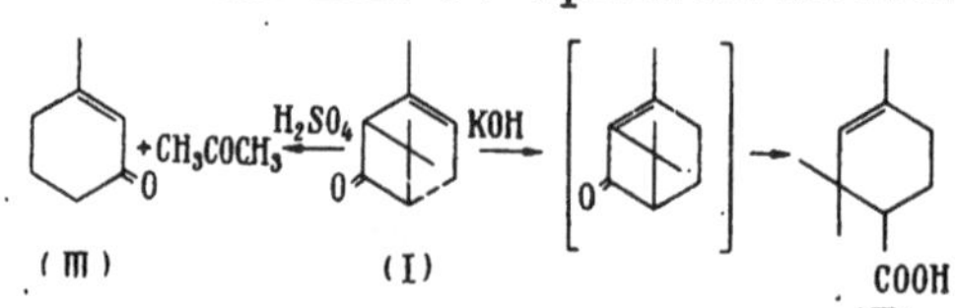

(III) (I) (II)

entnehmen. Aus diesen Tatsachen ergibt sich Struktur (I), mit der auch das IR-Spektrum übereinstimmt.

Die Bildung des *Chrysanthenons* durch Photoisomerisierung von *Verbenon* in Cyclohexanlösung beschrieben J. J. HURST und G. H. WHITHAM[6]).

1) M. KOTAKE und H. NONAKA, Liebigs Ann. Chem. **607**, 153 (1957); nach freundl. zuges. Sonderabdrucken.

2) E. P. BLANCHARD, Chem. and Ind. **1958**, 293; nach frdl. zuges. Sonderabdruck.

3) J. chem. Soc. (London) **1939**, 1496.

4) Synthesen von O. N. ZITKOW und M. T. BOGERT, J. Amer. chem. Soc. **63**, 1979 (1941). – U. STEINER und H. SCHINZ, Helv. chim. Acta **34**, 1176 (1951).

5) Synthese von L. I. SMITH und G. F. ROUAULT, J. Amer. chem. Soc. **65**, 631 (1943).

6) Proc. chem. Soc. **1959**, 160; J. chem. Soc. (London) **1960**, 2864.

Eigenschaften: Öl mit typischem Chrysanthemenblütengeruch.

$Sdp._{36}$ 104 bis 106°[1]) (aus *Chrysanthemum sinense*).

$Sdp._{14}$ 83 bis 85°, d_{25}^{25} 0,9454, n_D^{25} 1,4729, $[\alpha]_{5461}$ —88,0° (aus *Zieria Smithii*)[3]).

UV-Spektrum: M. KOTAKE und H. NONAKA[1]).

IR-Spektrum: M. KOTAKE und H. NONAKA[1]).

Chrysanthenon läßt sich durch $LiAlH_4$ zu *Chrysanthenol* $C_{10}H_{16}O$ ($Sdp._8$ 89 bis 90°, 3,5-Dinitrobenzoat Schmp. 113 bis 114°)[1]).

Digerieren mit wäßriger Kalilauge führt zu *Geraniumsäure*, Behandeln mit Wasser bei 150° daneben noch wahrscheinlich zu *2,6-Dimethyloctatrien-2,5,7-on-4.*[2])[3]) PENFOLD, RAMAGE und SIMONSEN[3]) gewannen aus ihrem „*Carenepoxyd*" durch Ozonolyse *cis-homo-Caronsäure*, dessen Bildung E. P. BLANCHARD[2]) unter Zugrundelegung der neuen Struktur (I) erklärte.

Identifizierung:

Semicarbazon, Schmp. 192 bis 194° ($[\alpha]_{5461}$ —70° in Pyridin, c = 3,46) und 199°[3]). Es entsteht nach längerem Stehen; saure Hydrolyse ergibt *Piperitenon* und (III).

2,4-Dinitrophenylhydrazon des Äthoxyketons $C_{10}H_{15}O \cdot OC_2H_5$, das durch Äthanolyse des *Chrysanthenons* entsteht:

0,5 g der Chrysanthenonfraktion werden in 5 ccm Äthanol gelöst und mit 0,4 g 2,4-Dinitrophenylhydrazin, 2 ccm konz. Schwefelsäure + 3 ccm Wasser und 10 ccm Äthanol versetzt. Nach 1 Tag hat sich eine harzartige Substanz ausgeschieden, die auf Zusatz von Äthanol allmählich Kristalle liefert. Diese werden in Benzol gelöst und an 10 g Al_2O_3 chromatographiert. Die mit Benzol eluierte Fraktion liefert ein Gemisch von gelben und roten Kristallen, das mehrmals aus Äthanol umkristallisiert wird. Der schwer lösliche Teil scheidet sich aus einem Gemisch von Äthanol und Essigester in roten Prismen von Schmp. 188 bis 189° (Z.) ab; der leichtlösliche Teil in orangefarbenen Nadeln vom Schmp. 135,5 bis 136,5°.[1])

PENFOLD und Mitarbeiter[3]) fanden Schmp. 192 bis 193° und 165 bis 166°.

Pinocarvon

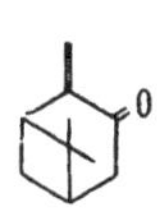

$C_{10}H_{14}O$. Mol.-Gew. 150,21

Vorkommen: im Öl von *Chenopodium ambrosioides* aus Japan (57,1 % l-)[1]), im Öl von *Eucalyptus globulus* aus Spanien (l-)[2]) und im Krautöl von *Pectis papposa* (20 %)[3]).

Isolierung: H. SCHMIDT[2]) behandelte 1000 g Nachlauffraktion aus *Eucalyptus globulus*-Öl 15 Stunden lang mit einer Lösung von 425 g Na_2SO_3 und 175 g $NaHCO_3$ in 1250 g Wasser. Vom indifferenten Ölanteil wurde abgetrennt, die Sulfitlösung mehrfach ausgeäthert und anschließend sodaalkalisch mit Dampf destilliert, wobei 5 g *Myrtenal* übergingen. Nachdem nur noch Wasser überdestillierte, wurde mit Lauge stark alkalisch gemacht und weiter destilliert. Auf diese Weise wurde der Hauptteil des an Sulfit gebundenen Ketons in Freiheit gesetzt, der im Vakuum destilliert wurde (115 g *Pinocarvon*).

Konstitution: O. WALLACH[4]) beschrieb ein „*dl-Pinocarvon*", das er durch Oxydation von vermeintlichem *dl-Pinocarveol* (aus *Pinylamin*) erhalten hatte. Ein „*d-Pinocarvon*" gewann H. SCHMIDT[5]) durch Autoxydation von *β-Pinen*.

H. SCHMIDT[2]) wies jedoch nach, daß diese Präparate vorwiegend aus *Myrtenal* bestanden. Er zeigte, daß das von ihm aus Eucalyptusöl isolierte *l-Pinocarvon* – bis auf die Drehung – mit dem von WALLACH durch Hydrolyse von Nitrosopinen erhaltenen *Carvopinon* identisch ist. Auch das von STALLCUP und HAWKINS[6]) durch Oxydation von *β-Pinen* mit SeO_2 gewonnene *dl-Carvopinon* ist demnach mit *dl-Pinocarvon* identisch. Name und Struktur des *Carvopinons* sind aus der Nomenklatur zu streichen.

Die Struktur des *l-Pinocarvons* klärte H. SCHMIDT[2]) auf. Die Hydrierung führt unter Aufnahme von 2 H zu *d-iso-Pinocamphon*; bei der Bromierung entsteht ein gut kristallisierendes Dibromid. Nach der Bruttoformel und der Exaltation der Molrefraktion liegt demnach ein α,β-ungesättigtes, bicyclisches Keton vor, dem unter Berücksichtigung der BREDTschen Regel Struktur (I) zukommt. Vgl. hierzu auch das bei *Pinocarveol* (Bd. III b) Gesagte.

[1]) R. TAKEMOTO, N. TAKAHASHI und T. NAKAJIMA, J. pharmac. Soc. Japan **72**, 675 (1952); **73**, 1021, 1383 (1953); nach frdl. zuges. Sonderabdrucken.

[2]) H. SCHMIDT, Ber. dtsch. chem. Ges. **77**, 167 (1944); Chem. Ber. **80**, 528 (1947); Ber. Schimmel **1941**, 56.

[3]) C. R. BRADLEY, Proc. Conf. Cult. Drug Assoc. Econ. Plants Calif. **1947**, 263; C. A. **42**, 9087 (1948).

[4]) Liebigs Ann. Chem. **277**, 150 (1893); **279**, 387 (1894); **346**, 222 (1906).

[5]) Ber. dtsch. chem. Ges. **63**, 1130 (1930).

[6]) J. Amer. chem. Soc. **63**, 3339 (1941).

Eigenschaften: Flüssigkeit mit kräftigem, campherartigem Geruch. Es läßt sich nicht bei gewöhnlichem Druck destillieren; beim Stehenlassen wird das Keton bald trübe und scheidet ein weißes, steinhartes, unlösliches Polymerisationsprodukt aus, das sofort quantitativ unter explosionsartiger Reaktion entsteht, wenn man das Keton auf 170° erhitzt[2]).

E. P. $-1{,}8°$, d_{15}^{15} 0,9875, n_D^{20} 1,49498, α_D $-68°30'$[2]);

Sdp_5. 68 bis 69°, d_4^{16} 0,9829, n_D^{20} 1,4942, $[\alpha]_D$ $-55{,}86°$[1]).

UV- und IR-Spektrum: R. L. ERSKINE und E. S. WAIGHT[7]).

Gegenüber Säuren ist *Pinocarvon* ziemlich unbeständig, der Vierring öffnet sich leicht unter Bildung von *Carvon*; gegenüber Laugen ist *Pinocarvon* beständiger.

Die Polymerisation von *Pinocarvon* untersuchten W. TREIBS und H. SCHMIDT[8]); sie erfolgt als Kettenreaktion analog der Polymerisation von Vinylverbindungen mit aktivierter Doppelbindung, die spontan durch Sauerstoff, thermisch oder katalytisch ausgelöst werden kann.

Oxydation von *Pinocarvon* mit $KMnO_4$ führt zu *Pinsäure*, Reduktion zu *Pinocarveolen* (s. Band III b, S. 214).

Identifizierung:

Semicarbazon, Schmp. 350° (d-, l- und dl-Form)[2]). Es bildet sich momentan, gibt bei der hydrolytischen Spaltung jedoch ein Gemisch von *Pinocarvon, Carvon* und *Carvacrol.*

Oxim, Schmp. 131 bis 132° (inaktiv) (*dl-Nitrosopinen*); das Oxim des *l-Pinocarvons* ist flüssig. Mit überschüssigem Hydroxylamin bildet *l-Pinocarvon* einen bei 157° schmelzenden Körper[2]).

Dibromid, Schmp. 73,5 bis 74° (aktiv)[2]). Durch Zufügen von 16 g Brom zu einer gut gekühlten Lösung von 15 g *l-Pinocarvon* in Chloroform und Entfernen desselben durch Destillation; nach dem Waschen mit Alkohol wird aus Methanol umkristallisiert.

[7]) J. chem. Soc. (London), **1960**, 3425.

[8]) Chem. Ber. **82**, 218 (1949); Ber. Schimmel **1950**, 127.

δ) Den Monoterpenketonen verwandte Ketone

Cyclohexenon

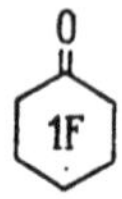

C_6H_8O. Mol.-Gew. 96,12

F. S. Khisamutdinow und M. I. Gorjajew[1]) isolierten aus dem Öl von *Artemisia dracunculus* subsp. *turkestanica* ein *Cyclohexenon.*

[1]) Nachr. Akad. Wiss. Kasachst. SSR. **1959**, No. 2, 89; nach C. A. **53**, 17433 (1959).

1-Methylcyclohexanon-3

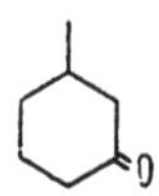

$C_7H_{12}O$. Mol.-Gew. 112,17

Vorkommen: *d-1-Methylcyclohexanon-3* ist im Vorlauf des Java-Citronellöls[1]), im amerikanischen Poleiöl (von *Hedeoma pulegoides*)[2]), marokkanischen Poleiöl (von *Mentha pulegium*)[3]), im Blätteröl von *Bystropogon mollis* (?)[4]) und im japanischen Pfefferminzöl[5]) enthalten.

Nach Naves[3]) sind die geringen Mengen *d-1-Methylcyclohexanon-3* in den Poleiölen wahrscheinlich durch hydrolytische Spaltung von *Pulegon* während der Destillation entstanden. Diese Spaltung ist in vitro leicht durch Erhitzen von *Pulegon* mit Ameisensäure, Alkali oder Wasser durchzuführen; neben *d-1-Methylcyclohexanon-3* entsteht *Aceton* (O. Wallach[6])).

[1]) H. Bohnsack, Ber. dtsch. chem. Ges. **76**, 564 (1943).
[2]) Barrowcliff, J. chem. Soc. (London) **91**, 879 (1907) „*Hedeomol*".
[3]) Y.-R. Naves, Helv. chim. Acta **26**, 162 (1943).
[4]) G. A. Fester, E. A. Martinuzzi und N. Dellamea, Rev. Fac. Quím. Ind. Agr. **18**, 145 (1949); C. A. **45**, 2151 (1951).
[5]) T. Nagasawa, Shimane Daigaku Ronshû **9**, 30 (1959); C. A. **54**, 11389 (1960).
[6]) Liebigs Ann. Chem. **289**, 338 (1896); **365**, 243 (1909).

1-Methylcyclohexanon-3 erhält man auch bei der trockenen Destillation des *Calciumsalzes der β-Methylglutarsäure* im Stickstoffstrom[7]), durch Oxydation von *1-Methylcyclohexanol-3* mit Chromschwefelsäure[8]) und durch Hydrierung von *m-Kresol* bei 200°[9]).

Isolierung: durch fraktionierte Destillation und Abtrennung als Semicarbazon.

Eigenschaften:

d-Form: Sdp.$_{23}$ 68,5°, d_4^{20} 0,9158, $[\alpha]_D^{20}$ $+13{,}54°$[10]); n_D^{20} 1,44777[11]).
Sdp. 169°, d^{21} 0,915, n_D^{21} 1,4456, $[\alpha]_D^{15}$ $+13°23'$[12]).

dl-Form: Sdp.$_{18,3}$ 64,5°, $d_4^{17,3}$ 0,9173, d_4^{90} 0,8590[13]).

UV-Spektrum: Henderson, Henderson und Heilbron[14]).

Reduktion mit Natrium in feuchtem Äther führt zu *trans-1-Methylcyclohexanol-3*[15]), Oxydation mit alkal. $KMnO_4$ zu *β-Methyladipinsäure* (Schmp. 85 bis 86°)[16]).

Identifizierung:

Semicarbazon, Schmp. 180° (d-Form)[6])
180 bis 181°[7]), 186°[17]), 190°[8]) (dl-Form).

Oxim, Schmp. 41 bis 43°[2]).

[7]) Kon, J. chem. Soc. (London) **119**, 829 (1921).
[8]) Eisenlohr, Fortschr. Chem. Phys. **18**, 564 (1926); C. **1926**, I. 75.
[9]) Sabatier und Senderens, Ann. chim. [8] **4**, 375 (1905).
[10]) H. Rupe, Liebigs Ann. Chem. **459**, 206 (1927).
[11]) Kondakow und Schindelmeiser, J. prakt. Chem. [2] **61**, 480.
[12]) O. Wallach, Liebigs Ann. Chem. **289**, 338 (1896); **332**, 337 (1904).
[13]) Herz und Bloch, Z. physikal. Chem. **110**, 24 (1924).
[14]) Ber. dtsch. chem. Ges. **47**, 887 (1914).
[15]) Gough und Kenyon, J. chem. Soc. (London) **1926**, 2065.
[16]) H. Bohnsack, Ber. dtsch. chem. Ges. **76**, 567 (1943).
[17]) Haworth, Perkin und Wallach, J. chem. Soc. (London) **103**, 1239 (1913); Liebigs Ann. Chem. **399**, 168 (1913).

1-Methylcyclohexen-1-on-3

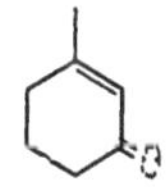

$C_7H_{10}O$. Mol.-Gew. 110,15

Vorkommen: in Spuren im marokkanischen Poleiöl (von *Mentha pulegium* L.) (Y.-R. Naves[1])).

[1]) Y.-R. Naves, Helv. chim. Acta **26**, 162 (1943).

Isolierung: durch fraktionierte Destillation und Reinigung über das Semicarbazon.

Eigenschaften: Sdp.$_2$ 53 bis 53,5°, Sdp.$_{732}$ 171 bis 172°, d_4^{20} 0,9689, n_D^{20} 1,4947[1]).

Identifizierung: durch das *Semicarbazon*, Schmp. 198,5 bis 199°[1]).

1,1,3-Trimethylcyclopentanon-4

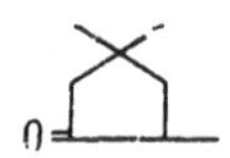

$C_8H_{14}O$. Mol.-Gew. 126,19

Vorkommen: als Razemat im Poleiöl (von *Mentha pulegium*)[1]).

Bildet sich aus *1,1,4-Trimethylcyclopentanol-3-carbonsäure-3* beim Erhitzen mit PbO_2 und Schwefelsäure (O. WALLACH[2])).

Eigenschaften: pfefferminzartig riechende Flüssigkeit.

Sdp. 159,5 bis 161°, d^{18} 0,8785, n_D 1,4330[2]).

Bei der Oxydation mit warmer Chromschwefelsäure entsteht *β,β-Dimethyl-γ-acetylbuttersäure*[2]).

Identifizierung: durch das *Semicarbazon*, Schmp. 171 bis 173,5°[2]).

[1]) Y.-R. NAVES, Helv. chim. Acta **27**, 51 (1944).
[2]) O. WALLACH, Liebigs Ann. Chem. **414**, 331 (1918).

1,1,3-Trimethylcyclohexanon-2

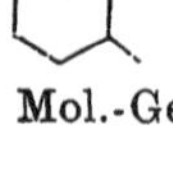

$C_9H_{16}O$. Mol.-Gew. 140,22

Vorkommen: im ätherischen Labdanumharzöl[1]) und im Öl aus den Blättern und Zweigen von *Cistus Labdanum*[2]).

[1]) H. MASSON, C. R. hebd. Séances Acad. Sci. **154**, 517 (1912).
[2]) S. SABETAY und L. TRABAUD, Ind. Parfumerie **5**, 548 (1950); Perfum. Record **41**, 65 (1950).

Eigenschaften: nach Campher riechende Flüssigkeit.

Sdp.$_{10}$ 66 bis 67°, d° 0,922, n_D^{23} 1,4494 (aus Labdanumharzöl[1])).

Sdp.$_{755}$ 178 bis 179° (korr.), d_4^{18} 0,9043, n_D^{18} 1,4493 (aus 1,1-Dimethylcyclohexanon durch nacheinanderfolgende Einwirkung von je 1 Mol $NaNH_2$ und CH_3J in Äther[3])).

Oxydation mit $KMnO_4$ ergibt *α,α-Dimethyl-δ-acetyl-n-valeriansäure*[1]).

Identifizierung:

Oxim, Schmp. 106°, Sdp.$_{17}$ 126 bis 127°[1]).

Semicarbazon, Schmp. 220 bis 221°[1]).

[3]) A. HALLER, C. R. hebd. Séances Acad. Sci. **157**, 180 (1913). – Vgl. R. CORNUBERT, Bull. Soc. chim. France [4] **41**, 897 (1927).

Crypton

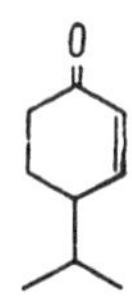

4-Isopropyl-cyclohexen-2-on-1

$C_9H_{14}O$. Mol.-Gew. 138,20

Vorkommen: im Latschenkiefernöl[1]), schwedischen Kiefernnadelöl[2]), Blätteröl von *Skimmia laureola* (?)[3]), Fruchtöl von *Xanthoxylum Rhetsa* (l-)[4]), Wasserfenchelöl (d-)[5]), die l-Form in den Blätterölen von *Eucalyptus dumosa*[6]), *E. viridis*[7]), *E. cneorifolia*[8]), *E. hemiphloia*[9]), *E. polybractea*[9]),

[1]) H. NAHME, Dissertation Göttingen 1928 (H. WIENHAUS).

[2]) W. SANDERMANN, Seifensieder-Ztg. (Der Parfümeur) **66**, 803, 833, 863 (1939); **67**, 15, 45 (1940).

[3]) T. CH. RAJDHAN, Dissertation Leipzig 1930 (H. WIENHAUS).

[4]) Y.-R. NAVES und P. ARDIZIO, Bull. Soc. chim. France [5] **17**, 673 (1950).

[5]) H. WIENHAUS und A. STRIEGLER, Ber. Schimmel **1937**, 91. – P. A. BERRY, A. K. MACBETH und T. B. SWANSON, J. chem. Soc. (London) **1937**, 1448.

[6]) BAKER und SMITH, A Research on the Eucalypts and their Essential Oils, Sydney **1920**, 187.

[7]) BAKER und SMITH, ebenda **1902**, 131; **1920**, 231.

[8]) R. S. CAHN, A. R. PENFOLD und J. L. SIMONSEN, J. chem. Soc. (London) **1931**, 1366. – A. S. GALLOWAY, J. DEWAR und J. READ, ebenda **1936**, 1595.

[9]) R. S. CAHN, A. R. PENFOLD und J. L. SIMONSEN, J. chem. Soc. (London) **1931**, 1366. – P. A. BERRY, A. K. MACBETH und T. B. SWANSON, ebenda **1937**, 986.

E. trachyphloia[11])[12]), *E. corymbosa*[12]), *E. intermedia*[13]), *E. paniculata* (?)[14]), *E. salmonophloia*[15]), *E. Bakeri* (?)[16]), *E. rariflora*[17]), *E. micrantha*[18]) und wahrscheinlich auch noch in anderen Eucalyptusölen; im Lavandinöl(l-)[18a]), Pfefferöl[10]), im Öl von *Psila spartioides*[18b]).

Isolierung: über das Semicarbazon, Schmp. 185°[19]).

Konstitution: BAKER und SMITH verstanden unter dem von ihnen oft erwähnten „*Aromadendral*" ein Gemisch höher siedender Carbonylverbindungen, die in gewissen Eucalyptusölen, meist zusammen mit *p-Cymol*, vorkommen. A. R. PENFOLD und J. L. SIMONSEN[20]) zeigten, daß *Aromadendral* ein Gemisch von *Cuminaldehyd*, *l-Phellandral* und, wie sie zunächst glaubten, einem weiteren Aldehyd „*Cryptal*" ist. Später wiesen P. A. BERRY, A. K. MACBETH und T. B. SWANSON[21]) nach, daß *Cryptal* nicht der vermutete Aldehyd *l-4-Isopropylcyclohexen-2-al-1*, sondern ein Keton *l-4-Isopropylcyclohexen-2-on-1* (*Crypton*) ist. „*Aromadendral*" ist also ein Gemisch von *Cuminaldehyd*, *l-Phellandral* und *l-Crypton*.

R. S. CAHN, A. R. PENFOLD und J. L. SIMONSEN[22]) erkannten die Identität des *Cryptons* mit *4-Isopropylcyclohexen-2-on-1*, das O. WALLACH[23]) durch Autoxydation von *β-Phellandren* und durch Einwirkung verdünnter Schwefelsäure auf *Sabinaketon* oder *Nopinon* erhalten hatte.

10) T. HASSELSTROM, E. J. HEWITT, K. S. KONIGSBACHER und J. J. RITTER, Amer. Perfumer **70**, No. 4, 43 (1957).
11) BAKER und SMITH, Ref. 6, S. 32.
12) H. G. SMITH, J. Proc. Roy. Soc. N. S. Wales **39**, 46 (1905).
13) BAKER und SMITH, Ref. 6, **1902**, 27.
14) BAKER und SMITH, Ref. 6, **1902**, 64.
15) BAKER und SMITH, Pharmac. J. **75**, 275 (1905). – E. M. WATSON, J. Roy. Soc. W. Australia **22**, 113 (1935/36).
16) A. R. PENFOLD, J. Proc. Roy. Soc. N. S. Wales **61**, 179 (1927).
17) A. R. PENFOLD, C. B. RADCLIFFE und F. W. SHORT, J. Proc. Roy. Soc. N. S. Wales **64**, 101 (1930).
18) A. R. PENFOLD und F. R. MORRISON, J. Proc. Roy. Soc. N. S. Wales **67**, 359 (1933); Perfum. Record **25**, 152 (1934).
18a) P. STADLER, Helv. chim. Acta **43**, 1601 (1960).
18b) G. A. FESTER, J. A. RETAMAR und A. I. A. RICCIARDI, Rev. Fac. Ing. quím. **27**, 5 (1958).
19) R. S. CAHN, A. R. PENFOLD und J. L. SIMONSEN, J. chem. Soc. (London) **1931**, 1366.
20) J. chem. Soc. (London) **1922**, 266; **1930**, 403.
21) J. chem. Soc. (London) **1937**, 986.
22) J. chem. Soc. (London) **1931**, 1366.
23) Liebigs Ann. Chem. **343**, 30 (1905); **356**, 235 (1907); **359**, 270 (1908).

Die Anwesenheit von *d-β-Phellandren*, *d-Phellandral* und *d-Crypton* im Wasserfenchelöl und von *l-β-Phellandren*, *l-Phellandral* und *l-Crypton* in Eucalyptusölen weist auf die biogenetischen Zusammenhänge hin. Neben *Phellandren* läßt sich auch *Sabinen* als biogenetische Vorstufe für *Crypton* denken (über *Sabinaketon*)[24]. Wie W. Treibs und H. Schmidt[25]) beobachteten, entsteht *Crypton* beim Behandeln von *Sabinen* mit Chromsäure oder mit Pervanadinsäure und H_2O_2.

Eine neue Synthese von *Crypton* beschrieben kürzlich G. S. K. Rao und Sukh Dev[26]). Sie reduzierten *p-Isopropylanisol* mit Lithium in flüssigem Ammoniak zu dem wenig stabilen *p-Isopropyl-dihydroanisol*, das mit Semicarbazid direkt in *Crypton-semicarbazon* übergeht.

Eigenschaften:

d-Crypton: $[\alpha]_D$ + 64,57° (c = 5,556 in Äthanol)[5])

l-Crypton: $Sdp._{10}$ 98 bis 100°, d_{15}^{15} 0,9472 bis 0,9483, n_D^{20} 1,4820 bis 1,4848 (aus Eucalyptusölen)[27]); Sdp_9. 90°, n_D^{18} 1,4810, $[\alpha]_D$ −119,3°[28]).

Oxydation mit $KMnO_4$ führt zu *α-Isopropylglutarsäure*.

Reduktion nach Meerwein-Ponndorf-Verley ergibt *Cryptol*.

Identifizierung:

Semicarbazon, Schmp. 185° (Z.)[27])

p-Nitrophenylhydrazon, Schmp. 168 bis 169°[27])

2,4-Dinitrophenylhydrazon, Schmp. 132°[28]), 137,5 bis 138°[29])

Hydrosulfidaddukt, Schmp. 206 bis 207°[29]).

P. Stadler[18a]) wies *l-Crypton* im Lavandinöl gaschromatographisch nach.

[24]) Y.-R. Naves, Chimia [Zürich] **4**, 227 (1950).

[25]) Ber. dtsch. chem. Ges. **61**, 463 (1928); Z. angew. Chem. **52**, 700 (1939).

[26]) J. Indian chem. Soc. **33**, 539 (1956).

[27]) R. S. Cahn, A. R. Penfold und J. L. Simonsen, J. chem. Soc. (London) **1931**, 1366.

[28]) Galloway, Dewar und Read, J. chem. Soc. (London) **1936**, 1595.

[29]) Hooper, Macbeth und Price, J. chem. Soc. (London) **1934**, 1149.

1-Methyl-4-acetyl-cyclohexen-1

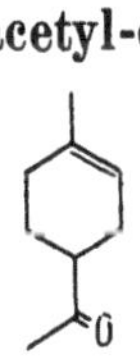

p-Methyl-Δ^3-tetrahydro-acetophenon

$C_9H_{14}O$. Mol.-Gew. 138,20

Vorkommen: die dl-Form in den Holzölen von *Cedrus atlantica*[1]) und *C. deodara* (8 bis 10%)[2]), l- und dl-Form im Cabreuvaöl[3]), die l-Form im brasilianischen Rosenholzöl (wenig)[3]) und wahrscheinlich auch im Cayenne-Rosenholzöl[3]).

Eigenschaften:

Sdp.$_{3,3}$ 61°, d_4^{20} 0,9371, n_D^{20} 1,4711, $[\alpha]_D^{20}$ −35,10°[3]).

Die Gegenwart eines Gemisches von dl- und l-Form im Cabreuvaöl ergibt sich daraus, daß deren Behandlung mit CH_3MgJ zu einem *α-Terpineol* mit der geringen Drehung von −28,6° führt, während aktives *Terpineol* eine Drehung von etwa 100° besitzt.

Hydrierung an kolloidalem Palladium führt zu *1-Methyl-4-acetylcyclohexan.*[3])[4])

Identifizierung: als *Semicarbazon*, Schmp. 157 bis 157,5°[3]), 163 bis 164° (dl-)[5]).

[1]) Grimal, C. R. hebd. Seances Acad. Sci. **135**, 582, 1057 (1902). – A. St. Pfau und P. A. Plattner, Helv. chim. Acta **17**, 129 (1934).
[2]) Roberts, J. chem. Soc. (London) **109**, 793 (1916). – G. S. K. Rao, Sukh Dev und P. C. Guha, J. Indian chem. Soc. **29**, 721 (1952).
[3]) Y.-R. Naves, Helv. chim. Acta **30**, 275, 278 (1947); **31**, 44 (1948).
[4]) O. Wallach, Liebigs Ann. Chem. **381**, 90 (1911).
[5]) Roberts, J. chem. Soc. (London) **109**, 793 (1916).

Nopinon

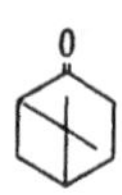

(I)

$C_9H_{14}O$. Mol.-Gew. 138,20

Vorkommen: im Blätteröl von *Zieria Smithii* var. A[1]) und im Lavandinöl[2]) (*l*-Form).

[1]) F. R. Morrison, A. R. Penfold und J. L. Simonsen, J. Proc. Roy. Soc. N. S. Wales **84**, 196 (1950). – E. P. Blanchard, Perfum. Record **49**, 374 (1958); Chem. and Ind. **1958**, März.
[2]) P. Stadler, Helv. chim. Acta **43**, 1601 (1960).

Konstitution: Nopinon ist schon lange als Oxydationsprodukt des *β-Pinens* bekannt (s. Band IIIa, S. 164, 174 und 176).[3]) Beim Kochen mit verdünnter Schwefelsäure wird es zu *4-Isopropylcyclohexen-2-on-1* isomerisiert[4]), mit kalter konzentrierter Schwefelsäure entsteht daneben noch *4-Isopropyliden-cyclohexanon*[5]). Reduktion von *Nopinon* mit Natrium in feuchtem Äther ergibt zwei wahrscheinlich stereoisomere Alkohole: *α-Nopinol* (Schmp. 102°, Sdp. 204 bis 205°, $[\alpha]_D$ −5,32° in Äther, Phenylurethan Schmp. 131 bis 132°) und *β-Nopinol* (Öl, $[\alpha]_D$ −15,03° in Äther, Phenylurethan Schmp. 95 bis 96°); mit Natrium und Alkohol entsteht daneben noch *Nopinonpinakol* (O. WALLACH[6])). Oxydation von Nopinon mit kalter rauchender Salpetersäure führt zu *homo-Terpenylsäure*[3]).

Nopinon hat in der Geschichte der Terpenchemie als Ausgangsprodukt für Synthesen eine große Rolle gespielt. O. WALLACH[7]) beschrieb eine Partialsynthese von *β-Pinen* aus *Nopinon*.

Eigenschaften: Schmp. 0 bis 1°, Sdp. 209°, n_D^{20} 1,4787[6]); $d_4^{19,6}$ 0,9807, $d_4^{80,1}$ 0,9346[8]).

d-Nopinon: $[\alpha]_D$ +18,5° (homogen), +8,7° (in CS_2), +26,7° (in Methanol)[8]); *l-Nopinon*: $[\alpha]_D$ −18,4°[9]).

UV-Spektrum: TSCHUGAJEFF und KIRPITSCHEFF[8]).

RAMAN-Spektrum: DULOU[10]).

Nopinon geht leicht Kondensationsreaktionen ein. So entsteht mit Benzaldehyd *Benzalnopinon* (s. u.), mit Isoamylameisensäureester und Natrium *Hydroxymethylen-nopinon*[11]), mit Oxalsäurediäthylester und Natriumäthylat *Nopinon-oxalsäureäthylester*[11]).

GRIGNARD-Reaktion mit CH_3MgJ ergibt *Methylnopinole*[6]), Einwirkung von Acetylen in Gegenwart von Natriumamid *Äthinylnopinol*[12]).

Zur Struktur einiger Derivate des *Nopinons* vgl. R. LALANDE, J. FEUGAS und C. CASTINEL[12a]).

[3]) BAEYER und VILLIGER, Ber. dtsch. chem. Ges. **29**, 1923 (1896). – Vgl. TIEMANN und SEMMLER, ebenda 532. – WAGNER und ERTSCHIKOWSKI, ebenda 881.
[4]) O. WALLACH, Liebigs Ann. Chem. **356**, 227 (1907).
[5]) RIMINI, Gazz. chim. ital. **46**, II. 119 (1916).
[6]) O. WALLACH, Liebigs Ann. Chem. **356**, 227 (1907).
[7]) Liebigs Ann. Chem. **357**, 49 (1907); **363**, 9 (1908).
[8]) TSCHUGAJEFF und KIRPITSCHEFF, Bull. Soc. chim. France [4] **13**, 796 (1913).
[9]) RUTOWSKI und WINOGRADOWA, J. prakt. Chem. [2] **120**, 41 (1929).
[10]) C. A. **1935**, 2850. [11]) KÖTZ und LEMIEN, J. prakt. Chem. [2] **90**, 314 (1914).
[12]) BARBE, C. **1929**, II. 2775.
[12a]) C. R. bebd. Séances Acad. Sci. **251**, 2972 (1960).

Identifizierung:

1. *Semicarbazone.* BAEYER und VILLIGER[3]) stellten aus *Nopinon* ein Semicarbazon mit dem Schmp. 188,5° dar, HARRIES und VON SPLAWA-NEYMAN[13]) ein solches mit dem Schmp. 167° (unrein).

M. DELÉPINE und M. BADOCHE[14]) wiesen nach, daß *d-Nopinon* zwei Semicarbazone bildet (syn- und anti-Form):

Schmp. 197 bis 198°, $[\alpha]_D$ +76° (c = 0,032 in Methanol) und
Schmp. 183 bis 184°, $[\alpha]_D$ +25° (c = 0,037 in Methanol).

Die beiden Formen sind in Essigsäure instabil und bilden ein Gleichgewicht, an dem die höherschmelzende Form nur zu 6% beteiligt ist, obwohl sie sich in ganz schwach sauren Medien zum überwiegenden Teil bildet.

Später fand M. BADOCHE[15]) für diese $[\alpha]_D$ 115° bzw. 31°. Im Gleichgewichtszustand liegt $[\alpha]_D$ bei 36°; zur Einstellung dieses Gleichgewichtes benötigt die höherschmelzende Form 5, die tieferschmelzende 24 Stunden.

Das Gemisch der Semicarbazone im Verhältnis 1:1 schmilzt bei 182 bis 183° ($[\alpha]_D$ +51° in Methanol, 2proz.).

Die Trennung der beiden Semicarbazone aus dem Gemisch, das aus *Nopinon* zunächst entsteht, gelingt durch Behandeln mit Äther, der die niedrigerschmelzende Form etwa 10mal leichter löst. Die zurückbleibende α-Form wird aus Benzol umkristallisiert.

2. *Benzal-nopinon*, Schmp. 106 bis 107°. Aus *Nopinon* und *1 Mol Benzaldehyd* in Gegenwart von Natriumäthylat (O. WALLACH[16])). Einwirkung von *2 Mol Benzaldehyd* in Gegenwart von HCl ergibt dagegen *4-Chlorisopropyl-2,6-dibenzal-nopinon* (Schmp. 148 bis 149°) (O. WALLACH[17])).

P. STADLER[2]) wies *l-Nopinon* im Lavandinöl gaschromatographisch nach.

[13]) C. **1916**, II. 994.
[14]) Ann. Chim. **5**, 771 (1950); Ind. Parfumerie **10**, 183 (1955).
[15]) Ind. Parfumerie **10**, 183 (1955).
[16]) Liebigs Ann. Chem. **313**, 231 (1907).
[17]) Liebigs Ann. Chem. **437**, 188 (1924).

Santenon

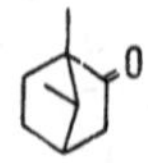

π-nor-Campher

$C_9H_{14}O$. Mol.-Gew. 138,20

Vorkommen: im ostindischen Sandelholzöl[1]).

Isolierung: über das Semicarbazon (s. u.).

Konstitution: *dl-Santenon* (*π-nor-Campher*) erhielten F. W. SEMMLER und K. BARTELT[2]) durch Oxydation von *π-nor-Borneol* mit Chromsäure, O. ASCHAN[3]) durch Oxydation von Santen mit Kaliumbichromat-Schwefelsäure-Gemisch.

Die Struktur ergibt sich aus der Bildung von *Santensäure* bei der Oxydation von *Santenon* mit $KMnO_4$ und aus der Darstellung aus *Santen*.

Eine Synthese von *Santenon* aus *Santolid* (entsprechend *Campholid* ⟶ *Campher*) beschrieb ENKVIST[4]).

O. ASCHAN[5]) trennte rohes *dl-Santenon-semicarbazon* durch fraktionierte Kristallisation in zwei Isomere, aus denen er durch Hydrolyse *α-Santenon* (I) und *β-Santenon* (II) erhielt. Die Konfigurationen ordnete er nach den bei der Oxydation entstehenden Säuren (*Santensäure* bzw. *allo-Santensäure*) zu.

d-trans-π-Oxocampher geht beim Stehen durch Autoxydation in etwas *Santenon* über, das ISHIDATE und SANO[6]) als *d-cis-α-Santenon* bezeichneten. Nach H. NISHIMITSU[7]) entsteht hierbei daneben auch *β-Santenon*.

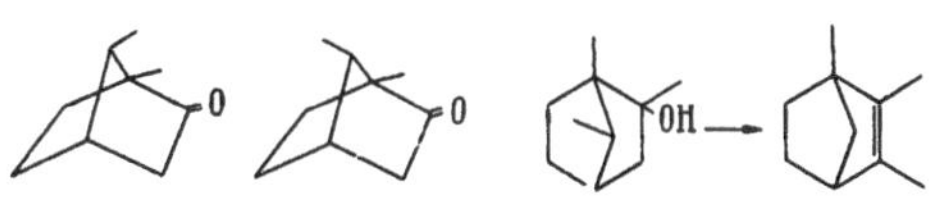

(I) (II) (III) (IV)

Eigenschaften:

l-Santenon (aus ostindischem Sandelholzöl)[8]): Schmp. 58 bis 61°, Sdp. 193 bis 195°, $[\alpha]_D$ −4°24′ (in Alkohol).

d-Santenon (durch Autoxydation von *π-Ketocampher*)[6]): Schmp. 56 bis 59°, $[\alpha]_D$ +11°24′ (in Alkohol).

Vermutlich sind diese beiden Santenone keine Antipoden, sondern Stereoisomere.

1) F. MÜLLER, Arch. Pharmaz. **238**, 372 (1900). — Schimmel & Co., Ber. Schimmel Oktober **1910**, 98, 105.
2) F. W. SEMMLER und K. BARTELT, Ber. dtsch. chem. Ges. **40**, 4467 (1907).
3) O. ASCHAN, Öfvers. Finska Vet. Soc. **53**, A, No. 8, S. 17 (1910).
4) J. prakt. Chem. [2] **137**, 261 (1933).
5) O. ASCHAN, Svensk. Kem. Tidskr. **45**, 209 (1933). — G. KOMPPA und A. NYMAN, C. **1937**, II. 3759.
6) ISHIDATE und SANO, Ber. dtsch. chem. Ges. **74**, 1189 (1941).
7) J. pharmac. Soc. Japan **75**, 343 (1955); C. A. **50**, 1679 (1956).
8) Schimmel & Co., Ber. Schimmel Oktober **1910**, 98.

dl-Santenon: Schmp. ca. 30°, Sdp.$_9$ 75 bis 76°, d^{20} 0,966, n_D^{20} 1,4690[2]); Schmp. 50 bis 52°, Sdp. 197°[3]).

Auch diese beiden inaktiven *Santenone* sind wahrscheinlich Stereoisomere.

Die über das dl-Semicarbazon getrennten Stereoisomeren hatten folgende Eigenschaften[5]):

α-Santenon: Schmp. 55 bis 56°, Sdp.$_{767}$ 191°;
β-Santenon: Schmp. 49 bis 50°, Sdp. 189,5 bis 190,5°.

Die durch Autoxydation von *d-trans-π-Oxocampher* erhaltenen und über die Semicarbazone getrennten Isomeren wiesen auf[7]):

α-Santenon: Schmp. 47 bis 48°, Sdp. 160 bis 165°, $[\alpha]_D^{14}$ 6°;
β-Santenon: Schmp. 45 bis 46°, Sdp. 145 bis 150°.

In seinem Reaktionsvermögen ähnelt *Santenon* sehr dem *Campher*.

Reduktion mit Natrium und Alkohol führt zu einem Gemisch von *Santenolen*. Mit $LiAlH_4$ entsteht aus *α-Santenon* vorwiegend der *endo*-Alkohol[9]).

Die Oxydation führt hauptsächlich zu den *Santensäuren*.

Iso-Nitroso-santenon (Schmp. 89 bis 90°) läßt sich mit HCl in Gegenwart von Formaldehyd zu *Santenochinon* (Schmp. 84 bis 85°, Hydrat Schmp. 137 bis 138°, Di-semicarbazon Schmp. 238°, Dioxim Schmp. 144 bis 145°) hydrolysieren (PALMÉN[10])). Dieses entsteht auch bei der Oxydation von *Santenon* mit SeO_2 (d-Form Schmp. 73 bis 74°, Sdp.$_{12}$ 110 bis 112°, $[\alpha]_D^{16}$ −75,4° in Alkohol)[11])[6]). Ein stereoisomeres *Santenochinon* erhielten F. W. SEMMLER und K. BARTELT[12]) durch Oxydation von *Benzyliden-santenon* mit $KMnO_4$ (Schmp. 105°, Sdp.$_{10}$ 121 bis 127°).

Kondensation von *Santenon* mit Isoamylformiat in Gegenwart von Natrium führt zu *Hydroxymethylen-santenon* (Sdp.$_9$ 110 bis 113°)[13]).

Die Einwirkung von CH_3MgJ auf *Santenon* ergibt *tert.-1-Methylsantenylalkohol* (III), der bei der Dehydratisierung in *1-Methylsanten* (IV) (s. Band IIIa, S. 204) übergeht[14]).

Die Ringspaltung von *7-Hydroxy-santenon* untersuchte M. YOSHIDA[15]).

[9]) S. BECKMANN und R. MEZGER, Chem. Ber. **89**, 2738 (1956).
[10]) Finsk. Kem. Medd. **36**, 11 (1927).
[11]) CHAKRAVARTI, J. Indian. chem. Soc. **21**, 319 (1944).
[12]) Ber. dtsch. chem. Ges. **41**, 125 (1908).
[13]) SEMMLER und BARTELT, Ber. dtsch. chem. Ges. **40**, 4468 (1907).
[14]) G. KOMPPA und W. NYMAN, Liebigs Ann. Chem. **517**, 105 (1935); **518**, 204 (1935); Ber. dtsch. chem. Ges. **69**, 712 (1936); **72**, 16 (1939).
[15]) Pharm. Bull. [Tokyo] **3**, 215 (1955); C. A. **50**, 10050 (1956).

Identifizierung:

1. *Semicarbazone.*

α-Santenon-semicarbazon, Schmp. 235 bis 236°, $[\alpha]_D^{14}$ $-33,8°$;
β-Santenon-semicarbazon, Schmp. 223 bis 224°, $[\alpha]_D^{14}$ $-32,1°$[7]).

2. *Thiosemicarbazone.*

α-Santenon-thiosemicarbazon, Schmp. 125 bis 126°, $[\alpha]_D^{22}$ $-31°$;
β-Santenon-thiosemicarbazon, Schmp. 183°, $[\alpha]_D^{24}$ $-31,1°$[7]).

Semicarbazon und Thiosemicarbazon von *α-Santenon* sind in Alkohol schwerer löslich als die Derivate des *β-Santenons.*

3. *2,4-Dinitrophenylhydrazone.*

α-Santenon-2,4-dinitrophenylhydrazon, Schmp. 159 bis 160°;
β-Santenon-2,4-dinitrophenylhydrazon, Schmp. 169 bis 170°[7]).

4. durch Oxydation zu den entsprechenden *Santensäuren* mit $KMnO_4$ in alkalischer Lösung.

α-Santenon ergibt so *cis-Santensäure* (Schmp. 170 bis 171°, Anhydrid Schmp. 115 bis 116°), die sich durch Erhitzen mit HCl in essigsaurer Lösung in *trans-Santensäure* (Schmp. 166 bis 167°) umlagern läßt.

β-Santenon führt entsprechend zu *cis-allo-Santensäure* (Schmp. 151 bis 152°, Anhydrid Schmp. 93 bis 94°) und *trans-allo-Santensäure* (Schmp. 129 bis 130°).

Jasmon

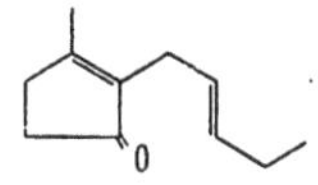

(I)

3-Methyl-2-[n-penten-2′-yl]-cyclopenten-2-on-1

$C_{11}H_{16}O$. Mol.-Gew. 164,24

Vorkommen: im Jonquillenöl[1]), in den Blütenölen von *Pittosporum coriaceum* (1,2%)[2]), *P. glabratum* (1,16%)[2]), *P. timorense*[2]), *P. undulatum* (0,7%)[2]), *P. glabrum* (0,9%[2]), *P. insigne*[2]) und *Oxystigma Buchholzii*[3]), im

[1]) F. Elze, Riechstoffind. **1926**, 181. — L. Peyron, Soap, Perfum. Cosmetics **33**, 373 (1960).

[2]) R. Salgues, Materiae vegetabiles **1**, 340 (1952/54).

[3]) R. Salgues, Materiae vegetabiles **2**, 281 (1957).

Jasminöl (3%)[4]), Neroliöl[5]), Orangenblütenwasseröl[6]), in den Blütenölen von *Citrus sinensis*[6a]) und *C. maxima*[6a]), im amerikanischen Krauseminzöl[7]) und in den Nachläufen des amerikanischen, russischen, italienischen und bulgarischen (nicht des japanischen) Pfefferminzöls (v. *Mentha piperita*)[8]).

Isolierung: durch fraktionierte Destillation des Jasminöls, Abscheidung des Semicarbazons oder Oxims aus der Fraktion Sdp.$_{5/6}$ 108 bis 110° und deren Zerlegung durch Erhitzen mit Phthalsäureanhydrid und Wasserdampfdestillation.

H. Schmidt[8]) gewann *Jasmon* aus Pfefferminzölnachläufen durch Fraktionieren der gegen Borsäure indifferenten Anteile, alkoholische Verseifung der Fraktionen 3 und 4 (Sdp.$_{10}$ 120 bis 126°) und Destillation über 5 g Borsäure. Das auch hierbei indifferent bleibende Öl gab mit Semicarbazidacetat nach einigen Tagen reichliche Kristallabscheidung. Das Semicarbazon wurde aus Methanol umkristallisiert und daraus durch Wasserdampfdestillation in Gegenwart von Phthalsäureanhydrid das Keton regeneriert.

Konstitution: A. Hesse[9]) fand als Erster das Keton im Jasminöl, ermittelte die Zusammensetzung $C_{11}H_{16}O$ und bezeichnete es als *Jasmon*. F. Elze[1]) wies zwei Doppelbindungen nach, von denen er eine in einem Ring, die andere in einer Seitenkette vermutete.

Die Struktur des *Jasmons* wurde unabhängig voneinander von W. Treff und H. Werner[10]) und von L. Ruzicka und M. Pfeiffer[11]) aufgeklärt.

Durch Hydrieren nach Skita erhielten Treff und Werner *Tetrahydrojasmon* $C_{11}H_{20}O$ (II). In neutraler Lösung entstand ein (II), das ein Semi-

[4]) A. Hesse und F. Müller, Ber. dtsch. chem. Ges. **32**, 565, 765 (1899). – A. Hesse. Ber. dtsch. chem. Ges. **32**, 2611 (1899); **33**, 1585 (1900); **34**, 291, 2916, 2929 (1901); **37**, 1457 (1904). – Y.-R. Naves, Helv. chim. Acta **42**, 1237 (1959). – D. R. Dhingra, G. N. Gupta und J. N. Mehrotra, Indian Soap J. **16**, 235, 259 (1951); C. A. **45**, 10507 (1951). – L. Peyron, Soap, Perfum. Cosmetics **33**, 373 (1960).

[5]) Schimmel & Co., Ber. Schimmel April **1903**, 56. – Hesse und Zeitschel, J., prakt. Chem. [2] **66**, 505 (1902). – L. Peyron, Soap, Perfum. Cosmetics **33**, 373 (1960).

[6]) Y.-R. Naves, Parfums France **12**, 61 (1934).

[6a]) L. Peyron, France Parfums **2**, No. 12, 41 (1959); Soap, Perfum. Cosmetics **33**, 373 (1960).

[7]) R. H. Reitsema, J. Amer. pharmac. Assoc. **47**, 265 (1958).

[8]) H. Schmidt, Chem. Ber. **80**, 538 (1947); Ber. Schimmel **1948**, 118.

[9]) Ber. dtsch. chem. Ges. **32**, 2617 (1899).

[10]) Ber. dtsch. chem. Ges. **66**, 1521 (1933).

[11]) Helv. chim. Acta **16**, 1208 (1933).

carbazon mit dem Schmp. 191 bis 192° bildete; das aus diesem regenerierte Keton ergab ein Semicarbazon mit dem Schmp. 165 bis 166° (wahrscheinlich cis-trans-Isomerie).

Abbau von (II) mit $KMnO_4$ ergab *n-Capronsäure* (III), *Lävulinsäure* (IV) und eine *Ketosäure* $C_{11}H_{20}O_3$ (V) (Semicarbazon Schmp. 111 bis 112°), die sich zu (III) und (IV) weiteroxydieren läßt. Demnach ist (II) *3-Methyl-2-n-amylcyclopentanon-1*, dessen Synthese aus *n-Amylmalonester* und *γ-Bromvaleriansäureester* durchgeführt wurde. (II) erhielten schon STAUDINGER und RUZICKA[12]) durch Reduktion von *Pyrethrolon* zu *Tetrahydro-pyrethron* (= II).

In analoger Weise identifizierten TREFF und WERNER das durch Hydrieren nach SKITA hergestellte *Dihydro-jasmon* (VI) (Semicarbazon Schmp. 175 bis 176°) als das *3-Methyl-2-n-amyl-cyclopenten-2-on-1* STAUDINGERS und RUZICKAS[13]). Der oxydative Abbau des *Jasmons* selbst lieferte neben *Lävulin-* und *Propionsäure* wahrscheinlich *Essigsäure*.

Aus diesen Ergebnissen schlossen sie Struktur (I).

Die gleiche Struktur ermittelten RUZICKA und PFEIFFER. Unter den Ozonolyseprodukten des *Jasmons* wiesen sie *Propionaldehyd*, *Malonsäure* und *Lävulinsäure* nach. Hydrierung führte zu (II) und (VI).

Eine etwas umständliche Synthese beschrieben W. TREFF und H. WERNER[14]). In wesentlich besserer Ausbeute erhielt H. HUNSDIECKER[15]) *Jasmon* aus *Hexen-3-ol-1* über *Hepten-4-säure-1* und *Heptenoylessigsäureester* (aus 1 kg *Hexenol* 336,3 g *Jasmon*). Diese Synthese verläuft unter milden Bedingungen, so daß *cis-trans*-Umlagerungen ausgeschlossen sind. HUNSDIECKER schloß daher – basierend auf der falschen Annahme TAKEIS, daß das natürliche *Hexen-3-ol-1* die *trans*-Form ist –, daß auch *Jasmon* die *trans*-Form ist. Dies widerlegten L. CROMBIE und ST. H. HARPER[16]), nachdem sie natürlichen Blätteralkohol als *cis-Hexen-3-ol-1* erkannten. Sie stellten *cis-* und *trans-Jasmon* aus *cis-* bzw. *trans-Hexen-3-ol-1* dar und bestätigten deren Raumstrukturen an Hand der IR-Spektren; *cis-Jasmon* ist mit dem natürlichen Keton identisch. Sie vermuten, daß *Jasmon* biogenetisch mit *Blätteralkohol* zusammenhängt; hierfür spricht das gleichzeitige Vorkommen beider im Pfefferminzöl[8]).

12) Helv. chim. Acta **7**, 236 (1924).
13) Helv. chim. Acta **7**, 256 (1924).
14) Ber. dtsch. chem. Ges. **68**, 640 (1935).
15) Ber. dtsch. chem. Ges. **75**, 455, 460 (1942).
16) L. CROMBIE und ST. H. HARPER, Perfum. Record **41**, 197 (1950); J. chem. Soc. (London) **1952**, 869.

Diese Synthesen sind jedoch technisch nicht brauchbar. Einfacher ist die Gewinnung des *Dihydro-jasmons* und verwandter Ketone ähnlicher Struktur, die in der Parfümerie große Bedeutung besitzen. Für diese sind mehrere Verfahren beschrieben worden.[17])

H. WERNER[18]) stellte fest, daß die analogen Verbindungen 9 bis 15 C-Atome haben müssen, um als Jasminriechstoffe in Frage zu kommen. Der Jasmingeruch ist am stärksten bei C_{11}; Verbindungen mit geringerer C-Zahl riechen aromatisch-fruchtig, mit größerer blumiger. Unverzweigte Seitenketten weisen ein angenehmeres Bouquet auf als verzweigte.

Eigenschaften: helles Öl, das sich beim Stehen dunkel färbt und den charakteristischen Jasmingeruch besitzt.

$Sdp._{12}$ 134 bis 135°, d_4^{22} 0,9437, n_D^{23} 1,4979, α_D 0°[19]).

Für *Dihydro-jasmon* fanden TREFF und WERNER[10]): $Sdp._5$ 101 bis 102°, d^{15} 0,9201 und n_D^{15} 1,48107.

Identifizierung:

Semicarbazon, Schmp. 209,5 bis 210°[19]), 204 bis 206°[10]).

F. ELZE[1]) fand bei der Isolierung aus Jasminöl zwei Semicarbazone (Schmp. 201 bis 202° und 195°), die bei der Zersetzung das gleiche Keton lieferten.

2,4-Dinitrophenylhydrazone: vom *cis-Jasmon* Schmp. 119,5°, vom *trans-Jasmon* Schmp. 128,5°[16]).

Oxim, Schmp. 45°.

Den papierchromatographischen Nachweis des *Jasmons* als 2,4-Dinitrophenylhydrazon beschrieb L. PEYRON[20]).

[17]) Vgl. H. WERNER, Fette und Seifen **45**, 623 (1938) – L. RUZICKA, F. LARDON und P. TREADWELL, Helv. chim. Acta **26**, 673 (1943). – PL. A. PLATTNER und A. ST. PFAU, Helv. **20**, 1474 (1937). – Heine & Co., E. P. 451462 (1935). – L. Givaudan, D. R. P. 639455 (1935). – A. MASCHMEIJER, D. R. P. 667156 (1934). – Schimmel & Co., D. R. P. 693863 (1940). – H. HUNSDIECKER, Ber. dtsch. chem. Ges. **75**, 447, 455 (1942). – H. und E. WIRTH, Ber. dtsch. chem. Ges. **75**, 460 (1942); F. P. 870193 (1941). – R. L. FRANK und Mitarbeiter, J. Amer. chem. Soc. **66**, 4 (1944). – Synthetic Perfums von T. F. WEST, H. J. STRAUSS und D. H. R. BARTON, Arnold and Co., 1949, S. 151. bis 157. – BASF (H. KRÖPER), D. R. P. 859613; C. **1953**, 4953. – C. F. H. ALLEN, Amer. Perfumer **52**, 513 (1948). – J. H. AMIN, R. K. RAZDEN und S. C. BHATTACHARYYA, Perfum. Record Sept. 1958. – Council of Sci. and Ind. Res., Indian P. 64959; C. A. **55**, 2521 (1961).

[18]) Fette und Seifen **45**, 623 (1938).

[19]) L. RUZICKA und M. PFEIFFER, Helv. chim. Acta **16**, 1208 (1933).

[20]) Soap, Perfum. Cosmet. **33**, 373 (1960).

Geranylaceton

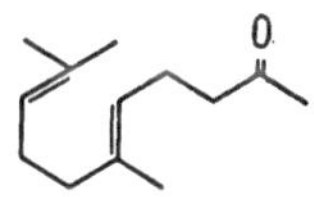

α,β-Dihydro-pseudo-jonon. 2,6-Dimethylundecadien-2,6-on-10

$C_{13}H_{22}O$. Mol.-Gew. 194,31

Vorkommen: im westindischen Lemongrasöl von den Komoren und aus Äquatorialafrika[1]).

Die **Konstitution** ergibt sich aus der Darstellung. FORSTER und CARDWELL[2]) erhielten *Geranylaceton* durch Umsetzung von *Geranylchlorid* mit *Natriumacetessigester* und Verseifung des gebildeten Ketoesters. KERSCHBAUM[3]) führte *Farnesol* über *Farnesal*, dessen Oxim und *Farnesensäurenitril* in *Geranylaceton* über.

Rationellere Synthesen beruhen auf der Feststellung CARROLLS[4]), daß *Geraniol* oder besser *Linalool* durch Erhitzen mit *Acetessigester* in Gegenwart von Natriumäthylat in *Geranylaceton* übergehen (35 bis 40% Ausbeute). Da das Keton in den letzten Jahren in der Riechstoffindustrie Bedeutung erlangt hat, wurde diese Reaktion vielfach bearbeitet; man kann in einer Stufe Ausbeuten von 70 bis 80% erreichen (s. S. 375, dort ist der Mechanismus der Reaktion ausführlich beschrieben)[5]).

Isomerenfreies *Geranylaceton* erhält man nach einem Patent der DRAGOCO[6]) aus *Myrcen* und HCl über *Geranylchlorid* (weiter wie bei FORSTER und CARDWELL).

Das durch Hydrierung von *pseudo-Jonon* an Nickel in Äthanol erhaltene Präparat[7]) ist möglicherweise durch ein strukturisomeres Produkt verunreinigt.[8])

[1]) Y.-R. NAVES, Parfums de France 9, 60 (1931).
[2]) FORSTER und CARDWELL, J. chem. Soc. (London) **103**, 1339 (1913).
[3]) Ber. dtsch. chem. Ges. **46**, 1735 (1913).
[4]) F. CARROLL, J. chem. Soc. (London) **1940**, 704; **1941**, 507.
[5]) Vgl. P. TEISSEIRE, Recherches 5, 3 (1955). – W. KIMEL, J. D. SURMATIS, J. WEBER, G. O. CHASE, N. W. SAX und A. OFNER, J. org. Chemistry **22**, 1611 (1957). F. CARROLL, Ind. Parfumerie 12, 317 (1957). – J. COLONGUE, France et ses Parfums 2, No. 9, 2 (1959). – Roure-Bertrand Fils, F. P. 1132659.
[6]) D. A. S. 1065837; C. **1960**, 9400.
[7]) VERLEY, Bull. Soc. chim. France [4] **35**, 607 (1924).
[8]) MEYER, Helv. chim. Acta 18, 291, 301 (1935).

Eigenschaften: fårbloses bis schwach hellgelb gefärbtes Öl mit rhodinyl- oder geranylformiatähnlichem Geruch, aber mit guter Grünnote und aldehydähnlichem Spitzengeruch.

Sdp.$_3$ 99°, d_4^{20} 0,8756, n_D^{20} 1,4671[9]);

Sdp.$_{755}$ 244 bis 246°, Sdp.$_3$ 101 bis 103°, d_4^{20} 0,8685, n_D^{20} 1,4671[4]).

Löslich in Benzylbenzoat, Diäthylphthalat, Mineralölen; in Propylenglykol 1:10, nicht löslich in Propylenglykol 1:5 und Glycerin.

RAMAN-Spektrum: Y.-R. NAVES[10]).

Bei der Hydrierung an Pd-Kohle entsteht *2,6-Dimethylundecanol-10*[11]).

Mit Acetylen entsteht in Gegenwart von $NaNH_2$ oder von Natrium in flüssigem Ammoniak *Dehydronerolidol*, das zu *dl-Nerolidol* reduziert werden kann[12]) (s. Bd. III b).

Bei der Cyclisierung von *Geranylaceton*, z. B. mit BF_3, entstehen *Hexahydrochromenderivate*[13]).

Identifizierung:

Semicarbazon, Schmp. 96 bis 96,5°[9]);

2,4-Dinitrophenylhydrazon, Schmp. 72 bis 73°[9]).

Das *Oxim* ist flüssig; d_4^{20} 0,9062, n_D^{20} 1,4894[4]).

Verwendung: für künstlichen Lavendel, Muguet und besonders Rosenbouquets, aber auch für alle Phantasiekompositionen, die Rosenkörper enthalten.

9) Y.-R. NAVES, Helv. chim. Acta **32**, 1801 (1949).
10) Helv. chim. Acta **32**, 1802 (1949).
11) ASANO und MOROE, J. pharmac. Soc. Japan **69**, 378 (1949).
12) L. RUZICKA, Helv. chim. Acta **6**, 500 (1923). – Naef et Cie., D R P 488348; Frdl. **16**, 557.
13) Y.-R. NAVES, und P. ARDIZIO, Bull. Soc. chim. France [5] **17**, 1189 (1950). –, Vgl. M. STOLL, L. RUZICKA und C. F. SEIDEL, C. **1951**, II. 1433. – W. A. SMIT, A. W. SEMENOWSKI und W. F. KUTSCHEROV, Nachr. Akad. Wiss. UdSSR Abt. chem. Wiss. **1959**, 1848; C. **1960**, 17105.

Die Jonone

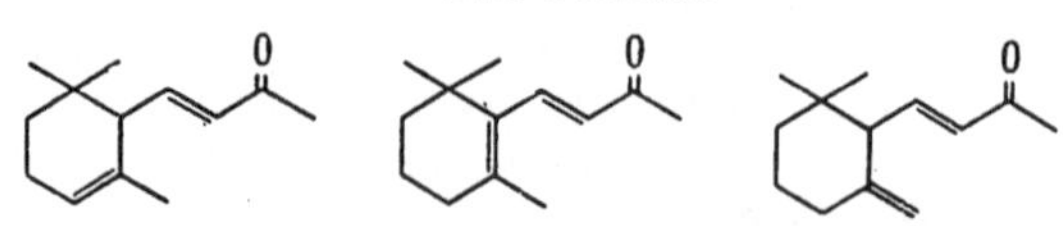

α-Jonon (I) β-Jonon (II) γ-Jonon (III)

$C_{13}H_{20}O$. Mol.-Gew. 192,29

Vorkommen: Die *Jonone* sind nur in wenigen ätherischen Ölen nachgewiesen worden, wie aus der folgenden Zusammenstellung hervorgeht.

Isomeres	Menge[1])	Öl
		Veilchenmoosöl (von *Trentepohlia jolithus*)[2])
β-Jonon		Himbeeröl[3])
	?	Cassieblütenöl von *Acacia cavenia*[4])
α-Jonon	?	Cassieblütenöl von *Acacia farnesiana*[5])
β-Jonon		*Boronia megastigma*, Blütenöl[6])
dl-α-Jonon		
d-α-Jonon		dto.[7])
β-Jonon		
α-Jonon	H	
β-Jonon	?	Öl von *Sphaeranthus indicus*[8])
α-Jonon	18	
β-Jonon	72	Hennablütenöl (vom *Lawsonia inermis*)[9])
d-α-Jonon		
β-Jonon	?	Costuswurzelöl[10])
γ-Jonon		

Der veilchenartige Geruch des Palmöls ist nach F. GRUBER[11]) evtl. durch Zersetzung von *Vitamin A* durch Licht und Wärme zu *Jonon* zu erklären.

Beim Menschen tritt nach dem Einnehmen oder Einatmen von Terpentinöl im Harn Veilchengeruch auf. Andererseits nimmt z. B. die prachtvoll nach

[1]) H = Hauptbestandteil, ? = Vorkommen nicht sicher.

[2]) J. TISCHER, Z. physiol. Chem. **243**, 103 (1936).

[3]) H. BOHNSACK, Ber. dtsch. chem. Ges. **75**, 72 (1942). – Y.-R. NAVES, Helv. chim. Acta **30**, 956 (1947). – Ber. Schimmel **1948**, 49; **1940**, 71.

[4]) H. WALBAUM, J. prakt. Chem. [2] **68**, 235 (1903). – Schimmel & Co., Ber. Schimmel Oktober **1903**, 14.

[5]) D. LA FACE, Helv. chim. Acta **33**, 249 (1950).

[6]) A. R. PENFOLD und L. W. PHILLIPS, J. Roy. Soc. W. Australia **14**, 1 (1928). – S. SABETAY, C. R. hebd. Séances Acad. Sci. **189**, 808 (1929).

[7]) Y.-R. NAVES und G. R. PARRY, Helv. chim. Acta **30**, 419 (1947).

[8]) K. K. BASLAS, Perfum. Record **50**, 765 (1959).

[9]) M. B. ANTIA und R. KAUSHAL, Current Sci. [India] **19**, 284 (1950). – K. K. BASLAS, J. Indian chem. Soc. **31**, 705 (1954). – Vgl. auch DESHAPANDE, Proc. Soc. biol. Chemists [India] **3**, 88 (1938); C. A. **45**, 6350 (1951). – Ber. Schimmel **1952/53**, **56**. – E. M. HOLMES, Pharmac. J. [III] **10**, 635 (1880).

[10]) Y.-R. NAVES, Helv. chim. Acta **32**, 1064 (1949). – M. ROMAŇUK, V. HEROUT und F. ŠORM, Chem. listy **52**, 1969 (1958); C. A. **53**, 1642 (1959).

[11]) Bull. Nat. grasses Inst. colon. Marseille **27**, 175 (1943); C. **1944**, II. 180.

Veilchen riechende Alge *Trentepohlia jolithus* in feuchten, bedeckten Glasschalen Terpentingeruch an (A. v. LINGELSHEIM[12])).

Dihydro-γ-jonon ist nach L. RUZICKA[13]) einer der flüchtigen Bestandteile der grauen Ambra; es entsteht auch durch oxydativen Abbau von *Ambrein*, das in großen Mengen in der grauen Ambra enthalten ist.

Über die Isolierung von *Jononderivaten* aus dem Harn trächtiger Stuten berichteten V. PRELOG und Mitarbeiter[14]). Sie fanden 10 Verbindungen mit 13 C-Atomen, darunter 2 diastereomere *5-Hydroxy-cis-tetrahydrojonole*, 2 diastereomere *5-Oxo-cis-tetrahydrojonole* und *5-Oxo-cis-tetrahydrojonon*. Sie nehmen an, daß diese durch Abbau von *Carotinoiden* und *Vitamin A* entstanden sind.

Isolierung und Trennung: J. TISCHER[2]) gewann *Jonon* aus Veilchenmoos durch Wasserdampfdestillation der frisch gesammelten Algen, Ausäthern des Destillats und fraktionierte Destillation bzw. aus dem Eluat der bei der chromatographischen Analyse erhaltenen mittleren Adsorbatzone.

Da α- und *β-Jonon* unterschiedlichen Geruch besitzen und die Riechstoffindustrie großes Interesse an den reinen Isomeren hat, hat man mehr oder weniger brauchbare Trennungsmethoden beschrieben.

Die Trennung durch *fraktionierte Destillation* ist technisch nicht einfach, da die Siedepunkte bei 11 mm nur etwa 5° auseinanderliegen. K. SEITZ, Hs. H. GÜNTHARD und O. JEGER[15]) gelang es an einer PODBIELNIAK-Kolonne (Typ Hyper-Cal 20 mm), ein *technisches Jonon* weitgehend in die Isomeren zu zerlegen (Rücklaufverhältnis 35, prakt. Bodenzahl 80, Durchsatz 1 kg in 50 Stunden, Druck 0,1 bis 0,9 mm). Sie bestimmten die Gleichgewichtskurve von α- und *β-Jonon* in der Apparatur von D. F. OTHMER[16]).

F. TIEMANN[17]) stellte fest, daß die *Jonone* beim 8- bis 10stündigen Kochen mit starker Bisulfitlauge wasserlösliche *Bisulfitverbindungen* bilden.

Unterwirft man diese Lösung einer energischen Wasserdampfdestillation, so wird das *Addukt des β-Jonons* zersetzt, *β-Jonon* destilliert über. Die *Bisulfitverbindung des α-Jonons* bleibt dagegen in Lösung und wird durch Behandeln mit Soda und anschließende Wasserdampfdestillation gespalten.[18])

[12]) Arch. Pharmaz. **268**, 1 (1930). — Vgl. Ber. Schimmel **1931**, 147. — L. RUZICKA, Ind. Parfumerie **3**, 374 (1948). [13]) Ind. Parfumerie **3**, 374 (1948).

[14]) Helv. chim. Acta **31**, 1799 (1948). — Vgl. G. BÜCHI, K. SEITZ und O. JEGER, ebenda **32**, 39 (1949).

[15]) K. SEITZ, Hs. H. GÜNTHARD und O. JEGER, Helv. chim. Acta **33**, 2196 (1950).

[16]) Ind. Engng. Chem. **35**, 614 (1943). [17]) Ber. dtsch. chem. Ges. **31**, 851 (1898).

[18]) HAARMANN und REIMER, DRP. 106512 (1898).

Eine andere Möglichkeit besteht darin, die heiße gesättigte Lösung der Bisulfitverbindungen mit Kochsalz zu versetzen; beim Abkühlen kristallisiert ein hydratisiertes *Bisulfitaddukt des α-Jonons* aus, das aus heißem Wasser umkristallisiert werden kann. Die *β-Verbindung* bleibt in Lösung[19]).

Die Verluste bei der Reinigung über die Bisulfitverbindungen sind groß; man erhält selten mehr als 60% Jonone zurück.

Für Laborzwecke kann *β-Jonon* aus technischem Jonon über das Semicarbazon gewonnen werden, das leichter als das α-Derivat kristallisiert; letzteres ist in organischen Lösungsmitteln leichter löslich. Durch Spaltung des *β-Jonon-semicarbazons* erhält man reines *β-Jonon*. Das durch Spaltung des in den Mutterlaugen enthaltenen *α-Jonon-semicarbazons* erhaltene *rohe α-Jonon* wird über das kristallisierte Oxim gereinigt; *β-Jonon-oxim* ist flüssig.[20])

β-Jonon läßt sich auch dadurch reinigen, daß man es mit einer wäßrigen Lösung von Diäthyl- oder Dimethylaminoacethydrazid zum Hydrazon umsetzt, dieses umkristallisiert und bei pH 3 mit HCl zersetzt.[20a])

Zur Erleichterung der Reingewinnung ist es wichtig, durch Wahl entsprechender Cyclisierungsmittel aus *pseudo-Jonon* das gewünschte Isomere vorwiegend zu erhalten (s. S. 377).

Konstitution: Die *Jonone* sind lange vor ihrem Auffinden in der Natur synthetisch gewonnen worden. F. TIEMANN untersuchte kurz vor der Jahrhundertwende Veilchenblütenöl und – des billigeren Preises wegen – vor allem Irisöl, deren Geruch man irrtümlicherweise derselben Substanz zuschrieb.

TIEMANN und KRÜGER[21]) isolierten aus Irisöl *Iron*, dem sie die Zusammensetzung $C_{13}H_{20}O$ zuschrieben (erst 40 Jahre später als $C_{14}H_{22}O$ erkannt). Die bei systematischem Abbau von *Iren* (aus *Iron* mit rotem Phosphor und Jodwasserstoff) erhaltenen Spaltprodukte zeigten, daß *Iron* eine von dem Kondensationsprodukt von *Citral* und *Aceton* ableitbare Struktur besitzt (die für *Iren* angegebene Formel [IV] entspricht in Wirklichkeit *Jonen*). Sie versuchten die Synthese des *Irons*, indem sie Citral und Aceton in Gegenwart von $Ba(OH)_2$ zu *pseudo-Jonon* kondensierten und dieses mit verdünnter

[19]) P. Chuit, M. Naef et Cie., E. P. 18333 (1901); F. P. 364480 (1906). – Vgl. Manufact. Chem. **19**, 197, 204 (1948).

[20]) F. TIEMANN, Ber. dtsch. chem. Ges. **31**, 874, 1737 (1898). – YOUNG, CRISTOL, ANDREWS und LINDENBAUM, J. Amer. chem. Soc. **66**, 855 (1944).

[20a]) Philips Gloeilampenfabriken, F. P. 1186927; C. **1961**, 13720.

[21]) Ber. dtsch. chem. Ges. **26**, 2675 (1893).

Schwefelsäure in Gegenwart von Glycerin cyclisierten. Der Geruch der erhaltenen Verbindung erwies sich als ironähnlich, besonders in Verdünnung;

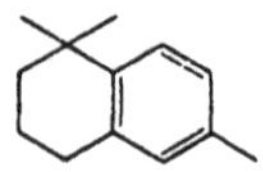

(IV)

die Unterschiede im Geruch und in den Konstanten wurden auf Doppelbindungsisomerie geschoben und die Bezeichnung *Jonon* geprägt.

Hiermit war eine der wertvollsten Entdeckungen auf dem Riechstoffgebiet gemacht. Die Gewinnung des *Jonons* und des homologen *Methyljonons* (aus Citral und Methyläthylketon, s. S. 387) wurde Haarmann und Reimer, bei denen Tiemann tätig war, geschützt.[22]) Danach wurde diese Synthese vielfach bearbeitet und verschiedene Verbesserungen beschrieben.

F. Tiemann stellte fest, daß bei der Cyclisierung des *pseudo-Jonons* zwei Isomere entstehen: α- und *β-Jonon*. Diese trennte er über die Semicarbazone (s. S. 371)[20]). Ihre Struktur ermittelte er durch oxydativen Abbau[23]), der im folgenden Schema skizziert ist.

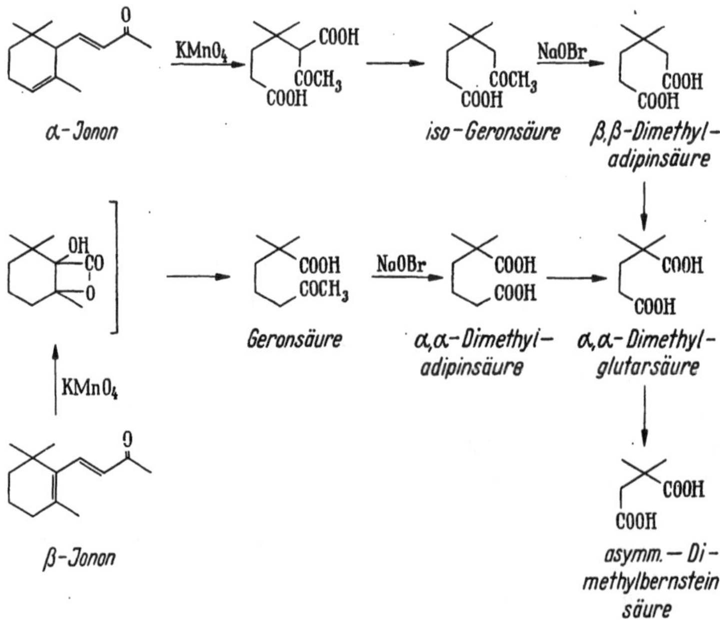

[22]) DRP. 73089; 75120 (1893).

[23]) F. Tiemann, Ber. dtsch. chem. Ges. **31**, 857 (1898); **33**, 3703, 3726 (1900).

Weitere Untersuchungen ergaben, daß die Cyclisierung von *pseudo-Jonon* mit Schwefelsäure vorwiegend *β-Jonon*, mit Phosphorsäure oder Ameisensäure hauptsächlich *α-Jonon* ergibt (s. S. 377)[24].

Aus den Parachoren und Dipolmomenten der *Jonone* und der aus diesen durch Hydrierung erhaltenen Alkohole schlossen Y.-R. NAVES und P. BACHMANN[25], daß die *Jonone cis*-Äthylenstruktur besitzen und ihre Butenkette einen offenen Ring bildet. Dagegen wiesen P. DE TRIBOLET und H. SCHINZ[26] auf chemischem Wege nach, daß den gewöhnlichen *Jononen trans*-Konfiguration zukommt, was sie durch die IR-Spektren bekräftigten. G. BÜCHI und N. C. YANG[27] führten *trans-α-Jonon* (V) durch Bestrahlen mit UV-Licht in *cis-α-Jonon* (VI) über. Zur *cis-trans*-Isomerie bei *β-Jonon* vgl. W. KLYNE[28]).

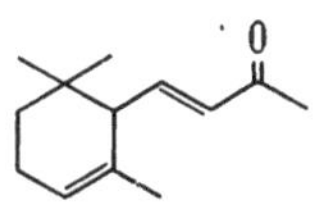

(V)

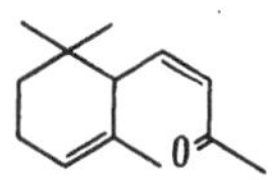

(VI)

Die IR-Spektren der *Jonone* bestätigen deren Struktur (vgl. J. LECOMTE[29]). Die sterische Hinderung bei s-trans-β-Jonon untersuchte G. WALD[30].

Herstellung: Obwohl zahlreiche Patente und Veröffentlichungen über die Gewinnung der *Jonone* erschienen sind, werden die wirklich guten, wirtschaftlichen Verfahren streng geheimgehalten.[31]

Die Gewinnung der *Jonone* erfolgt in zwei Stufen:

Herstellung des *pseudo-Jonons* aus *Citral* und *Aceton* oder aus *Dehydrolinalool* und

Cyclisierung des *pseudo-Jonons* zu α- und *β-Jonon.*

[24]) F. TIEMANN, Ber. dtsch. chem. Ges. **31**, 870 (1898). – Haarmann und Reimer, DRP. 133563 (1902).

[25]) Helv. chim. Acta **26**, 2151 (1943).

[26]) Helv. chim. Acta **37**, 2184 (1954).

[27]) Helv. chim. Acta **38**, 1338 (1955).

[28]) Progress in Stereochemistry, Butterworth London 1954, 152.

[29]) Bull. Soc. chim. France **1959**, 1061.

[30]) Nature **184**, 614 (1959).

[31]) Allgemeines über die Herstellung der Jonone s. u. a. bei A. G. AREND, Perfum. Record **45**, 50 (1954). – P. Z. BEDOUKIAN, Amer. Perfumer **57**, 113, 203 (1951); Perfumery Synthetics and Isolates.
Y.-R. NAVES, Manufact. Chemist **24**, 397 (1953). – S. ITO, Report Osaka Ind. Res. Lab. **5**, No. 10, 1 (1924); **6**, No. 12, 1 (1925); C. A. **20**, 2847 (1926). – HIBBERT und CANNON, J. Amer. chem. Soc. **46**, 119 (1924).

1. Herstellung des pseudo-Jonons

a) durch Kondensation von Citral und Aceton

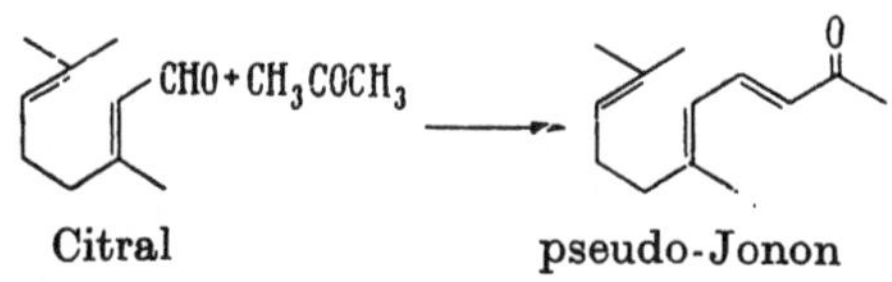

Als Kondensationsmittel werden vorwiegend alkalische Verbindungen, wie NaOH, KOH, $NaOC_2H_5$, $NaOCH_3$, Na_2O_2, $Ba(OH)_2$ u. a., benutzt. Z. ARNOLD und K. HEJNO[32]) erhielten in Gegenwart von trockenem Natriumphenolat in Benzol 74 bis 81% *pseudo-Jonon*.

Zur Gewinnung *hochwertiger Jonone* muß man grundsätzlich von *gereinigtem Citral* ausgehen. Verwendet man Lemongrasöl direkt, so erhält man ein unreines *pseudo-Jonon*, das von den meisten Verunreinigungen (gleichsiedende Sesquiterpene des Lemongrasöls, Kondensationsprodukte von Aceton mit anderen Bestandteilen des Lemongrasöls) durch Destillation nicht zu befreien ist.

Nebenprodukte der alkalischen Kondensation von *Citral* und *Aceton* sind vor allem *Methylheptenon* (durch Spaltung des *Citrals*, s. S. 87), *Di-citrylidenaceton* (durch Kondensation von zwei Molekülen *Citral* mit einem Molekül *Aceton*) und *Citrylidencitral* (durch Selbstkondensation von *Citral*). Durch Wahl der geeigneten Versuchsbedingungen kann man diese Nebenreaktionen weitgehend unterdrücken.

Als praktischste Methode gaben HIBBERT und CANNON[33]) eine Kombination der von STIEHL[34]) und TIEMANN[35]) beschriebenen Verfahren an.[36])

Die Katalyse der Kondensation von *Citral* mit *Aceton* durch *Glykokoll* untersuchte JE. W. BUDNITZKAJA[37]). Sie wies auf die Wahrscheinlichkeit hin, daß auch im Organismus ähnliche Katalysen bei der Polyensynthese eine Rolle spielen könnten.

[32]) Tschech. P. 85207 (1955); C. A. **50**, 10781 (1956).
[33]) J. Amer. chem. Soc. **46**, 119 (1924).
[34]) J. prakt. Chem. **58**, 79 (1898).
[35]) Ber. dtsch. chem. Ges. **31**, 808 (1898).
[36]) Vgl. auch Organic Syntheses **23**, 78 (1943). — LEWINSOHN, Perfum. Record **15**, 259 (1924).
[37]) Biochimia [russ.] **15**, 30 (1950); C. **1951**, I. 26.

b) aus Dehydrolinalool durch die Carrollsche Reaktion

In den letzten Jahren wurde mehrfach die Synthese des *pseudo-Jonons* aus *Aceton* und *Acetylen* über *Methylheptenon* und *Dehydrolinalool* beschrieben.[38]) Dieser liegt die CARROLLsche Reaktion[39]) zugrunde, die aus der Pyrolyse aus tert. Vinylcarbinolen und Acetessigestern intermediär gebildeter Acetoacetate in Gegenwart oder Abwesenheit von Katalysatoren (vor allem Aluminiumalkoholaten) besteht, wie am Beispiel der Gewinnung des *Geranylacetons* (s. S. 367) aus *Linalool* und *Acetessigsäureäthylester*[40]) gezeigt werden soll:

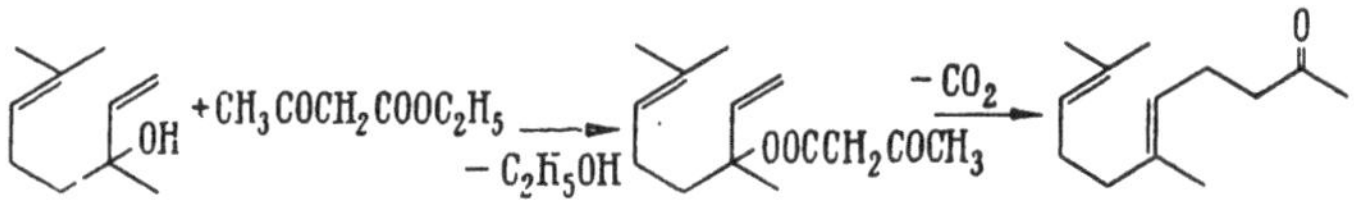

Linalool Geranylaceton

Die Reaktion ist auf die unterschiedlichsten Vinylcarbinole und auch substituierte Acetessigester anwendbar und hat für die moderne Riechstoffindustrie große Bedeutung. Unter Abspaltung von CO_2 und C_2H_5OH aus dem Acetoacetat entsteht ein γ, δ-ungesättigtes Keton.

Technisch wird statt Acetessigester vielfach *Diketen* $(CH_2 = CO)_2$ benutzt, das mit den Carbinolen das entsprechende Acetoacetat bildet; anschließend wird pyrolysiert.

Zum Mechanismus dieser Reaktion vgl. F. CARROLL[41]), KIMEL und COPE[42]), Y.-R. NAVES[43]) und P. TEISSEIRE[44]).

[38]) W. KIMEL und COPE, A. P. 2661368 (1953). – LACEY, J. chem. Soc. (London) **1954**, 827. – Y.-R. NAVES, C. R. hebd. Séances Acad. Sci. **240**, 1437 (1955). – W. KIMEL, N. W. SAX, S. KAISER, G. G. EICHMANN, G. O. CHASE und A. OFNER, J. org. Chemistry **23**, 153 (1958). – P. TEISSEIRE, Recherches **5**, 3 (1955). – I. N. NASAROW, L. A. JANOWSKAJA, B. P. GUSEW, S. M. MAKIN und I. I. NASAROWA, Ber. Akad. Wiss. UdSSR **114**, 1029 (1957); C. A. **52**, 3740 (1958). – NASAROW, GUSEW und W. I. GUNAR, Nachr. Akad. Wiss. UdSSR, Abt. Chem. Wiss. **1957**, 1267; C. A. **52**, 6150 (1958). – G. I. SAMOCHWALOW, M. A. MITROPOLSKAJA, L. W. LUKJANOWA und N. A. PREOBRASHENSKI, J. allg. Chem. [russ.] **27**, 2501 (1957); C. A. **52**, 7228 (1958). – R. MARBET und G. SAUCY, Chimia [Zürich] **14**, 362 (1960). – Vgl. die Übersicht von J. COLONGE, France et ses Parfums **2**, No. **9**, 2 (1959).

[39]) F. CARROLL, J. chem. Soc. (London) **1940**, 704, 1266; **1941**, 507; Ind. Parfumerie **12**, 317 (1957).

[40]) Vgl. P. TEISSEIRE, P. BERNARD und B. CORBIER, Recherches **6**, 30 (1956).

[41]) J. chem. Soc. (London) **1941**, 507.

[42]) J. Amer. chem. Soc. **65**, 1992 (1943).

[43]) C. R. hebd. Séances Acad. Sci. **240**, 1437 (1955).

[44]) Recherches **5**, 3 (1955); **7**, 29 (1957).

W. Kimel und Cope[45]) und von ihnen unabhängig Lacey[46]) zeigten später, daß aus *Äthinylcarbinolen* analog *konjugierte Dienone* entstehen, aus *Dehydrolinalool* demnach *pseudo-Jonon*:

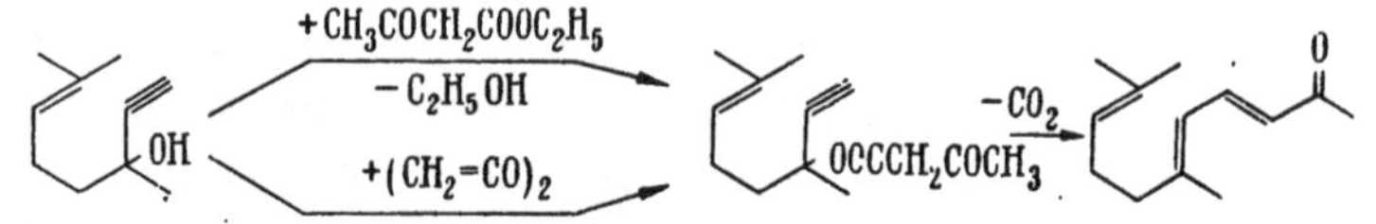

Sie stellten zunächst das *Acetoacetat* des *Dehydrolinalools* (und von Analoga) her und spalteten dieses danach, Lacey in Gegenwart von p-Toluolsulfonsäure.

Nach Y.-R. Naves[47]) erhält man hiernach Ausbeuten von 40 bis 45% neben viel *Dehydracetsäure*. Er stellte *pseudo-Jonon* in einer Stufe durch Erhitzen von *Dehydrolinalool* mit *Acetessigester* auf 160 bis 180° in 60- bis 62proz. Ausbeute her. Nach Naves verläuft diese Umsetzung (und analoger Äthinylcarbinole) über einen Komplex (VII), der die gleichzeitige Decarboxylierung und Äthanolabspaltung erlaubt.

P. Teisseire[48]) beobachtete, daß die auf diese Weise erhaltenen *pseudo-Jonone* stets von einem isomeren monocyclischen Keton begleitet werden.[49])

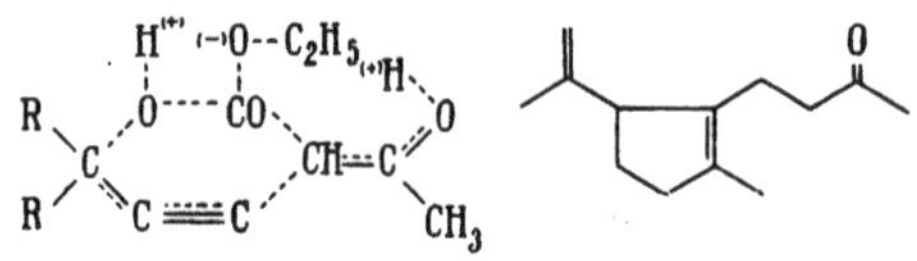

VII VIII

Die von O. Isler, L. Chopart-dit-Jean, W. Guex, G. Ryser und G. Saucy[50]) für dieses Keton ermittelte Struktur (VIII) bestätigten Y.-R. Naves, P. Ardizio und B. Wolf[51]).

Über andere Sekundärreaktionen bei Carroll-Synthesen vgl. P. Teisseire[52]). Zur Synthese *homologer pseudo-Jonone* nach Carroll vgl. u. a. W. Kimel, J. D. Surmatis, J. Weber, G. O. Chase, N. W. Sax und A. Ofner[53]).

[45]) A. P. 2661368 (1953). [46]) J. chem. Soc. (London) **1954**, 827.
[47]) C. R. hebd. Séances Acad. Sci. **240**, 1437 (1955).
[48]) Recherches 5, 3 (1955).
[49]) Vgl. auch Y.-R. Naves und P. Ardizio, Bull. Soc. chim. France **1956**, 1409.
[50]) Chimia [Zürich] **11**, 103 (1957); Helv. chim. Acta **41**, 160 (1958).
[51]) C. R. hebd. Séances Acad. Sci. **244**, 2393 (1957); Bull. Soc. chim. France **1957**, 1213.
[52]) Recherches **10**, 18 (1960). [53]) J. org. Chemistry **22**, 1611 (1957).

Vor diesen Arbeiten beschrieb schon CH. TAVEL[54]) eine Möglichkeit, wie man auf eine ähnliche Weise zum *pseudo-Jonon* kommen kann. Er setzte *Linalool* mit *α-Chloracetessigester* um und spaltete aus dem in 55proz. Ausbeute entstehenden *α-Chlor-dihydro-pseudo-jonon* mittels Pyridins unter Bildung von *pseudo-Jonon* HCl ab.

Die CARROLLsche Reaktion spielt eine große Rolle bei der *Vitamin A* – Synthese von Hoffmann-LaRoche[55]). Bedeutende Riechstoffe, wie *Linalool*, *Citral*, *Linalylacetat*, *Jonone* usw., fallen hier praktisch nebenbei an.

2. Cyclisierung des pseudo-Jonons

Unter dem Einfluß saurer Reagentien wird *pseudo-Jonon* zu Gemischen von α- und *β-Jonon* cyclisiert, deren Zusammensetzung sehr vom Cyclisierungsmittel abhängt.[56])

Die Cyclisierung von *pseudo-Jonon* zu einem Gemisch von α- und *β-Jonon* tritt ein beim Kochen mit verdünnten Säuren wie HCl, HBr, HJ, HNO_3, H_3PO_4, H_3AsO_4, Oxalsäure und Ameisensäure[57]), insbesondere mit verdünnter Schwefelsäure und Glycerin[58]), mit Natriumbisulfitlösung[59]), mit verdünnter Salpeter- oder Chromsäure[60]), mit konzentrierter Schwefelsäure in der Kälte[61]), mit konzentrierter Phosphorsäure bei Zimmertemperatur[62]), mit konzentrierter Ameisensäure in der Wärme[63]), bei längerem Erhitzen mit schwächeren Säuren wie Essig-, Propion-, Butter-, Benzoesäure, Phenolen oder Phenolcarbonsäuren auf 150 bis 180°[64]) und beim Erhitzen mit Wasser oder Alkohol mit oder ohne Zusatz von Salzen auf 170 bis 190°[65]), z. B. mit $ZnBr_2$ oder ZnJ_2[66]).

[54]) Helv. chim. Acta **33**, 1266 (1950).

[55]) Vgl. P. E. CHALEYER, Perfum. Record **49**, 17 (1958); Parfum., Cosmét. Savons **1**, 133 (1958). – J. HEILBRON und B. C. L. WEEDON, Bull. Soc. chim. France **1958**, 83. – H. NORMANT, Ind. Parfumerie **11**, 172 (1956).

[56]) Vgl. hierzu E. E. ROYALS, Ind. Engng. Chem. **38**, 546 (1946). – Y.-R. NAVES, R. WAHL, P. ARDIZIO und C. FAVRE, Bull. Soc. chim. France [5] **20**, 873 (1953). – SCHWAB, Handbuch der Katalyse, Wien 1943, Bd. VII_1, S. 253.

[57]) DRP 129027; C. **1902**, I. 1137; Frdl. **6**, 1246 (Haarmann und Reimer).

[58]) F. TIEMANN und P. KRÜGER, Ber. dtsch. chem. Ges. **26**, 2693 (1893).

[59]) O. DOEBNER, Ber. dtsch. chem. Ges. **31**, 1893 (1898). – F. TIEMANN, ebenda 2323. – Knoll u. Co., DRP. 164366 (1904).

[60]) DRP. 132222; C. **1902**, II. 169.

[61]) DRP. 129027; C. **1902**, I. 1137. – DRP. 133563; C. **1902**, II. 490. – DRP. 138100; C. **1903**, I. 304. – F. TIEMANN, Ber. dtsch. chem. Ges. **31**, 869 (1898).

[62]) DRP. 129027; C. **1902**, I. 1137. – DRP. 133563; C. **1902**, II. 490. – H. HIBBERT und L. T. CANNON, J. Amer. chem. Soc. **46**, 126 (1924).

[63]) DRP. 129027; C. **1902**, I. 1137. – DRP. 133563; C. **1902**, II. 490.

[64]) SCHULTZ und GÖTTELMANN, DRP. 288688; C. **1915**, II. 1225; Frdl. **12**, 561.

[65]) P. ALEXANDER, DRP. 157647 (1901).

[66]) Du Pont, A. P. 199116 (1933); C. **1935**, II. 3581.

Während sich beim Erhitzen mit verdünnten Säuren Gemische von annähernd gleichen Mengen α- und *β-Jonon* bilden, entsteht mit konzentrierter Schwefelsäure fast ausschließlich *β-Jonon*[61]), mit konzentrierter Phosphorsäure[62]) und Ameisensäure[67]) dagegen fast nur *α-Jonon*. Es muß betont werden, daß niemals ein reines Isomeres entsteht, sondern immer einige Prozente des anderen enthalten sind. Neben α- und *β-Jonon* liegen in den Cyclisierungsprodukten noch restliches *pseudo-Jonon* und *tricyclo-Jonon* vor.[68])

Das geruchlich wertvollere *α-Jonon* erhält man auch durch Cyclisierung von *pseudo-Jonon* mit (mindestens 1 Mol) BF_3 bei — 25 bis + 30°, auch in Lösungsmitteln wie Benzol, Chloroform und Tetrachlorkohlenstoff (L. Givaudan et Cie.[69])).

Das für die *Vitamin A*-Synthese wichtige *β-Jonon* wird allgemein durch Cyclisierung von *pseudo-Jonon* mit Schwefelsäure gewonnen.[70]) Leichtere Verarbeitung, höheren β-Jonongehalt und höhere Gesamtausbeute garantieren Verfahren, die in Zweiphasensystemen arbeiten.[71]) Einen Apparat zur Verhinderung von Verharzung und Polymerisation beschrieb M. Mitamura[72]).

Ausführliche Untersuchungen über die Abhängigkeit der Isomerenzusammensetzung von Art und Konzentration des Cyclisierungsmittels führte E. E. Royals[73]) aus. In der folgenden Tabelle wird ein Ausschnitt aus den Ergebnissen wiedergegeben.

20 g *pseudo-Jonon* wurden tropfenweise zu dem heftig gerührten Cyclisierungsmittel bei 5 bis 15° in 15 bis 30 Minuten gegeben und darauf in der angegebenen Zeit bei der angegebenen Temperatur nachgerührt.

[67]) DRP. 133563.

[68]) Y.-R. Naves und P. Bachmann, Helv. chim. Acta **27**, 645 (1944).

[69]) A. P. 2517576 (1948); C. **1951**, II. 613. Schwz. P. 277981 (1948); C. **1954**, 2930. DBP. 812313 (1949); C. **1952**, 2094. E. P. 666993 (1952); C. **1954**, 6608.

[70]) Kappeler, Grütter und Schinz, Helv. chim. Acta **36**, 1872 (1953). – H. J. V. Krishna und B. N. Joshi, J. org. Chem. **22**, 224, 1755 (1957). – I. N. Nasarow und Mitarbeiter, Ber. Akad. Wiss. UdSSR **114**, 1029 (1957); C. **1958**, 11198. – Y.-R. Naves und P. Ardizio, Bull. Soc. chim. France **1954**, 661. – E. P. 814226.

[71]) Z. Arnold und K. Hejno, Schwz. P. 339618 (1956); C. **1960**, 17283. – Hoffmann-LaRoche, A. P. 2877271; C. **1960**, 16962. – Glaxo Labs., E. P. 833088 (1960); C. A. **54**, 19755 (1960).

[72]) Jap. P. 2617 ('53); **48**, 6171 (1954).

[73]) Ind. Engng. Chem. **38**, 546 (1946). – Vgl. Lewinsohn, Perfum. Record **15**, 259 (1924). – S. Ito, Rep. Osaka Ind. Res. Lab. **5**, No. 10, 1 (1924); **6**, No. 12, 1 (1925).

Cyclisierungs-mittel	Menge [g]	Zeit [min]	Tem-peratur [°C]	β-Jonon-gehalt in % (aus n_D)	Gesamt-jonon-ausbeute in %
konz. H_2SO_4	60	5	25	87	34,0
75proz. H_2SO_4	100	25	25	79	66,5
60proz. H_2SO_4	100	60	20	5	29,0
100proz. H_3PO_4	100	10	20	61	40,5
94proz. H_3PO_4	100	25	25	26	70,5
85proz. H_3PO_4	150	25	30	23	60,0
50 g wasserfreies $ZnCl_2$ in 100 ml Eisessig		120	34	7	61,5
50 g konz. H_2SO_4 + 50 g konz. H_3PO_4		15	25	83	66,0
20 g konz. H_2SO_4 + 80 g 85proz. H_3PO_4		20	25	41	71,0
70 g konz. H_2SO_4 + 30 g Eisessig		20	25	90	71,5
50 g konz. H_2SO_4 + 50 g Eisessig		30	25	62	68,5
20 g konz. H_2SO_4 + 80 g Eisessig		60	30	0	42,0

ROYALS gab für die Cyclisierung folgenden Mechanismus an:

Unter dem Einfluß eines sauren Reagenzes wird *pseudo-Jonon* (A) in ein *Carboniumion* (B) überführt. In konzentrierten Lösungen starker Säuren wird die Reaktion durch Eliminierung eines Protons von dem labilen (B) vervollständigt, und zwar so,

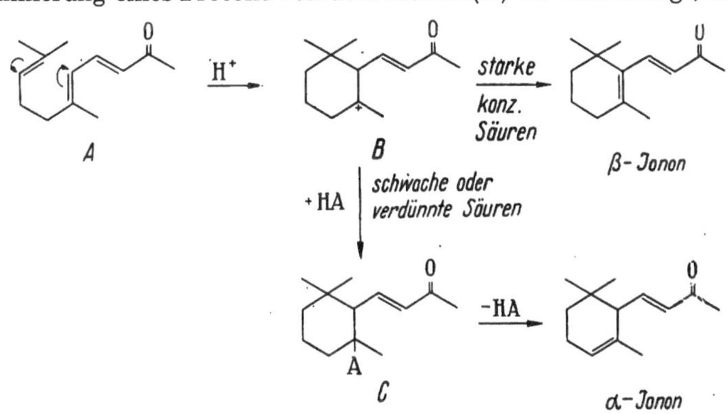

daß die Ringdoppelbindung des entstehenden Jonons in Konjugation mit der Seitenkette ist – d. h., es entsteht β-*Jonon*. In schwach saurem Medium oder in verdünnten Lösungen starker Säuren wird jedoch (B) schnell durch Bildung von (C) mit einem Anion der weiteren Einwirkung entzogen. Dieses Zwischenprodukt ist im Gegensatz zum labilen (B) relativ nichtreaktiv und kann *Jonon* nur durch Eliminierung der Säure HA unter Verbrauch einer bestimmten Aktivierungsenergie in einem folgenden Schritt bilden. Das *Jonon* aus (C) wird dann eine Folge mehr von relativen Reaktionsgeschwindigkeiten als von thermodynamischen Stabilitäten sein. Wahrscheinlich wird *α-Jonon* aus (C) schneller gebildet als *β-Jonon.*

D. Szabó[74]) bestätigte den Ringschlußmechanismus von F. C. Whitmore[75]).

Moleküle, bei denen zwei isolierte Doppelbindungen durch 2 oder 3 Einfachbindungen getrennt sind, sind zu einem durch Säure katalysierten Ringschluß fähig. Es können 5- oder 6-Ringe entstehen. Wird ein H^+ durch eine der Doppelbindungen gebunden, so stabilisiert sich das auf dem benachbarten C-Atom vorübergehend entstehende Carbeniumion durch Bindung des π-Elektronenpaares der anderen Doppelbindung, also durch Ringschluß. Dann entsteht ein neues Carbeniumion, das durch H^+-Abspaltung – in einigen Fällen auch durch OH^--Aufnahme – stabilisiert wird.

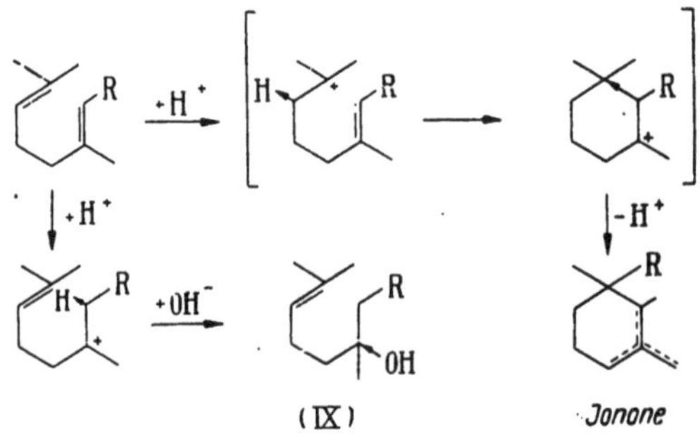

Zur Bestätigung setzte er statt H^+ Alkylkationen zu und erhielt 6-*substituierte Jonone,* mit CH_3Cl in Gegenwart von $AlCl_3$ 6-*Methyl-γ-jonon* (*γ-Iron*). Auch mit HCl-haltigem Methanol wandelte sich *pseudo-Jonon* in kleine Mengen *γ-Iron* um.

Die Bildung von pseudo-Jononhydrat (IX) ist von Coulin[76]) beobachtet worden.

D. Szabó[77]) kam bei Untersuchungen über die Abhängigkeit der Zusammensetzung von Jonongemischen von den Katalysatoren zu dem Schluß, daß starke Säuren über *γ-Jonon* (III) als Zwischenprodukt zu *β-Jonon,* schwache Säuren über ein *retro-Jonon* (X) genanntes Zwischenprodukt zu *α-Jonon* führen (jeweils vorwiegend).

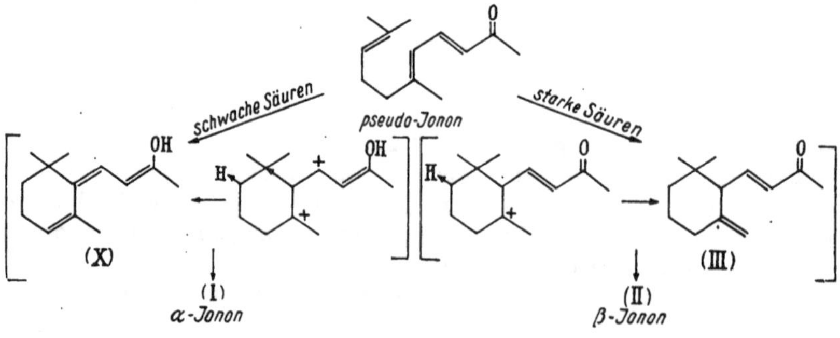

Den Mechanismus der Cyclisierung von *pseudo-Jonon* mit H_2SO_4 in Nitropropan[78]) untersuchten A. W. SEMENOWSKI, W. A. SMIT und W. F. KUCHEROW[79]). Aus reinem *trans-pseudo-Jonon* und aus einem Gemisch von *cis-* und *trans-pseudo-Jonon* erhielten sie unter stereospezifischen Bedingungen Mischungen gleicher Zusammensetzung, und zwar mit etwa 85 bis 90% α- und 10 bis 12% *β-Jonon*. Dies zeigt, daß der Verlauf der Cyclisierung nicht von der Raumstruktur an C_6 und C_7 abhängt und daß die β-Jononbildung durch eine unabhängige Nebenreaktion hervorgerufen wird.

Die als „*Jononterpene*" bezeichneten Nebenprodukte der Cyclisierung des *pseudo-Jonons* untersuchten vor allem Y.-R. NAVES, V. GRAMPOLOFF, P. BACHMANN, R. WAHL, P. ARDIZIO und C. FAVRE[80]). Sie stellten fest, daß außer *tricyclo-Jonon*[81]) vor allem *Oxyde* $C_{13}H_{20}O$, *isomere Ketone* („*iso-Jonone*") und *Hydrate* $C_{13}H_{22}O_2$ vorliegen; letztere lassen sich leicht über die Oxyde in die *iso-Jonone* überführen.

Während man die Bildung von *Jononen* auf den intramolekularen Angriff des Carbeniumions (XI) (gebildet aus *pseudo-Jonon* beim Kontakt mit Säure) durch die

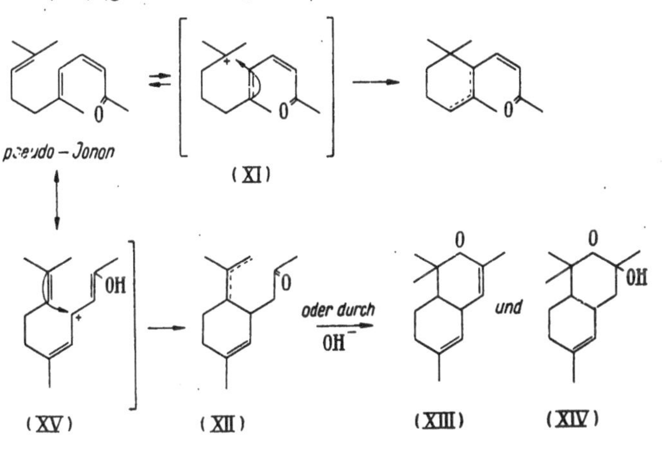

74) Magyar Tudományos Akad. Kém. Tudományok Osztályának Közleményei **12**, 343 (1960); C. A. **54**, 19747 (1960). Nach frdl. zuges. Sonderabdruck.

75) Ind. engng. Chem. **26**, 94 (1934). 76) DRP. 172653 (1904).

77) Magyar Tudomanyos Akad. Kém. Tudomónyok Osztályónak Közleményei **13**, 39 (1960); Acta chim. Hung. **22**, 389 (1960); nach frdl. zuges. Sonderabdruck.

78) W. A. SMIT, A. W. SEMENOWSKI, W. M. MEDWEDEJEWA und W. F. KUCHEROW, Ber. Akad. Wiss. UdSSR **124**, 1080 (1959); C. A. **53**, 15114 (1959).

79) Ber. Akad. Wiss. UdSSR **132**, 1107 (1960); C. A. **54**, 21170 (1960); nach frdl. zuges. Sonderabdruck.

80) C. R. hebd. Séances Acad. Sci. **236**, 1573 (1953); Bull. Soc. chim. France [5] **20**, 873 (1953).

81) Y.-R. NAVES und P. BACHMANN, Helv. chim. Acta **27**, 645 (1944).

Doppelbindung am C_6 beziehen kann, läßt sich die Entstehung der *iso-Jonone* (XII), *Oxyde* (XIII) und *Hydrate* (XIV) aus dem Angriff des Carboniumions (XV) – einem *pseudo-Jonon*-Mesomeren entsprechend – durch die Doppelbindung am C_2 erklären.

Sie stellten fest, daß die Ausbeuten an *Jononen* einerseits, an Derivaten der *iso-Jonone* andererseits vom Cyclisierungsmittel abhängen. Die stärksten LEWIS-Säuren führen zu *Jononen*, während die anderen – auch Wasser – um so mehr *iso-Jonon*-Derivate liefern, je schwächer sie sind. Einige Beispiele sind in der folgenden Tabelle zusammengestellt.

Cyclisierungsmittel	Jonone	Oxyde	iso-Jonone u. Hydrate $C_{13}H_{22}O_2$
BF_3	90	4	4
H_2SO_4, 62,5proz.	78	8	6
H_3PO_4, 85proz.	78	8	6
Ameisensäure, 98proz.	72	8	12
$AlCl_3$ in CS_2	15	60	15
$ZnCl_2$ in CH_3COOH	15	55	20
$NaOOCCH_3$-Hydrat	–	60	30
p-Kresol	–	40	50
Salicylsäure	–	10	70
Wasser	–	–	75

γ-Jonon gewannen B. WILLHALM, U. STEINER und H. SCHINZ[82]) neben *β-Jonon* durch Oxydation von *γ-cyclo-Geraniol* zu *γ-cyclo-Citral* und Umsetzung mit Aceton in Gegenwart von NaH.

Die Strukturen von *γ-Jonon* und *γ-Methyljonon* bestätigten E. T. THEIMER und S. LEMBERG[82a]) durch kernmagnetische Resonanzuntersuchungen.

Eigenschaften: meist schwach gelb gefärbte Öle.

Es wird allgemein bestätigt, daß *α-Jonon* einen süßeren, blumigeren Geruch besitzt als *β-Jonon*, der bei Verdünnung an Veilchen erinnert. *β-Jonon* hat einen starken Geruch, der an Cedernholz und bei Verdünnung an Veilchen erinnert. Deshalb wird im allgemeinen *α-Jonon* in modernen Kompositionen vorgezogen, obwohl ein erfahrener Parfümer diese Geruchsunterschiede gut zur Schattierung der Veilchengerüche benutzen kann.

Während *trans-α-Jonon* nach Veilchen riecht, ähnelt der Geruch des *cis*-Isomeren mehr Cedernholz[83]). Ähnlich riecht *neoiso-α-Iron* nach Veilchen,

[82]) Helv. chim. Acta **41**, 1359 (1958). – Vgl. Y.-R. NAVES, Bull. Soc. chim. France **1950**, 1241. – G. OHLOFF u. a., Liebigs Ann. **652**, 115, 126 (1962).

[82a]) Proc. Sci. Sect. Toilet Goods Assoc. **35**, 18 (1961); C. A. **55**, 19143 (1961).

[83]) M. STOLL und H. SCHINZ, s. G. BÜCHI und N. C. YANG, Helv. chim. Acta **38**, 1338 (1955).

iso-α-Iron nach Cedernholz[84]). *2'-Methyl-β-jonon* ähnelt *2'-Methyl-α-jonon* mehr als *β-Jonon* dem α-Isomeren, da die Resonanz des Dienonsystems in *2'-Methyl-β-jonon* durch sterische Hinderung schwächer ist als im α-Isomeren[85]).

α-Jonon:

$Sdp._{10}$ 121 bis 122°, d_4^{20} 0,9319, n_D^{20} 1,49818[86]);
$Sdp._1$ 80 bis 82°, d_4^{25} 0,9279, n_D^{25} 1,4959[87]);
$Sdp._{11}$ 129 bis 129,5°, d_4^{20} 0,9291, n_D^{20} 1,4987[88]).

β-Jonon:

$Sdp._{10}$ 128 bis 129°, d_4^{20} 0,9448, n_D^{20} 1,51948[86]);
$Sdp._{5,4}$ 110°, d_4^{25} 0,9407, n_D^{25} 1,5183[87]);
$Sdp._{11}$ 134 bis 135°, d_4^{20} 0,9434, n_D^{20} 1,5192[15]).

pseudo-Jonon: hellgelbes, stark lichtbrechendes, etwas dickflüssiges Öl mit wenig charakteristischem Geruch.

$Sdp._{10-11}$ 144 bis 149°, n_D^{20} 1,5230 bis 1,5280[73]);
$Sdp._{12}$ 143 bis 145°, d^{20} 0,8980, n_D^{20} 1,53346[88]).

UV-Spektrum: Y.-R. NAVES und P. BACHMANN[86])[89]).

IR-Spektrum: K. SEITZ, Hs. H. GÜNTHARD und O. JEGER[15]), Y.-R. NAVES und J. LECOMTE[90]), J. LECOMTE[91]), H. H. HAUSDORFF[92]).

Die IR-Spektren von *α-Jonon, pseudo-Jonon* und *Hexahydro-pseudo-jonon* untersuchten auch B. G. SSAWINOW, A. F. MALNEW und G. A. PUTSCHKOWSKAJA[92a])

RAMAN-Spektrum: Y.-R. NAVES und P. BACHMANN[89]).

Kernmagnetisches Resonanzspektrum: M. MARTIN und G. MARTIN[93]).

dl-α-Jonon kann durch Umsetzung mit *l-Menthyl-N-aminocarbamat* („*l-Menthydrazid*") über das Diastereomerengemisch der *d-* und *l-α-Jonon-*

[84]) Y.-R. NAVES, Bull. Soc. chim. France **1956**, 255.

[85]) Y.-R. NAVES, H. BARBIER und P. ARDIZIO, Bull. Soc. chim. France **1951**, 247. – NAVES, Symposium of the Overseas Section of the Society of Chemical Industry, Genf 2. – 3. 5. 1957.

[86]) Y.-R. NAVES und P. BACHMANN, Helv. chim. Acta **26**, 2151 (1943).

[87]) KÖSTER, Chem. Ber. **80**, 248 (1947).

[88]) GILDEMEISTER-HOFFMANN, Die Ätherischen Öle, 3. Aufl. Bd. I, S. 587.

[89]) Helv. chim. Acta **27**, 97 (1944).

[90]) C. R. hebd. Séances Acad. Sci. **233**, 389 (1951); **234**, 924 (1952).

[91]) Bull. Soc. chim. France **1959**, 1061.

[92]) J. Soc. Cosmet. Chem. **4**, 259 (1953).

[92a]) Ukrain. chem. J. **25**, 354 (1959); C. **1962**, 2680.

[93]) C. R. hebd. Séances Acad. Sci. **249**, 884 (1959). – E. T. THEIMER und S. LEMBERG, Proc. Sci. Sect. Toilet Goods Assoc. **35**, 18 (1961); C. A. **55**, 19143 (1961).

menthydrazone in die optischen Antipoden zerlegt werden (fraktionierte Kristallisation aus Äthanol)[94])[95]). Folgende Eigenschaften wurden festgestellt[94]):

dl-α-Jonon-l-menthydrazon, Schmp. 163 bis 165°, $[\alpha]_D$ — 20°;
l-α-Jonon-l-menthydrazon, Schmp. 185°, $[\alpha]_D^{22}$ — 320° (Äthanol);
d-α-Jonon-l-menthydrazon, Schmp. 176°, $[\alpha]_D^{22}$ + 230° (Äthanol).

(Letzteres wurde nicht sehr rein erhalten, da es in Äthanol leichter löslich ist.)

Durch Spaltung mit Wasserdampf in Gegenwart von Phthalsäureanhydrid wurden die *optisch aktiven Jonone* erhalten:

l-α-Jonon: n_D^{25} 1,5000 und $[\alpha]_D^{27}$ — 406°
d-α-Jonon: n_D^{22} 1,5021 und $[\alpha]_D^{23}$ + 347°.

Bei der Hydrolyse erfolgt nach NAVES[95]) partielle Isomerisierung zu *β-Jonon*, das durch das UV-Spektrum nachzuweisen ist; er reinigte die erhaltenen Ketone noch über die Semicarbazone. Es zeigte sich, daß die optischen Antipoden des *α-Jonons* den gleichen Geruch und die gleiche Geruchsnuance wie *dl-α-Jonon* haben, nur ist ihr Geruch weniger lebhaft als der des letzteren; im Liter Luft lassen sich 8 bis $2 \cdot 10^{-6}$ mg *aktive α-Jonone*, dagegen noch 5 bis $2{,}5 \cdot 10^{-7}$ mg *dl-α-Jonon* wahrnehmen.

Zur Oxydation der *Jonone* s. unter Konstitution.

Durch Perphthalsäure wird im wesentlichen die Doppelbindung im Kern, durch alkalisches H_2O_2 dagegen die Doppelbindung in der Seitenkette epoxydiert. Durch aufeinanderfolgende Oxydation nach beiden Verfahren erhält man die *Diepoxyde*[96]).

Durch Einwirkung von $Hg(ac)_2$ auf *α-Jonon* bei 140 bis 160° entsteht *4-Acetoxy-β-jonon*, das über *4-Hydroxy-β-jonon* in *Dehydro-β-jonon* übergeführt werden kann.[97])

Zur Dehydrierung von *α-* und *β-Jonon* mit N-Bromsuccinimid vgl. P. KARRER und P. OCHSNER[98]) und G. BÜCHI, K. SEITZ und O. JEGER[99]).

Durch Oxydation von *β-Jonon* mit tert.-Butylchromat entsteht *4-Oxo-β-jonon*[100]).

[94]) H. SOBOTKA, E. BLOCH, H. CAHNMANN, E. FELDBAU und E. ROSEN, J. Amer. chem. Soc. **65**, 2061 (1943).
[95]) Y.-R. NAVES, Helv. chim. Acta **30**, 769 (1947).
[96]) P. KARRER und H. STÜRZINGER, Helv. chim. Acta **29**, 1829 (1946).
[97]) P. KARRER und C. H. EUGSTER, Helv. chim. Acta **34**, 1400 (1951).
[98]) Helv. chim. Acta **31**, 2093 (1948). [99]) Helv. chim. Acta **32**, 39 (1949).
[100]) OPPENHAUER und OBERRAUCH, An. Asoc. quím. Argent. **37**, 246 (1949). — V. PRELOG und M. OSGAN, Helv. chim. Acta **35**, 986 (1952).

C. J. W. BROOKS, G. EGLINTON und D. S. MAGRILL[101]) erhielten durch $KMnO_4$-Oxydation von *β-Jonon 2,4,5,6,7,7a-Hexahydro-3-hydroxy-4,4,7a-trimethyl-benzofuranon-2* (s. auch S. 372).

Durch Einwirkung von HJ und rotem Phosphor entsteht aus den beiden Jononen *Jonen* (XV)[102]).

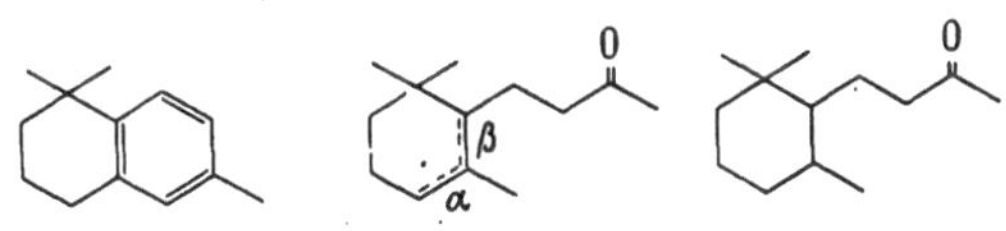

(XV) (XVI) (XVII)

Die katalytische Hydrierung der *Jonone* führt je nach den Bedingungen zu einem oder mehreren der folgenden Verbindungen: *Dihydro-α-* bzw. *-β-jonon* (XVI), *Dihydro-α-* bzw. *-β-jonol*, *Tetrahydrojonon* (XVII) und *Tetrahydrojonol*[103]). Erschöpfende Hydrierung ergibt als Endprodukt *Tetrahydrojonol*; je nach Art des verwendeten Katalysators ist die Reihenfolge der Zwischenprodukte unterschiedlich. So entsteht *Tetrahydrojonol* in Gegenwart von Platin über *Dihydrojonon* und *Tetrahydrojonon*, in Gegenwart von RANEY-Nickel über *Dihydrojonon* und *Dihydrojonol*.

Während *α-Jonon* bei 20° und 760 mm durch 1 Mol H_2 an RANEY-Nickel vollständig zu *Dihydro-α-jonon* hydriert wird, ergibt *β-Jonon* unter gleichen Bedingungen nur etwa 60% *Dihydro-β-jonon* neben *cis-Dihydrojonon*, dem Stereoisomeren des von PRELOG und FRICK[104]) durch Kondensation von *trans-Dihydrocyclocitral* mit *Aceton* dargestellten *Dihydrojonons*[105]).

Der Geruch der *Jonone* vermindert sich bei der Hydrierung zu den Dihydroverbindungen; die Alkohole riechen nicht mehr nach Veilchen.

[101]) J. chem. Soc. (London) **1961**, 308.

[102]) TIEMANN und KRÜGER, Ber. dtsch. chem. Ges. **26**, 2693 (1893). – BAEYER, ebenda **32**, 2438 (1899). – BOGERT und FOURMAN, J. Amer. chem. Soc. **55**, 4670 (1933). – BOGERT, DAVIDSON und APFELBAUM, ebenda **56**, 959 (1934). – Vgl. MÜLLER, J. prakt. Chem. [2] **154**, 82 (1939).

[103]) SKITA, Ber. dtsch. chem. Ges. **45**, 3312 (1912); **48**, 1495 (1915). – L. RUZICKA, Helv. chim. Acta **2**, 352 (1919). – RUZICKA und FISCHER, ebenda **17**, 633 (1934). – L. PALFRAY, S. SABETAY und J. KANDEL, C. R. hebd. Séances Acad. Sci. **203**, 1376 (1936). – J. KANDEL, ebenda **205**, 994 (1937); Ann. Chim. **11**, 73 (1939). – Y.-R. NAVES und P. BACHMANN, Helv. chim. Acta **26**, 2151 (1943); **27**, 626 (1944).

[104]) Helv. chim. Acta **31**, 2256 (1948).

[105]) Y.-R. NAVES und P. ARDIZIO, Helv. chim. Acta **32**, 206 (1949).

Die Darstellung von *Dihydro-γ-jonon* wurde vor allem in Hinblick auf die Gewinnung von Substanzen mit Ambrageruch ausgiebig untersucht.[106])

Destillation von *α-Jononhydrazon* über Natriumäthylat ergibt *α-Jonan*[107]).

Reduktion der *Jonone* nach MEERWEIN-PONNDORF-VERLEY[108]) oder mit Natrium und Äthanol[109]) ergibt α- bzw. *β-Jonol.*

trans-α-Jonon führten G. BÜCHI und N. C. YANG[110]) durch UV-Bestrahlung in alkoholischer Lösung unter Stickstoff in *cis-α-Jonon* über ($Sdp._1$ 72 bis 72,5°, n_D^{25} 1,4890, 4-Phenylsemicarbazon Schmp. 166 bis 167°). Bei UV-Bestrahlung von *trans-β-Jonon* entstanden neben polymeren Verbindungen wahrscheinlich über *cis-β-Jonon* ein bicyclisches Pyranderivat $C_{13}H_{20}O$ und ein bicyclisches Keton $C_{13}H_{20}O$[111]).

Die Reaktionen des *β-Jonons* wurden vor allem in Zusammenhang mit der *Vitamin A*-Synthese untersucht. So führt z. B. REFORMATSKY-Reaktion von *β-Jonon* mit Chloressigsäureester zu *β-Jonyliden-essigsäureester*[112]), NEF-Reaktion mit Acetylen zum entsprechenden *Äthinylcarbinol*[113]), DARZENS-Reaktion zu *Aldehyden*[114]).

Mit GRIGNARD-Verbindungen reagiert *α-Jonon* normal; aus *β-Jonon* entstehen neben viel 1,2-Addukten auch 1,4-Addukte[115]).

Die *Propylenketale der Jonone* erhält man leicht nach der Methode von S. KUHN[116]) durch Erhitzen der *Jonone* mit Propandiol-1,2 und Benzol in Gegenwart von etwas p-Toluolsulfonsäure in 80proz. Ausbeute[117]).

106) Vgl. z. B. M. STOLL, B. WILLHALM und G. BÜCHI, Helv. chim. Acta **38**, 1573 (1955). STOLL, ebenda 1587. – D. STAUFFACHER und H. SCHINZ, ebenda **37**, 1227 (1954). 107) KISHNER, J. russ. phys.-chem. Ges. **43**, 1398 (1911).

108) L. PALFRAY, S. SABETAY und J. KANDEL, C. R. hebd. Séances Acad. Sci. **203**. 1376 (1936). 109) HUNGER, Seifensieder-Ztg. **68**, 431, 441 (1941).

110) Helv. chim. Acta **38**, 1338 (1955).

111) G. BÜCHI und N. C. JANG, J. Amer. chem. Soc. **79**, 2318 (1957); Chem. and Ind. **1955**, 357.

112) KARRER und MORF, Helv. chim. Acta **16**, 625 (1933). – N. G. YOUNG und S. L. LINDEN, J. Amer. chem. Soc. **69**, 2042 (1947). – G. I. SAMOCHWALOW, M. A. MIROPOLSKAJA, L. A. WALUKOWA und N. A. PREOBRASHENSKI, C. A. **50**, 198, 4077 (1947); **51**, 7331 (1957).

113) THOMPSON und GOULD, J. Amer. chem. Soc. **57**, 340 (1935). – KARRER und BENZ, Helv. chim. Acta **31**, 390 (1948).

114) Y. R. NAVES, H. BARBIER und P. ARDIZIO, Bull. Soc. chim. France [5] **17**, 1188 (1950); **19**, 384 (1952).

115) Vgl. hierzu W. OROSHNIK, G. KARNAS und R. A. MALLORY, J. Amer. chem. Soc. **76**, 2325 (1954).

116) J. prakt. Chem. [2] **156**, 115 (1940).

117) Y.-R. NAVES, Bull. Soc. chim. France [5] **18**, 372 (1951). – Vgl. P. BÄCHLI und H. SCHINZ, Helv. chim. Acta **34**, 1160 (1951).

Unter dem Einfluß von Alkalien stellt sich ein Gleichgewicht zwischen α- und *β-Jonon* ein. Zum Beispiel wird *α-Jonon* teilweise in *β-Jonon* umgelagert, wenn es mit Natriumäthylat in Lösung gehalten wird. Ähnlich verhält sich *β-Jonon*.[118])

Da die *homologen*, in der Seitenkette substituierten *Jonone* nicht in ätherischen Ölen gefunden worden sind, können sie hier nur gestreift werden. Die wichtigsten von diesen sind zweifellos die verschiedenen *Methyljonone*, die durch Cyclisierung der aus *Citral* und *Methyläthylketon* erhaltenen *Methyl-pseudo-jonone* gewonnen werden (s. Schema).

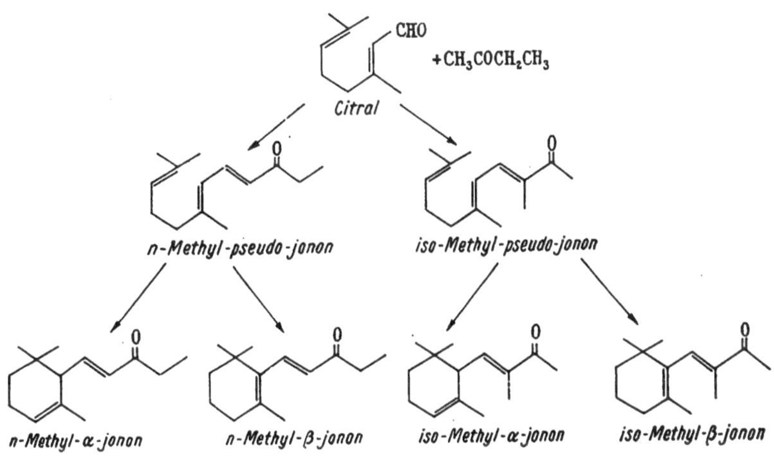

Wegen ihres starken, den der Jonone übertreffenden Veilchengeruches sind die *Methyljonone* von großer Bedeutung für die Parfümerie. Sie wurden zuerst von Haarmann und Reimer[119]) hergestellt; wie bei den *Jononen* führt H_2SO_4 vorwiegend zu *β*-, H_3PO_4 vorwiegend zu α-Verbindungen.

Zur Darstellung, Abtrennung und Chemie der vier *Methyljonone* obiger Struktur vgl. G. W. Pope und M. T. Bogert[120]), H. Köster[121]), Du Pont[122]). H. Barbier, Y.-R. Naves und P. Ardizio[123]), Naves und P. Bachmann[124]),

[118]) H. Köster, Ber. dtsch. chem. Ges. **77**, 553 (1944).
[119]) DRP. 75120 (1893). – Vgl. DRP. 150827 (1903).
[120]) J. org. Chemistry **2**, 276 (1937).
[121]) J. prakt. Chem. [2] **143**, 249 (1935); Deutsche Parfümeur-Ztg. **21**, 259 (1935); Chem. Ber. **80**, 250, 253 (1947).
[122]) A. P. 2080498 (1937); 2080497 (1937); C. **1937**, II. 2083.
[123]) Bull. Soc. chim. France [5] **18**, 247, 254 (1951).
[124]) Helv. chim. Acta **26**, 2152 (1943).

NAVES und ARDIZIO[125]), Givaudan et Cie.[126]), LUSSKIN und WINSTON[127]), M. G. J. BEETS und H. VAN ESSEN[128]) u. a.

Zur Stereochemie, Struktur und den physikalischen Eigenschaften der *Methyl-pseudo-jonone* und *Methyljonone* vgl. E. A. BRAUDE und E. R. H. JONES[129]), M. G. J. BEETS und P. H. WITJENS[130]), H. BARBIER, Y.-R. NAVES und P. ARDIZIO[123]), NAVES und ARDIZIO[125]).

H. KÖSTER[121]) ermittelte folgende Eigenschaften für die vier isomeren *Methyljonone*:

n-Methyl-α-jonon: $Sdp._{2,6}$ 97°, d_4^{25} 0,9210, n_D^{25} 1,4938;
n-Methyl-β-jonon: $Sdp._{2,6}$102°, d_4^{25} 0,9338, n_D^{25} 1,5140;
iso-Methyl-α-jonon: $Sdp._{3,1}$93°, d_4^{22} 0,9304, n_D^{25} 1,4990;
iso-Methyl-β-jonon: $Sdp._{3,1}$94°, d_4^{25} 0,9299, n_D^{25} 1,5013.

Die Isomeren unterscheiden sich im Geruch[131]):

n-Methyl-α-jonon: ähnlich wie α-Jonon, aber milder und gedämpfter.

n-Methyl-β-jonon: ähnlich β-Jonon, zusätzlich zu Veilchen- und Cedernnote eine Russisch-Ledernote.

iso-Methyl-α-jonon: besitzt den feinsten Jonongeruch, an Veilchen und Iris erinnernd. Hoch im Preis wegen der guten Geruchseigenschaften und schwieriger Herstellung.

iso-Methyl-β-jonon: interessante pudrige und irisartige Note mit holzigem Anklang.

Andere Homologe der Jonone sind z. B.: *Janthon* (aus Citral und Mesityloxyd)[132]), *Acetyljonon* (aus Citral und Acetylaceton)[133]), *n-* und *iso-Äthyljonone* (aus Citral und Methylpropylketon)[134]), *Dimethyljonone* (aus Citral und Diäthylketon)[134]). Die *Jonone* aus *Citral* und *Methyl-tert.-butylketon, p-Cyclohexylacetophenon, 2-Acetylthiophen, 2-tert.-Butyl-5-acetylthiophen, 2-Benzyl-5-acetylthiophen* untersuchte M. SY[135]).

[125]) Bull. Soc. chim. France [5] 18, 639 (1951).
[126]) E. P. 666993; C. 1956, 6608. – DBP. 812313; C. 1952, 2094. – Schwz. P. 277981; C. 1954, 2930. – A. P. 2517576; C. 1951, II. 613.
[127]) J. Amer. chem. Soc. 71, 2414 (1949).
[128]) Rec. Trav. chim. Pays-Bas 77, 1138 (1958).
[129]) J. Amer. chem. Soc. 72, 1041 (1950).
[130]) Rec. Trav. chim. Pays-Bas 69, 236 (1950).
[131]) Nach P. Z. BEDOUKIAN, Perfumery Synthetics and Isolates, van Nostrand 1951, S. 259.
[132]) BARBIER und DURAND (Huguenin et Cie.), DRP. 118288 (1901).
[133]) HAARMANN und REIMER, DRP. 126960 (1901).
[134]) H. KÖSTER, Chem. Ber. 80, 250 (1947).
[135]) C. R. hebd. Séances Acad. Sci. 243, 1772 (1956); Ind. Parfumerie 12, 351 (1957).

In neuerer Zeit sind die *Allyljonone* bekannt geworden; *Allyl-2⁴-α-jonon* wird unter der Bezeichnung *Cetone V* von Givaudan hergestellt. Schon H. BARBIER[136]) gewann aus *Citral* und *Allylaceton 11-Allyl-pseudo-jonon*, das G. C. KITCHENS[137]) zu *Allyl-α-jonon* cyclisierte (mit BF_3). *Allyl-2⁴-α-jonon* (XVIII) hat folgende Eigenschaften: Sdp.$_{0,15}$ 102 bis 104°, d_4^{20} 0,9289, n_D^{20}

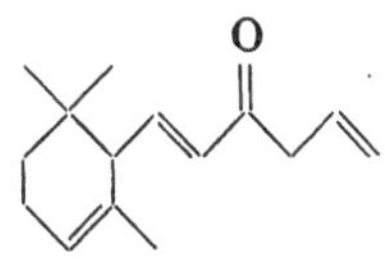

(XVIII)

1,50402; 2,4-Dinitrophenylhydrazone Schmp. 162,5 bis 163° und 155,5 bis 156°[138]).

Ein neues Isomeres (XIX) der *Jonone* mit Allengruppe stellten T. MIKI und Y. HARA[139]) aus *2,6,6-Trimethylcyclohexanon* dar. Von der gleichen Verbindung ausgehend erhielten sie auch ein neues *Dihydro-jonon* (XX)[140]).

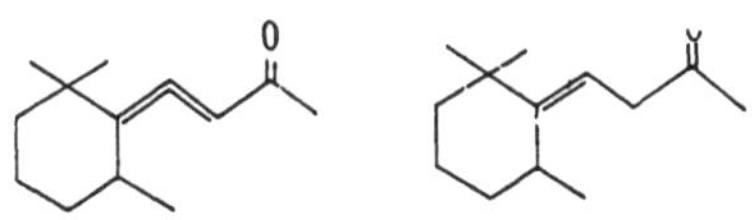

(XIX) (XX)

Jononähnlichen Geruch hat auch *β-Eujonon* (*2-Methyl-4[1', 1',3'-trimethyl-cyclohexen-2'-yl-2']butadienyl-1-methylketon*) (P. KARRER und R. MORF[141])).

Die *im Ring substituierten Jonone* sind schwieriger zugänglich. Die *6-Methyljonone* sind als *Irone* bekannt (s. d.); zu den *4-* und *5-Methyljononen* vgl. M. STOLL und Mitarbeiter[142]), zu den *2-Methyljononen* vgl. H. R. VOGT und H. SCHINZ[143]), zu den *6-Äthyljononen* vgl. W. SURBER und H. SCHINZ[144]).

β-Jonon hat große Bedeutung als Ausgangsprodukt für die Gewinnung von *Vitamin A* und wurde deshalb vielseitig bearbeitet. Synthesen des

136) A. P. 1898075, 2051812 (1930) (Givaudan-Delawanna).
137) A. P. 2517576 (1948) (Givaudan-Delawanna).
138) Givaudan, F. P. 975344 (1948); Schw. P. 277981 (1948); C. 1954, 2930. DBP. 812313 (1949); C. 1952, 2094. E. P. 666993; C. 1956, 6608. – Y.-R. NAVES und P. ARDIZIO, Bull. Soc. chim. France 1956, 1713.
139) Pharmac. Bull. [Japan] 4, 89 (1956).
140) T. MIKI und Y. HARA, Pharmac. Bull. [Japan] 4, 85 (1956); nach frdl. zuges. Sonderabdrucken.
141) Helv. chim. Acta 17, 3 (1934).
142) M. WINTER, H. SCHINZ und M. STOLL, Helv. chim. Acta 30, 2213 (1947). – A. ROUVÉ und STOLL, ebenda 2216.
143) Helv. chim. Acta 37, 2196 (1954).
144) Helv. chim. Acta 37, 1239 (1954).

Vitamins A sind u. a. von R. KUHN und R. MORRIS[145]) und D. A. VAN DORP und J. F. ARENS[146]) beschrieben worden. In neuerer Zeit spielt die CARROLLsche Reaktion hierbei eine große Rolle (Hoffmann-LaRoche).

Es ist interessant, daß auch Pflanzen hierzu in der Lage sind. Zum Beispiel wurde an Kontrollkulturen von *Phykomyces* die Bildung von *β-Carotin* im Mycel nach β-Jononzugabe wesentlich vermehrt.[147])

Über die Umwandlungen, welche die *Jonone* im tierischen Organismus erleiden, ist noch verhältnismäßig wenig bekannt. Bei Verfütterung von *β-Jonon* an Kaninchen wurden im Harn neben unverändertem *β-Jonon* *β-Jonol*, *Dihydro-β-jonol*, *Hydroxy-β-jonol*, *Hydroxy-β-jonon* und *Hydroxy-β-dihydrojonol* ausgeschieden.[148]) Demnach hat die Auffassung, daß die von V. PRELOG aus dem Harn trächtiger Stuten isolierten Verbindungen mit 13 C-Atomen Abbauprodukte der *Carotinoide* sind, große Wahrscheinlichkeit (s. S. 370).

Zur Verwendung des *β-Jonons* gegen Hyperthyreose vgl. M. L. ROCHLINA und A. A. BODROWA[149]), über seine physiologische Wirkung allgemein s. M. L. ROCHLINA und Mitarbeiter[150]). Den Einfluß von *α-Jonon* auf den Aktionsstrom der Retina untersuchte K. OHKI[151]).

Identifizierung: Die nachstehende Tabelle gibt einen Überblick über die Schmelzpunkte der wichtigsten Derivate der *Jonone*.

Derivat	α-Jonon	β-Jonon
Oxim	89–90°[152])	flüssig[152])
Semicarbazon	107–108°	148–149°[152])[154])
	137–138° [152])[153])	
	142–143°	
4-Phenylsemicarbazon	186,5–187°[154])	161,5–162,5°[154])[155])
Thiosemicarbazon	121°[152])	158°[152])
p-Bromphenylhydrazon	142–143°[152])	116–118°[152])
	132–133°[156])	
p-Nitrophenylhydrazon	113°[152])	173°[152])
2,4-Dinitrophenylhydrazon	151°[154])[157])	128,5–129°[157])
Hydrazon	—	104–105°[152])
3-Benzhydrazon	149,5–150,5°[153])	

[145]) Ber. dtsch. chem. Ges. **70**, 853 (1937).

[146]) Pharmac. Weekbl. 82, 536 (1947); Chem. Engng. News **25**, 3106 (1947).

[147]) C. MACKINNEY, T. NAKAYAMA, C. D. BUSS und C. O. CHICHESTER, J. Amer. chem. Soc. **74**, 3456 (1952). – B. G. ENGEL, J. WÜRSCH und M. ZIMMERMANN Helv. chim. Acta **36**, 1771 (1953).

[148]) H. J. BIELIG und A. HAYASIDA, Z. physiol. Chem. **266**, 99 (1940).

Von *pseudo-Jonon* sind folgende Derivate bekannt:

p-Bromphenylhydrazon, Schmp. 102 bis 104°[152];

4-[2,4-Dinitrophenyl]-semicarbazon, Schmp. 227° (Z.)[158];

2,4-Dinitrophenylhydrazone, Schmp. 149° (*Geranial*-Form) und 119° (*Neral*-Form)[159]. TAVEL[156] fand Schmp. 146 bis 147°, ALLEN[160] Schmp. 143°.

Die BECKMANNsche Umlagerung von α-*Jonon-oxim* untersuchten I. L. KNUNJANZ und B. P. FABRITSCHNYI[161].

Wie Y.-R. NAVES und P. BACHMANN[155] feststellten, lagert sich das *Semicarbazon* des *β-Jonons* beim Erhitzen auf 180° teilweise in *α-Jonon-semicarbazon* um. Erhitzt man *β-Jonon-semicarbazon* 3 Minuten mit Anilin, so erhält man nach zweimaliger Umkristallisation aus Äthanol das reine *4-Phenylsemicarbazon* des *β-Jonons*; erhitzt man länger, erhält man ein unreines Präparat mit Schmp. 157,5 bis 158°.

Nach L. CRABALONA[162] läßt sich *α-Jonon-semicarbazon* aus *α-Jonon* nicht nur mit dem Sulfat, sondern im Gegensatz zu Literaturangaben auch mit dem Hydrochlorid des Semicarbazids und krist. Natriumacetat in Wasser in guter Ausbeute erhalten.

Die *p-Bromphenylhydrazone* werden in Eisessiglösung hergestellt und aus verdünntem Methanol oder aus Ligroin umkristallisiert.

Die R_B-Werte der *Jonon-2,4-dinitrophenylhydrazone* bei der Chromatographie an chromatoplates und ihre Reproduzierbarkeit untersuchten g. H. DHONT und C. DE ROOY[162a].

149) C. R. Acad. Sci. UdSSR **30**, 874 (1941); C. **1942**, II. 1363.

150) Nachr. Ophthalmol. **27**, 28 (1948); C. **1948**, E. II. 1292.

151) Hukuoka Acta med. **44**, 132 (1953).

152) F. TIEMANN, Ber. dtsch. chem. Ges. **31**, 871ff. (1898). – GILDEMEISTER-HOFFMANN, Die Ätherischen Öle, 3. Aufl. Bd. I, S. 589.

153) Y.-R. NAVES und P. BACHMANN, Helv. chim. Acta **26**, 2151 (1943); **27**, 645 (1944).

154) Y.-R. NAVES und J. LECOMTE, Bull. Soc. chim. France [5] **20**, 112 (1953).

155) Y.-R. NAVES und P. BACHMANN, Helv. chim. Acta **32**, 966 (1949).

156) CH. TAVEL, Helv. chim. Acta **33**, 1266 (1950).

157) Y.-R. NAVES und P. ARDIZIO, Helv. chim. Acta **32**, 1228 (1949).

158) GILLAM und MOSS, J. chem. Soc. (London) **1947**, 1390.

159) KAPPELER, GRÜTTER und SCHINZ, Helv. chim. Acta **36**, 1865, 1872 (1953).

160) J. Amer. chem. Soc. **52**, 2958 (1930).

161) Ber. Akad. Wiss. UdSSR **85**, 793 (1952); C. **1953**, 1491.

162) Bull. Soc. chim. France [5] **13**, 70 (1946).

162a) Analyst. **86**, 74 (1961).

Die *optisch aktiven*, durch Spaltung des Razemats erhaltenen *Jonone* geben folgende Derivate[94]):

l-α-Jonon-2,4-dinitrophenylhydrazon, Schmp. 133°; die unreine rechtsdrehende Verbindung schmolz bei 129°.

l-α-Jonon-p-chlorbenzoylhydrazon, Schmp. 200 bis 201°; die unreine rechtsdrehende Verbindung schmolz bei 196 bis 198°.

Nach Allen und Cates[163]) reagiert *1-Methyl-3-carbohydrazido-pyridinium-p-toluolsulfonat* nur mit *β-Jonon*; das entstehende Derivat schmilzt bei 147°.

β-Jonon läßt sich auch als *m-Nitrobenzhydrazid* nachweisen und bestimmen.[164])

Die IR-Spektren der Derivate der *Jonone* untersuchten Y.-R. Naves und J. Lecomte[165]), die UV-Spektren der 2,4-Dinitrophenylhydrazone Y.-R. Naves und P. Ardizio[166]).

Die physikalischen Eigenschaften eines Jononpräparates lassen keinen endgültigen Schluß auf seine Reinheit zu. Um es auf seinen Gehalt an *reinem Jonon* zu prüfen, muß man die evtl. anwesenden, bei der Fabrikation entstehenden Nebenprodukte entfernen.

Zu diesem Zwecke kocht man das betreffende Präparat mit der dreifachen Gewichtsmenge $NaHSO_3$-Lauge, deren freie schweflige Säure durch verdünnte Sodalösung abgestumpft ist, 10 bis 15 Stunden lang, je nachdem das *Jonon* leicht oder langsam mit Bisulfit reagiert, am Rückflußkühler. Der von Schmidt[167]) empfohlene Alkoholzusatz ist nach Beobachtungen von Schimmel & Co. nicht nötig. Zur Entfernung der nicht in Reaktion getretenen Anteile wird nach dem Verdünnen mit Wasser viermal mit Äther extrahiert. Liegt relativ reines Jonon vor, so tritt auf Wasserzusatz nur schwache Trübung, im gegenteiligen Falle Ölabscheidung ein. Falls die extrahierten Anteile noch nach *Jonon* riechen, ist eine nochmalige Behandlung notwendig. Die Differenz zwischen dem angewandten und extrahierten Öl gibt den Gehalt an *Jonon* an.

Es empfiehlt sich, Jononpräparate noch besonders auf einen Gehalt an Äthanol zu prüfen, da derartig verfälschte Produkte mehrfach angetroffen worden sind. Auch Phthalsäureester wird als Verfälschungsmittel benutzt.[168])

[163]) J. org. Chemistry **6**, 596 (1941).

[164]) J. B. Wilson und G. L. Keenan, J. Assoc. offic. Agric. Chem. **22**, 389 (1939); C. A. **33**, 6978 (1939). – Wilson, ebenda 378.

[165]) Bull. Soc. chim. France [5] **20**, 112 (1953); C. R. hebd. Séances Acad. Sci. **234**, 1148 (1952).

[166]) Helv. chim. Acta **31**, 1926 (1948); **32**, 1228 (1949). – Vgl. Braude und Jones, J. chem. Soc. (London) **1945**, 498. – Djerassi und Ryan, J. Amer. chem. Soc. **71**, 1000 (1949).

[167]) Z. angew. Chem. **13**, 189 (1900).

[168]) Schimmel & Co., Ber. Schimmel **1919**, 72.

Das Verhältnis *α-Jonon*: *β-Jonon* in Jonongemischen läßt sich mit hinreichender Genauigkeit aus den Brechungsindices ermitteln.[169]) Besser ist es, die so erhaltenen Werte noch durch Bestimmung der UV-Absorption bei 225 bis 227 mμ (für *α-Jonon*) und 296 mμ (für *β-Jonon*) zu prüfen.[170])

α-Jonon gibt in alkoholischer Lösung mit 20proz. Natronlauge eine gelbrote Färbung, reines *β-Jonon* nicht.[171])

Über die Anwendung der EM-Reaktion zur Reinheitsprüfung von *α-Jonon* vgl. A. MÜLLER[172]); spricht schon auf geringe β-Jononmengen durch Rotorangefärbung an.

Eine kolorimetrische Methode zur Bestimmung von β-neben α-Jonon mit HCl-Essigsäure beschrieb M. PESEZ[173]).

Etwa 0,1 g Jonongemisch wird mit Eisessig auf 10 ml aufgefüllt. 1 ml dieser Lösung wird mit 5 ml eines Gemisches aus 10 ml Salzsäure und 90 ml Eisessig 1 Stunde auf 40° erwärmt. Nach dem Abkühlen (innerhalb 10 Min.) wird unter Verwendung der Schichtdicke 1 cm die Extinktion bei 5500 Å bestimmt. Zwischen 1 und 5 mg ist die Extinktion der β-Jononmenge proportional, α-Jonon stört nicht.

Zur Gesamtbestimmung der *Jonone* eignet sich nach R. D. HENDRIKS und A. RECLAIRE[174]) folgendes Oximierungsverfahren:

5 ccm *Jonon* werden zwei Stunden lang mit einem filtrierten Gemisch der Lösungen von 15 g $NH_2OH \cdot HCl$ und 18 g K_2CO_3 in je 37,5 g Wasser unter Rückfluß erhitzt. Hierauf bringt man das Gemisch so heiß wie möglich in einen Scheidetrichter, trennt die wäßrige Schicht ab, wäscht das oximierte Öl dreimal mit heißem Salzwasser und filtriert so heiß wie möglich. In etwa 0,5 bis 1 g des oximierten Öls bestimmt man den Stickstoff nach KJELDAHL[175]) in etwa 2 bis 3 Stunden. Der Jonongehalt ergibt sich aus $x = \frac{53{,}82a}{14 - 0{,}042a}$ (a = ccm $n/_5$-H_2SO_4, die für 1 g oximiertes Öl nötig sind).

Y.-R. NAVES[176]) zeigte, daß die *Jonone* mit Essig-ameisensäureanhydrid unter den Bedingungen, die für die Bestimmung von Alkoholen in Frage kommen, keine Ameisensäureester bilden.

[169]) Y.-R. NAVES und P. BACHMANN, Helv. chim. Acta **26**, 2151 (1943). — K. SEITZ, Hs. H. GÜNTHARD und O. JEGER, Helv. chim. Acta **33**, 2196 (1950).

[170]) W. A. SMIT, A. W. SEMJENOWSKI, W. M. MEDWEDEJEWA und W. F. KUCHEROW, Ber. Akad. Wiss. UdSSR **124**, 1080 (1959); C. A. **53**, 15114 (1959). — H. J. V. KRISHNA und B. N. JOSHI, J. org. Chemistry **22**, 224 (1957).

[171]) P. KARRER und U. BLASS, Helv. chim. Acta **36**, 463 (1953).

[172]) Deutsche Parfümeur-Ztg. **26**, 239 (1940). — Vgl. Ber. Schimmel **1941**, 94.

[173]) Bull. Soc. chim. France [5] **1955**, 190.

[174]) Perfum. Record **19**, 493 (1928).

[175]) Vgl. Ber. Schimmel **1928**, 18.

[176]) Helv. chim. Acta **29**, 12 (1946).

Zur chromatographischen Trennung von *pseudo-Jonon* und *β-Jonon* vgl. Brockmann und Volpers[177]).

Den Nachweis des Jonons durch aufsteigende Entwicklung an chromatoplates und Sichtbarmachung mit 2,4-Dinitrophenylhydrazin und Sudan III beschrieben B. J. Frydman, A. L. Montes und A. Troparevsky[177a]).

Über die polarographische und spektrographische Bestimmung von *Citral*, *pseudo-Jonon*, *α-Jonon*, *β-Jonon* und *C_{14}-Aldehyd* berichteten E. Knobloch, K. Hejno, Z. Arnold, K. Mňouček und Z. Bacík[178]).

Danach sind 1% *β-Jonon* neben 99% *C_{14}-Aldehyd* in Boratpuffer (pH 7,6) mit 50% Äthanol und einer Spur Gelatine erfaßbar. In 0,06-n-NH_4Cl-Lösung mit wenig Gelatine wird *pseudo-Jonon* neben *Citral* und *β-Jonon* bestimmt. *β-Jonon* neben *α-Jonon* wird in Borat- oder Brittonpufferlösung (pH 9) in 40proz. Äthanol erfaßt. *Pseudo-Jonon* und *β-Jonon* sind auf polarographischem Wege nicht trennbar. Ersteres kann mit Hilfe des IR-Spektrums bestimmt werden (charakteristische Absorptionsbande bei 885 cm^{-1}). Auch α- und *β-Jonon* sowie *Citral* lassen sich in Mischungen dieser Stoffe durch die charakteristischen Absorptionsbanden (828 cm^{-1} für *α-Jonon* 980 cm^{-1} für *β-Jonon*, 850 cm^{-1} für *Citral*) bestimmen.

Die gaschromatographische Analyse der *Jonone* und *Methyljonone* untersuchten vor allem R. O. Crisler und C. L. Benford[179]).

Sie erreichten eine analytisch ausreichende Trennung von α- β- und *pseudo-Jonon* sowie von α-, β- und *γ-Methyljonon* an 30% Apiezon L auf Celite 545 (40 bis 140 mesh, vorbehandelt) mit Helium als Trägergas (78 ml pro Minute) und 180° Säulentemperatur (Wurzelheizung 210°) für die *Jonone* bzw. 195° Säulentemperatur (Wurzelheizung 265°) für *Methyljonone*. Injektion von 5 μl durch Spritze (Kupfersäule von 6 foot x 0,25 inch). Die beobachteten Retentionszeiten unterschieden sich folgendermaßen: *α-Jonon* 20, *β-Jonon* 24, *pseudo-Jonon* 27; *γ-Methyljonon* 18, *δ-Methyljonon* 20, *α-Methyljonon* 21,5, *β-Methyljonon* 27. Die Reproduzierbarkeit ist sehr gut (± 0,6%), Genauigkeit ± 1,4%.

Vgl. hierzu auch G. A. P. Tuey[180]).

Verwendung: Die verschiedenen Jonone sind wertvolle Bestandteile der verschiedensten Parfümkompositionen; Näheres über die einzelnen Geruchsrichtungen s. S. 382 und 388.

β-Jonon dient in großem Umfang für die Synthese von *Vitamin A* und wird in Zukunft hierfür in riesigen Mengen benötigt.

[177]) Ber. dtsch. chem. Ges. **80**, 79 (1947).
[177a]) An. Asoc. quím. Argent. **45**, 248 (1957).
[178]) Acta chim. Acad. Sci. hung. **9**, 471 (1956); C. **1959**, 5074; Českoslov. Farmac. **6**, 241 (1957); nach Miltitzer Ber. **1959**, 179.
[179]) Analytic. Chem. **31**, 1516 (1959); nach frdl. zuges. Sonderabdruck.
[180]) Soap, Perfum. Cosmetics **31**, 353 (1958).

Die Irone

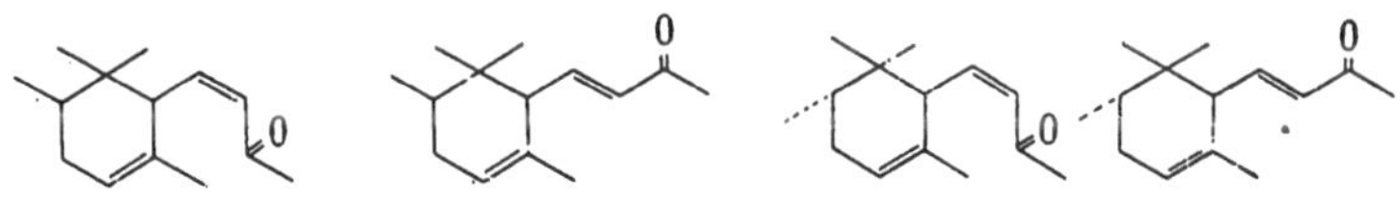

α-Iron (I) neo-α-Iron (II) iso-α-Iron (III) neoiso-α-Iron (IV)

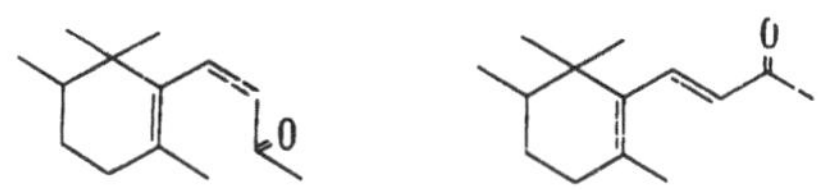

β-Iron (V) neo-β-Iron (VI)

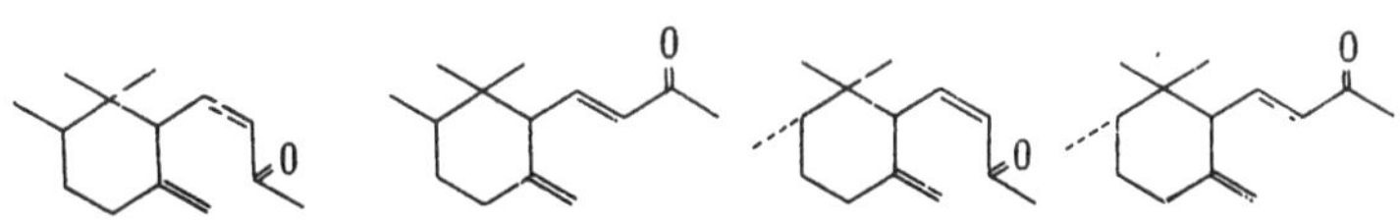

γ-Iron (VII) neo-γ-Iron (VIII) iso-γ-Iron (IX) neoiso-γ-Iron (X)

$C_{14}H_{22}O$. Mol.-Gew. 206,32

Vorkommen: *Iron* wurde zuerst von F. TIEMANN und P. KRÜGER[1]) aus Irisöl isoliert. Inzwischen hat man folgende Isomeren darin nachgewiesen:

neo-γ-Iron[2])[3])
α-Iron[2])[4])[5])
neo-β-Iron[2])[6])
neo-α-Iron[7])
neoiso-α-Iron[5])[8])[9])
γ-Iron (?)[10]).

1) Ber. dtsch. chem. Ges. **26**, 2675 (1893); **28**, 1757 (1895); **31**, 809 (1898).
2) L. RUZICKA, C. F. SEIDEL, H. SCHINZ und M. PFEIFFER, Helv. chim. Acta **30**, 1807 (1947).
3) Y.-R. NAVES, Helv. chim. Acta **31**, 1876, 2047 (1948); **32**, 1151, 2186 (1949); **35**, 1826 (1952); Perfum. Record **44**, 409 (1953). – NAVES und P. BACHMANN, Helv. chim. Acta **32**, 402 (1949).
4) Y.-R. NAVES, Helv. chim. Acta **30**, 2221 (1947). – NAVES und P. BACHMANN, ebenda 2223, 2233, 2241.
5) C. F. SEIDEL und L. RUZICKA, Helv. chim. Acta **35**, 1830 (1952).
6) Y.-R. NAVES, Bull. Soc. chim. France **1951**, 243.
7) Y.-R. NAVES, Helv. chim. Acta **31**, 1876 (1948).
8) Y.-R. NAVES, Helv. chim. Acta **31**, 1280 (1948).
9) Y.-R. NAVES, Helv. chim. Acta **41**, 653 (1958).
10) Y.-R. NAVES, Helv. chim. Acta **32**, 2192 (1949). – C. F. SEIDEL und L. RUZICKA, Helv. chim. Acta **35**, 1835 (1952).

Nach E. GUENTHER[11]) sind in Iris concrete 13,4 bis 15,4%, in Iris absolue 72 bis 79,7% *Irone* enthalten. In mit Benzol gewonnenem Resinoid absolue fand Y.-R. NAVES[12]) 62,2 bis 77,8%, in mit Petroläther gewonnenem 70,8 bis 79,4% *Irone*. Nach A. FAYAND[13]) enthält Iris concrete 10 bis 12,5%, Iris absolue 80 bis 85% *Irone*.

Die Ansichten über die prozentuale Zusammensetzung der Irongemische aus Irisöl gehen auseinander.

Nach L. RUZICKA[14]) bildet *(neo-)γ-Iron* mit 75% den Hauptbestandteil der *Irone*, daneben sind etwa 25% *α-Iron* und wenig *(neo-)β-Iron* enthalten. Nach Y.-R. NAVES[15]) ist dagegen *d-α-Iron* Hauptbestandteil der meisten Irisöle, daneben kommen *neo-γ-Iron* und in geringerer Menge *neo-α-Iron*, *iso-α-Iron* und *β-Iron* vor. In einigen Ölen fand NAVES[16]) γ-Ironmengen von 10 bis 53%.

Im Laufe der Zeit nimmt der Irongehalt geernteter, unter normalen Bedingungen aufbewahrter Iriswurzelstöcke zu. Nach Dichte, Brechungsindex und $=CH_2$-Gehalt bleibt die Zusammensetzung der *Irone* hierbei die gleiche; während jedoch die *Irone* der *Iris pallida* aus Florenz ihre Rechtsdrehung fast unverändert behalten, nimmt die Linksdrehung der *Irone* aus *Iris germanica* (Marokko) mit dem Alter der gelagerten Wurzelstöcke bedeutend zu (J. CRABALONA[17])).

Daneben sind *Irone* im Goldlackblütenöl (?)[18]), in den Blütenölen von *Pittosporum eugenioides*[19]) und *P. floribundum*[19]), im Himbeerextraktöl[20]) und im Cassieblütenöl (?)[21]) gefunden worden.

Isolierung: Zur Gewinnung des *Irons* aus Irisöl entfernt man nach TIEMANN und KRÜGER[1]) aus dem durch Extraktion der Wurzeln mit Äther erhaltenen Auszug zunächst die *Myristinsäure* durch verdünnte Natronlauge, schüttelt diese mit Äther aus und destilliert die vereinigten Ätherextrakte

[11]) The Essential Oils Vol. VI, 88, 92.
[12]) Drug Cosmet. Ind. **59**, 479 (1946).
[13]) Soap, Perfum. Cosmet. **25**, 1057 (1952).
[14]) Ind. Parfumerie **3**, 374 (1948).
[15]) Proc. Sci. Sect. Toilet Goods Assoc. **1949**, No. 11; nach Ber. Schimmel **1950**, 46. Chimia [Zürich] **6**, 277 (1952).
[16]) Helv. chim. Acta **31**, 893, 912, 2047 (1948); **32**, 2186 (1949).
[17]) La France et ses Parfums **3**, No. 13, 1 (1959); nach frdl. zuges. Sonderabdruck.
[18]) KUMMERT-E., Chemiker-Ztg. **35**, 667 (1911).
[19]) R. SALGUES, Materiae vegetabiles **1**, 346 (1952/54).
[20]) F. ELZE, Riechstoffind. **4**, 72 (1929). — Vgl. dagegen H. BOHNSACK, Ber. dtsch. chem. Ges. **75**, 72 (1942).
[21]) Schimmel & Co., Ber. Schimmel **1903**, 18.

mit Wasserdampf. Im Rückstand bleiben *Iregenin*, *Iridinsäure* und *Ester* der *Myristin-* und *Ölsäure*, während *Myristinsäuremethylester*, *Ölsäure* und einer ihrer Ester mit *Iron* überdestillieren. Bei der wiederholten Dampfdestillation des ersten Destillats geht das *Iron* jeweils zuerst über, wodurch es einigermaßen abgetrennt werden kann. Zur Reinigung bildeten sie das Phenylhydrazon, das mit Schwefelsäure gespalten werden kann, oder das Oxim, das durch verdünnte Säuren gespalten wird.

Besser lassen sich die *Irone* mit Hilfe der GIRARD-Reagentien P und T abscheiden. Die Reinigung kann über die Semicarbazone oder Phenylsemicarbazone erfolgen, die durch Wasserdampfdestillation in Gegenwart von Oxalsäure gespalten werden.

Über die fraktionierte Destillation von *natürlichem* und *synthetischem Iron* mit einer PODBIELNIAK-Kolonne berichteten H. GÜNTHARD, C. F. SEIDEL und H. SCHINZ[22]).

Sie führten zwei Destillationen mit natürlichem, eine mit synthetischem Iron durch und charakterisierten die erhaltenen Fraktionen mit Hilfe des IR-Spektrums und der optischen Drehung, die einzelnen Isomeren als 4-Phenylsemicarbazone.

Zur Anreicherung von *Ironen* in Irisölen durch Behandlung mit Harnstoff vgl. F. WOLF[23]).

Zur Abtrennung der einzelnen Isomeren vgl. die Originalliteratur.

Bei der Gewinnung von Irisöl durch Wasserdampfdestillation pflegt man häufig die gepulverten Irisrhizome zuvor mit Schwefelsäure zu behandeln. Angeblich wird durch diese Behandlung der Geruch des Irisöls verändert. Man hat angenommen, daß diese Behandlung den Gehalt des Öls an *γ-Iron* und auch an α- und *β-Iron* vermindere. Y.-R. NAVES[24]) zeigte experimentell, daß unter den üblichen Bedingungen dieser Säureeinwirkung die Isomerisierung der γ- und *α-Irone* in *β-Iron* gering ist. Auch die Umwandlung der *γ-Irone* in *α-Irone* ist viel geringer, als man angenommen hat.

Die Irone reagieren unterschiedlich mit $NaHSO_3$. α- und *iso-α-Iron* setzen sich leicht mit der wäßrigen, kochenden $NaHSO_3$-Lösung um, während *neo-γ-Iron* kaum angegriffen wird und sich hierbei außerdem teilweise in *neo-α-Iron* isomerisiert. α- und *iso-α-Iron* erleiden keine sterische Umwandlung unter diesen Bedingungen, jedoch verschwindet eine mehr oder weniger große Menge der *Irone* (5 bis 20%) in Form von Produkten, aus denen sie durch Laugen nicht wieder regeneriert werden können.[25])

[22]) Helv. chim. Acta **35**, 1820, 1826 (1952).
[23]) Riechstoffe und Aromen **10**, 69 (1960). [24]) Helv. chim. Acta **32**, 1058 (1949).
[25]) Y.-R. NAVES, Bull. Soc. chim. France [5] **17**, 99 (1950).

Konstitution: F. Tiemann und P. Krüger[1]) sahen *Iron* zunächst als Keton mit der Zusammensetzung $C_{13}H_{20}O$ an, für das sie Struktur (XI) angaben. Synthesen für (XI) wurden von G. Merling und R. Welde[26]) und von A. Verley[27]) beschrieben, die nach Untersuchungen von L. Ruzicka und W. Brügger[28]) jedoch zum *α-Jonon* führen bzw. nicht zu verwirklichen sind.

Nach 40 Jahren wiesen L. Ruzicka, C. F. Seidel und H. Schinz[29]) nach, daß *Iron* die Bruttoformel $C_{14}H_{22}O$ zukommt und ein Gemisch von Ketonen ist. Das von Tiemann und Krüger durch Behandlung von *Iron* mit Jodwasserstoffsäure und rotem Phosphor erhaltene *Iren* dehydrierten sie mit Selen zu *1,2,6-Trimethylnaphthalin* und schlossen hieraus Struktur (XII); diese wurde durch Synthese[30]) bestätigt. Aus den Produkten der Ozonolyse (nach anschließender Chromsäureoxydation: *d-β,β-γ-Trimethylpimelinsäure*, *d-α,α,β-Trimethyladipinsäure* und *dl-α,α,β-Trimethylglutarsäure*)[31]) leiteten sie die Struktur (XIII) für *Iron* ab, obwohl der Bau des *Irens* (XII) auf *6-Methyljonon* hinweist. Hiervon nahmen sie jedoch Abstand, da ein von ihnen synthetisiertes *6-Methyljonon*-Gemisch nicht mit *Iron* identisch war.

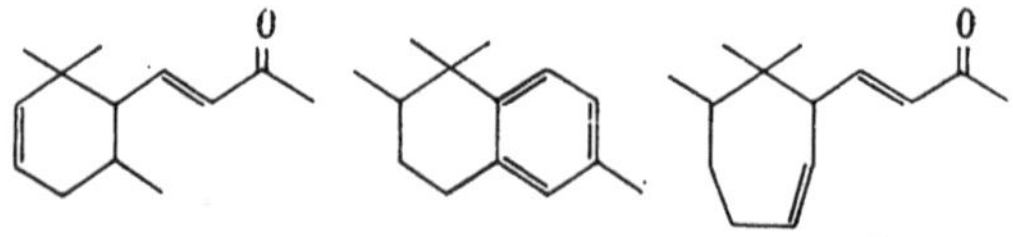

(XI) (XII) (XIII)

1944 synthetisierten Y.-R. Naves, P. Bachmann und A. V. Grampoloff[32]) aus *2,3-Dimethylhepten-2-on-6* (XIV) über *3-Methyldehydrolinalool*

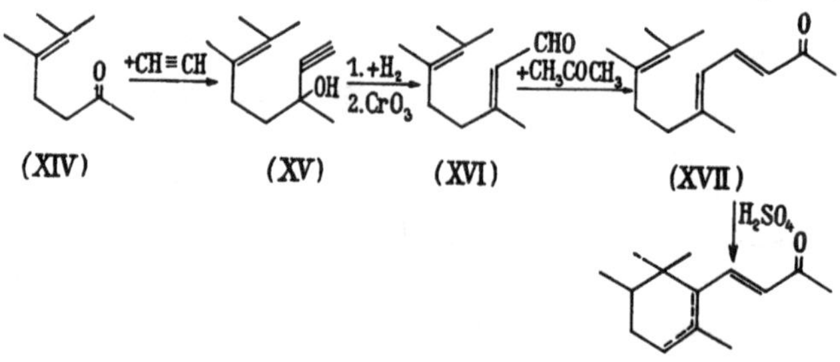

26) Ber. dtsch. chem. Ges. **41**, 2066 (1908); Liebigs Ann. Chem. **366**, 129 (1909).

27) Bull. Soc. chim. France [5] **2**, 1205 (1935). 28) J. prakt. Chem. [2] **158**, 125 (1941).

29) Helv. chim. Acta **16**, 1143 (1933). – Vgl. L. Ruzicka, ebenda **2**, 352 (1919).

30) M. I. Bogert und P. M. Apfelbaum, J. Amer. chem. Soc. **60**, 930 (1938).

31) Vgl. aber L. Ruzicka, C. F. Seidel und W. Brügger, Helv. chim. Acta **30**, 2168 (1947).

32) Helv. chim. Acta **30**, 2223, 1599, 2233 (1947); **32**, 2552 (1949); **31**, 893, 1103 (1948).

(XV), *3-Methyllinalool* und *3-Methylcitral* (XVI) *6-Methyl-jonon* (XVIII), das in seinen physikalischen Eigenschaften und im Geruch *Iron* sehr ähnlich war.

Das durch Hydrierung daraus gewonnene *Tetrahydro-6-methyljonon* entsprach in seinen Eigenschaften *Tetrahydro-iron.*

Durch Abbaureaktionen an *Tetrahydro-iron* bestätigten L. Ruzicka und Mitarbeiter[33]), daß das *natürliche Iron* ein Gemisch von α-, β- und *γ-6-Methyljononen* ist. H. Schinz, L. Ruzicka, C. F. Seidel und C. Tavel[34]) beschrieben 1946 ebenfalls die Synthese eines Gemisches von α- und *β-Iron* aus *3-Methylcitral.* Die Methylenstruktur des *γ-Irons* bestätigten sie durch Ozonolyse und Bestimmung des HCHO.

Je nach der strukturellen Lage der Ringdoppelbindung muß man also zwischen α-, β- und *γ-Iron* unterscheiden. Da die Substituenten an der Doppelbindung der Seitenkette in *cis-* oder *trans*-Lage angeordnet sein können und bei α- und *γ-Jonon* außerdem die Möglichkeit von *cis-trans*-Isomerie zwischen der Methylgruppe am C-Atom 6 und der Seitenkette am C-Atom 2 besteht, können je 8 optisch aktive Formen bei α- und *γ-Iron*, 4 optisch aktive Formen bei *β-Iron* und die dazugehörigen Razemate (insgesamt 10) auftreten. Nach Y.-R. Naves[35]) bezeichnet man die Isomeren folgendermaßen (Strukturformeln s. S. 395):

cis(2,6)-cis(2_1,2_2)-α-Iron = *α-Iron* (I)
cis(2,6)-trans(2_1,2_2)-α-Iron = *neo-α-Iron* (II)
trans(2,6)-cis(2_1,2_2)-α-Iron = *iso-α-Iron* (III)
trans(2,6)-trans(2_1,2_2)-α-Iron = *neoiso-α-Iron* (IV)
cis(2_1,2_2)-β-Iron = *β-Iron* (V)
trans(2_1,2_2)-β-Iron = *neo-β-Iron* (VI)
cis(2,6)-cis(2_1,2_2)-γ-Iron = *γ-Iron* (VII)
cis(2,6)-trans(2_1,2_2)-γ-Iron = *neo-γ-Iron* (VIII)
trans(2,6)-cis(2_1,2_2)-γ-Iron = *iso-γ-Iron* (IX)
trans(2,6)-trans(2_1,2_2)-γ-Iron = *neoiso-γ-Iron* (X).

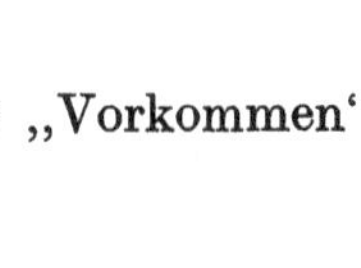

Die im Irisöl nachgewiesenen Isomeren sind unter „Vorkommen" aufgeführt.

33) Ruzicka, Seidel, Schinz und Pfeiffer, Helv. chim. Acta **30**, 1807 (1947). — Ruzicka, Seidel und Brügger, ebenda 2168. — Schäppi und Seidel, ebenda 2199.

34) Helv. chim. Acta **30**, 1807 (1947); **31**, 257 (1948). — Firmenich et Cie., Schw. P. 262269, 262270; F. P. 948751, 948752 (1947).

35) Helv. chim. Acta **32**, 611, 969 (1949).

Die zahlreichen Arbeiten, die sich mit den einzelnen Isomeren befassen, sind im folgenden kurz zusammengestellt.[36])

H. GRÜTTER, R. HELG und H. SCHINZ[37]) benutzten als Ausgangsmaterial statt (XIV) WALLACHS *Thujaketon* (*2-Methyl-3-methylen-heptanon-6*) (XIX); über *iso-pseudo-Iron* (XX) erhielten sie ebenfalls ein Irongemisch. Y.-R. NAVES, P. ARDIZIO und C. FAVRE[38]) stellten fest, daß die Cyclisierungsprodukte von *pseudo-Iron* (XVII) und *iso-pseudo-Iron* (XX) mit BF_3, H_3PO_4 und H_2SO_4 jeweils die gleichen sind.

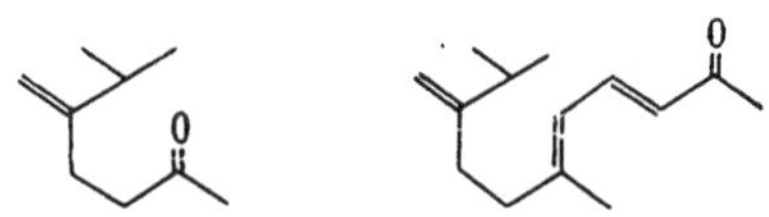

(XIX) (XX)

H. FAVRE und H. SCHINZ[39]) führten (XIV) über *6-Methylgeraniumsäure*, *2-Methylcyclogeraniumsäure* und *2-Methylcyclocitral* in ein Gemisch von α- und *β-Iron* über.

Die Cyclisierung der *pseudo-Irone* durch verschiedene Katalysatoren ist – auch im Zusammenhang mit der Gewinnung der *Jonone* (s. d.) – mehrfach untersucht worden. Meist werden zur Cyclisierung Schwefelsäure, Phosphorsäure oder Bortrifluorid benutzt.

Y.-R. NAVES[40]) wies nach, daß bei der Cyclisierung der *pseudo-Irone* mit BF_3 neben *α-Iron*, *iso-α-Iron*, *neo-α-Iron* und *β-Iron* auch *neo-γ-Iron* entsteht. Man erhält hierbei in Benzol bei 0 bis 5° insgesamt etwa 83% *Irone*[41]). Während 85proz. Phosphorsäure *trans-pseudo-Iron* fast ausschließlich zu

[36]) Zusammenfassungen gaben u. a. Y.-R. NAVES, Proc. Sci. Sect. Toilet Goods Assoc. **1949**, No. 11; Parfümerie und Kosmetik **31**, 307 (1950); Bull. Soc. chim. France [5] **17**, 99 (1950); **20**, 551 (1953); Manufact. Chemist **24**, 397 (1953); Perfum. Record **44**, 409 (1953); Chimia [Zürich] 8, 189 (1954). – T. E. WEST, H. J. STRAUSZ und D. H. R. BARTON, Synthetic Perfumes, Arnold and Co. London 1949, 178 und 336. – P. Z. BEDOUKIAN, Amer. Perfumer **57**, 113, 203 (1951); **76**, No. 4, 24 (1961).

[37]) GRÜTTER, Thèse ETH Zürich 1950. – HELG, Thèse ETH Zürich 1951. – GRÜTTER, HELG und SCHINZ, Helv. chim. Acta **35**, 771 (1952).

[38]) Bull. Soc. chim. France **1954**, 968.

[39]) Helv. chim. Acta **35**, 1627 (1952). – Vgl. L. RUZICKA und H. SCHINZ, Helv. chim. Acta **23**, 959 (1940).

[40]) Bull. Soc. chim. France [5] **17**, 1241 (1950).

[41]) Givaudan, A. P. 2517800 (1950); C. A. **45**, 2024 (1951). – E. P. 666881 (1952); C. **1954**, 6609. Schwz. P. 273699; C. **1952**, 2583.

iso-α-Iron cyclisiert[42]), entsteht mit BF_3 vorwiegend (etwa 80%) *α-Iron*[43]); *β-Iron* entsteht nach beiden Verfahren nur in geringen Mengen. *Iso-α-Iron* ist auch bei der Cyclisierung mit 62,5proz. Schwefelsäure Hauptbestandteil der erhaltenen Ironmischung[44]).

Durch Einwirkung eines Gemisches aus 1 Teil Schwefelsäure und 4 Teilen Essigsäure auf *pseudo-Iron* erhielten Firmenich[45]) α- und *β-Iron*.

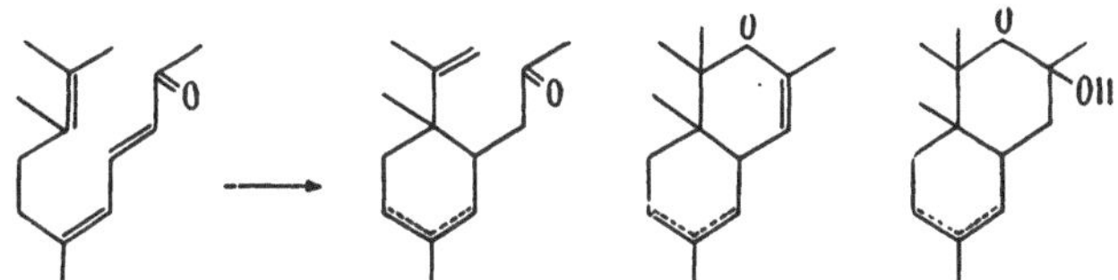

pseudo-Jron (XXI) (XXII) (XXIII)

Bei der Cyclisierung der *pseudo-Irone* entstehen neben den *Ironen* noch Verbindungen vom p-Menthantyp, und zwar *Ketone* (XXI), *Oxyde* (XXII) und *Oxydhydrate* (XXIII)[46]). Vgl. hierzu auch das bei den *Jononen* Gesagte (S. 381).

Die *pseudo-Irone* gewinnt man im allgemeinen durch Kondensation von *3-Methylcitral* mit *Aceton* analog der Darstellung von *pseudo-Jonon* aus *Citral* und *Aceton*. Das zur Gewinnung von *3-Methylcitral* benötigte *2,3-Dimethylhepten-2-on-6* läßt sich aus *1-Brom-2,3-dimethylbuten-2-on-6* und *Natriumacetessigester* herstellen; hierbei fällt in geringer Menge auch *2,3,3-Trimethylhexen-1-on-5* an.[47]) Zur Gewinnung von *2,3-Dimethylhepten-2-on-6* nach Carroll vgl. W. Kimel[48]).

3-Methyl-dehydrolinalool läßt sich auch mit *Acetessigester* direkt in *pseudo-Irone* überführen[49]); der Mechanismus dieser Carrollschen Synthese ist S. 375ff. ausführlich beschrieben.

[42]) Y.-R. Naves, Bull. Soc. chim. France **1954**, 321, 667. – R. Dulou und G. Clément, Fette, Seifen, Anstrichmittel **57**, 595 (1955). – Vgl. aber Schw. P. 285988 und 285989 (1953); C. **1954**, 3352. DBP. 847592; C. **1953**, 783 (Firmenich etCie.).
[43]) Y.-R. Naves, Bull. Soc. chim. France **1954**, 321, 667; C. R. hebd. Séances Acad. Sci. **239**, 767 (1954). – Naves und P. Ardizio, Bull. Soc. chim. France **1953**, 494. – R. Dulou und G. Clément, Fette, Seifen, Anstrichmittel **57**, 595 (1955).
[44]) Y.-R. Naves, A. V. Grampoloff und P. Bachmann, Helv. chim. Acta **30**, 1608 (1947); **32**, 2552 (1949).
[45]) Schwz. P. 262269; C. **1950**, II. 227.
[46]) Y.-R. Naves, Bull. Soc. chim. France **1954**, 321. – Naves und P. Ardizio, ebenda **1953**, 494; C. R. hebd. Séances Acad. Sci. **235**, 579 (1952).
[47]) Y.-R. Naves und P. Ardizio, Bull. Soc. chim. France [5] **20**, 296 (1953).
[48]) A. P. 2658911 und 2662920 (1953).
[49]) Y.-R. Naves, C. R. hebd. Séances Acad. Sci. **240**, 1437 (1955). –

C. Tavel[50]) führte *3-Methyllinalool* mit *α-Chloracetessigester* in 55proz. Ausbeute in *9-Methyl-3-chlor-dihydro-pseudoiron* über, aus dem sich durch Dehydrochlorierung in Gegenwart von Pyridin in 45proz. Ausbeute *pseudo-Iron* gewinnen läßt.

α-Iron: Reindarstellung beschrieben von Y.-R. Naves[51]).

neo-α-Iron: Reindarstellung beschrieben von Y.-R. Naves[52]).

iso-α-Iron: Ein zunächst als *iso-α-Iron* angesehenes Produkt[53]) wurde später von Y.-R. Naves[54]) als neoiso-α-Iron erkannt. Das *wahre iso-α-Iron* beschrieb Y.-R. Naves[55]).

neoiso-α-Iron: erkannt von Y.-R. Naves[54]), der es auch in die optischen Antipoden zerlegte.[56])

β-Iron: Darstellung aus Irisöl durch Isomerisierung von Köster[57]). Synthesen von L. Ruzicka, C. F. Seidel, H. Schinz und C. Tavel[58]) und Y.-R. Naves[59]).

neo-β-Iron: Struktur erkannt von Y.-R. Naves[60]).

neo-γ-Iron: Entdeckt von L. Ruzicka, C. F. Seidel, H. Schinz und M. Pfeiffer[61]), rein gewonnen[62]) und als *neo-γ-Iron* erkannt von Y.-R. Naves[63]). *dl-γ-Iron* synthetisierten H. Favre und H. Schinz[64]) (s. o.).

D. Szabo[65]) erhielt *γ-Iron* bei der Einwirkung von CH_3Cl und $AlCl_3$ auf *pseudo-Jonon* (s. S. 380), ebenso (in geringer Menge) bei der Behandlung mit salzsäurehaltigem Methanol.

Durch Umsetzung von *Isopren* mit *Chlordimethylbuten* in Gegenwart von $SnCl_4$ und Sommelet-Reaktion des entstehenden Chloridgemischs entsteht *3-Methylcitral* und daraus mit Aceton *Iron*[66]).

[50]) Helv. chim. Acta **33**, 1266 (1950).

[51]) Helv. chim. Acta **31**, 1103 (1948).

[52]) Helv. chim. Acta **31**, 1280 (1948).

[53]) Y.-R. Naves und P. Bachmann, Helv. chim. Acta **30**, 2241 (1947). — Naves und A. V. Grampoloff, ebenda **32**, 2552 (1949).

[54]) Bull. Soc. chim. France **1956**, 253.

[55]) C. R. hebd. Séances Acad. Sci. **241**, 1209 (1955); Bull. Soc. chim. France **1956**, 253; Helv. chim. Acta **40**, 1123 (1957).

[56]) Y.-R. Naves, C. R. hebd. Séances Acad. Sci. **237**, 1167 (1953). — Vgl. Lit.-zitat 55).

[57]) Ber. dtsch. chem. Ges. **77**, 559 (1944).

[58]) Helv. chim. Acta **31**, 257 (1948).

[59]) Helv. chim. Acta **31**, 893 (1948).

[60]) Bull. Soc. chim. France **1951**, 243.

[61]) Helv. chim. Acta **30**, 1807 (1947).

[62]) Y.-R. Naves, Helv. chim. Acta **31**, 893 (1948).

[63]) Helv. chim. Acta **31**, 2047 (1948); Naves und P. Bachmann, ebenda **32**, 2186 (1949). — Naves, ebenda **32**, 2186 (1949).

[64]) Helv. chim. Acta **41**, 1368 (1958).

[65]) Acta chim. Acad. Sci. hung. **22**, 215 (1960); nach frdl. zuges. Sonderabdruck.

[66]) W. N. Below, N. A. Daew, S. D. Kustowa, K. W. Leets, S. S. Poddubnaja, N. I. Skwortsowa, E. I. Schepelnikowa und A. K. Schumeiko, J. allg. Chem. [russ.] **27**, 1384 (1957).

D. H. R. BARTON und M. MOUSSERON-CANET[67]) führten *pseudo-Jonon* über das *Epoxyd* nach folgendem Schema in α-*Iron* über:

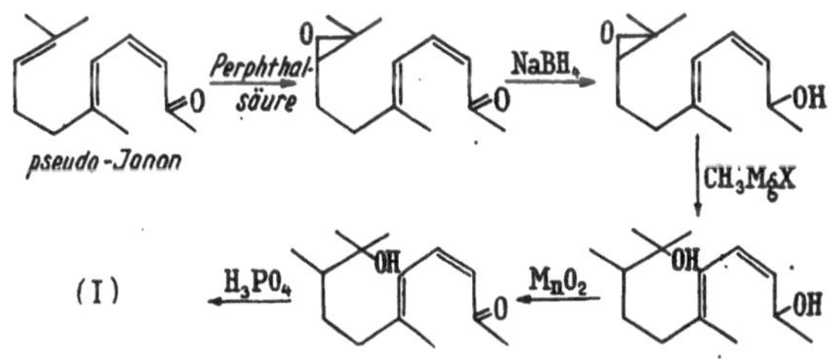

H. E. ESCHINAZI[68]) gewann ein Gemisch aus 57% *neoiso-α-Iron*, 10,5% α-Iron und 8,2% *β-Iron* aus *α-Pinen* auf folgendem Weg:

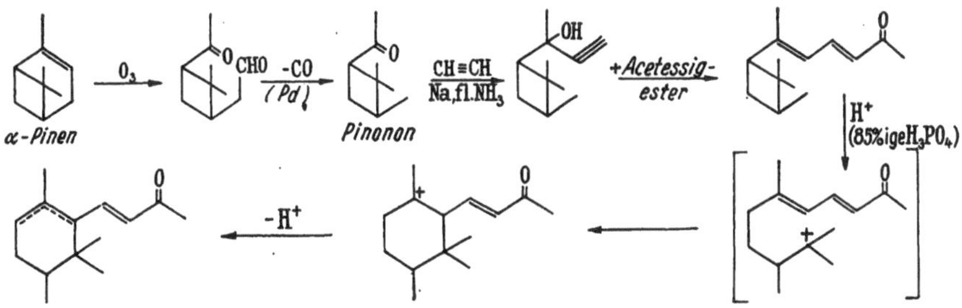

Eine Synthese von *α-Iron* aus *Thujon* beschrieben M. J. GORJAJEW und D. R. DSCHALILOW[68a]).

Eigenschaften: Der Geruch des reinen *Irons* ist scharf und in konzentrierter Form anscheinend völlig von dem der Veilchen verschieden. Der Veilchengeruch tritt aber deutlich hervor, wenn *Iron* in einer großen Menge Alkohols gelöst wird und dieser dann an der Luft verdunstet.

Die einzelnen Isomeren haben unterschiedlichen Geruch. α- und *neoiso-α-Iron* sind die Hauptträger des Geruches von natürlichem Irisöl und Absolue[69]). An zweiter Stelle kommen erst *neo-γ-Iron* und *neo-α-Iron*. Der Geruch des *neoiso-α-Irons* erinnert an den der *Methyljonone* (aus Citral und Butanon), der des *β-Irons* an *β-Jonon*[70]).

neoiso-α-Iron hat veilchenähnlichen Geruch, während *iso-α-Iron* nach Cedernholz und muffigem Heu riecht[71]); *neo-α-Iron* erinnert an Iris, *neoiso-α-Iron* an

[67]) J. chem. Soc. (London) **1960**, 271.
[68]) J. Amer. chem. Soc. **81**, 2905 (1959).
[68a]) Nachr. Akad. Wiss. Kasachst. SSR, Ser. Chem. **1959**, No. 2, 83.
[69]) Y.-R. NAVÈS, Perfum. Record **44**, 409 (1953).
[70]) Y.-R. NAVES, Helv. chim. Acta **32**, 605 (1949).
[71]) Y.-R. NAVES, Bull. Soc. chim. France **1956**, 255.

Methyljonon[72]). Diese Unterschiede werden durch *cis-trans*-Isomerie hervorgerufen[73]).

Der Geruch der *Irone* ist stärker als der der *Jonone*, während eine ähnliche Steigerung bei den 4- und 5-*Methyljononen* nicht zu bemerken ist.[74]) Diese Besonderheit der *Irone* wird der Hinderung der CH_3-Gruppe am C_6 zugeschrieben, die die Wirkung der gem-Dimethylgruppe in 1,1 verstärkt.[75]) Diese Hinderung ist deutlicher in den 2,6-*cis-Ironen* als in den 2,6-*trans-Ironen*[73]).

Über die Geruchsnoten der nach verschiedenen Verfahren hergestellten *Irone* vgl. auch R. W. MONCRIEFF[76]).

Von natürlichen Irongemischen wurden folgende physikalischen Konstanten ermittelt:

$Sdp._{16}$ 144°, d^{20} 0,939, n_D^{20} 1,50113, α_D + 40°[1]).
$Sdp._{2}$ 111 bis 112°, d^{15} 0,9391, n_D^{20} 1,50173, α_D + 33°31'[77]).
$Sdp._{20}$ 146 bis 152°, d_4^{17} 0,9395, n_D^{17} 1,502, α_D + 46°[78]).
$Sdp._{10}$ 133 bis 134°, $Sdp._{1}$ 96 bis 97°, d_4^{20} 0,9401, n_D^{20} 1,5016, α_D + 32°20'[79]).

α-Iron (*cis-2,6-cis-2₁,2₂-α-Iron*):
d_4^{20} 0,9349, n_D^{20} 1,5003, $[\alpha]_D^{20}$ + 226°0' (aus Irisöl)[80]).
$Sdp._{3,2}$ 110 bis 112°, d_4^{20} 0,9355, n_D^{20} 1,4970 (synthetisch)[81]).
$Sdp._{0,01}$ 68 bis 73°, d_4^{19} 0,9344, n_D^{19} 1,4971 (synthetisch)[82]).

neo-α-Iron (*cis-2,6-trans-2_1,2_2-α-Iron*):
d_4^{20} 0,9347, n_D^{20} 1,5013, α_D − 8°12' (aus Irisöl)[83]).

iso-α-Iron (*trans-2,6-cis-2_1,2_2-α-Iron*):
$Sdp._{0,10-0,12}$ 52 bis 54°, d_4^{20} 0,9264, n_D^{20} 1,49146 (aus pseudo-Iron und BF_3, Destillation an hochwirksamer Kolonne, UV- und IR-kontrolliert)[84]). An

[72]) Y.-R. NAVES, Helv. chim. Acta **31**, 1286 (1948); C. R. hebd. Séances Acad. Sci. **237**, 1168 (1953). – NAVES und P. ARDIZIO, Bull. Soc. chim. France **1955**, 1482.
[73]) Y.-R. NAVES, Symposium of the Overseas Sect. of the Soc. of Chem. Ind. Genf 2.–3. 5. 57.
[74]) M. WINTER, H. SCHINZ und M. STOLL, Helv. chim. Acta **30**, 2213 (1947). – A. ROUVÉ und M. STOLL, ebenda 2216.
[75]) Y.-R. NAVES, Bull. Soc. chim. France **1953**, 557.
[76]) Perfum. Record **40**, 320 (1949).
[77]) Schimmel u. Co., Laborbeobachtungen.
[78]) L. RUZICKA und Mitarbeiter, Helv. chim. Acta **16**, 1143 (1933).
[79]) Y.-R. NAVES und P. BACHMANN, Helv. chim. Acta **30**, 2226 (1947).
[80]) Y.-R. NAVES, Helv. chim. Acta **32**, 599, 612 (1949).
[81]) Y.-R. NAVES, A. V. GRAMPOLOFF und P. BACHMANN, Helv. chim. Acta **30**, 1608 (1947).
[82]) H. SCHINZ, L. RUZICKA, C. F. SEIDEL und CH. TAVEL, Helv. chim. Acta **30**, 1810 (1947); **31**, 279 (1948).
[83]) Y.-R. NAVES, Helv. chim. Acta **31**, 1280, 1876 (1948); **32**, 599, 971 (1949).
[84]) Y.-R. NAVES, Helv. chim. Acta **40**, 1123 (1957).

einem älteren Präparat wurden gefunden: Sdp. dto., d_4^{20} 0,9306 und n_D^{20} 1,49502[85]).

neoiso-α-Iron (*trans-2,6-trans-2$_1$,2$_2$-α-Iron*):

d_4^{20} 0,9326, n_D^{20} 1,50010 (synthetisch)[85]).

Durch Zerlegung von synthetischem *dl-neoiso-α-Iron* mit Hilfe von *l-Menthydrazid* über *l-Menthyl-d-neoiso-α-ironyliden-N-aminocarbamat* (Schmp. 187 bis 188°, $[\alpha]_D^{20}$ + 266,2° [c = 5 in Benzol]) und das Diastereomere (Schmp. 178 bis 179°, $[\alpha]_D^{20}$ − 364° [c = 5 in Benzol]) gewann Y.-R. NAVES[86]) die optischen Antipoden:

Sdp.$_{1,8}$ 100 bis 101°, d_4^{20} 0,9324, n_D^{20} 1,50008, $[\alpha]_D^{20}$ + 420° bzw. − 413°.

neo-β-Iron (*trans-2$_1$,2$_2$-β-Iron*):

Sdp.$_2$97 bis 98°, d_4^{18} 0,9472, n_D^{25} 1,5160, α_D + 48,7° (durch Isomerisierung von natürlichem Iron mit konz. Schwefelsäure und Reinigung über das Semicarbazon)[87]).

Sdp.$_{0,1}$ 85 bis 90°, d_4^{15} 0,9485, n_D^{15} 1,5205, α_D^{15} + 41,6° (durch alkalische Isomerisierung von natürlichem Iron)[88]).

neo-γ-Iron (*cis-2,6-trans-2$_1$,2$_2$-γ-Iron*):

Sdp.$_{1,4}$ 106 bis 107°, d_4^{20} 0,9355, n_D^{20} 1,50188, $[\alpha]_D^{20}$ + 7,6° (aus Irisöl ohne Einwirkung saurer oder alkalischer Reagentien)[89]).

d_4^{15} 0,939, n_D^{15} 1,505, α_D + 22,0° (aus Irisöl über das 4-Phenylsemicarbazon)[90]).

pseudo-Iron: Die zur Synthese der *Irone* benutzten pseudo-Irongemische haben im allgemeinen folgende Konstanten:

Sdp.$_2$ 115 bis 118°, d_4^{20} 0,9116, n_D^{20} 1,5302 [91]).

iso-pseudo-Iron (XX):

Sdp.$_{2,2}$ 125 bis 128°, d_4^{20} 0,8932, n_D^{20} 1,5200 bis 1,5231[92]).

Zur Stereoisomerie der *pseudo-Irone* vgl. Y.-R. NAVES[93]).

[85]) Y.-R. NAVES, Bull. Soc. chim. France **1956**, 253; C. R. hebd. Séances Acad. Sci. **241**, 1209 (1955).

[86]) C. R. hebd. Séances Acad. Sci. **237**, 1167 (1953). Hier noch als iso-α-Irone bezeichnet; vgl. hierzu ebenda **241**, 1209 (1955); Bull. Soc. chim. France **1956**, 253; Helv. chim. Acta **40**, 1123 (1957).

[87]) KÖSTER, Ber. dtsch. chem. Ges. **77**, 559 (1944).

[88]) L. RUZICKA, C. F. SEIDEL, H. SCHINZ und CH. TAVEL, Helv. chim. Acta **31**, 257 (1948).

[89]) Y.-R. NAVES, Helv. chim. Acta **31**, 2047 (1948).

[90]) L. RUZICKA, H. SCHINZ und F. SEIDEL, Helv. chim. Acta **16**, 1143 (1933).

[91]) R. DULOU, G. CLÉMENT, Fette, Seifen, Anstrichmittel **57**, 595 (1955).

[92]) Y.-R. NAVES, P. ARDIZIO und C. FAVRE, Bull. Soc. chim. France **1954**, 968.

[93]) Helv. chim. Acta **32**, 2104, 2109 (1949); Bull. Soc. chim. France [5] **17**, 99 (1951).

UV-Spektren: FIRMENICH[94]), RUZICKA, SEIDEL und FIRMENICH[95]), GILLAM und WEST[96]), RUZICKA, SEIDEL, SCHINZ und TAVEL[97]), NAVES und ARDIZIO[98]), NAVES[99]).

IR-Spektren: GÜNTHARD und RUZICKA[100]), GÜNTHARD, RUZICKA, SCHINZ und SEIDEL[101]), NAVES und LECOMTE[102]), LECOMTE[103]), LECOMTE und NAVES[104]), NAVES[105]), GÜNTHARD, SEIDEL und SCHINZ[106]), NAVES und BACHMANN[107]).

RAMAN-Spektren: NAVES und BACHMANN[108]), NAVES[109]), GÜNTHARD und RUZICKA[110]).

Von den verschiedenen Ironen ist *neo-γ-Iron* das am wenigsten beständige. Zum Beispiel überführt $NaHSO_3$ *neo-γ-Iron* in *neo-α-Iron* und *α-Iron*; starke Säuren wandeln es in *β-Iron*, alkoholische Kalilauge in *iso-α-Iron* um. Auch *Dihydro-γ-iron* ist verhältnismäßig wenig beständig (Y.-R. NAVES[111])).

Durch Kenntnis der *Dihydro-* und *Tetrahydro-irone* wurden grundlegende Fortschritte in der Stereochemie der *Irone* erzielt. Die Hydrierung der α- und *γ-Irone* mit RANEY-Nickel ist selektiv; hierbei wird die konjugierte Doppelbindung an der Carbonylgruppe gesättigt.

α-Irone → *Dihydro-α-* und *Dihydro-iso-α-iron,*
γ-Irone → *Dihydro-γ-* und *Dihydro-iso-γ-iron.*

Die Hydrierung der *β-Irone* ist verwickelter; es entstehen 13 Produkte (*Dihydro-β-iron,* 4 *Tetrahydro-* und 8 *Dihydroirone*). Das *Tetrahydro-iron*

[94]) Dissertat. ETH Zürich 1940 (L. RUZICKA).
[95]) Helv. chim. Acta **24**, 1434 (1941).
[96]) J. chem. Soc. (London) **1942**, 95.
[97]) Helv. chim. Acta **31**, 257 (1948).
[98]) Helv. chim. Acta **31**, 1427, 2057 (1948).
[99]) Helv. chim. Acta **31**, 893, 2047 (1948); **32**, 599, 618, 611, 1228, 1230 (1949); **40**, 1123 (1957); Bull. Soc. chim. France **1956**, 253; Chimia [Zürich] **6**, 278 (1952). – NAVES und BACHMANN, Helv. chim. Acta **30**, 2223, 2233 (1947).
[100]) Helv. chim. Acta **32**, 2125 (1949); **31**, 422 (1948).
[101]) Helv. chim. Acta **32**, 2198 (1949).
[102]) Bull. Soc. chim. France [5] **20**, 112 (1953); C. R. hebd. Séances Acad. Sci. **233**, 389 (1951).
[103]) Bull. Soc. chim. France **1959**, 1061.
[104]) J. chim. phys. **1956**, 462.
[105]) Perfum. Record **45**, 123 (1954); Helv. chim. Acta **31**, 893 (1948); Bull. Soc. chim. France **1956**, 253, 1768; Helv. chim. Acta **40**, 1123 (1957).
[106]) Helv. chim. Acta **35**, 1820 (1952). [107]) Helv. chim. Acta **32**, 394 (1949).
[108]) Helv. chim. Acta **30**, 2241 (1947); **32**, 394 (1949).
[109]) Helv. chim. Acta **31**, 893 (1948). [110]) Helv. chim. Acta **32**, 2125 (1949).
[111]) Bull. Soc. chim. France [5] **17**, 99 (1951).

mit dem Semicarbazon Schmp. 199 bis 200° ist die *cis-2,6*-Form, das mit dem Semicarbazon Schmp. 161 bis 162° wahrscheinlich die *trans-2,6*-Form[112]).

1,1,6-Trimethylcyclohexanon-3, eines der wichtigsten Abbauprodukte des *Irons*, synthetisierten H. FAVRE und H. SCHINZ[113]).

Zum oxydativen Abbau von *dl-α-* und *dl-β-Iron* zu *β-Methylisogeronsäure* bzw. *β-Methylgeronsäure* vgl. P. BÄCHLI und H. SCHINZ[114]).

Durch Reduktion der *Irone* mit $LiAlH_4$ kommt man ohne Stereomutation zu den entsprechenden *Irolen*. Y.-R. NAVES[115]) erhielt auf diese Weise *dl-iso-α-Irol* (aus *dl-iso-α-Iron*) (Sdp.$_{1,1-1,2}$ 81 bis 82°, d_4^{20} 0,9248 bis 0,9263, n_D^{20} 1,4917 bis 1,4924) und *dl-neoiso-α-Irol* (aus *dl-neoiso-α-Iron*) (Sdp.$_{1,1-1,2}$ 82 bis 83°, d_4^{20} 0,9207 bis 0,9210, n_D^{20} 1,4920 bis 1,4924).

Die *homologen Irone* haben – im Gegensatz zu den homologen Jononen – wegen ihrer schwierigen Herstellung keine große Bedeutung. Zu erwähnen sind hier vor allem die in neuerer Zeit bekannt gewordenen *Allylirone*:

2⁴-Allyl-α-iron, Sdp.$_{2,6}$ 140 bis 142°, n_D^{20} 1,5028; 2,4-Dinitrophenylhydrazon Schmp. 132 bis 133° (aus 3-Methylcitral und Allylaceton über 11-Allyl-pseudo-iron und dessen Cyclisierung mit 85proz. Phosphorsäure).

2²-Allyl-α-iron, Sdp.$_{0,1}$ 90 bis 92°, n_D^{20} 1,5070; 4-Phenylsemicarbazon Schmp. 161 bis 162° (aus 3-Methyldehydrolinalool und α-Allylacetessigester über 9-Allyl-pseudo-iron und dessen Cyclisierung mit 85-proz. Phosphorsäure)[116]).

Über *Methyl-irone* vgl. Y.-R. NAVES[117]) und Y.-R. NAVES und P. ARDIZIO[118]). Die *3¹,3¹,3¹-Trimethylirone* beschrieb P. ARDIZIO[119]), die *6-Methylcyclocitryliden-cyclopentanone* und *-cyclohexanone* Y.-R. NAVES und P. ARDIZIO[120]).

Identifizierung: Über die Schmelzpunkte von Derivaten der einzelnen Isomeren gibt die folgende Tabelle Auskunft.

112) Y.-R. NAVES, Bull. Soc. chim. France [5] **17**, 99 (1950).
113) Helv. chim. Acta **35**, 2388 (1952).
114) Helv. chim. Acta **34**, 1174 (1951).
115) Helv chim. Acta **40**, 1123 (1957).
116) Y.-R. NAVES und P. ARDIZIO, Bull. Soc. chim. France **1956**, 1713.
117) C. R. Hebd. Séances Acad. Sci. **239**, 767 (1954).
118) Bull. Soc. chim. France **1955**, 1479.
119) C. R. hebd. Séances Acad. Sci. **239**, 543 (1954).
120) Bull. Soc. chim. France **1956**, 672.

	α-Iron	neo-α-Iron	iso-α-Iron	neoiso-α-Iron	neo-β-Iron	neo-γ-Iron
Semicarbazon	103–104°[121])	164–165°[126])	157–158°[126])	d- 193–194°[132])	169–169,5°[133])	
4-Phenylsemicarbazon	d- 157,5°–158[122]) dl- 165–165,5°[123])	182,5–183°[127])	158,5–159,5°[131])	d- 174–175°[132]) dl- 174,5–175,5°[131])	167–168°[134])	178–179°[137])
Thiosemicarbazon	d- 182,5–183°[122])	188,5–189°[122])			167,5–168°[135])	169,5–170°[135])
4-[α-Naphthyl]-semicarbazon		224–225°[128])		188–190°[128])	199–200°[128])	
p-Bromphenylhydrazon	d- 169–170°[124]	164–165°[129])				178–179°[138])
2,4-Dinitrophenylhydrazon	125,5–126°[125])	153,5–154°[130])	151–152°[131])	d- 117–118°[132]) dl- 103–103,5°[131])	135–136°[136])	146–146,5°[139])

Die Mischschmelzpunkte der *Thiosemicarbazone der Irone* untersuchte Y.-R. NAVES[135]).

Die *Semicarbazone* des *neo-β-Irons*, *neoiso-α-Irons* und *neo-α-Irons* lassen sich leicht reinigen und isolieren, während das bei den Semicarbazonen des *α-Irons* und *neo-γ-Irons* weniger der Fall ist.

Die *Thiosemicarbazone* des *neo-β-Irons*, *neo-α-Irons*, *α-Irons* und *neo-β-Irons* sind leicht herzustellen, nicht dagegen das des *neoiso-α-Irons*. Das Thiosemicarbazon des *neo-β-Irons* eignet sich besonders gut zur Isolierung und Charakterisierung dieses Ketons.

Das *Phenylsemicarbazon* des *neo-α-Irons* löst sich wenig in Methyl- und Äthylalkohol; es kristallisiert aus diesen als körniges Pulver, das am Licht leicht gelb wird. Dagegen färbt sich das Phenylsemicarbazon des *neo-γ-Irons* nicht im Licht. *Neoiso-α-Iron-4-phenylsemicarbazon* kristallisiert aus Alkohol in langen, filzigen Nadeln. Das Derivat des *α-Irons* ist leicht löslich und schwer von dem des *neo-β-Irons* zu trennen.

[121]) Y.-R. NAVES und J. LECOMTE, Bull. Soc. chim. France [5] **20**, 112 (1953).

[122]) Y.-R. NAVES, Helv. chim. Acta **31**, 1288 (1948); **32**, 616, 599 (1949). – NAVES und J. LECOMTE, Bull. Soc. chim. France [5] **20**, 112 (1953).

[123]) Y.-R. NAVES, Helv. chim. Acta **31**, 1285 (1948); **32**, 611 (1949).

[124]) Y.-R. NAVES, Helv. chim. Acta **32**, 611, 618 (1949).

[125]) Y.-R. NAVES, Helv. chim. Acta **30**, 2230 (1947); **31**, 912 (1948); **32**, 611 (1949). – NAVES und P. ARDIZIO, ebenda **32**, 1228 (1949).

[126]) Y.-R. NAVES, Helv. chim. Acta **32**, 969 (1949).

[127]) Y.-R. NAVES und J. LECOMTE, Bull. Soc. chim. France [5] **20**, 112 (1953). – NAVES, Helv. chim. Acta **32**, 599, 611, 618 (1949).

[128]) Y.-R. NAVES, Bull. Soc. chim. France **1957**, 1220.

[129]) Y.-R. NAVES, Helv. chim. Acta **32**, 611, 618 (1949).

[130]) Y.-R. NAVES, Helv. chim. Acta **31**, 1108, 1285, 1288 (1948); **32**, 611 (1949). – NAVES und J. LECOMTE, Bull. Soc. chim. France **1953**, 112.

[131]) Y.-R. NAVES, Bull. Soc. chim. France **1956**, 253.

[132]) Y.-R. NAVES, C. R. hebd. Séances Acad. Sci. **237**, 1167 (1953).

[133]) Y.-R. NAVES, Helv. chim. Acta **31**, 911 (1948); **32**, 599 (1949); Bull. Soc. chim. France **1951**, 243.

[134]) Y.-R. NAVES, Helv. chim. Acta **31**, 912 (1948); **32**, 599 (1949); Bull. Soc. chim. France **1951**, 243.

[135]) Y.-R. NAVES, Helv. chim. Acta **32**, 599 (1949).

[136]) Y.-R. NAVES, Helv. chim. Acta **31**, 911, 912 (1948); NAVES und P. ARDIZIO, ebenda 1228.

[137]) Y.-R. NAVES, Helv. chim. Acta **31**, 912, 1288, 2047 (1948); **32**, 599, 969 (1949).

[138]) Y.-R. NAVES, Helv. chim. Acta **32**, 618 (1949).

[139]) Y.-R. NAVES, Helv. chim Acta **31**, 1287, 2049 (1948).

Besonders geeignet zur Kennzeichnung der Irone sind die *2,4-Dinitrophenylhydrazone* (Y.-R. NAVES[140])).

Zur Spektralabsorption der *2,4-Dinitrophenylhydrazone* von *Ironen* vgl. BRAUDE und JONES[141]), DJERASSI und RYAN[142]), NAVES und ARDIZIO[143]) und NAVES[144]), der *Thiosemicarbazone* NAVES[145]), der *4-Phenylsemicarbazone* NAVES[144]).

Von *natürlichen Irongemischen* erhält man je nach deren Zusammensetzung Derivate mit wechselnden Schmelzpunkten. So beschrieben Schimmel & Co.[146]) ein *p-Bromphenylhydrazon* Schmp. 174 bis 175°, Chuit[147]) ein *Thiosemicarbazon* Schmp. 181°, Schimmel & Co.[148]) ein *Semicarbazon* mit Schmp. 70 bis 80°.

Von *iso-pseudo-Iron* wurden folgende Derivate beschrieben[149]): *Semicarbazon*, Schmp. 160,5 bis 161°; *2,4-Dinitrophenylhydrazon*, Schmp. 148 bis 149°.

Zur **Bestimmung** der Zusammensetzung von Irongemischen kann man nach Y.-R. NAVES[150]) folgende Wege einschlagen:

1. Die Bestimmung des n_D und des UV-Spektrums gestattet, den Gehalt an *neo-β-Iron* festzustellen.

2. Den Gehalt an *γ-Ironen* erhält man durch Ozonolyse nach DOEVRE-NAVES[151]).

3. Bestimmung der α- und *iso-α-Irone* durch selektive Hydrierung und über ihre Semicarbazone.

Die optische Drehung läßt sich zur Bestimmung nicht anwenden, da die *Irone* teilweise und unregelmäßig racemisiert sind.

β-Irone lassen sich von α- und *γ-Ironen* leicht durch das UV-Spektrum unterscheiden, α- und *γ-Irone* durch RAMAN- und IR-Spektren.[152]) [153])

[140]) Bull. Soc. chim. France [5] 17, 99 (1950).
[141]) J. chem. Soc. (London) **1945**, 498.
[142]) J. Amer. chem. Soc. 71, 1000 (1949).
[143]) Helv. chim. Acta 32, 1228 (1949).
[144]) Helv. chim. Acta 32, 611 (1949); Bull. Soc. chim. France **1956**, 253.
[145]) Helv. chim. Acta 32, 599, 611 (1949).
[146]) Laborbeobachtungen. [147]) Rev. gén. de Chim. 6, 433 (1903); C. **1904**, I. 281.
[148]) Vgl. Ber. dtsch. chem. Ges. 28, 1755 (1895).
[149]) Y.-R. NAVES, P. ARDIZIO und C. FAVRE, Bull. Soc. chim. France **1954**, 968.
[150]) Chimia [Zürich] 6, 277 (1952).
[151]) NAVES, Helv. chim. Acta 32, 1150 (1949).
[152]) NAVES, Bull. Soc. chim. France [5] 17, 99 (1951).
[153]) H. S. GÜNTHARD, L. RUZICKA, H. SCHINZ und C. F. SEIDEL, Helv. chim. Acta 32, 2198 (1949).

Zur Bestimmung der *γ-Irone* durch Ozonolyse vgl. RUZICKA, SEIDEL, SCHINZ und TAVEL[154]) und NAVES[155]).

Zur Bestimmung durch Oximierung vgl. Bd. II.[156])

Nach A. v. BAEYER[157]) bestimmt man den Gesamtgehalt an Ironen folgendermaßen:

50 g des betreffenden Öls oder Extraktes werden mit einer Lösung von 85 g hydrazinbenzolsulfonsauren Natriums in 500 ml mit 4 g konz. Schwefelsäure angesäuerten Wassers auf der Maschine geschüttelt. Nach Stehen über Nacht wird die Lösung mit 6 g wasserfreiem Na_2CO_3 alkalisch gemacht und mit soviel Ammoniumsulfat versetzt, daß sich die Flüssigkeit nach dem Schütteln mit Äther gut in drei Schichten teilt, wozu etwa 200 bis 250 g $(NH_4)_2SO_4$ nötig sind. Tritt infolge eines zu großen Zusatzes von Ammonsulfat Emulsion ein, so muß diese durch Wasserzusatz beseitigt werden. Es wird dann solange mit Äther extrahiert, bis von ihm ölige Substanzen nicht mehr aufgenommen werden. Die wäßrige Ammoniumsulfatlösung wird hierauf entfernt, die Seifenschicht mit einer Lösung von 70 g Schwefelsäure und 120 g Glaubersalz in 800 ccm Wasser versetzt und mit Wasserdampf destilliert. Das übergehende Öl wird als Iron gerechnet.

Zur Bestimmung der *Irone* im Irisöl durch *Polarographie* im sauren Medium vgl. G. I. MOLDOWANSKAJA, E. N. NOWIKOWA, N. SKWORTSOWA und E. N. ZOBOW[158]).

Iso-α-Iron, *neoiso-α-Iron* und *neo-β-Iron* lassen sich voneinander und von einem Gemisch aus *α-Iron*, *neo-α-Iron* und *neo-γ-Iron* gaschromatographisch trennen (Y.-R. NAVES[159])).

Verwendung: Da eine Trennung der geruchlich wertvollsten Irone von den anderen zu kostspielig ist, werden die Irone in der Parfümerie als Gemisch verwendet. Die *Irone* haben hier aber wegen der durch die schwierige Herstellung bedingten hohen Preise bei weitem nicht die Bedeutung der *Jonone*.

154) Helv. chim. Acta **31**, 257 (1948); **32**, 1739 (1949).
155) Helv. chim. Acta **31**, 893 (1948); **32**, 2252, 2186 (1949).
156) Vgl. auch Ind. Parfumerie **8**, 26 (1953).
157) Nach der dritten Auflage dieses Werkes, Bd. I, 593.
158) C. A. **54**, 15847 (1960).
159) Helv. chim. Acta **41**, 653 (1958).

b) *Sesquiterpenketone*

α) Monocyclische Sesquiterpenketone

Calacon

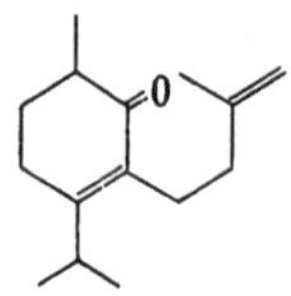

(I)

$C_{15}H_{24}O$. Mol.-Gew. 220,34

Vorkommen: im holländischen Kalmusöl[1]).

Isolierung: 2 kg der Sesquiterpenfraktion aus Kalmusöl wurden an 10 kg Al_2O_3 I/II perkoliert; mit Ligroin wurden zunächst 1390 g vorwiegend Kohlenwasserstoffe, mit Äther darauf 270 g Ketone, anschließend mit Alkohol 105 g Alkohole eluiert. Das Ligroin-Eluat ergab bei nochmaliger Perkolation über 10 kg Al_2O_3 zusätzlich 110 g Ketone.

Die vereinigten Ketone (380 g) wurden über eine Kolonne mit 70 theor. Böden (Rückflußverhältnis 1:40) unter IR-spektroskopischer Kontrolle fraktioniert. Die Fraktionen 9 bis 23 (151,5 g) bestanden aus Calacon und dem „Keton III". 85 g hiervon wurden an 4 kg Al_2O_3 III chromatographiert. Die Eluate 10 bis 22 (26 g) wurden an 2 kg Al_2O_3 III nochmals chromatographiert; Eluierung mit Ligroin + 5% Benzol ergab 18,5 g *Calacon.*[1])

Konstitution: aufgeklärt von J. Vrkoč, V. Herout und F. Šorm[2]).

Nach UV- und IR-Spektrum enthält *Calacon* eine α,β-ungesättigte Carbonylgruppe (1662 cm $^{-1}$), eine Methylendoppelbindung, eine Methylengruppe in der Nachbarschaft von Carbonyl oder Doppelbindung und eine Isopropylgruppe.

Hydrierung in Gegenwart von PtO_2 in Methanol ergibt *Dihydro-calacon* $C_{15}H_{26}O$ (II), dessen CO-Gruppe noch *α,β*-ungesättigt ist; die Doppelbindung ist tetrasubstituiert. Hydrierung in Eisessig führt zu *Tetrahydro-calacon* $C_{15}H_{28}O$ (III), dessen IR-Spektrum die für ein Cyclohexanon charakteristische Frequenz 1710 cm^{-1} auf-

[1]) J. Vrkoč, V. Herout und F. Šorm, Collect. czechoslov. chem. Commun. **26** 1021 (1961).

[2]) J. Vrkoč, V. Herout und F. Šorm, Collect. czechoslov. chem. Commun. **26**, 1343 (1961).

weist, nicht dagegen die Absorption für eine carbonyl- oder doppelbindungsbenachbarte Methylengruppe; diese CH_2-Gruppe liegt also neben einer Doppelbindung des *Calacons*.

Da sich aus (III) über *Tetrahydro-calacol* (IV) oder das Äthylenthioketal ein Kohlenwasserstoff *Calacan* $C_{15}H_{30}$ darstellen läßt, ist *Calacon* monocyclisch.

Da sich in (III) zwei H-Atome durch Deuterium ersetzen lassen, sind beide dem Carbonyl benachbarten C-Atome trisubstituiert.

Ozonolyse von (II) ergab außer Spuren *Essigsäure* und einer *C_5-Säure Isobutter-* und *Isocapronsäure, Methylbernsteinsäure*, weniger *α-Methylglutarsäure* und wahrscheinlich *Malon-* und *Oxalsäure*. Ozonolyse von *Calacon* selbst und Zersetzung des Ozonids mit H_2O_2 in Ameisensäure führte zu *L(−)-Methylbernsteinsäure* (Schmp. 111°, $[\alpha]_D^{20}$ −7,8°), *Essigsäure* und *Isobuttersäure*; Isocapronsäure konnte nicht nachgewiesen werden.

Hieraus schlossen sie auf Struktur (I), die nicht der Isoprenregel gehorcht. Die Biogenese des *Calacons* erklärt sich wahrscheinlich durch Ringöffnung zwischen C_8 und C_9 einer Sesquiterpenverbindung mit dem *Daucalin*-Gerüst (V) oder durch eine nachträgliche Alkylierung eines *p-Menthanderivats* mit einer Isopreneinheit.

Das Gerüst des *Calacons* bewiesen sie durch Synthese von *Calacan* (VI) aus *l-Menthon* und *Isoamyl-MgBr*, Dehydratisieren des erhaltenen tertiären Alkohols mit $SOCl_2$ in Pyridin und Hydrieren des so gewonnenen Kohlenwasserstoffs.

Aus der Bildung von *L(-)-Methylbernsteinsäure* läßt sich für *Calacon* nach A. FREDGAS Arbeiten[3]) Konfiguration (VII) ableiten.[2])

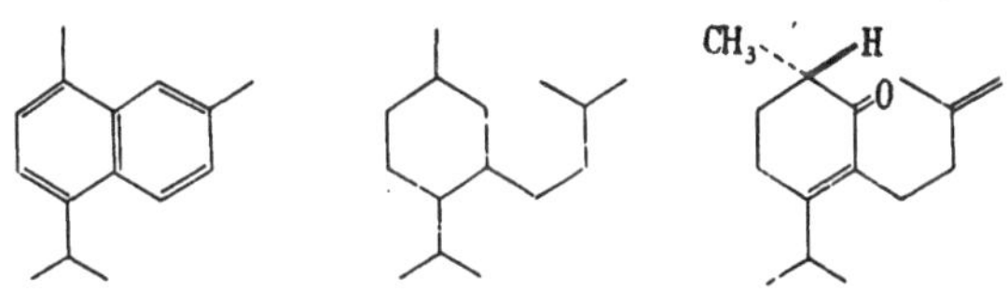

(V) (VI) (VII)

Eigenschaften: d_4^{20} 0,9569, n_D^{20} 1,5170, $[\alpha]_D^{20}$ +0,9°[1]).

UV- und IR-Spektrum: J. VRKOČ, V. HEROUT und F. ŠORM[1])[2]).

Identifizierung: Von *Calacon* wurden keine kristallisierten Derivate erhalten.

[3]) A. FREDGA, Arkiv. Kemi, Mineral. Geol. **15 B**, No. 23 (1942). — FREDGA und E. LESKINEN, ebenda **19 B**, No. 1 (1945).

Die Atlantone

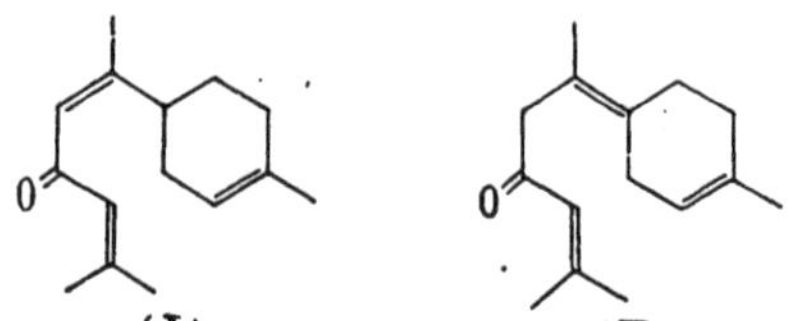

(I) α-Atlanton (II) γ-Atlanton

$C_{15}H_{22}O$. Mol.-Gew. 218,33

Vorkommen: Beide *Atlantone* sind im Himalaja-Cedernholzöl (von *Cedrus deodara*)[1][2]), im Atlas-Cedernholzöl (von *Cedrus atlantica*)[1][3]), im Holzöl von *Cedrus libanotica*[1]) und im Curcumaöl (wenig)[4]) enthalten.

Isolierung: Nach Behandlung der Fraktion mit Borsäure (Entfernung der vorhandenen Sesquiterpenalkohole) wurde das Gemisch der beiden Ketone über die Semicarbazido-verbindungen etwas gereinigt. Die Trennung gelang nicht.[1])

Konstitution: A. St. Pfau und P. A. Plattner[5]) erhielten bei der Behandlung der Semicarbazido-verbindung mit KOH ein Gemisch von α- und *γ-Bisabolen* (s. Bd. IIIa, S. 231).

Digerieren der Ketonmischung mit verdünnter alkoholischer Kalilauge ergab *Aceton, Acetyl-dipenten* und wahrscheinlich *Acetyl-terpinolen*; stärkere Alkalien spalten zu *1-Methyl-4-acetyl-cyclohexen-1*, das ebenfalls – wahrscheinlich erst während der Aufarbeitung entstanden – im Cedernholzöl vorkommt (s. S. 357).

Katalytische Hydrierung der Ketone in Alkohol mit Nickel ergab *Hexahydro-atlanton* und ein *Tetrahydro-γ-atlanton*, in dem die *semicyclische* Doppelbindung noch vorhanden ist. Reduktion von (I) + (II) mit Natrium und Alkohol führte zu einem Gemisch von *Tetrahydro-α-atlantol* und *Dihydro-γ-atlantol*, dessen $KMnO_4$-Oxydation *Isovaleriansäure* und eine *Diketocarbonsäure* $C_{15}H_{26}O_4$ ergab. Ozonolyse von (I) + (II) führte zu *Aceton, Formaldehyd* und *Ameisensäure*.

Aus diesen Ergebnissen formulierten sie die Strukturen (I) und (II).

1) A. St. Pfau und P. A. Plattner, Helv. chim. Acta **17**, 129 (1934).
2) K. Rao, S. Dev und P. C. Guha, J. Indian chem. Soc. **29**, 721 (1952).
3) E. Grimal, C. R. hebd. Séances Acad. Sci. **135**, 582, 1057 (1902).
4) H. Rupe, G. Clar, A. St. Pfau und P. A. Plattner, Helv. chim. Acta **17**, 372 (1934). – Rupe und A. Gassmann, ebenda **19**, 569 (1936).
5) Helv. chim. Acta **15**, 1481 (1932); **17**, 129 (1934).

Eigenschaften: Sdp.$_1$ 119 bis 122°, d^{20} 0,9562, n_D^{20} 1,5181, α_D +2°48′ (Gemisch von α- und *γ-Atlanton,* wahrscheinlich noch durch andere Verbindungen verunreinigt)[1].

Identifizierung: Die *Atlantone* bilden keine kristallisierten einheitlichen Derivate. Zum Nachweis kann man die Oxydation des Gemisches zu obiger *Diketo-monocarbonsäure* benutzen, deren Semicarbazon bei 208 bis 209° schmilzt.[1] Die bei der Einwirkung von Alkalien auf die *Atlantone* auftretenden Spaltprodukte haben folgende Eigenschaften:

Acetyl-dipenten: Sdp.$_{10}$ 125,5 bis 126°, d^{20} 0,9171, n_D^{20} 1,5044, Semicarbazon Schmp. 152,5 bis 153°.

Acetyl-terpinolen: Semicarbazon, Schmp. 195 bis 195,5°.

1-Methyl-4-acetyl-cyclohexen-1: Semicarbazon, Schmp. 163° (vgl. auch S. 358).

Die Turmerone

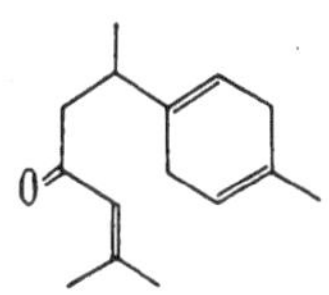

(I)

Turmeron (?)

$C_{15}H_{22}O$

Mol.-Gew. 218,33

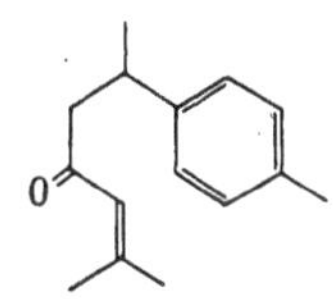

(II)

ar-Turmeron
Dehydro-turmeron

$C_{15}H_{20}O$

Mol.-Gew. 216,31

Vorkommen: im Curcumaöl (29,5% *Turmeron* und 23,6% *ar-Turmeron*)[1] (58%)[2]. In geringen Mengen sind beide auch im Holzöl von *Nectandra elaiophora* enthalten.[3])

Isolierung: durch sehr sorgfältige Fraktionierung. *Turmeron* wurde noch nicht rein erhalten, da es stets etwas *ar-Turmeron* enthält. H. Rupe und A. Gassmann[4]) gewannen reines *ar-Turmeron* durch vorsichtige Oxydation

[1]) H. Rupe, G. Clar, A. St. Pfau und Pl. A. Plattner, Helv. chim. Acta **17**, 372 (1934). – Rupe und A. Gassmann, ebenda **19**, 569 (1936).

[2]) N. C. Kelkar und B. S. Rao, J. Indian Inst. Sci. **17 A**, 7 (1934). – Vgl. Schimmel & Co., Ber. Schimmel Oktober **1890**, 17.

[3]) Y.-R. Naves, Bull. Soc. chim. France [5] **18**, 987 (1951).

[4]) H. Rupe und A. Gassmann, Helv. chim. Acta **19**, 569 (1936).

der betreffenden Curcumaöl-Fraktion mit Chromsäure; hierbei wird das vorhandene *Turmeron* dehydriert. Die weitere Reinigung nahmen sie über das 2,4-Dinitrophenylhydrazon vor (s. u.).

Konstitution: *ar-Turmeron* liefert beim Erhitzen mit wäßrig-alkoholischer Kalilauge neben *Aceton Curcumon* (III) (Sdp.$_{10}$ 115 bis 117°, d_4^{20} 0,9620,

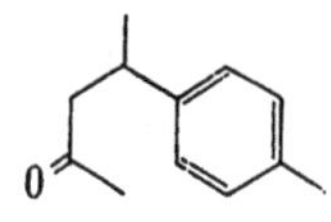

(III)

n_D^{20} 1,5046, $[\alpha]_D$ $+48,3°$), das schon früher von RUPE und WIEDERKEHR[5]) untersucht und strukturell aufgeklärt wurde. Da *ar-Turmeron* keine CH_3CO-Gruppe enthält, ergibt sich hieraus Struktur (II).

Für *Turmeron* wird (I) als wahrscheinlich angesehen. Dies folgt aus der leichten Spaltung in *Aceton* und einem im Ring *dihydrierten Curcumon* beim Behandeln mit wäßrig-alkoholischer Kalilauge und aus der leichten Überführung in *ar-Turmeron,* die schon beim Stehen an der Luft erfolgt. Evtl. ist *Turmeron* eine Mischung von Isomeren mit verschiedener Lage der Ringdoppelbindungen.

Ein razemisches *Dihydro-ar-turmeron* synthetisierten RUPE und GASSMANN[4]) aus *β-Methyl-β-[p-tolyl]-propionsäure. ar-Turmeron* stellten sie in schlechter Ausbeute durch Kondensation von *Curcumon* mit *Aceton* in alkoholischer Natriumäthylatlösung dar.

dl-ar-Turmeron erhielten J. COLONGE und J. CHAMBION[6]) durch Einwirkung von *β-p-Tolylbutyrylchlorid* auf *Isobutylen* in Gegenwart von $SnCl_2$ und Behandlung des entstehenden *β-Chlorketons* mit Dimethylanilin. In geringer Ausbeute gewann S. N. MUKHERJEE[7]) *ar-Turmeron* aus *p-Methyl-hydratropaaldehyd.*

Eine neue Synthese von *ar-Turmeron* beschrieben kürzlich R. P. GANDHI, O. P. VIG und S. M. MUKHERJI[8]).

Eigenschaften:

Turmeron (mit *ar-Turmeron* verunreinigt)[1]):
Sdp.$_{10}$ 114 bis 117°, d_4^{20} 0,9502, n_D^{20} 1,5175, $[\alpha]_D$ $+13,8°$.

[5]) Helv. chim. Acta 7, 654 (1924).
[6]) C. R. hebd. Séances Acad. Sci. **222**, 557 (1946).
[7]) J. Indian chem. Soc. **24**, 341 (1947); C. A. **42**, 5439 (1948).
[8]) Sci. and Culture [India] **23**, 483 (1958); C. A. **53**, 262 (1959). Tetrahedron **7**, 236 (1959); C. **1960**, 13701.

ar-Turmeron:[1])

Sdp.$_{10}$ 159 bis 160°, d_4^{20} 0,9634, n_D^{20} 1,5219, $[\alpha]_D$ +82,2°.

Bei längerem Stehen von *Turmeron* an der Luft nimmt die optische Drehung zu, bis sie den Wert des *ar-Turmerons* erreicht. Oxydation mit $KMnO_4$ ergibt *Curcumasäure* (Schmp. 42 bis 43°)[2]).

Identifizierung:

ar-Turmeron-semicarbazon, Schmp. 108 bis 109°[4]).
ar-Turmeron-2,4-dinitrophenylhydrazon, Schmp. 133 bis 134°[4]).
d-Curcumon-2,4-dinitrophenylhydrazon, Schmp. 89,5°[4]).

Die Elemenone

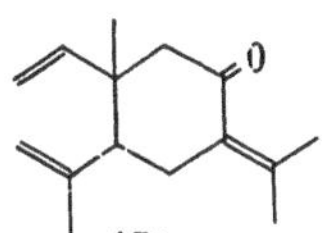

(I)

β-Elemenon

$C_{15}H_{22}O$. Mol.-Gew. 218,33

Vorkommen: im bulgarischen Zdravetsöl (von *Geranium macrorrhizum*), und zwar etwa 8% *β-Elemenon*, weniger *α-Elemenon*[1])[2]).

Isolierung: Das Öl wurde zunächst roh fraktioniert und die Sesquiterpenketon-Fraktion in Petroläther an Al_2O_3 grob gereinigt. Der aus dem Eluat erhaltene Rückstand wurde dann an einer 30-Bödenkolonne bei 0,5 mm fraktioniert. Fraktion II ergab nach zweimaliger Chromatographie an Al_2O_3 in Benzollösung *α-Elemenon*, Fraktion VIII dagegen *β-Elemenon* (I. Ognjanov und D. Ivanov[3])).

Konstitution: Die Bruttoformel von *α-Elemenon* ist noch nicht festgestellt worden. Nach dem IR-Spektrum ist die Carbonylgruppe nicht mit einer Doppelbindung konjugiert und wahrscheinlich in einem Sechsring lokalisiert (1719 cm^{-1}) (I. Ognjanov und D. Ivanov[3])).

[1]) D. Ivanov und I. Ognjanov, C. r. Acad. bulgare Sci. **5**, 33 (1952); **8**, 45 (1955); **11**, 469 (1958); Perfum. Record **49**, 617 (1958).

[2]) I. Ognjanov, V. Herout, M. Horák und F. Šorm, Collect. czechoslov. chem. Commun. **24**, 2371 (1959).

[3]) C. r. Acad. bulgare Sci. **11**, 469 (1958); Perfum. Record **49**, 622 (1958).

Die Struktur von *β-Elemenon* (I) ermittelten I. OGNJANOV, V. HEROUT, M. HORÁK und F. ŠORM[4]). Beim Kochen mit 70proz. Ameisensäure erhielten sie *Aceton* und ein *Keton* $C_{12}H_{18}O$ (II) (Semicarbazon, Schmp. 218 bis 219°), das auch beim Chromatographieren des *β-Elemenons* an Al_2O_3 und als Nebenprodukt bei der Säurespaltung des *β-Elemenon-semicarbazons* auftritt. UV- und IR-Spektrum (λ_{max} 255 mμ, log ε 3,82; 1617 cm^{-1}) sprechen für Konjugation der Carbonylgruppe mit einer tetrasubstituierten Doppelbindung.

Durch Hydrierung von (I) in Eisessig mit PtO_2 und anschließende Oxydation mit CrO_3 erhielten sie *β-Elemanon* $C_{15}H_{28}O$ (III) (Semicarbazon Schmp. 179,5 bis 180°). (I) und (III) enthalten nach der IR-Absorption bei 1427 bzw. 1429 cm^{-1} die Gruppierung $—CH_2—CO—$. Durch Kochen des aus (III) mit Äthandithiol erhaltenen Äthylenthioketals mit RANEY-Nickel in Methanol entsteht *Eleman* (Band III b); *β-Elemenon* ist also ein Keton vom Typus des *Elemans* mit drei Doppelbindungen. Da aus dem IR-Spektrum die Anwesenheit einer Methylen-, einer Vinyl- und einer tetrasubstituierten Doppelbindung zu erkennen ist, ist nur Struktur (I) möglich.

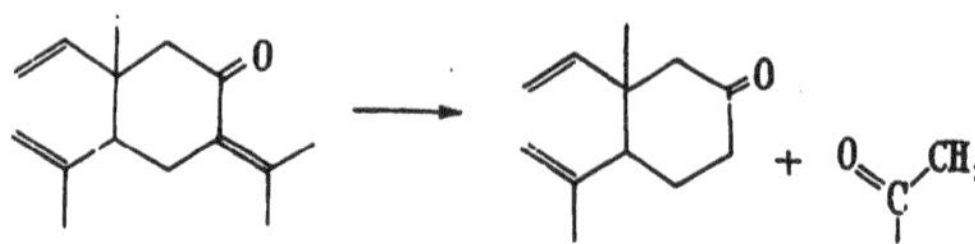

(I) (II)

Ein Vergleich der Strukturen von *Germacron* und *β-Elemenon* läßt einen Zusammenhang zwischen beiden vermuten. Tatsächlich läßt sich *Germacron* durch Erhitzen in *β-Elemenon* umwandeln. Es ist noch nicht geklärt, ob das im Öl nachgewiesene *β-Elemenon* evtl. erst während der Aufarbeitung des Öls aus *Germacron* entstanden ist.

Zu den gleichen Ergebnissen kam unabhängig G. OHLOFF[5]) im Laufe seiner Untersuchungen über die Pyrolyse des *Germacrons*. Das sog. *pyro-Germacron* ist mit *β-Elemenon* identisch. Schon durch einfache Vakuumdestillation ($Sdp._{10}$ 165°) wird *Germacron* quantitativ in *β-Elemenon* umgewandelt. Außer aus der hydrolytischen Spaltung, der Hydrierung zu *Eleman* und der Untersuchung der IR-Spektren schloß G. OHLOFF auch aus der Bildung eines 1,3-Diens mit einer cis-Doppelbindung durch Dehydrati-

[4]) I. OGNJANOV, V. HEROUT, M. HORÁK und F. ŠORM, Collect. czechoslov. chem. Commun. **24**, 2371 (1959).

[5]) G. OHLOFF, Angew. Chem. **71**, 162 (1959). – G. OHLOFF, H. FARNOW, W. PHILIPP und G. SCHADE, Liebigs Ann. Chem. **625**, 206 (1959). – Vgl. V. HEROUT, M. HORÁK, B. SCHNEIDER und F. ŠORM, Chem. and Ind. **1959**, 1089.

sierung des aus *β-Elemenon* mittels $LiAlH_4$ erhältlichen *β-Elemenols* auf Struktur (I).

Eigenschaften:

α-Elemenon: $Sdp._{1,5}$ 104 bis 107°, d_4^{15} 0,9568, n_D^{15} 1,4976, $[\alpha]_D^{19}$ −2,9°[3]).

β-Elemenon: $Sdp._2$ 119 bis 122°, d_4^{18} 0,9689, n_D^{18} 1,5180, α_D^{22} −6,7° (mit α-Elemenon verunreinigt)[3]);

$Sdp._{15}$ 151 bis 154°, n_D^{20} 1,5150, d_4^{20} 0,9560, $[\alpha]_D^{20}$ ± 0° (rein)[4]).

UV- und IR-Spektren: I. Ognjanov und D. Ivanov[3]), I. Ognjanov, V. Herout, M. Horák und F. Šorm[4]), G. Ohloff und Mitarbeiter[5]).

Identifizierung:

α-Elemenon-2,4-dinitrophenylhydrazon, Schmp. 122,5 bis 124°[3]).

β-Elemenon-semicarbazon, Schmp. 178 bis 179° (aus Äthanol)[4]). Darstellung nach der Pyridinmethode.

β-Elemenon-2,4-dinitrophenylhydrazon, Schmp. 134 bis 136°[3]).

Germacron

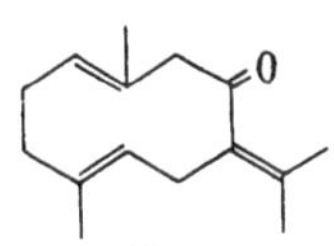

(I)

$C_{15}H_{22}O$. Mol.-Gew. 218,33

Vorkommen: im bulgarischen Zdravetsöl (von *Geranium macrorrhizum*, etwa 47 bis 52%)[1]) und wahrscheinlich im Samenöl von *Smyrnium perfoliatum*[2]).

Isolierung: scheidet sich beim Abkühlen des bulgarischen Zdravetsöls fast quantitativ aus.

Konstitution: Bis 1958 wurde *Germacron* als Oxyd angesehen und als „*Germacrol*" bezeichnet.[3])

[1]) H. Wienhaus und H. Scholz, Jubiläumsber. Schimmel **1929**, 280. – H. Scholz, Dissertation Leipzig 1930 (H. Wienhaus). – Y.-R. Naves, Parfums de France **7**, 304 (1929); Perfum. Record **40**, 161 (1949). – D. Ivanov, I. Ognianov und N. Nicolov, C. R. Acad. bulgare Sci. **5**, Nr. 2/3, 33 (1952). – Ognianov und Ivanov, ebenda **11**, 469 (1958); Perfum. Record **49**, 618 (1958).

[2]) W. Niiow, J. russ. phys.-chem. Ges. **60**, 1579 (1928); C. **1929**, I. 2709.

[3]) Schimmel & Co., Ber. Schimmel **1927**, 114. – H. Wienhaus und H. Scholz, Jubiläumsber. Schimmel **1929**, 280.

Y.-R. NAVES[4]) ermittelte die Zusammensetzung $C_{15}H_{22}O$. Er hielt „*Germacrol*" für ein bicyclisches Sesquiterpenoxyd mit 2 Doppelbindungen; durch Dehydrierung mit Pd-Kohle bei hoher Temperatur erhielt er *Cadalin*.

Später untersuchte W. TREIBS[5]) „*Germacrol*" ausführlich und schlug Struktur (II) vor. Er erhielt bei der Dehydrierung mittels Jods *Guajazulen*; die Lage der Doppelbindungen schloß er aus der Bildung von *Aceton* bei der Ozonolyse und von *Lävulinsäure* bei der Oxydation mit $KMnO_4$.

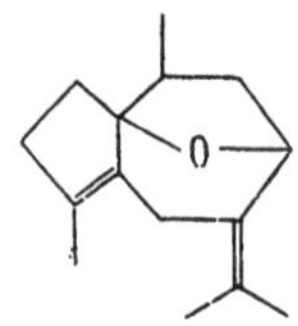

(II)

I. OGNJANOW, D. IVANOV, V. HEROUT, M. HORÁK, J. PLÍVA und F. ŠORM[6]) erkannten "*Germacrol*" als Sesquiterpenketon und schlugen die Bezeichnung *Germacron* vor. Aus den Ergebnissen einer umfangreichen Arbeit schlossen sie auf Struktur (III).

Die Gegenwart der zu einer Doppelbindung konjugierten Carbonylgruppe erkannten sie aus den Absorptionsspektren (IR-Absorption bei 1675 cm^{-1}; UV-Maxima bei 314 $m\mu$ [$\log\varepsilon$ 2,69], 242 $m\mu$ [$\log\varepsilon$ 3,59] und 210 $m\mu$ [$\log\varepsilon$ 4,17]). Die Carbonylgruppe ist – wahrscheinlich aus sterischen Gründen – wenig reaktiv, weshalb sie auch früher nicht erkannt wurde.

Aus der Reduktion von *Germacron* zu einem Alkohol $C_{15}H_{30}O$ (IV) und dessen Oxydation zu einem Keton $C_{15}H_{28}O$ (V) ergibt sich, daß *Germacron* monocyclisch ist und drei Doppelbindungen enthält.

Reduktion von *Germacron* mit Al-isopropylat führt zu *Germacrol* $C_{15}H_{24}O$ (VI), das sich zu einem Kohlenwasserstoff $C_{15}H_{22}$ (VII) dehydratisieren läßt. (VI) und (VII) liefern bei der S-Dehydrierung *Guajazulen* (VIII). Hydrierung von (VII) ergibt *Eleman* (IX) (Identität der physikalischen Konstanten und des IR-Spektrums)[7]), Hydrierung von (VI) durch teilweise Hydrogenolyse *Selinan* (X) (Identität der physikalischen Konstanten und des IR-Spektrums)[8]).

[4]) Y.-R. NAVES, Perfum. Record **40**, 161 (1949).

[5]) W. TREIBS, Angew. Chem. **63**, 487 (1951); Liebigs Ann. Chem. **576**, 116 (1952).

[6]) I. OGNJANOW, D. IVANOW, V. HEROUT, M. HORÁK, J. PLÍVA und F. ŠORM, Chem. and Ind. **1957**, 820; Chem. listy **52**, 1163 (1958); Collect. czechoslov. chem. Commun. **23**, 2033 (1958).

[7]) Vgl. V. HEROUT, O. MOTL und F. ŠORM, Chem. listy **48**, 589 (1954); Collect. czechoslov. chem. Commun. **19**, 990 (1954).

[8]) Vgl. J. PLÍVA, V. HEROUT, B. SCHNEIDER und F. ŠORM, Chem. listy **46**, 410 (1952); Collect. czechoslov. chem. Commun. **18**, 50 (1953).

Um Cyclisierung vorzubeugen, hydrierten sie *Germacron* zunächst an PtO_2 in Äthanol zu *Tetrahydro-germacron* $C_{15}H_{26}O$ (XI), das noch α,β-ungesättigt ist (IR- und UV-Spektrum). Reduktion von (XI) mit $LiAlH_4$ ergibt *Tetrahydro-germacrol* $C_{15}H_{28}O$ (XII), dessen Hydrierung in Eisessig ein Gemisch von *Hexahydrogermacrol* $C_{15}H_{30}O$ (IV) und *Germacran* $C_{15}H_{30}$ (XIII). (XIII) enthält nach dem IR-Spektrum eine Isopropylgruppe (1140 und 1168 cm^{-1}) und die Gruppierung $-CH_2CH_2CH_2-$ (722 cm^{-1}). Dehydratisierung von (XII) und anschließende Hydrierung führt ebenfalls zu (XIII).

Die Exaltation der Molrefraktion des *Germacrans* (XIII) (– 0,7) spricht für einen mittelgroßen Ring. Berücksichtigt man die Gegenwart einer Isopropylgruppe und die Isoprenregel, so könnte (XIII) *1,7-Dimethyl-4-isopropylcyclodecan* sein.

Da (XI) bei der quantitativen Ozonolyse nach Kuhn-Roth 1 Äquivalent *Aceton* liefert, liegt die zur CO-Gruppe konjugierte Doppelbindung in einer Isopropylidengruppe. Der Methylengruppentest nach Naves ergab nur Spuren Formaldehyd.

Die erhaltenen Resultate erklärten sie an Hand der Formel (III), die auch die drei Cyclisierungsmöglichkeiten zu Verbindungen vom *Selinan-*, *Cadinan-* und *Guajantyp* erkennen läßt.

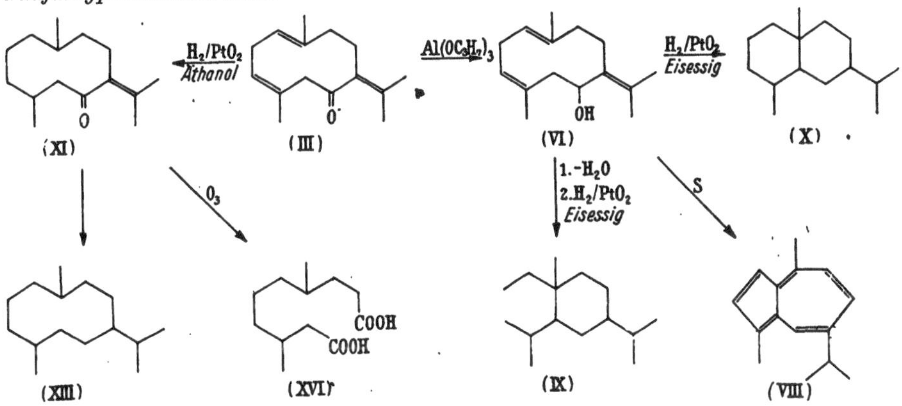

(XI) (III) (VI) (X) (XIII) (XVI) (IX) (VIII)

Durch Isomerisierung von Germacron mit Natriumäthylat in der Kälte erhielten sie das α,β-ungesättigte *iso-Germacron* (XIV), mit Säuren dagegen ein bicyclisches Keton vom Selinantyp (XV).

Eine direkte Bestätigung des Kohlenstoffgerüstes von *Germacron* lieferten V. Herout und F. Šorm[9]) durch Ozonolyse von *Tetrahydro-germacron* (XI) zu *β,γ'-Dimethylsebacinsäure* (XVI), deren Identität sie durch Synthese bewiesen. Eine weitere Stütze ist die Synthese des *Germacrans* (XIII) aus *Cyanacetamid* und *Isobutyraldehyd* von M. Suchy und F. Šorm[10]).

[9]) V. Herout und F. Šorm, Chem. listy 52, 1174 (1958); Collect. czechoslov. chem. Commun. 23, 2169 (1958).

[10]) M. Suchý und F. Šorm, Chem. listy 52, 1180 (1958); Collect. czechoslov. chem. Commun. 23, 2175 (1958). – Vgl. auch Suchý, V. Herout und F. Šorm, Acta chim. Acad. Sci. hung. 18, 479 (1959).

Kürzlich korrigierten F. Šorm und Mitarbeiter[11]) Struktur (III) zu (I), da die Lage der Doppelbindungen so besser den Tatsachen entspricht. Für *iso-Germacron* ermittelten sie durch oxydativen Abbau und Untersuchung von UV- und IR-Spektrum Struktur (XIV).

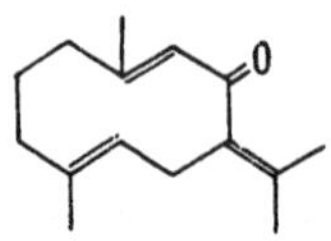

(XIV)

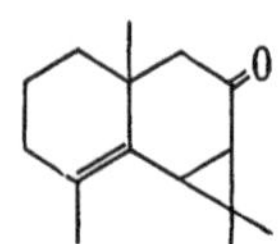

(XVIII)

Eine Verbindung der Struktur (I) wurde früher von G. Ohloff, H. Farnow, W. Philipp und G. Schade[12]) als Zwischenprodukt der Pyrolyse des *Germacrons* zu *pyro-Germacron* (XVII) angesehen; für (XVII) ermittelten sie die Konstitution *1-Methyl-1-vinyl-2-isopropenyl-4-isopropylidencyclohexanon-5*. Die von ihnen für *Germacron* angenommene Struktur (XVIII) ist nicht mit dem magnetischen Kernresonanzspektrum zu vereinbaren[13]), da oberhalb 8,59 ppm keine für direkt am Dreiring gebundene Protonen zu erwartende Signale gefunden wurden.

Die Strukturen von *Germacron* (I) und *iso-Germacron* (XIV) stellten G. Ohloff und E. G. Hoffmann[14]) durch Zuordnung der differentiellen und integralen magnetischen Protonenresonanzspektren endgültig sicher.

Zur Aufklärung der Struktur vgl. die Übersicht von F. Šorm[14a]).

Eigenschaften:

Germacron: Schmp. 54 bis 55°, d_4^{67} 0,9549, n_D^{56} 1,516[1]); Schmp. 56 bis 56,5°, $Sdp._{10}$ 150 bis 151°, d_{61}^{61} 0,9711, n_D^{61} 1,51012[4]); Schmp. 56 bis 57°, optisch inaktiv[6]).

iso-Germacron: Schmp. 50 bis 52°[6]).

UV- und IR-Spektrum: I. Ognjanov, D. Ivanov, V. Herout, M. Horák, J. Plíva und F. Šorm[6]), M. Suchy, V. Herout und F. Šorm[11]), G. Ohloff

[11]) V. Herout, M. Horák, B. Schneider und F. Šorm, Chem. and Ind. **1959**, 1089. – M. Suchý, Herout und Šorm, Collect. czechoslov. chem. Commun. **26**, 1358 (1961).

[12]) G. Ohloff, Angew. Chem. 71, 162 (1959). – Ohloff, H. Farnow, W. Philipp, und G. Schade, Liebigs Ann. Chem. **625**, 206 (1959).

[13]) R. B. Bates und D. M. Gale, J. Amer. chem. Soc. 82, 5749 (1960).

[14]) Z. Naturforsch. **16** b, 298 (1961).

[14a]) F. Šorm, Medium-ring Terpenes, in L. Zechmeister, Fortschritte der Chemie organ. Naturstoffe Bd. 19, Springer-Verlag Wien 1961.

und E. G. HOFFMANN[14]), J. W. STEELE, J. B. STENLAKE und W. D. WILLIAMS[15]).

RAMAN-Spektrum: I. OGNJANOV, D. IVANOV, V. HEROUT, M. HORÁK, J. PLÍVA und F. ŠORM[6]).

Kernresonanzspektrum: R. B. BATES und D. M. GALE[13]), G. OHLOFF und E. G. HOFFMANN[14]).

Identifizierung: *Germacron* bildet kein Semicarbazon und 2,4-Dinitrophenylhydrazon. *iso-Germacron-2,4-dinitrophenylhydrazon*, Schmp. 183 bis 183,5°[6]).

Zur Polarographie des Germacrons vgl. G. OHLOFF[16]).

[15]) Chem. and Ind. **1959**, 1384. [16]) Arch. Pharmaz. **286**/58, 242 (1953).

Zerumbon

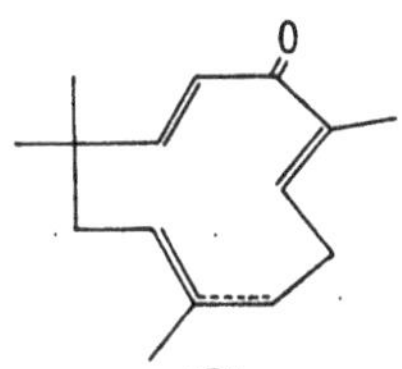

(I)

$C_{15}H_{22}O$. Mol.-Gew. 218,33

Vorkommen: im Öl der Rhizome von *Zingiber zerumbet* Rosc. (55,52%)[1])[2])[3]).

Isolierung: Das Öl wurde sorgfältig fraktioniert und die Fraktion Sdp.$_6$ 130 bis 145° mit Petroläther (Sdp. 40 bis 60°) verdünnt. Beim Abkühlen scheidet sich reines, kristallisiertes *Zerumbon* aus.[3])

Konstitution: D. P. PARIHAR und S. DUTT[2]) schlossen aus dem UV-Spektrum, daß die Carbonylgruppe mit einer Doppelbindung konjugiert ist. Durch Dehydrierung erhielten sie *Eudalin*, durch Hydrierung ein *Tetrahydro-zerumbon* $C_{15}H_{26}O$ (II) (Schmp. 84°), durch Reduktion nach MEERWEIN-PONNDORF-VERLEY *Zerumbol* $C_{15}H_{24}O$ (III) (Schmp. 78°, 3,5-Dinitrobenzoat Schmp. 118°); (II) läßt sich mit Natrium und Alkohol zu *Tetra-*

[1]) N. S. VARIER, Proc. Indian Acad. Sci. **20 A**, 257 (1944).

[2]) D. P. PARIHAR und S. DUTT, Indian Soap J. **16**, 123, 154 (1950); C. A. **46**, 8066 (1952).

[3]) V. K. BALAKRISHNAN, R. K. RAZDAN und S. C. BHATTACHARYYA, Perfum. Record **47**, 274 (1956).

hydro-zerumbol (IV) (3,5-Dinitrobenzoat Schmp. 108°) reduzieren. Aus *Zerumbon* gewannen sie ein Dioxyd (Schmp. 108°, Oxim Schmp. 174°). Sie vermuteten für Zerumbon Struktur (V).

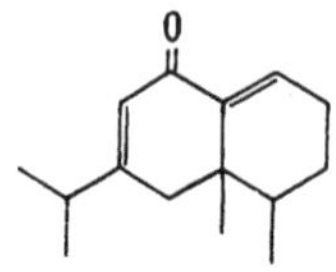

(V)

V. K. Balakrishnan, R. K. Razdan und S. C. Bhattacharyya[3]) lehnten diese ab, da sie durch intensive Hydrierung ein *Hexahydro-zerumbon* $C_{15}H_{28}O$ (VI) (Schmp. 64°) erhielten, *Zerumbon* also drei Doppelbindungen enthält und daher monocyclisch ist. Unter den Ozonolyseprodukten des *Zerumbons* konnten sie weder HCHO noch CH_3COCH_3 nachweisen; Aldehyd- und Jodoformprobe waren positiv. Durch Reduktion von (II) mit $LiAlH_4$ kamen sie zu (IV), dessen Hydrierung *Hexahydro-zerumbol* $C_{15}H_{30}O$ (VII) ergab. *Zerumbon* reduzierten sie mit $LiAlH_4$ zu (III) (Schmp. 80°), das sich ebenfalls zu (VII) hydrieren ließ.

Nach dem UV-Spektrum enthält *Zerumbol* (III) keine konjugierten Doppelbindungen, also auch *Zerumbon* nicht. Da *Zerumbon* nur mit einem Mol Perbenzoesäure reagiert, ist die Carbonylgruppe wahrscheinlich beiderseits mit einer Doppelbindung konjugiert. Nach der CO-Frequenz des IR-Spektrums (1692 cm^{-1}) von (VI) liegt ein größerer Ring vor. Sie vermuteten, daß *Zerumbon* ein Keton vom Humulentyp ist.

Die Struktur (I) gab Sukh Dev[4]) an.

Durch Reduktion von *Zerumbon* mit Natrium und Alkohol erhielt er zwei epimere Alkohole (3,5-Dinitrobenzoate Schmp. 146 bis 147° und 142 bis 143°). Das durch Hydrierung in Gegenwart von $Pd/CaCO_3$ gewonnene (II) ($Sdp._3$ 130°, d_4^{29} 0,9378, n_D^{29} 1,4890; Oxim Schmp. 133 bis 134°) gab bei der Reduktion mit $LiAlH_4$ zwei epimere *Tetrahydro-zerumbole*. Die Hydrierung von (II) in Eisessig in Gegenwart von Adams-Platin führte zu einem Gemisch von *Hexahydro-zerumbonen*, von denen ein Isomeres isoliert werden konnte (Schmp. 62,5 bis 63°, Oxim Schmp. 107 bis 108°) (VI). Dessen Reduktion nach Clemmensen ergab einen Kohlenwasserstoff $C_{15}H_{30}$ ($Sdp._{13}$ 126 bis 127°, d_4^{26} 0,8476, n_D^{16} 1,4700), der wahrscheinlich mit *Humulan* identisch ist.

[4]) Sukh Dev, Chem. and Ind. **1956**, 1051; Tetrahedron 8, 171 (1960). – C. A. **54**, 19748 (1960).

Bei Behandlung von *Zerumbon* mit Alkalien wird *Methyläthylketon* abgespalten. Durch Dehydrierung der *Tetrahydrozerumbole* oder deren Dehydratisierungsprodukte erhielt er kein *Eudalin*. Aus diesen Ergebnissen und der Auswertung der IR-Spektren und Molekularrefraktionen schloß er auf Struktur (I).

Zerumbon und seine Abbauprodukte untersuchten auch S. K. RAMASWAMI und S. C. BHATTACHARYYA[5]:

Eigenschaften: Schmp. 67 bis 69°[2]), 68,5°[3]).

UV-Spektrum: D. P. PARIHAR und S. DUTT[2]), V. K. BALAKRISHNAN, R. K. RAZDAN und S. C. BHATTACHARYYA[3]).

IR-Spektrum: V. K. BALAKRISHNAN, R. K. RAZDAN und S. C. BHATTACHARYYA[3]), SUKH DEV[4]).

Kernresonanzspektrum: S. DEV[6]).

Identifizierung:

Phenylhydrazon, Schmp. 132°[2]);
Semicarbazon, Schmp. 167°[2])[3]);
Oxim, Schmp. 134°[2]).

[5]) Perfum. Record **51**, 65 (1960).
[6]) Tetrahedron **9**, 1 (1960).

β) Bicyclische Sesquiterpenketone

Eudalinbildner

Die Cyperone

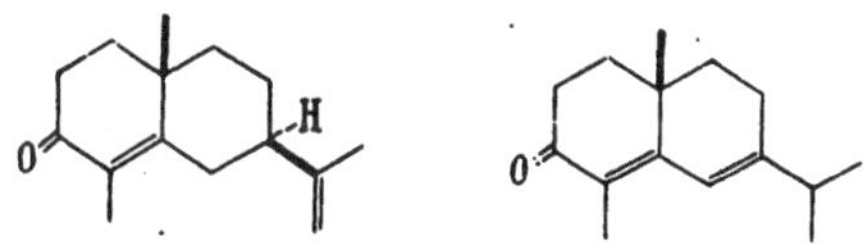

α-Cyperon (I) β-Cyperon (II)

$C_{15}H_{22}O$. Mol.-Gew. 218,33

Vorkommen: B. H. HEGDE und B. S. RAO[1]) wiesen *d-α-Cyperon* im ätherischen Öl der Wurzelknollen von *Cyperus rotundus* nach. *dl-Cyperon* ist

[1]) B. H. HEGDE und B. S. RAO, J. Soc. chem. Ind. **34**, 387 T (1935).

wahrscheinlich im Öl von *Cyperus scariosus* enthalten (Y.-R. NAVES und P. ARDIZIO[2])).

Wahrscheinlich sind *α-Cyperon* und *Tetrahydro-α-cyperon* im Öl von *Artemisia porrecta* enthalten.[2a])

Isolierung: über das Semicarbazon.

Konstitution: Die Struktur von *α-Cyperon* (I) wurde von A. E. BRADFIELD, A. E. GILLAM, B. H. HEGDE, B. S. RAO, R. R. PRITCHARD und J. L. SIMONSEN[3]) aufgeklärt.

Da bei der katalytischen Hydrierung das gesättigte *Tetrahydro-α-cyperon* $C_{15}H_{26}O$ (III) entsteht, ist *α-Cyperon* ein bicyclisches Keton mit zwei Doppelbindungen. Nach UV-Spektrum und der Reduktion mit Natrium und Alkohol zu *Dihydro-α-cyperol* (IV) ist *α-Cyperon* ein α,β-ungesättigtes Keton.

Das C-Gerüst ergab sich aus der Dehydrierung mit Selen zu *Eudalin*, die Lage der CO-Gruppe aus der Umsetzung von (III) mit CH_3MgJ und Dehydrierung des entstehenden Carbinols mit Selen zu *1,2-Dimethyl-7-isopropylnaphthalin* (V).

Katalytische Hydrierung der Hydroxymethylenverbindung (VI) des *α-Cyperons* führt zu einem gesättigten Alkohol, der mit Selen zu *1,3-Dimethyl-7-isopropylnaphthalin* (VII) dehydriert wird. Hieraus ergibt sich die Lage der zur Carbonylgruppe konjugierten Doppelbindung. Die Stellung der anderen Doppelbindung wurde durch Ozonisierung von (IV) ermittelt.

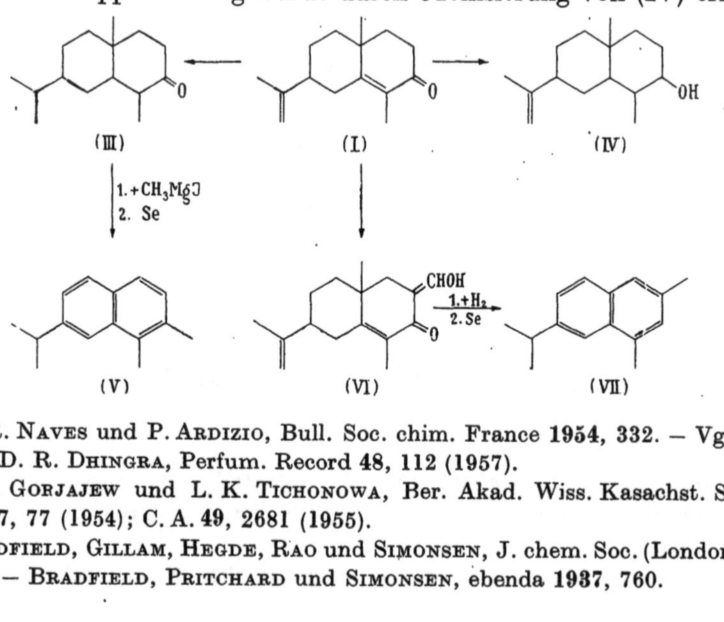

[2]) Y.-R. NAVES und P. ARDIZIO, Bull. Soc. chim. France **1954**, 332. – Vgl. S. N. und D. R. DHINGRA, Perfum. Record **48**, 112 (1957).

[2a]) M. I. GORJAJEW und L. K. TICHONOWA, Ber. Akad. Wiss. Kasachst. SSR **11**, No. 7, 77 (1954); C. A. **49**, 2681 (1955).

[3]) BRADFIELD, GILLAM, HEGDE, RAO und SIMONSEN, J. chem. Soc. (London) **1936**, 667. – BRADFIELD, PRITCHARD und SIMONSEN, ebenda **1937**, 760.

Hierbei entsteht neben *Formaldehyd* ein *Ketoalkohol* $C_{14}H_{20}O_2$, der mit Chromsäure zu einem *Diketon* (Dioxim Schmp. 258 bis 259°, Disemicarbazon Schmp. 251 bis 252°) oxydiert wird.

β-Cyperon entsteht bei der Isomerisierung von *α-Cyperon* mit wäßriger Oxalsäurelösung oder methanolischer KOH[3]). Da Ozonolyse der Semicarbazone beider Ketone die gleichen Abbauprodukte ergab, nahmen SIMONSEN und Mitarbeiter[3]) Stereoisomerie an. Durch Untersuchung der UV-Spektren wies F. J. MCQUILLIN[4]) jedoch nach, daß die *Cyperone* Strukturisomere der Formeln (I) und (II) sind; das *β*-Cyperonsemicarbazon von BRADFIELD, PRITCHARD und SIMONSEN[3]) enthielt beträchtliche Mengen des α-Isomeren.

Eine Stütze der Struktur (I) wurde die Synthese der *Cyperone* von P. S. ADAMSON, F. C. MCQUILLIN, R. ROBERTSON und J. L. SIMONSEN[5]).

Durch Einwirkung von *Pentanon-3-methyldiäthylammoniumjodid* auf *l-Dihydrocarvon* erhielten sie *1-Methyl-1-[γ-ketopentyl]-4-isopropenyl-cyclohexanon-2* (später von F. J. MCQUILLIN[8]) als bicyclisches Ketol erkannt). Dieses wurde durch $NaOC_2H_5$ in ein Keton übergeführt, das wahrscheinlich mit *α-Cyperon* identisch war. Cyclisierung mit 50proz. H_2SO_4 ergab dagegen wahrscheinlich *β-Cyperon*. Ein *β-Cyperon* sehr ähnliches Keton erhielten sie auch durch eine REFORMATSKI-Reaktion. Endgültige Identitätsbeweise konnten nicht erbracht werden. Das synthetische *β-Cyperon* war in seinen Derivaten dem aus natürlichem *α-Cyperon* dargestellten sehr ähnlich, das Keton selbst unterschied sich jedoch von diesem durch höhere Brechung und Drehung.

Diese Widersprüche klärten sich später, da F. J. MCQUILLIN[4]) zeigen konnte, daß das synthetische *β-Cyperon* ziemlich rein ist, das durch Isomerisierung von natürlichem *α-Cyperon* gewonnene jedoch viel *α-Cyperon* enthält.

Eine gleichartige Synthese von *β-Cyperon* aus *Carvenon* und *Pentanon-3-methyl-diäthyl-ammoniumjodid* beschrieb ROY[6]).

Die alkalikatalysierte Isomerisierung von *α-Cyperon* untersuchten H. M. E. CARDWELL und F. J. MCQUILLIN[7]). Sie stellten fest, daß die – an sich schon unverständliche – Umwandlung von (I) in (II) nur in untergeordnetem Maße stattfindet. Die Hauptreaktion besteht in einer Autoxydation zu dem 6-Hydroxyderivat (VIII).

[4]) F. J. MCQUILLIN, J. chem. Soc. (London) **1951**, 716. – Vgl. MCQUILLIN, Chem. and Ind. **56**, 514 (1937). – CARDWELL und MCQUILLIN, J. chem. Soc. (London) **1955**, 525. – HOWE und MCQUILLIN, ebenda **1955**, 243; **1956**, 2670.

[5]) P. S. ADAMSON, F. C. MCQUILLIN, R. ROBERTSON und J. L. SIMONSEN, J. chem. Soc. (London) **1937**, 1576. – Vgl. BRADFIELD, JONES und SIMONSEN, ebenda **1936**, 1137.

[6]) Chem. and Ind. **1954**, 1393.

[7]) J. chem. Soc. (London) **1955**, 525.

Später stellte F. J. McQuillin[8]) fest, daß natürliches *α-Cyperon* das C_6-Epimere des synthetischen ist. Nach Vergleich der Molekularrotationen von synthetischem *d-Dihydrocyperon*, synthetischem *α-Cyperon* (IX) und *d-β-Cyperon* (II) einerseits und *Cholestanon-3, Cholesten-4-on-3* und *Cholestadien-3,5-on-7* andererseits und auf Grund der bekannten Konfiguration von *l-Dihydrocarvon* schrieb er (synthetischem) *d-6-epi-α-Cyperon* Raumformel (IX), natürlichem d-*α-Cyperon* (I) zu.

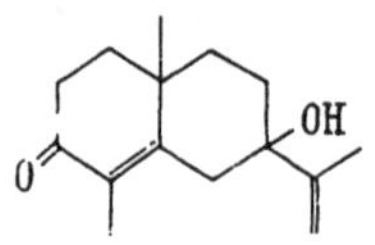

(VIII)

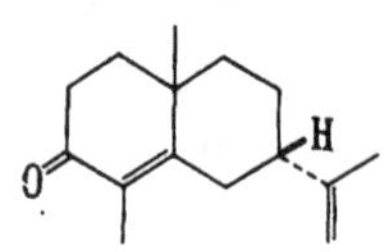

(IX)

d-6-epi-α-Cyperon

Diese Konfigurationen bestätigten R. Howe und F. J. McQuillin[9]) durch Synthese der d- und l-Form von *α-Cyperon*.

Durch Kondensation von *d-Dihydrocarvon* mit *Diäthylmethyl-3-oxopentylammoniumjodid* wurden *d-Dekahydro-10-hydroxy-4,9-dimethyl-3-oxo-6β-isopropenylnaphthalin* neben zwei Dehydroketonen erhalten. Nach Überführung in die Oxime kann das höher schmelzende und weniger lösliche *d-α-Cyperonoxim* isoliert werden, durch dessen Hydrolyse mit Oxalsäure in wäßrigem Methanol in Gegenwart von Petroläther *d-α-Cyperon* gewonnen wird. Hierdurch wird säurekatalysierte Isomerisierung und Verunreinigung mit dem entsprechendem *β-Cyperon* vermieden.

Aus *l-Dihydrocarvon* erhielten sie auf gleiche Weise *l-α-Cyperon*. Beide enantiomeren *α-Cyperone* wurden durch Schwefelsäure in *d-* bzw. *l-β-Cyperon* umgewandelt.

IR- und UV-Spektren des natürlichen und des synthetischen *d-α-Cyperons* sind identisch, unterscheiden sich jedoch von denen des *d-6-epi-α-Cyperons*.

Die absolute Stereochemie entspricht der des *d-β-Eudesmols* und des *l-α-Santonins*.

In neueren Arbeiten untersuchten R. Howe und F. J. McQuillin den sterischen Verlauf der Hydrierung der *Cyperone*[10]) und die Hydroxylierung von *d-α-* und *d-epi-α-Cyperon*[11]).

D. H. R. Barton und E. J. Tarlton[12]) führten *Carisson* (s. Bd. III d) durch Dehydratisierung mit $POCl_3$ in *α-Cyperon* über.

[8]) F. J. McQuillin, J. chem. Soc. (London) **1955, 528.**

[9]) R. Howe und F. J. McQuillin, J. chem. Soc. (London) **1955, 2423.**

[10]) R. Howe und F. J. McQuillin, J. chem. Soc. (London) **1956, 2670; 1958, 1194.**

[11]) R. Howe und F. J. McQuillin, J. chem. Soc. (London) **1958, 1513.**

[12]) J. chem. Soc. (London) **1954, 3492.**

Die absolute Konfiguration am C_6 der *Cyperone* bestätigten W. A. AYER und W. I. TAYLOR[13]) durch Umwandlung von *Eudesmol* in *Carisson*.

Eigenschaften: Natürliches α-*Cyperon* ist ein farbloses, bewegliches Öl mit folgenden Daten:

Sdp.$_{20}$ 177°, d_{25}^{25} 0,9946, n_D^{25} 1,5283, $[\alpha]_{5461}$ +138°[1])[3]).

Sdp.$_{2,8}$ 128 bis 129°, n_D^{20} 1,5172 bis 1,5213[2]).

R. HOWE und F. J. MCQUILLIN[9]) gaben für die verschiedenen *synthetischen Cyperone* folgende Eigenschaften an:

d-α-Cyperon: Sdp.$_{0,2}$ 96 bis 97°, n_D^{17} 1,5294, $[\alpha]_{5461}$ +115,5°.

l-α-Cyperon: Sdp.$_{0,2}$ 96 bis 98°, n_D^{17} 1,5288, $[\alpha]_{5461}$ −115,9°.

l-6-epi-α-Cyperon: Sdp.$_{0,25}$ 102 bis 104°, n_D^{20} 1,5340, $[\alpha]_{5461}$ −225°.

d-β-Cyperon: Sdp.$_{0,2}$ 95°, n_D^{20} 1,5620, $[\alpha]_{5461}$ +681°.

l-β-Cyperon: Sdp.$_{0,25}$ 95 bis 98°, n_D^{20} 1,5619, $[\alpha]_{5461}$ −688°.

UV-Spektren: F. J. MCQUILLIN[4]), R. HOWE und MCQUILLIN[9]).

IR-Spektren: R. HOWE und F. J. MCQUILLIN[9]), H. M. E. CARDWELL und MCQUILLIN[7]).

Rotationsdispersion: C. DJERASSI, R. RINIKER und B. RINIKER[14]).

Cyperon hat keine antibakterielle Wirkung (S. RADOMIR, SUKH DEV und M. SIRSI[15])).

Identifizierung: Die Schmp. der hierzu geeigneten Derivate gehen aus folgender Tabelle hervor:

	α-Cyperon			l-6-epi-α-Cyperon	β-Cyperon	
	nat. d-	synthet. d-	l-		d-	l-
Semicarbazon	216°[3])	215 bis 216°[9])	215,5 bis 216,5°[9])	176°[9])	208°[8])	
2,4-Dinitrophenylhydrazon	209 bis 210°[3])	205°[9])	205°[9])	202°[9])	230 bis 231°[9])	231 bis 232°[9])
Oxim	150,5°[3])	150,5°[9])	150,5°[9])	89,5 bis 90°[9])		139°[9])

[13]) J. chem. Soc. (London) **1955**, 3027.
[14]) J. Amer. chem. Soc. 78, 6362 (1956).
[15]) Current. Sci. **25**, 118 (1956).

Eremophilon

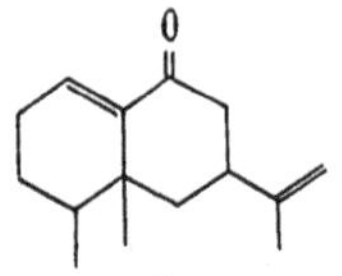

(I)

$C_{15}H_{22}O$. Mol-Gew. 218,33

Vorkommen: im Holzöl von *Eremophila Mitchelli* Benth. (*Myoporineae*)[1]) neben *Hydroxy-eremophilon* und *Hydroxy-dihydro-eremophilon* (s. Bd. III d).

Isolierung: Die Trennung der drei Ketone bereitet einige Schwierigkeiten. A. E. BRADFIELD, A. R. PENFOLD und J. L. SIMONSEN[1])[2]) beschrieben zwei Methoden:

a) Ursprünglich digerierten sie das Öl mit wäßriger $NaHSO_3$-Lösung, wobei *Eremophilon* (I) und *Hydroxy-eremophilon* (II) lösliche Addukte bilden, *Hydroxy-dihydro-eremophilon* (III) jedoch nicht reagiert. Durch fraktionierte Zersetzung dieser Addukte mit NaOH werden (I) und (II) in Freiheit gesetzt. Wegen der Bildung beständiger löslicher Sulfonate ist dieses Verfahren jedoch mit großen Verlusten verbunden.

b) Eine bessere Methode ist die Behandlung einer Pyridinlösung des Öls mit Benzoylchlorid; (II) bildet hierbei ein kristallines Benzoat, das von (I) durch seine geringe Löslichkeit in Ligroin leicht abgetrennt werden kann. (I) wird dann durch Vakuumdestillation gereinigt.

Konstitution: von A. R. PENFOLD, J. L. SIMONSEN und Mitarbeitern[3]) in einer Reihe von Untersuchungen aufgeklärt.

Da *Eremophilon* (I) bei katalytischer Hydrierung das gesättigte *Tetrahydro-eremophilon* (IV) (Semicarbazon Schmp. 213 bis 214°, 2,4-Dinitrophenylhydrazon Schmp. 178 bis 179°) ergibt, ist es bicyclisch und enthält zwei Doppelbindungen. Nach dem UV-Spektrum und der Reduktion von (I) mit Na und Äthanol zu einem *Dihydro-eremophilol* (V) (3,5-Dinitrobenzoat Schmp. 119 bis 121°) ist die Carbonylgruppe α,β-ungesättigt.

[1]) A. E. BRADFIELD, A. R. PENFOLD und J. L. SIMONSEN, J. chem. Soc. (London) **1932**, 2744; J. Proc. Roy. Soc. N. S. Wales **66**, 420 (1933).

[2]) Vgl. J. L. SIMONSEN und D. H. R. BARTON, The Terpenes Vol. III, 212 (1952).

[3]) BRADFIELD, PENFOLD und SIMONSEN, J. chem. Soc. (London) **1932**, 2744; Proc. Roy. Soc. N. S. Wales **66**, 420 (1933). — BRADFIELD, HEILSTRÖM, PENFOLD und SIMONSEN, J. chem. Soc. (London) **1939**, 767. — ADAMSON, MARLOW, SIMONSEN, ebenda 774. — PENFOLD und SIMONSEN, ebenda **1939**, 87. — COPP und SIMONSEN, ebenda **1940**, 415. — GILLAM, LYNASGRAY, PENFOLD und SIMONSEN, ebenda **1941**, 60.

Das Gerüst von (I) ergibt sich aus der Dehydrierung von (V) mit Selen zu *Eudalin* (VI); die Lage des 15. C-Atoms läßt sich hieraus allerdings nicht erkennen, da es bei der Dehydrierung abgespalten wird.

Eine der beiden Doppelbindungen liegt als Isopropenylgruppe vor, da Ozonolyse von (V) ein *Hydroxyketon* $C_{14}H_{22}O_2$ (VII) ergibt, das sich mit NaOBr zu einer *Hydroxysäure* $C_{13}H_{22}O_3$ (VIII) (Schmp. 155°) oxydieren läßt. Eine $-CH_2-CO-$-Gruppe läßt sich durch Bildung eines kristallisierten *Hydroxymethylenderivates* (Schmp. 105°) erkennen.

Aus diesen Befunden wurde unter Berücksichtigung der Isoprenregel zunächst Struktur (IX) für *Eremophilon* abgeleitet. Diese wurde jedoch wieder verworfen, da (IV) mit CH_3MgJ und anschließender Dehydrierung mit Se nicht *1,3-Dimethyl-7-isopropylnaphthalin*, sondern *1,5-Dimethyl-7-isopropylnaphthalin* (X) ergibt. Da außerdem *Hydroxymethyleneremophilon* bei entsprechender Umwandlung *1,6-Dimethyl-7-isopropylnaphthalin* bildet, muß die bei der Dehydrierung abgespaltene Methylgruppe an einem anderen tertiären C-Atom liegen.

Auch die Formulierung von (IV) als *1,1-Dimethyl-7-isopropyldecalon-5* wurde ausgeschlossen. H_2O_2 oxydiert *Eremophilon* zu einem *Oxyd* (Schmp. 63

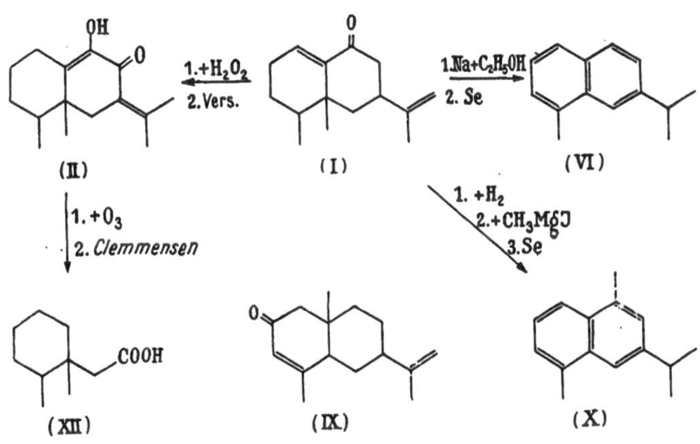

bis 64°), das sich zu *Hydroxy-eremophilon* (II) hydrolysieren läßt. (II) enthält eine Isopropylidengruppe, da dessen Benzoat bei der Ozonolyse *Aceton* abspaltet; daneben entstehen ein *Oxyd* $C_{19}H_{20}O_5$ (Schmp. 188 bis 189°) und eine *monocyclische Ketosäure* $C_{10}H_{16}O_3$ (Schmp. 103 bis 105°) (XI). (XI) wurde nach CLEMMENSEN reduziert; die hierbei gebildete gesättigte monocyclische Carbonsäure $C_{10}H_{18}O_2$ wurde durch Synthese als (XII) erkannt. Hieraus ergibt sich Struktur (I) für *Eremophilon*.

Für diese Konstitution sprechen auch die Molekularrotationsuntersuchungen von W. KLYNE[4]).

Zur absoluten Konfiguration von *Eremophilon* und seiner Derivate vgl. L. H. ZALKOW, F. X. MARKLEY und C. DJERASSI[5]), DJERASSI, RINIKER und RINIKER[6]) sowie DJERASSI, R. MAULI und ZALKOW[7]). S. hierzu auch Bd. III d unter *Hydroxyeremophilon* und *Hydroxydihydro-eremophilon*.

Eigenschaften: farblose Nadeln. Schmp. 41 bis 42°, Sdp.$_{15}$ 171°, d_{25}^{25} 0,9994, n_D^{25} 1,5182, $[\alpha]_{5461}$ $-207°$ (c = 2,46 in Methanol)[1]).

UV-Spektrum: GILLAM[8]), R. L. ERSKINE und E. S. WAIGHT[9]).

IR-Spektrum: R. L. ERSKINE und E. S. WAIGHT[9]).

Autoxydiert ziemlich schnell, wobei es in ein gelbliches Öl übergeht.

Identifizierung:

Semicarbazon, Schmp. 202 bis 203°, $[\alpha]_D$ $-293°$ (in Methanol)[1]).

Tetrabromid, Schmp. 116°[1]).

[4]) J. chem. Soc. (London) **1953**, 3072.
[5]) J. Amer. chem. Soc. 81, 2914, 6354 (1959).
[6]) J. Amer. chem. Soc. 78, 6362 (1956).
[7]) J. Amer. chem. Soc. 81, 3424 (1959).
[8]) J. chem. Soc. (London) **1936**, 676.
[9]) J. chem. Soc. (London) **1960**, 3425.

Azulenbildner

Die Vetivone

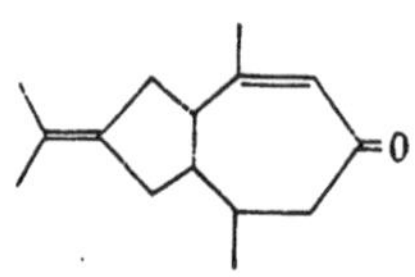

(I)

β-Vetivon

$C_{15}H_{22}O$. Mol.-Gew. 218,33

Vorkommen: Die Sesquiterpenketone des Vetiveröls sind Gegenstand zahlreicher Untersuchungen gewesen.

Fritzsche & Co.[1]) isolierten schon 1902 ein Gemisch isomerer Ketone, für das sie die Bruttoformel $C_{13}H_{22}O$ angaben und das sie als *Vetiron* oder *Veti-*

[1]) DRP. 142415 (1902).

veron bezeichneten. Später fanden A. ST. PFAU und PL. A. PLATTNER[2]), daß die Ketone der Zusammensetzung $C_{15}H_{22}O$ entsprechen; sie isolierten *α-Vetivon*, *β-Vetivon* und ein mit α- und β-Vetivon verunreinigtes „*iso-Vetivon*". Mit einer modifizierten Hydroxylaminmethode bestimmten sie den Ketongehalt von 89 verschiedenen Vetiverölen zu 7,8 bis 35,1%; meist lag er bei 15 bis 27% und war viel höher als die Ketonmenge, die man tatsächlich aus den Ölen isolierte. Die Vetivone haben wesentlichen Einfluß auf den Geruch der Vetiveröle.

Auch S. SABETAY und L. TRABAUD[3]) isolierten 12 bis 13% Ketone $C_{15}H_{22}O$ aus Vetiverölen, die sie als *Vetiveron* bezeichneten und die mit den *Vetivonen* identisch sind.

D. SONTAG[4]) gewann aus Kadeöl ein Keton (p-Nitrophenylhydrazon Schmp. 85°), das mit dem *Vetiveron* von SABETAY und TRABAUD in Konstanten und Geruch identisch war.

Isolierung: PFAU und PLATTNER[2]) gewannen die Ketone aus angereicherten Fraktionen ($Sdp._4$ 152 bis 160°) des Vetiveröls als Rohsemicarbazon, das sie durch fraktionierte Kristallisation aus verschiedenen Lösungsmitteln in α- und *β-Vetivon-semicarbazon* zerlegten. Durch Erhitzen der Semicarbazone mit Phthalsäureanhydrid gewannen sie die reinen Isomeren; *β-Vetivon* kristallisierten sie noch aus Petroläther um.

SABETAY und TRABAUD[3]) isolierten *Vetiveron* mit Hilfe des Reagenzes P von GIRARD und SANDULESCO (s. Bd. II, S. 285) und reinigten es über das Semicarbazon (Schmp. 210°). Zersetzung des Semicarbazons mit verdünnter Schwefelsäure in der Wärme ergab neben campherartig riechenden Anteilen eine Hauptfraktion ($Sdp._{12}$ 142 bis 150°) mit 89,5% *Vetiveron.*

M. ROMAÑUK und V. HEROUT[5]) verseiften Vetiveröl (256 g) durch einstündiges Kochen mit 100 ml 7,5proz. alkoholischer KOH. Nach dem Abkühlen wurde das Gemisch mit 350 ml Wasser verdünnt und fünfmal mit insgesamt 400 ml Äther ausgeschüttelt. Der Extrakt ergab 214,1 g Neutralteile, aus der sie mit GIRARDs Reagenz P 6,1 g Ketone isolierten. Dieses Gemisch wurde in die Semicarbazone übergeführt, diese durch fraktionierte Kristallisation getrennt und mit Oxalsäure zerlegt (175 mg *α-Vetivon*, 290 mg *β-Vetivon*).

Die **Konstitution** von *β-Vetivon* (I) ermittelten A. ST. PFAU und PL. A. PLATTNER[2]).

[2]) A. ST. PFAU und P. A. PLATTNER, Helv. chim. Acta **22**, 640 (1939).
[3]) S. SABETAY und L. TRABAUD, Bull. Soc. chim. France [5] **6**, 740 (1939); **8**, 152 (1942).
[4]) Fette und Seifen **51**, 133 (1944).
[5]) M. ROMAÑUK und V. HEROUT, Collect. czechoslov. chem. Commun. **25**, 2540 (1960).

Da (I) bei katalytischer Hydrierung das gesättigte *Tetrahydro-β-vetivol* $C_{15}H_{28}O$ (II) (Schmp. 76,5°) bildet, enthält es zwei Doppelbindungen und ist daher bicyclisch. Dehydrierung von (I) und (II) mit Pd/Kohle oder Selen ergibt *Vetivazulen* $C_{15}H_{18}$ (III) (s. Bd. IIIa, S. 224, 423, 432). Die Struktur von (III) wurde durch Synthese bewiesen.[6])

Aus der Molrefraktion und der Reduktion mit Natrium und Alkohol zu *Dihydro-β-vetivol* (IV) erkennt man eine zur Carbonylgruppe konjugierte Doppelbindung. Da bei der Ozonolyse von (IV) *Aceton* und ein *Hydroxyketon* $C_{12}H_{20}O_2$ (V) (Schmp. 93°) gebildet werden, liegt die zweite Doppelbindung als Isopropylidengruppe vor.

(V) läßt sich nach Reduktion und Dehydratisieren zu *4,8-Dimethylazulen* dehydrieren[7]).

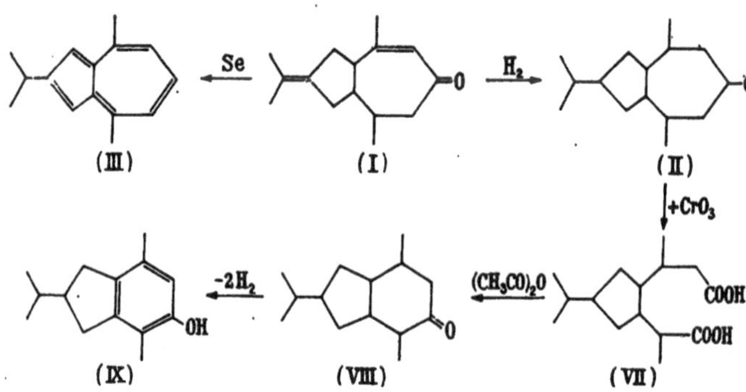

Die Lage der Carbonylgruppe erkannten sie durch folgende Überlegung: Während *β-Vetivon* optisch aktiv ist, sind (II) und (IV) inaktiv; letztere müssen also eine Symmetrieebene haben. Die Carbonylgruppe kann also nur wie in (I) liegen. Die Bestätigung hierfür erbrachte die Oxydation von (II) mit CrO_3 zur *Dicarbonsäure* (VII) (Schmp. 162,5 bis 163,5°), die sich durch Erhitzen mit Essigsäureanhydrid zum *Keton* (VIII) (Semicarbazon Schmp. 194 bis 195°) cyclisieren läßt. Dehydrierung von (VIII) ergab *2-Isopropyl-4,7-dimethylindanol-5* (IX) (Schmp. 129 bis 130°). Da (II) eine Symmetrieebene besitzt, sind die beiden Ringe in (I) *cis*-anelliert.

Y.-R. Naves und E. Perrottet[8]) bestätigten Struktur (I) und erkannten *α-Vetivon* (X) als Stereoisomeres, das sich wahrscheinlich durch die Konfiguration des eine Methylgruppe tragenden asymmetrischen C-Atoms unterscheidet. (X) verhält sich in seinen chemischen Reaktionen ähnlich wie (I), die Raman-Spektren bestätigen Identität der Lage von CO-Gruppe und Doppelbindungen. Durch katalytische Hydrierung von (I) und (X) erhielten

[6]) A. St. Pfau u. Pl. A. Plattner, Helv. chim. Acta 22, 202 (1939). – R. R. Coats und J. W. Cook, J. chem. Soc. (London) 1942, 559.

[7]) Synthese von P. A. Plattner und J. Wyss, Helv. chim. Acta 24, 483 (1941).

[8]) Y.-R. Naves und E. Perrottet, Helv. chim. Acta 24, 3 (1941).

sie die gesättigten Kohlenwasserstoffe, die sie als *α-Vetivan* (XI) und *β-Vetivan* (XII) bezeichneten.

Durch Dehydrierung der Umsetzungsprodukte von *β-Vetivon* und Alkylmagnesiumhalogeniden erhielt W. TREIBS[9]) *6-substitierte Vetivazulene.*

Tetrahydro-β-vetivon synthetisierten J. W. COOK und Mitarbeiter[10]) aus *4,7-Dimethyl-2-isopropylhydrindanon-5* in sehr geringer Menge.

M. ROMAŇUK und V. HEROUT[11]) stellten durch Reduktion von (I) und (X) die entsprechenden stereoisomeren Kohlenwasserstoffe her, und zwar *Vetivan* aus (X), *iso-Vetivan* aus (I). Beide unterscheiden sich deutlich in den IR-Spektren.

Eigenschaften:

SABETAY und TRABAUD[3]) beschrieben *Vetiveron* als gelbliche, ziemlich dicke, iris- und vetiverartig riechende Flüssigkeit, welcher das Vetiveröl seinen charakteristischen Geruch verdankt.

Nach NAVES und PERROTTET[8]) hat *α-Vetivon* einen milden, sehr angenehmen, starken und warmen Vetivergeruch, während der Geruch des *β-Vetivons* verhältnismäßig schwach ist und an Styrax erinnert.

α-Vetivon: Schmp. 51 bis 51,5°, $[\alpha]_D^{20}$ +234° (c = 8 in Äthanol)[12]);

Sdp.$_4$ 152 bis 153°, d^{20} 1,0074, n_D^{20} 1,5378, $[\alpha]_D^{20}$ +225° (c = 7,2 in Äthanol)[2]);

d_4^{20} 0,9996, n_D^{20} 1,5315[11]).

β-Vetivon: Schmp. 44 bis 44,5°, $[\alpha]_D^{20}$ −38,92° (c = 10,62 in Äthanol)[12]);

Schmp. 44 bis 44,5°, Sdp.$_4$ 153 bis 154°, d^{20} 0,9991, n_D^{20} 1,5378, $[\alpha]_D^{20}$ −24,1° (c = 7,2 in Äthanol)[2]);

d_4^{20} 0,9950, n_D^{20} 1,5320[11]).

„*iso-Vetivon*“: Sdp.$_4$ 151 bis 153°, d^{20} 0,9955, n_D^{20} 1,5311, $[\alpha]_D^{20}$ +138°[2]).

UV-Spektren: Y.-R. NAVES[12]).

IR-Spektren: M. ROMAŇUK und V. HEROUT[11]).

Identifizierung:

1. *Semicarbazone.*

α-Vetivon-semicarbazon, Schmp. 222 bis 223°, $[\alpha]_D^{20}$ +332,20° (c = 4 in Essigsäure)[12]); Schmp. 210°, $[\alpha]_D^{20}$ +306°[11]).

β-Vetivon-semicarbazon, Schmp. 228 bis 229°, $[\alpha]_D^{20}$ −71,70° (c = 4 in Essigsäure)[12]); Schmp. 227°, $[\alpha]_D^{20}$ −69,4°[11]).

[9]) Angew. Chemie **59**, **244** (**1947**).

[10]) J. chem. Soc. (London) **1948**, **164**.

[11]) M. ROMAŇUK und V. HEROUT, Collect. czechoslov. chem. Commun. **25**, 2540 (1960).

2. *2,4-Dinitrophenylhydrazone.*

α-Vetivon-2,4-dinitrophenylhydrazon, Schmp. 149 bis 150°[12]).
β-Vetivon-2,4-dinitrophenylhydrazon, Schmp. 190,5 bis 191°[12]).

[12]) Y.-R. NAVES, Bull. Soc. chim. France [5] **18**, 369 (1951).

Zieron

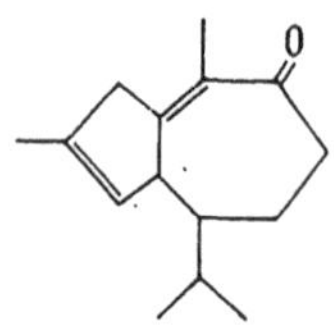

(I)

$C_{15}H_{22}O$. Mol.-Gew. 218,33

Vorkommen: im Blätteröl von *Zieria macrophylla* Boupl. (Rutaceae, 50 bis 60%)[1]).

Konstitution: C. E. BRADFIELD, A. R. PENFOLD und J. L. SIMONSEN[2]) ermittelten die Zusammensetzung $C_{15}H_{22}O$. Durch Reduktion mit Natrium und Alkohol erhielten sie *Zierol* $C_{15}H_{24}O$ (Sdp.$_{17}$ 151 bis 152°, n_D^{20} 1,5094) und aus diesem mit HCOOH einen Kohlenwasserstoff, der sich mit Se zu einem Azulen dehydrieren ließ.

Die Struktur des *Zierons* klärten A. J. BIRCH, D. J. COLLINS und A. R. PENFOLD[3]) zu (I) auf. (Vgl. jedoch D. H. R. BARTON und G. S. GUPTA[5])).

Zieron ist α,β-ungesättigt. Es bildet mit OsO_4 einen kristallisierten Komplex, der in ein Diol $C_{15}H_{24}O_3$ (II) (Schmp. 126°) übergeführt und mit $LiAlH_4$ zum Triol $C_{15}H_{26}O_3$ (III) (Schmp. 146,5°) reduziert werden kann. (II) liefert mit Perjodat und anschließend mit Hypojodit *Jodoform*.

Zieron bildet ein Hydroxymethylenderivat, das mit alkalischem H_2O_2 zu einer Dicarbonsäure $C_{15}H_{22}O_4$ (Schmp. 151,5°) oxydiert wird.

$LiAlH_4$-Reduktion von *Zieron* und Dehydratisierung ergibt ein konjugiertes Dien, das mit Pd/Kohle zu *Zierazulen* $C_{15}H_{18}$ (IV) (Pikrat Schmp. 119°, Trinitrobenzolat Schmp. 122,5°) dehydriert wird. (IV) konnte durch Synthese[4]) als *2,4-Dimethyl-8-isopropylazulen* erkannt werden. Katalytische Hydrierung von *Formylzieron* und anschließende Reduktion mit Natrium

[1]) A. R. PENFOLD, J. Proc. Roy. Soc. N. S. Wales **60**, 104 (1926).
[2]) C. E. BRADFIELD, A. R. PENFOLD und J. L. SIMONSEN, J. Proc. Roy. Soc. N. S. Wales **67**, 200 (1933). [3]) Chem. and Ind. **1955**, 1773; C. **1958**, 12959.

und Alkohol und Dehydrierung ergab *2,4,6-Trimethyl-8-isopropylazulen* (V) (Pikrat Schmp. 139°, Trinitrobenzolat Schmp. 156,5°), dessen Struktur ebenfalls durch Synthese[4]) bewiesen wurde.

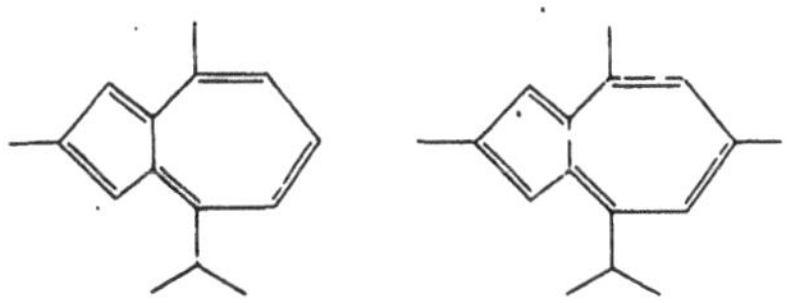

(IV) (V)

Eigenschaften: angenehm nach frischem Cedernholz riechende Flüssigkeit. Sdp.$_{10}$ 142,5 bis 144°, d^{15} 0,9752, n_D^{20} 1,5140 bis 1,5144, α_D −141,2°[1]); Sdp.$_{18}$ 147 bis 149°, $[\alpha]_D$ −145,8°[2]).

Identifizierung:

Semicarbazon, Schmp. 180 bis 181°[1]), 182°[2]);
Phenylhydrazon, Schmp. 107 bis 108°[1]);
2,4-Dinitrophenylhydrazon, Schmp. 95 bis 97°[2]).

[4]) D. J. Collins, J. chem. Soc. (London) **1959**, 531.
[5]) Proc. chem. Soc. **1961**, 308.

Sonstige bicyclische Sesquiterpenketone

Valeranon

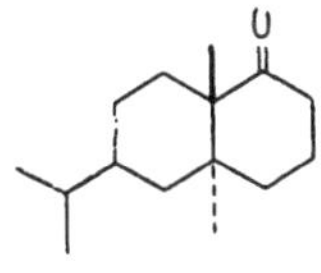

(Ia)
Jatamanson
$C_{15}H_{26}O$. Mol.-Gew. 222,36

Vorkommen: im Baldrianöl[1])[2]), im Extraktöl der Rhizome von *Nardostachys jatamansi* (*Valerianaceae*)[3]).

[1]) A. Stoll, E. Seebeck und D. Stauffacher, Helv. chim. Acta **40**, 1205 (1957); Schweiz. Apotheker-Ztg. **95**, 115 (1957).
[2]) J. Krepinsky, V. Herout und F. Šorm, Collect. czechoslov. chem. Commun. **24**, 1884 (1959); Chem. listy **52**, 1784 (1958).
[3]) T. R. Govindachari, S. Rajadurai und B. R. Pai, Chem. Ber. **91**, 908 (1958).

Isolierung: Die getrockneten frischen Rhizome und Wurzeln des Baldrians wurden mit Äther extrahiert, aus dem Extrakt die sauren Bestandteile mit Sodalösung, die basischen mit verdünnter Schwefelsäure entfernt und der Äther abdestilliert. Chromatographie an Silikagel ergab eine mit Petroläther und eine mit Essigester eluierbare Fraktion.

Die Petrolätherfraktion wurde destilliert und aus dem Destillat mit GIRARD-Reagenz T *Valerenon* (s. S. 450) quantitativ, *Valeranon* unvollständig abgeschieden. Das rohe *Valeranon* (Sdp.$_{0,05}$ 82 bis 84°) kann über das Semicarbazon (Schmp. 208 bis 210°) gereinigt werden; dessen Behandlung mit Wasserdampf in Gegenwart von Phthalsäureanhydrid führt zu reinem Keton[1]).

Das durch dreitägige Extraktion von lufttrockenen und feingepulverten Rhizomen von *Nardostachys jatamansi* mit Petroläther (Sdp. 40 bis 60°) erhaltene Rohöl wurde sorgfältig fraktioniert und *Jatamanson* als Semicarbazon abgeschieden. Durch Spalten des Semicarbazons mittels Phthalsäureanhydrids wurde *Jatamanson* rein erhalten (aus 4 kg trockenen Rhizomen etwa 12 g)[3]).

Konstitution: Nach A. STOLL, E. SEEBECK und D. STAUFFACHER[1]) ist *Valeranon* ein bicyclisches, gesättigtes Keton $C_{15}H_{26}O$.

Teilstruktur (III) ermittelten J. KREPINSKY, V. HEROUT und F. ŠORM[4]); sie vermuteten Identität mit *Jatamanson*.

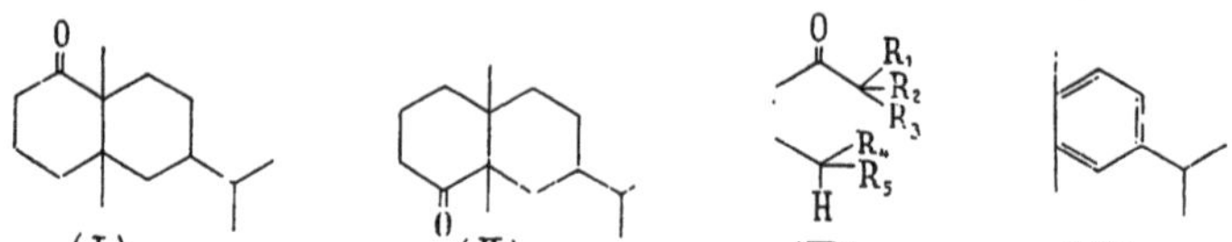

(I) (II) (III) (VI)

Nach ihren weiteren Untersuchungen[5]) kommt *Valeranon* eine der Strukturen (I) und (II) zu.

UV-Photolyse ergab eine gesättigte monocyclische Carbonsäure $C_{15}H_{28}O_2$ (IV), die durch dreimaligen BARBIER-WIELAND-Abbau in eine Monocarbonsäure $C_{12}H_{22}O_2$ (V) übergeführt wurde; hieraus folgt $R_5 = H$ in (III). Dehydrierung von (V) in Gegenwart von 30proz. Palladiumkohle bei 290 bis 305° (3 Stunden) ergab *1,2-Dimethyl-4-isopropylbenzol* (VI).

Bei der gleichartigen Dehydrierung einer durch Ozonolyse von *Monobenzyliden-valeranon*[4])[6]) erhaltenen monocyclischen Dicarbonsäure $C_{15}H_{26}O_4$ erhielten sie u. a. *Propionsäure*.

Struktur und Stereochemie des Jatamansons klärten kürzlich C. DJERASSI, T. R. GOVINDACHARI, B. R. PAI, K. K. PURUSHOTHAMAN und

[4]) Tetrahedron Letters **1960**, No. 3, 9.

[5]) J. KŘEPINSKÝ, M. ROMANUK, V. HEROUT und F. ŠORM, Tetrahedron Letters **1960**, No. 7, 9.

[6]) T. R. GOVINDACHARI, B. R. PAI, K. K. PURUSHOTHAMAN und S. RAJADURAI, Tetrahedron Letters **1959**, No. 15, 5.

S. Rajadurai[7])[8]) auf; sie bestätigten die Identität von Jatamanson und Valeranon. Nach ihren Untersuchungen entsprechen diese der Struktur (Ia) (1-Oxo-6β-isopropyl-9β·10α-dimethyldekalin).

Reduktion mit $LiAlH_4$ ergibt ein Alkoholgemisch (ein *Jatamansol* schmilzt bei 55°; 3,5-Dinitrobenzoat Schmp. 128 bis 130°)[3]). Dehydratisiert man *Jatamansol* mit PBr_3/Anilin, so entsteht ein *Jatamansen* $C_{15}H_{26}$, das sich durch Ozonolyse zu einem Dialdehyd $C_{15}H_{26}O_2$ spalten läßt. Oxydiert man diesen mit H_2O_2, so erhält man die zweibasische *Jatamansäure* $C_{15}H_{26}O_4$ (Schmp. 233 bis 234°)[9]), die auch bei der Chromsäure-Oxydation von *Jatamanson* entsteht.[3])

Die IR-Absorption des *Jatamansons* (Carbonylfrequenz bei 1699 cm^{-1}) spricht für ein 2,2-Dialkylcyclohexanon. Da bei der Bromierung mit überschüssigem Brom nur ein Dibromderivat entsteht und mit Benzaldehyd ein Monobenzylidenderivat, ist der CO-Gruppe eine CH_2-Gruppe und ein vollkommen substituiertes C-Atom benachbart.[9])

Durch Pyrolyse von *Jatamansäure* erhielten T. R. Govindachari, B. R. Pai, K. K. Purushothaman und S. Rajadurai[9]) *nor-Jatamanson* $C_{14}H_{24}O$, dessen IR-Absorption bei 1735 cm^{-1} auf ein Cyclopentanon deutet; es gibt ebenfalls nur ein Monobenzylidenderivat. Dessen Ozonolyse führt zu *nor-Jatamansadion*, das durch Natriummetaperjodat zu *nor-Jatamansäure* (Schmp. 143°) oxydiert wird. *nor-Jatamansäure-anhydrid* (Schmp. 85 bis 86°) weist die einem *substituierten Glutarsäureanhydrid* entsprechende IR-Absorption auf.

Durch Oxydation von *Jatamanson* oder *Jatamansäure* mit MnO_2/H_2SO_4 erhielten sie[9]) *Trimellitsäure*.

nor-Jatamansäureanhydrid ließ sich[8]) zu einem Monobromderivat bromieren. Durch Dehydrobromierung mit Dimethylanilin entsteht aus diesem (unter Methylgruppenwanderung von C_{10} nach C_4) *Dehydro-nor-jatamansäureanhydrid*, das sie mit $KMnO_4/NaJO_4$ in *l-trans-Carvomenthon* überführen konnten.

Ein Naphthalinkohlenwasserstoff konnte durch Dehydrierung von *Jatamanson*, *Jatamansol* oder *Jatamansen* nicht erhalten werden. Dagegen entstand aus *Jatamansol* *Jatazulen* (Trinitrobenzolat Schmp. 158°), das

[7]) C. Djerassi, T. R. Govindachari, B. R. Pai und K. K. Purushothaman, Tetrahedron Letters **1961**, 226; C. A. 55, 22362 (1961).

[8]) T. R. Govindachari, B. R. Pai, K. K. Purushothaman und S. Rajadurai, Tetrahedron [London] **12**, 105 (1961); C. **1962**, 859.

[9]) T. R. Govindachari, B. R. Pai, K. K. Purushothaman und S. Rajadurai, Tetrahedron Letters No. 15, 5 (1959).

mit keinem der bekannten Azulene identisch ist.[3][9][10] Pd-Kohledehydrierung von *nor-Jatamansäure* bei 300° führt zu *1,2-Dimethyl-4-isopropylbenzol* (VI)[8].

Oxydation von *nor-Jatamansadion* mit SeO_2 ergab *nor-Jatamansatrion*.

Eigenschaften: farb- und geruchsloses Öl[1]).

Sdp.$_{11}$ 155 bis 156°, d_{20}^{20} 0,9645, n_D^{20} 1,4939, $[\alpha]_D^{20}$ −40,7° (c = 0,87 in Äthanol) (aus Baldrianextraktöl, *Valeranon*)[1].

Sdp.$_1$ 108°, d_4^{30} 0,9623, n_D^{30} 1,488, $[\alpha]_D^{30}$ − 40,1° (*aus Nardostachys jatamansi, Jatamanson*)[3].

IR-Spektrum: A. Stoll, E. Seebeck und D. Stauffacher[1], T. R. Govindachari, B. R. Pai, K. K. Purushothaman und S. Rajadurai[3][9].

Wird durch 12stündiges Kochen mit 60proz. Schwefelsäure nicht verändert.

Identifizierung:

Semicarbazon, lange Prismen (aus Methanol), Schmp. 208 bis 210°[1], 206 bis 208°[3].

5,4 g rohes *Valeranon* läßt man in einer Lösung von 3,1 g Semicarbazid-hydrochlorid, 4,9 g krist. Natriumacetat und 15 ml Methanol 20 Stunden bei Zimmertemperatur stehen. Dann gibt man 100 ml Wasser zu, extrahiert die Lösung mit Äther, schüttelt den Extrakt mit 2n-H_2SO_4 und dann mit Wasser aus, trocknet über Na_2SO_4 und destilliert den Äther ab. Der Rückstand wird zweimal aus 30 ml 90proz. Methanol umkristallisiert.[1]

2,4-Dinitrophenylhydrazon, gelbe, feine Blättchen (aus Methanol, Schmp. 99 bis 100°)[1], 101°[3].

100 mg *Valeranon* und 100 mg 2,4-Dinitrophenylhydrazin werden in 5 ml Äthanol gelöst und mit 0,5 ml konz. Salzsäure auf dem Wasserbad zum Sieden erhitzt. Man läßt erkalten und kristallisiert die ausgeschiedenen Blättchen aus wenig Methanol um.[1]

Oxim, Schmp. 112° (aus Äthanol)[3].

[10]) T. R. Govindachari, K. K. Purushothaman und S. Rajadurai, Chem. Ber. 92, 1662 (1959).

Die Acorone

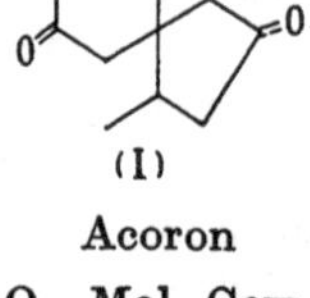

(I)

Acoron

$C_{15}H_{24}O_2$. Mol.-Gew. 236,34

Vorkommen: F. ŠORM und V. HEROUT[1]) isolierten aus holländischem Kalmusöl (von *Acorus calamus* L.) *Acoron*, *iso-Acoron* und *neo-Acoron*; letzteres hielten sie ursprünglich für eine Molekülverbindung von *Acoron* mit *iso-Acoron*[2]).

Isolierung: Durch Destillation von 10 kg Kalmusöl in einer Abtriebsäule von 40 theor. Böden wurde eine Fraktion (760 g) vom $Sdp._1$ 140 bis 170° erhalten, die nach Verdünnen mit Petroläther ein rohes Kristallgemisch lieferte. Nach Umkristallisieren hat man die derben Kristalle des *iso-Acorons* (58 g) durch manuelle Auslese aus dem Gemisch abgetrennt. Die verbliebenen feinen Kristalle (200 g) lieferten nach weiterem Umkristallisieren aus Petroläther und Petroläther-Benzol (10:1) *neo-Acoron*.

Die Mutterlaugen (50 g) von der Kristallisation des *neo-* und *iso-Acorons* wurden in 100 ml Äthanol gelöst und mit einer Lösung von 25 g KOH in 140 ml 85proz. Äthanol vermischt. Nach einer Stunde wurde das Gemisch zur Trockene verdampft, der Rückstand mit Eis verrührt und die neutralen Anteile in Äther aufgenommen. Der Rückstand lieferte nach Abdampfen des Äthers bei der Kristallisation aus Petroläther/Benzol (10:1) *Acoron* (36 g).

Konstitution: in mehreren Arbeiten von F. ŠORM und Mitarbeitern aufgeklärt.

Sie[3]) stellten zunächst fest, daß sich *Acoron* (I) durch Reduktion, Dehydratisieren des gebildeten Diols und anschließende Dehydrierung des ungesättigten Kohlenwasserstoffs *iso-Acordien* (II) in *Cadalin* (s. Bd. IIIa, S. 421) überführen läßt. Aus dem Reaktionsprodukt von (I) mit CH_3MgBr erhielten sie in ähnlicher Weise *1,6,7-Trimethyl-4-isopropylnaphthalin*. Da die *Acorone* gesättigt sind, enthalten sie zwei Ringe. Der bei der CLEMMENSEN-Reduktion von (I) erhaltene bicyclische Kohlenwasserstoff *Acoran* war jedoch nicht mit *Tetrahydro-cadinen* identisch.

Nach der Lage der Carbonylfrequenzen im IR-Spektrum des *Acorons* befindet sich die eine Ketogruppe in einem Fünf-, die andere in einem Sechsring[4]). Eine der beiden Ketogruppen ist wenig reaktiv. Man vermutete anfangs ein Hydrindan-Gerüst und synthetisierte verschiedene Kohlenwasserstoffe entsprechender Struktur, die jedoch nicht mit *Acoran* identisch sind.[4])[5])

[1]) F. ŠORM und V. HEROUT, Collect. Trav. chim. Tchécoslov. **13**, 177 (1948).

[2]) V. SYKORA, V. HEROUT, J. PLÍVA und F. ŠORM, Collect. czechoslov. chem. Commun. **23**, 1072 (1958); Chem. listy **51**, 1704 (1957); Chem. and Ind. **1956**, 1231.

[3]) F. ŠORM und V. HEROUT, Collect. Trav. chim. Tchécoslov. **14**, 723 (1949).

[4]) F. ŠORM, V. SÝKORA und V. HEROUT, Chem. listy **46**, 104 (1952).

[5]) V. SYKORA, Chem. listy **52**, 1360 (1958); Collect. czechoslov. chem. Commun. **23**, 2207 (1958). — Z. T. im Druck.

Acoron liefert ein *Monobenzylidenderivat*[3]), dessen Ozonolyse zu einem *Ketoanhydrid* $C_{15}H_{22}O_4$ (III) führt; dieses enthält die Keto-Gruppe in einem Sechsring (IR-Absorption bei 1720 cm^{-1}). Über das Monothioäthylenketal überführten sie[2]) *Acoron* in das Monoketon *Acoranon* (IV) mit einer in einem Fünfring lokalisierten Ketogruppe (Absorption bei 1737 cm^{-1}). (IV) gab das *Formylderivat* (V), das durch Oxydation in die *Dicarbonsäure* $C_{15}H_{26}O_4$ (VI) übergeführt werden konnte. Im Fünfring des *Acorons* liegt demnach die Gruppierung —CH_2—CO— vor.

Katalytische Reduktion von (I) führt zu einem *Ketoalkohol*[3]), dessen Dehydratisierung das *ungesättigte Keton* (VII) mit der Ketogruppe im Fünfring (Absorption bei 1736 cm^{-1}) ergibt.[2]) S-Dehydrierung von (VII) liefert ein Produkt, dessen IR-Spektrum auf eine CO-Gruppe im Sechsring (1714 cm^{-1}) und auf einen aromatischen Ring (1514 cm^{-1}) schließen läßt. Die Dehydrierung verläuft also unter Umlagerung des Fünfrings, d. h. eins der dem 5- und 6-Ring gemeinsamen C-Atome ist quaternär.

Unter den Dehydrierungsprodukten der Dicarbonsäure (VI) fanden sie[2]) *1-Methyl-4-äthylbenzol* (VIII), *1-Methyl-4-isobutylbenzol* (IX), *Propionsäure* und (wahrscheinlich) *Isovaleriansäure*. Das gleiche Ergebnis erhielten sie bei der Pyrolyse der vom Ketoanhydrid (III) abgeleiteten Dicarbonsäure.

Aus diesen Befunden schlossen V. Sýkora, V. Herout, J. Plíva und F. Šorm[2]) auf Struktur (I) für *Acoron*.

Cadalin entsteht bei der Dehydrierung von (II) durch Erweiterung des Fünf- zu einem Sechsring. Das hierbei daneben zu erwartende *Daucalin* (*1,7-Dimethyl-4-isopropylnaphthalin*) konnten sie ebenfalls isolieren, was Struktur (I) bestätigt[2]).

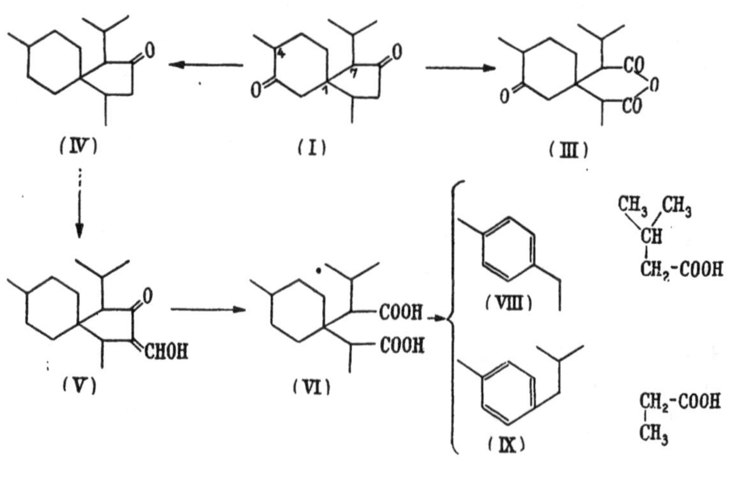

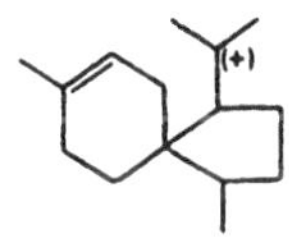

(X)

Ein hypothetisches ionogenes Zwischenprodukt (X) hat L. RUZICKA[6]) für die Biogenese der Sesquiterpene vom *Cedren*-Typ in Erwägung gezogen. Man könnte dieses auch für die Biogenese von *Carotol* und *Laserpitin* voraussetzen.[2])

Acoron, *iso-Acoron* und *neo-Acoron* sind Stereoisomere der Struktur (I) und unterscheiden sich nur in der Konfiguration der Asymmetriezentren C_4 und C_7[7]).

Bei der Einwirkung von Alkalien gehen alle drei Stereoisomeren in dasselbe Gleichgewichtsgemisch aus etwa $^2/_3$ *Acoron* und $^1/_3$ *iso-Acoron* über[3]); neo-Acoron ließ sich in diesem nicht nachweisen.

Durch Untersuchung der Molekularrotationsdifferenzen, der Rotationsdispersionskurven, Dipolmomente und thermodynamischen Stabilitäten kamen V. SYKORA, V. HEROUT, A. REISER und F. ŠORM[7]) zu den nachstehenden Konfigurationen für *Acoron* und *neo-Acoron* (XI) und für *iso-Acoron* (XII). *Acoron* und *neo-Acoron* haben hiernach die gleiche Konformation des Sechsrings, *iso-Acoron* die andere mögliche Sesselkonformation.

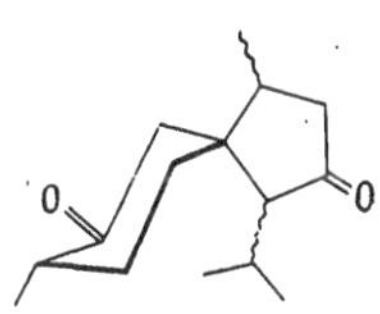

(XI)

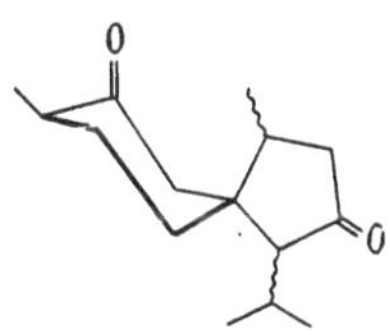

(XII)

Acoron und *neo-Acoron* unterscheiden sich durch entgegengesetzte Konfiguration des C_7. In *iso-Acoron* hat dieses Atom wahrscheinlich die gleiche Konfiguration wie in *Acoron*.

Eigenschaften:

Acoron: Schmp. 98,5 bis 99°, $[\alpha]_D^{20}$ +143,9° (Äthanol, c = 2,3)[2])
iso-Acoron: Schmp. 97 bis 98°, $[\alpha]_D^{20}$ −90,4° (Äthanol, c = 2,28)[2])
neo-Acoron: Schmp. 83 bis 84°, $[\alpha]_D^{20}$ +126,9° (Äthanol, c = 2,90)[2]).

[6]) Experientia [Basel] **9**, 357 (1953).

[7]) V. SÝKORA, V. HEROUT, J. PLÍVA und F. ŠORM, XVI Congr. int. chim. pure apl. résum. commun. II, 234. Paris 1957. – SÝKORA, HEROUT, A. REISER und ŠORM, Chem. listy **52**, 2102 (1958); Collect. czechoslov. chem. Commun. **24**, 1306 (1959).

IR-Spektren: V. SYKORA, V. HEROUT, J. PLÍVA und F. ŠORM[2]), V. SYKORA, V. HEROUT, A. REISER und F. ŠORM[7]).

Die kristallographischen Daten der 3 Stereoisomeren bestimmte E. J. GABE[8]).

Identifizierung:

Acoron-disemicarbazon, Schm. 205 bis 207°, $[\alpha]_D^{17}$ +437° (in Pyridin)[3]).

Acoron-monobenzylidenderivat, Schmp. 185 bis 186°[3]).

iso-Acoron-monosemicarbazon, Schmp. 196 bis 197°, $[\alpha]_D^{20}$ +81,6° (in Pyridin)[3]).

[8]) Acta Crystallographica 11, 750 (1958).

γ) Tricyclische Sesquiterpenketone

Azulenbildner

cyclo-Colorenon

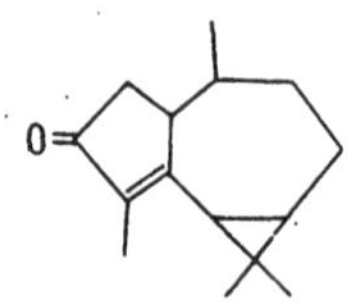

(I)

$C_{15}H_{22}O$. Mol.-Gew. 218,33

Vorkommen: im Öl von *Pseudowintera colorata* (7,5%)[1])[2]).

Isolierung: durch sorgfältige fraktionierte Destillation.

Konstitution: R. E. CORBETT und R. N. SPEDEN[2]) ermittelten Struktur (I).

Die Gegenwart der Carbonylgruppe erkannten sie aus der IR-Absorption bei 1698 cm^{-1}. Nach dem UV-Spektrum (λ_{max} 264 mμ, ε 13260) ist das Keton α,β-ungesättigt.

Hydrierung in Gegenwart von RANEY-Nickel bei hohen Temperaturen und Drucken ergibt ein Gemisch von Kohlenwasserstoffen, *cyclo-Coloranol* $C_{15}H_{26}O$ (3,5-Dinitrobenzoat Schmp. 163 bis 165°) (II) und *cyclo-Coloranon* $C_{15}H_{24}O$ (2,4-Dinitrophenylhydrazon Schmp. 191 bis 193°) (III). (III) entsteht auch bei der Reduktion von *cyclo-Colorenon* (I) mit Lithium in flüssigem Ammoniak. Die IR-Ab-

[1]) R. E. CORBETT und P. K. GRANT, J. Sci. Food Agric. 9, 733 (1958).
[2]) R. E. CORBETT und R. N. SPEDEN, J. chem. Soc. (London) 1958, 3710.

sorption von (III) bei 1747 cm^{-1} läßt ein Cyclopentanon-System erkennen. (I) ist also ein konjugiertes Cyclopentenon-Derivat (Absorption der Doppelbindung bei 1629 cm^{-1}) und ist – da es nur eine Doppelbindung enthält – tricyclisch.

Das durch Reduktion von *cyclo-Colorenon* mit $LiAlH_4$ erhältliche *cyclo-Colorenol* $C_{15}H_{24}O$ (Schmp. 92 bis 93°) (IV) läßt sich mit Schwefel zu *Guajazulen* dehydrieren. (IV) liefert mit MnO_2 (I) zurück. Ozonolyse von (I) ergibt *Essigsäure*.

Nach dem IR-Spektrum sind die Doppelbindungen in (I) und (IV) tetrasubstituiert. Da das Absorptionsmaximum von 264 mμ über den für ein Cyclopentenon zu erwartenden Wert (240 ± 5 mμ) weit hinausgeht, nehmen sie zusätzliche Konjugation mit einem Dreiring an. Das UV-Spektrum von (I) spricht nicht für gekreuzte Konjugation von CO-Gruppe, Doppelbindung und Dreiring; außerdem weist auch das IR-Spektrum eine Cyclopentanonfrequenz ohne Dreiringkonjugation auf. Der Dreiring enthält nach dem IR-Spektrum keine CH_2-Gruppe (keine Absorption bei 3040 bis 3060 cm^{-1}).

Durch Hydrierung von (I) mit ADAMS-Platin unter sauren Bedingungen entsteht unter Aufnahme von 3,56 Mol H_2 ein Kohlenwasserstoffgemisch, das sich zu etwa 30% in konz. H_2SO_4 löst (Aufspaltung des Dreirings); der unlösliche Rest $C_{15}H_{28}$ hat ein mit *Dekahydro-guajazulen*[3]) (V) identisches IR-Spektrum. Die Behandlung des Kohlenwasserstoffgemischs mit trockenem HCl führt zur Ausbildung einer exocyclischen Methylengruppe (starke Absorption bei 883 und 1647 cm^{-1}); Ozonolyse zu einem Keton $C_{14}H_{24}O$ (VI) (nach CO-Frequenz bei 1703 cm^{-1} ein Cycloheptanon oder Cyclooctanon).

Diese Ergebnisse sind am besten durch nachfolgendes Schema zu erklären.

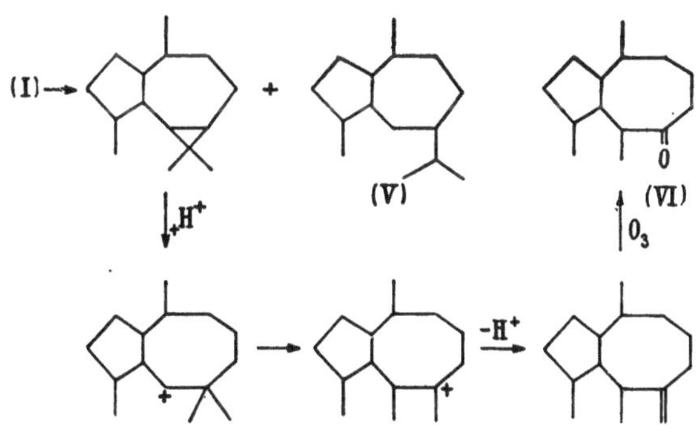

Eigenschaften: Sdp.$_5$ 136 bis 138°, d_4^{20} 1,0026, n_D^{20} 1,5270, $[\alpha]_D^{20}$ – 400° (c = 8,75 in Äthanol)[2]).

UV- und IR-Spektrum: R. E. CORBETT und R. N. SPEDEN[2]).

Identifizierung: Das *2,4-Dinitrophenylhydrazon* schmilzt bei 217 bis 218° (aus Essigester)[2]).

[3]) Vgl. F. ŠORM und J. PLÍVA, Collect. czechoslov. chem. Commun. **14**, 274 (1949).

Sonstige tricyclische Sesquiterpenketone

Aristolon

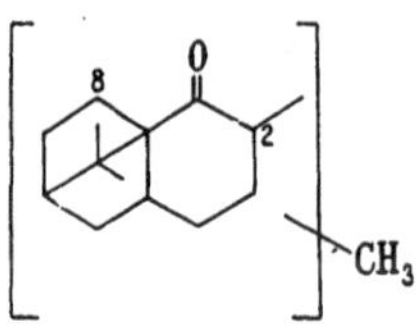

(I)

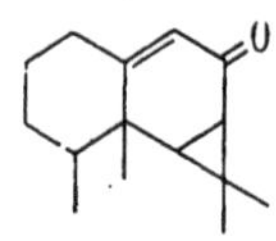

(I)

$C_{15}H_{24}O$. Mol.-Gew. 220,34

Vorkommen: im Benzolextrakt der Wurzeln von *Aristolochia debilis*[1]).

Isolierung: Nach der Abscheidung des kristallisierten „Aristolochia-gelbs" wurde die Mutterlauge fraktioniert und *Aristolon* durch Abkühlung ausgeschieden.

Konstitution: Durch Erhitzen von 20 g *Aristolon* und 80 g konzentrierter Schwefelsäure auf 105 bis 110° (50 Min.) erhielten T. Kariyone und S. Naito[1]) *iso-Aristolon* (9 g, Sdp.$_5$ 120 bis 122°). Dessen Reduktion mit $LiAlH_4$ und Dehydrierung des erhaltenen Produkts mit Selen (5^h bei 280°, 13^h bei 300 bis 310° und 10^h bei 320 bis 335°) ergab *Aristolin* (Sdp. 220 bis 240°, Pikrat Schmp. 134 bis 135,5°).

Ozonolyse von *Aristolon* führt zu *Aceton.*

Vierstündiges Erwärmen von *Aristolon* mit $NaNH_2$ in Benzol und Verseifen des Amids mit äthanolischer Kalilauge ergab *Aristolonsäure*, Blättchen mit dem Schmp. 62 bis 63°.

Im IR-Spektrum hat *Aristolon* eine Bande bei 6,00 μ.

Aus diesen Ergebnissen schlossen Kariyone und Naito[1]) auf Struktur (I); die Methylgruppe sitzt entweder am C_2, C_3 oder C_8.

Kürzlich ermittelten S. Furukawa, K. Oyamada und N. Soma[2]) Struktur (II).

Eigenschaften: Nadeln, Schmp. 101° (aus Petroläther); Sdp.$_4$ 140 bis 175°, Sdp.$_8$ 170 bis 190°, $[\alpha]_D^{12}$ — 339,4°[1]).

[1]) T. Kariyone und S. Naito, J. pharmac. Soc. Japan **75**, 1511 (1955); C. A. **50**, 10684 (1956).

Identifizierung:

Oxim, Schmp. 144 bis 146°[1]), 146 bis 148°[2]),
Semicarbazon, Schmp. 226°[1]), 217 bis 218°[2]).
2,4-Dinitrophenylhydrazon, Schmp. 170 bis 171°[1]), 169 bis 170°[2]).

[2]) S. FURUKAWA, K. OYAMADA und N. SOMA, Yakugaku Zasshi 81, 559, 565, 570 (1961); C. A. 55, 21160 (1961).

Cedranon

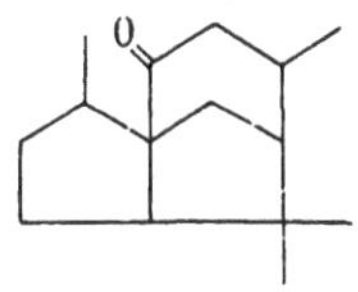

$C_{15}H_{24}O$. Mol.-Gew. 220,34

Vorkommen: vielleicht im Fruchtöl von *Cupressus sempervirens*[1]).

Konstitution: ergibt sich aus der Struktur des *Cedrens* (s. Bd. IIIa, S. 312).[2]) *Cedranon* entsteht aus *Cedren* durch Einwirkung von H_2O_2 und durch Dehydratisierung von *Cedrenglykol* mit Schwefelsäure[3]).

Eigenschaften: Sdp.$_4$ 134°, d_D^{20} 1,0024, n_D^{20} 1,4998, α_D — 84,7°.[3])

Identifizierung: durch das *Oxim*, Schmp. 103,5 bis 104° ($[\alpha]_D$ — 78,59° in Chloroform)[3]).

[1]) K. K. BASLAS, Perfum. Record 50, 823 (1959).
[2]) Vgl. STORK und BRESLOW, J. Amer. chem. Soc. 75, 3291 (1953). — STORK und CLARK, ebenda 77, 1072 (1955). — PLATTNER, FÜRST, ESCHENMOSER, KELLER, KLÄUI, MEYER und ROSNER, Helv. chim. Acta 36, 1845 (1953).
[3]) NAVES, PAPAZIAN und PERROTTET, Helv. chim. Acta 26, 302 (1943). — TREIBS, Ber. dtsch. chem. Ges. 68, 1041 (1935).

δ) Unbekannte Sesquiterpenketone

Calamon

$C_{15}H_{26}O$. Mol.-Gew. 222,36

Vorkommen: im holländischen Kalmusöl[1])[2]).

[1]) F. ŠORM und V. HEROUT, Collect. czechoslov. chem. Commun. 13, 177 (1948).
[2]) J. VRKOČ, V. HEROUT und F. ŠORM, Collect. czechoslov. chem. Commun. 26, 1021 (1961).

Isolierung: 2 kg Sesquiterpenfraktion des Kalmusöls wurden an 10 kg Al_2O_3 I/II perkoliert. Mit Ligroin wurden 1390 g vorwiegend Kohlenwasserstoffe, mit Äther darauf 270 g Ketone und mit Äthanol Sesquiterpenalkohole eluiert. Das Ligroineluat gab bei nochmaliger Perkolation an 10 kg Al_2O_3 zusätzlich 110 g Ketone. Die vereinigten Ketonfraktionen (380 g) wurden über eine Kolonne mit 70 theoret. Böden bei einem Rücklaufverhältnis von 1:40 fraktioniert. Die Fraktionen 34 bis 43 (61 g) wurden nach der Acetatmethode in 28,6 g *Calamon-semicarbazon* übergeführt, aus dem das Keton durch einstündiges Kochen mit Oxalsäure und Wasserdampfdestillation regeneriert wurde.[2])

Konstitution: *Calamon* ist nicht α,β-ungesättigt[2]).

Eigenschaften: d_4^{20} 0,9590, n_D^{20} 1,4890[2]).

IR-Spektrum: J. Vrkoč, V. Herout und F. Šorm[2]).

Identifizierung: durch das *Semicarbazon*, Schmp. 187°[1]), 177 bis 178°[2]).

Doremon

$C_{15}H_{26}O$. Mol.-Gew. 222,36

Vorkommen: Dieses Keton wurde von Roenisch[1]) aus dem Ammoniakgummiöl (von *Dorema ammoniacum* Don.) gewonnen.

Konstitution: Durch Reduktion mit Natrium und Alkohol entsteht ein aliphatischer Alkohol $C_{15}H_{28}O$, das *Doremol* (Sdp.$_{12}$ 145 bis 150°, d^{20} 0,8702, n_D^{20} 1,47130, α_D + 3°). Hydrierung des *Doremons* ergibt das gesättigte *Tetrahydro-doremol* $C_{15}H_{32}O$ (Sdp.$_{12}$ 140 bis 145°, d^{20} 0.8403, n_D^{20} 1,44817, α_D 2°48′) und *Tetrahydro-doremon* (Sdp.$_{12}$ 142 bis 144°, d^{20} 0,8434, n_D^{20} 1,44803, α_D + 1°24′).

Den ketonischen Charakter der *Doremons* erkannte Roenisch[1]) aus der Bildung eines Acetats aus *Doremon-oxim* und Essigsäureanhydrid, da Aldoxime hierbei Nitrile liefern.

Doremon ist das einzige bisher in Ölen gefundene aliphatische Sesquiterpenketon.

Eigenschaften: Sdp.$_{12}$ 145 bis 155°, d^{20} 0,8765, n_D^{20} 1,47160, α_D + 3°30′.

[1]) Roenisch, Dissertat. Breslau 1916. — Semmler, Jonas und Roenisch, Ber. dtsch. chem. Ges. **50**, 1823 (1917).

Identifizierung:
Semicarbazon, Schmp. 124°.
Oxim, Schmp. 88°.

Elleryon

$C_{15}H_{22}O$. Mol.-Gew. 218,33

Vorkommen: im Blätteröl von *Evodia Elleryana* F. Muell.[1])
Eigenschaften: Sdp.$_{0,5}$ 70 bis 72°, $d^{15,5}$ 0,9794, n_D^{15} 1,5168, $[\alpha]_D^{20}$ — 116°. Gibt mit Brom und Eisessig eine purpurrote Farbe.
Identifizierung: *Semicarbazon*, Schmp. 177 bis 179°.

[1]) H. Jones und E. Wright, Univ. Queensland Papers, Dept. Chem. **1**, 27 (1946); C. A. **41**, 1391 (1947).

Ischwaron

$C_{15}H_{22}O$. Mol.-Gew. 218,33

Vorkommen: im Wurzelöl von *Aristolochia indica*[1]).
Eigenschaften: Sdp.$_{1}$ 118 bis 120°, d^{30} 1,0290, n_D^{30} 1,5122, α_D — 46,47°.
Identifizierung: *Semicarbazon*, Schmp. 240°.

[1]) U. S. K. Rao, B. L. Manjunath und K. N. Menon, J. Indian chem. Soc. **12**, 494 (1935); C. **1936**, I. 359.

Khuson

$C_{15}H_{22}O$. Mol.-Gew. 218,33

Vorkommen: im Vetiveröl aus Indien (Khusöl)[1]).
Eigenschaften: Sdp.$_{2}$ 122 bis 124°, d_4^{15} 0,9884, n_D^{15} 1,5190, $[\alpha]_D^{20}$ — 98°.

[1]) N. L. Zutshi und Sadgopal, Perfum. Record **1957**, 333.

Khuson ist wahrscheinlich ein zwei Doppelbindungen enthaltendes Sesquiterpenketon vom Cadinentyp.

Identifizierung: *Semicarbazon*, Schmp. 148° (aus Aceton);
2,4-Dinitrophenylhydrazon, Schmp. 214 bis 215°;
p-Nitrophenylhydrazon, Schmp. 260°.

Luvungon

$C_{15}H_{22}O$. Mol.-Gew. 218,33

Vorkommen: im Beerenöl von *Luvunga scandens*[1]).

Eigenschaften: Sdp.$_5$ 210 bis 215°, d^{25} 0,9997, α_D^{25} — 207°. Semicarbazon, Schmp. 257 bis 258° (aus Äthanol).

[1]) K. K. Baslas, Perfum. Record **50**, 124 (1959).

Mangiferon

$C_{15}H_{22}O$. Mol.-Gew. 218,33

Von K. K. Baslas[1]) im Blütenöl von *Mangifera indica* nachgewiesen. Bildet ein bei 238 bis 240° schmelzendes Semicarbazon.

[1]) Perfum. Record **52**, 156 (1961).

Valerenon

$C_{15}H_{22}O$. Mol.-Gew. 218,33

Vorkommen: im Ätherextrakt frischer Rhizome und Wurzeln des Baldrians[1]).

Isolierung: Frische Rhizome und Wurzeln wurden getrocknet, pulverisiert und mit Äther extrahiert. Nachdem die sauren und basischen Bestandteile mit Na_2CO_3

[1]) A. Stoll, E. Seebeck und D. Stauffacher, Schweiz. Apotheker-Ztg. **95**, 115 (1957); Helv. chim. Acta **40**, 1205 (1957).

bzw. H_2SO_4 ausgewaschen waren, wurde der Äther abdestilliert und der Rückstand an Silikagel chromatographiert. Hierbei erhielt man eine mit Petroläther und eine mit Essigester eluierbare Fraktion.

Die Petrolätherfraktion wurde destilliert und aus dem Destillat *Valerenon* mittels des Reagenzes T von GIRARD und SANDULESCO quantitativ, *Valeranon* (S. 437) unvollständig abgeschieden.

Die beiden durch Destillation roh getrennten Ketone wurden in die Semicarbazone übergeführt. *Valerenon* ließ sich hierdurch jedoch nicht reinigen, da es sich bei der Wasserdampfdestillation zersetzte.

Eigenschaften: angenehm fruchtartig riechende Flüssigkeit. $Sdp._{0,05}$ 87 bis 88° (*rohes Valerenon*).

Nach dem UV-Spektrum (λ_{max} 233 mμ, log ε 3,92) ist *Valerenon* α,β-ungesättigt.

Identifizierung:

Semicarbazon, Prismen mit Schmp. 176 bis 177.

1,44 g rohes *Valerenon* wurden mit 1,4 g Semicarbazidhydrochlorid und 5 ml Pyridin auf dem Wasserbad erwärmt, worauf man 100 ml Äther zugab, die Lösung zweimal mit je 50 ml n-H_2SO_4, 20 ml 10proz. Sodalösung und Wasser ausschüttelte und dann einengte.

2,4-Dinitrophenylhydrazon, Prismen mit Schmp. 185 bis 196°.

100 mg rohes *Valerenon* werden mit 5 ml salzsaurem 2,4-Dinitrophenylhydrazin-Reagenz versetzt; das hierbei sofort auskristallisierende Hydrazon wird aus Alkohol/Aceton umkristallisiert.

c) Triterpenketone

Friedelin

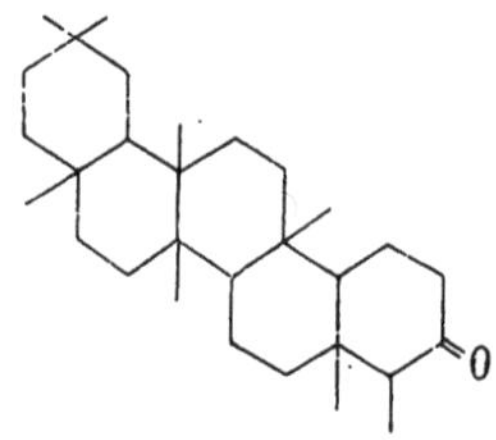

$C_{30}H_{50}O$. Mol.-Gew. 426,70

Vorkommen: im Öl von *Inula helenium* (Alantöl, Compositae)[1].

Isolierung: Der unverseifbare Anteil des Alantöls wurde in einen methan nolunlöslichen und einen methanollöslichen Teil getrennt und letzterer an Al_2O_3 chromatographiert. Aus der hierbei erhaltenen Fraktion 22 wurde durch Umkristallisieren der ausgeschiedenen Kristalle aus Essigester-Methanol *Friedelin* erhalten.[1]

Konstitution: Das von ISTRATI und OSTROG[2]) aus Kork isolierte Keto-wurde vor allem von DRAKE und Mitarbeitern[3]) und von RUZICKA und Mitarbeitern[4]) ausgiebig untersucht. Danach ist obige Struktur wahrscheinlich.[5])

[1]) C. und J. ASSELINEAU, Bull. Soc. chim. France **1957**, 1359.

[2]) C. R. hebd. Séances Acad. Sci. **128**, 1581 (1899). – Vgl. FRIEDEL, Bull. Soc. chim. France [3] **7**, 164 (1892). – CHEVREUL, Ann. Chim. **62**, 323 (1807); **96**, 141 (1815).

[3]) DRAKE und JACOBSEN, J. Amer. chem. Soc. **57**, 1570 (1935). – DRAKE und SHRADER, ebenda 1854. – DRAKE und CAMPBELL, ebenda **58**, 1681 (1936). – DRAKE und HASKINS, ebenda 1684. – DRAKE und WOLFE, ebenda **61**, 3074 (1939); **62**, 3018 (1940).

[4]) RUZICKA, JEGER und RINGNESS, Helv. chim. Acta **27**, 972 (1944). – PEROLD, MEYERHAUS, JEGER und RUZICKA, ebenda **32**, 1246 (1949). – O. JEGER, Fortschritte der Chemie organischer Naturstoffe, 74 (1950).

[5]) Vgl. die Zusammenfassung von J. L. SIMONSEN und W. C. J. ROSS, The Terpenes, Vol. IV, 468 (Cambridge Univ. Press 1957).

Eigenschaften: Schmp. 255 bis 260°, $[\alpha]_D^{19}$ — 25° (c = 1,6 in Chloroform)[1]; Schmp. 263 bis 263,5°, $[\alpha]_D$ — 48,7°[2]).

Reduktion mit Natrium und Amylalkohol ergibt *Friedelanol* $C_{30}H_{52}O$ (Schmp. 301 bis 304°), dessen Selendehydrierung zu *1,2,5-* und *1,2,7-Trimethylnaphthalin*, *1,2,5,6-Tetramethylnaphthalin*, *1,2,8-Trimethylphenanthren* und *1,8-Dimethylpicen* führt.[6])

Identifizierung:

Oxim, Schmp. 290 bis 294°[3]);

p-Nitrophenylhydrazon, Schmp. 277 bis 279°[3]);

2,4-Dinitrophenylhydrazon, Schmp. 197 bis 199°[3]).

[6]) DRAKE und HASKINS, J. Amer. chem. Soc. 58, 1684 (1936).

3. Aromatische Ketone

Acetophenon

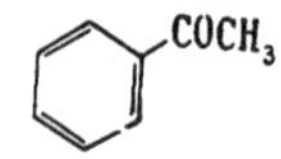

Acetylbenzol.Hypnon

C_8H_8O. Mol.-Gew. 120,14

Vorkommen: im Irisöl[1]), Öl von *Stirlingia latifolia* (Hauptbestandteil)[2]), Erdbeeröl (?)[3]), im Öl aus grünen fermentierten Teeblättern[4]), im Labdanumöl (Harzöl)[5]), im Öl aus Cistusblättern und -zweigen[6]), Öl von *Urtica dioica* (Brennessel)[7]), Pappelknospenöl[8]), in den Ölen von *Elsholtzia Argyi* var. *nipponica* (4%)[9]), *E. ciliata* (1%)[10]), *Orthodon citraliferum* (3%)[11]), *O. linalooliferum* (aus Japan, 5%)[12]), *O. linalooliferum* var. *laevolinalooliferum* (4%)[13]) und *O. sabinoliferum* var. *taiwanense* (aus Japan, 5%)[14]).

1) Y.-R. NAVES, Helv. chim. Acta **31**, 1876 (1948); **32**, 1151, 2186 (1949); **35**, 1826 (1952).
2) Bull. Imp. Inst. **21**, 318 (1923); C. **1924**, I. 2213.
3) A. COPPENS und L. HOEJENBOS, Rec. Trav. chim. Pays-Bas **58**, 680 (1939). – J. H. MCGLUMPHY, Perfum. Record **44**, 352 (1953).
4) Vgl. Band VI, S. 12.
5) H. MASSON, C. R. hebd. Séances Acad. Sci. **154**, 517 (1912).
6) S. SABETAY und L. TRABAUD, Ind. Parfumerie **5**, 548 (1950).
7) Y.-R. NAVES und P. ARDIZIO, Perfum. Record **46**, 79 (1955).
8) A. GORIS und H. CANAL, Bull. Soc. chim. France [5] **3**, 1982 (1936).
9) Y. FUJITA und T. UEDA, J. chem. Soc. Japan, pure Chem. Sect. **79**, 1067 (1958); C. **1960**, 9746.
10) T. UEDA und Y. FUJITA, J. chem. Soc. Japan, pure Chem. Sect. **80**, 1495 (1959).
11) Y. FUJITA und O. MINAMINO, J. chem. Soc. Japan, pure Chem. Sect. **79**, 1017 (1958); C. **1959**, 13023.
12) Y. FUJITA und T. UEDA, J. chem. Soc. Japan, pure Chem. Sect. **80**, 769 (1959).
13) Y. FUJITA und T. UEDA, J. chem. Soc. Japan, pure Chem. Sect. **78**, 1620 (1957); C. **1958**, 13373.
14) Y. FUJITA und T. UEDA, J. chem. Soc. Japan, pure Chem. Sect. **80**, 770 (1959).
9) bis 14) nach frdl. zuges. Sonderabdrucken.

Acetophenon ist auch im Castoreum nachgewiesen worden.[15])

Y. FUJITA[16]) nimmt an, daß sich *Acetophenon* in den Pflanzen des Genus *Orthodon* (*Mosla*) über *Phenylpropionsäure* aus *Phenylalanin* bildet.

Isolierung: durch fraktionierte Destillation, in besonderen Fällen anschließend Reinigung durch Umkristallisieren der durch Abkühlen erhaltenen Kristalle.

Gewinnung: Wegen seiner großen Bedeutung für die Parfümerie wird *Acetophenon* in großen Mengen synthetisch hergestellt. Hierfür benutzt man vorwiegend die FRIEDEL-CRAFTS-Reaktion zwischen *Benzol*, *Essigsäureanhydrid* und *Aluminiumchlorid*. Die günstigsten Bedingungen untersuchten u. a. GROGGINS und NAGEL[17]).

Man legt 1 Mol Benzol und 3,2 Mol wasserfreies $AlCl_3$ im Apparat vor und gibt dann unter Rühren bei 40° langsam 1 Mol Essigsäureanhydrid zu; der freiwerdende Chlorwasserstoff wird in Türmen in Wasser absorbiert. Danach kocht man noch mehrere Stunden unter Rückfluß, um die Reaktion zu beenden. Dann kühlt man ab und gibt Eiswasser zu. Die Benzolschicht wird gewaschen und fraktioniert destilliert; Ausbeute etwa 80%.

Durch Zugabe von Eisen- oder Aluminiumpulver kann man die Ausbeuten bis auf etwa 98% erhöhen.

Nach F. UNGER[18]) lassen sich beide Acetylgruppen des Essigsäureanhydrids ausnutzen.

25,5 g Essigsäureanhydrid werden zu einer Mischung von 133 g trockenem $AlCl_3$ und 75 ml Benzol unter Rühren gegeben und die Mischung 3 bis 6 Stunden bis zur Beendigung der HCl-Entwicklung auf dem Wasserbad erhitzt. Nach Abkühlung wird mit Eis und Salzsäure versetzt, Acetophenon und das überschüssige Benzol mit Wasserdampf abdestilliert und im Vakuum fraktioniert. Ausbeute 85 bis 92%.

Eigenschaften: farblose Flüssigkeit mit hagedornähnlichem Geruch.

Schmp. 20,5°, Sdp. 201 bis 202°, $Sdp._{20}$ 94,5°, d_{15}^{15} 1,0329, n_D^{20} 1,53418;

EP 19,6°, $Sdp._{760}$ 202,00°, d_4^{20} 1,02810, d_4^{30} 1,01947, n_D^{15} 1,53631 (unterkühlt)[19]).

[15]) H. WALBAUM und A. ROSENTHAL, J. prakt. Chem. [2] **117**, 225 (1927); Ber. Schimmel **1927**, 135. – E. LEDERER, Perfum. Record **40**, 353 (1949).

[16]) The Koryo **56**, No. 11, 6 (1959).

[17]) Ind. Engng. Chem. **26**, 1313 (1934); A. P. 1999538 (1935).

[18]) D. R. P. 646702 (IG Farbenindustrie).

[19]) TIMMERMANS und HENNAUT-ROLAND, J. Chim. phys. **32**, 525 (1935)

UV-Spektrum: LEY und MANECKE[20]), SCHEIBE[21]), TASAKI[22]), BALY und TRYHORN[23]), BABAT[24]).

IR-Spektrum: J. LECOMTE[25]), ELLIS[26]), R. MECKE und K. NOACK[27]).

Kernmagnetisches Resonanzspektrum: M. MARTIN und G. MARTIN[28]).

Sehr hygroskopisch. Löst sich schwer in Wasser, leicht in organischen Lösungsmitteln und in konzentrierter Schwefelsäure. Flüchtig mit Wasserdampf.

Verfärbt sich nicht in Seifen, dient daher zum Ersatz von *Cumarin* vor allem in hellen Seifen.

Zur Autoxydation in stark basischem Milieu vgl. E. ELKIK[29]). Oxydation mit BECKMANNscher Chromsäuremischung, $KMnO_4$ oder NaOCl ergibt *Benzoesäure*[30]).

Natrium und Alkohol reduzieren zu *Methylphenylcarbinol*[31]), Hydrierung an Platinschwarz führt zu *Äthylbenzol* bzw. weiter zu *Äthylcyclohexan*[32]). CLEMMENSEN-Reduktion ergibt *Äthylbenzol*[33]).

Acetophenon geht leicht Aldolreaktionen ein; so kondensiert es sich z. B. mit *Benzaldehyd* in Gegenwart von Natriummethylat zu *Benzal-acetophenon* (*Benzyliden-acetophenon*)[34]).

Acetophenon hat hypnotische Eigenschaften und wurde früher unter der Bezeichnung „Hypnon" als Schlafmittel angeboten.[35]) Über das physiologische Verhalten vgl. E. KEESER[36]).

Identifizierung:

Semicarbazon, Schmp. 198 bis 199°[37]), 201 bis 203°[38]), 207° (MAQUENNE-Block)[39]). Kristallisiert aus Methanol in Prismen mit 1 Mol Kristallmethanol,

[20]) Ber. dtsch. chem. Ges. **56**, 779 (1923).
[21]) Ber. dtsch. chem. Ges. **59**, 2620 (1926).
[22]) Acta phytochim. **3**, 264 (1927); C. **1927**, II. 1949.
[23]) J. chem. Soc. (London) **107**, 1068 (1915).
[24]) Indian J. Physics Proc. Indian Assoc. Cultiv. Sci. **32**, 218 (1958); C. **1959**, 11510.
[25]) C. R. hebd. Séances Acad. Sci. **180**, 1482 (1925).
[26]) J. Amer. chem. Soc. **51**, 1385, 1393 (1929).
[27]) Chem. Ber. **93**, 210 (1960). [28]) C. R. hebd. Séances Acad. Sci. **249**, 884 (1959).
[29]) Bull. Soc. chim. France **1959**, 933.
[30]) POPOFF, Liebigs Ann. Chem. **161**, 295 (1872). — VAN ARENDONK und CUPERY, J. Amer. chem. Soc. **53**, 3184 (1931).
[31]) KLAGES und ALLENDORF, Ber. dtsch. chem. Ges. **31**, 1003 (1898).
[32]) G. VAVON, Ann. Chim. [9] **1**, 184 (1914).
[33]) CLEMMENSEN, Ber. dtsch. chem. Ges. **46**, 1838 (1913).
[34]) CLAISEN, Ber. dtsch. chem. Ges. **20**, 657 (1887).
[35]) DUJARDIN, BEAUMETZ und BARDET, C. R. hebd. Séances Acad. Sci. **101**, 960.
[36]) In J. HOUBEN, Fortschritte der Heilstoffchemie, 2. Abt. Bd. II (1932), S. 257.

das beim Aufbewahren über konz. H_2SO_4 entweicht.[40]) Schmilzt je nach der Geschwindigkeit des Erhitzens zwischen 199 und 210°[39]).

Thiosemicarbazon, Schmp. 108°[41]);

4-p-Bromphenylthiosemicarbazon, Schmp. 164 bis 166°[41a]).

Oxim, Schmp. 58 bis 59°[42]);

Phenylhydrazon, Schmp. 105°[43]). Färbt sich an der Luft schnell dunkel.

p-Nitrophenylhydrazon, Schmp. 184 bis 185°[44]).

2,4-Dinitrophenylhydrazon, Schmp. 249 bis 250°[45]), 238 bis 240°[46]).

p-Jodbenzhydrazon, Schmp. 212°[47]).

Den Nachweis des *Acetophenons* durch Papierchromatographie des 2,4-Dinitrophenylhydrazons untersuchten E. Sundt und M. Winter[48]) (R_f 0,42, Gelbfärbung mit 10proz. NaOH).

Die Identifizierung durch aufsteigende Entwicklung an chromatoplates und Sichtbarmachung mit 2,4-Dinitrophenylhydrazin und Sudan III beschrieben B. J. Frydman, A. L. Montes und A. Troparevsky[50]).

Die Bestimmung erfolgt durch Oximierung (vgl. Bd. II, S. 224).

Verwendung: *Acetophenon* wird sehr vielseitig in der Parfümerie eingesetzt, vor allem in Toilettenseifen[49]). Da sein Geruch etwas streng ist, wird es in den teueren Seifen durch p-Methylacetophenon ersetzt. Es dient hauptsächlich für die Typen Fougère, Chypre, Lavendel, Mimose und Heu. Es ist außerdem ein billiges Ausgangsprodukt für die Synthese zahlreicher Riechstoffe, wie *Hydratropaaldehyd*, *Phenylmethylglycidester*, *Dimethylphenylcarbinol* u. a.

[37]) Shriner und Turner, J. Amer. chem. Soc. **52**, 1269 (1930).

[38]) Gilman und Nelson, Rec. Trav. chim. Pays-Bas **55**, 529 (1936).

[39]) Veibel, Bull. Soc. chim. France [4] **41**, 1412 (1927).

[40]) Ciamician und Silber, Ber. dtsch. chem. Ges. **46**, 417 (1913).

[41]) Neuberg und Neimann, Ber. dtsch. chem. Ges. **35**, 2052 (1902).

[41a]) M. Perpar und M. Tišler, Z. analyt. Chem. **155**, 186 (1957).

[42]) Janni, Ber. dtsch. chem. Ges. **15**, 2781 (1882). – Kötz und Wunsdorf, J. prakt. Chem. [2] **88**, 524 (1913).

[43]) Reddelien, Ber. dtsch. chem. Ges. **46**, 2717 (1913). – Fischer, ebenda **17**, 576 (1884). – Ardagh und Mitarbeiter, J. Amer. chem. Soc. **54**, 721 (1932).

[44]) Vecchiotti, Gazz. chim. ital. **43**, II. 643 (1913). – Dakin, Amer. chem. J. **44**, 48 (1910).

[45]) Campbell, Analyst **61**, 393 (1936).

[46]) Discherl und Nahm, Ber. dtsch. chem. Ges. **73**, 450 (1940).

[47]) Sah und Hsü, Rec. Trav. chim. Pays-Bas **59**, 352 (1940).

[48]) Analytic. Chem. **30**, 1620 (1958).

[49]) Vgl. F. Winter, Riechstoffe und Parfümierungstechnik Wien 1933, 120.

[50]) An. Asoc. quím. Argent. **45**, 248 (1957).

p-Methylacetophenon

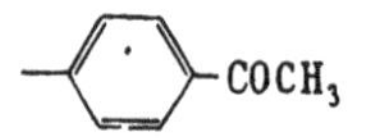

1-Methyl-4-acetylbenzol. 4-Acetyltoluol. Methyl-p-tolylketon

$C_9H_{10}O$. Mol.-Gew. 134,17

Vorkommen: im Himalaja-Cedernholzöl (von *Cedrus deodara*)[1]; Cayenne-Linaloeöl (?)[2], im brasilianischen Linaloeöl (wenig)[3], Cabreuvaöl (wenig)[4] und im Mimosenblütenöl (?)[5].

Isolierung: durch fraktionierte Destillation und Reinigung über das Semicarbazon. Dieses ist in Methanol schwer löslich und läßt sich durch Wasserdampfdestillation in Gegenwart von 10proz. wäßriger Oxalsäure spalten (Y.-R. NAVES)[4].

Die Gewinnung der in der Riechstoffindustrie benötigten Mengen geschieht durch Umsetzung von *Toluol* mit *Essigsäureanhydrid* in Gegenwart von Aluminiumchlorid nach FRIEDEL-CRAFTS[6]).

Eigenschaften: farblose Flüssigkeit mit fruchtig-blumigem, an Acetophenon erinnerndem, jedoch milderem Geruch.

Schmp. $-$ 23°, $Sdp._{760}$ 227°, $Sdp._{11}$ 112,5°, d_4^{20} 1,0051, n_D^{20} 1,5335.

$Sdp._7$ 93,5°, d_4^{20} 1,0051, n_D^{20} 1,5335[7]).

UV-Spektrum: TASAKI[8]).

Kernmagnetisches Resonanzspektrum: M. MARTIN und G. MARTIN[9]).

Oxydation mit NaOCl ergibt *p-Toluylsäure* (Schmp. 180 bis 180,5°)[10]), Oxydation mit $KMnO_4$ *Terephthalsäure*[11]). Durch Reduktion mit Natrium und Alkohol erhält man *Methyl-p-tolylcarbinol*[12]).

1) K. RAO, S. DEV und P. C. GUHA, J. Indian chem. Soc. **29**, 721 (1952).
2) Y.-R. NAVES, Helv. chim. Acta **31**, 49 (1948).
3) Y.-R. NAVES, Helv. chim. Acta **31**, 44 (1948).
4) Y.-R. NAVES, Helv. chim. Acta **30**, 275, 278 (1947); **31**, 44 (1948).
5) CERBELAUD, Parfumerie moderne **1926**, No. 5, 99; Chemist and Druggist **105**, 201 (1926).
6) Vgl. NOLLER und ADAMS, J. Amer. chem. Soc. **46**, 1892 (1924).
7) NOLLER und ADAMS, J. Amer. chem. Soc. **46**, 1892 (1924).
8) Acta phytochim. **3**, 265 (1927); C. **1927**, II. 1949.
9) C. R. hebd. Séances Acad. Sci. **249**, 884 (1959).
10) VAN ARENDONK und CUPERY, J. Amer. chem. Soc. **53**, 3184 (1931). – Y.-R. NAVES, Helv. chim. Acta **31**, 44 (1948).
11) CLAUS, Ber. dtsch. chem. Ges. **19**, 234 (1886).
12) KLAGES und KEIL, Ber. dtsch. chem. Ges. **36**, 1635 (1903).

Identifizierung:

Semicarbazon, Schmp. 204 bis 205°[13]), 209 bis 210°[14])[4]).

Oxim, Schmp. 88°[4]).

Phenylhydrazon, Schmp. 97°[15]).

2,4-Dinitrophenylhydrazon, Schmp. 259 bis 260°[4]).

p-Jodbenzhydrazon, Schmp. 214°[16]).

Die Bestimmung erfolgt durch Oximierung (vgl. Bd. II, S. 224).

Verwendung: Wegen des starken Geruchs und niedrigen Preises wird *p-Methylacetophenon* vor allem in Seifen eingesetzt, in teueren Seifen auch als Ersatz für das strenger riechende *Acetophenon*[17]). Für Parfüme vom Typ Mimose, Cassie, Flieder und Heu.

[13]) Rupe und Steinbach, Ber. dtsch. chem. Ges. **43**, 3465 (1910).
[14]) Wilson und Keenan, J. Assoc. Offic. agr. Chem. **13**, 390 (1930).
[15]) Meyer und Bernhauer, Monatsh. Chem. **53/54**, 729 (1929).
[16]) Sah und Hsü, Rec. Trav. chim. Pays-Bas **59**, 352 (1940).
[17]) F. Winter, Riechstoffe und Parfümierungstechnik, Wien 1933, S. 121.

Benzylaceton

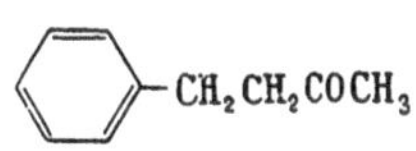

4-Phenylbutanon-2. Methyl-β-phenyläthylketon

$C_{10}H_{12}O$. Mol.-Gew. 148,20

Vorkommen: im Extraktöl des Aloeholzes (Agaröl, von *Aquillaria agallocha* Roxb.)[1]). Wahrscheinlich ist es erst bei der vor der Wasserdampfdestillation erfolgten Verseifung entstanden.[2])

Gewinnung: durch Hydrieren von *Benzalaceton* in Gegenwart von kolloidalem Palladium[3]), Platinschwarz[4]), Nickel[5]), mit Natriumamalgam[6]);

[1]) K. Kafuku und N. Ichikawa, J. chem. Soc. Japan **56**, 1155 (1935); C. A. **30**, 240 (1936).
[2]) Vgl. Ber. Schimmel **1936**, 6.
[3]) C. Smith, J. chem. Soc. (London) **105**, 1706 (1914).
[4]) G. Vavon, C. R. hebd. Séances Acad. Sci. **154**, 1706 (1912); Ann. Chim. [9] **1**, 190 (1914).
[5]) Rupe und Müller, Helv. chim. Acta **4**, 847 (1912).
[6]) Harries und Eschenbach, Ber. dtsch. chem. Ges. **29**, 383 (1896).

auch durch Verseifen von *α-Benzylacetessigester*[7]) und durch Erhitzen von *Benzylacetoacetat* mit Wasser[8]).

Eigenschaften: $Sdp._{760}$ 235°, $Sdp._{13}$ 115°, d_4^{22} 0,9849, n_D^{22} 1,511.

Der Geruch ähnelt Benzylacetat, ist aber jasminähnlicher; Geschmack ist brennend.

Identifizierung:

Oxim, Schmp. 87°[4]);

Semicarbazon, Schmp. 142°[4]);

p-Nitrophenylhydrazon, Schmp. 117°[9]).

Verwendung: für Jasmin-, Gardenia- und Hyacinthenkompositionen. Verleiht vor allem Seifenparfüms eine frischere Note.

[7]) F. L. EHRLICH, Liebigs Ann. Chem. **187**, 15 (1877). – I. GUARESCHI, C. **1901**, I. 581. – NEBER und UBER, Liebigs Ann. Chem. **467**, 63 (1928).

[8]) H. MEERWEIN, Liebigs Ann. Chem. **398**, 249 (1913).

[9]) FEIST und RAUTERBERG, Ber. dtsch. chem. Ges. **55**, 3704 (1922).

Capillon

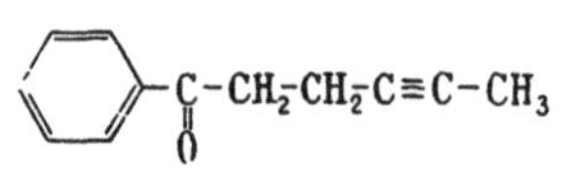

1-Phenylhexin-4-on-1

$C_{12}H_{12}O$. Mol.-Gew. 172,22

Vorkommen: im ätherischen Öl von *Artemisia capillaris*[1])[2]).

Konstitution: aufgeklärt von R. HARADA[2]).

Capillon gab bei der katalytischen Hydrierung *Caprophenon* $C_{12}H_{16}O$ (Schmp. 25 bis 26°), bei der $KMnO_4$-Oxydation *Oxal-*, *Benzoe-* und *Essigsäure* und bei der Ozonolyse *Benzoylpropionsäure* (Schmp. 114 bis 115°). Obwohl es im UV-Spektrum keine Absorption bei 226 bis 229 mμ aufweist, nahm er obige Struktur an.

Diese konnte R. HARADA[3]) durch Synthese beweisen. *1-Brombutin-2* gibt mit NaJ *1-Jodbutin-2*, das mit *Benzoylessigsäure-äthylester* über *1-Phe-*

[1]) ARIMA und OKAMOTO, J. chem. Soc. Japan **51**, 780 (1930).

[2]) R. HARADA, J. chem. Soc. Japan, pure Chem. Sect. **77**, 990 (1956); C. **1957**, 10348.

[3]) R. HARADA, J. chem. Soc. Japan, pure Chem. Sect. **77**, 1036 (1956); C. **1957**, 10349.

nylhexin-4-on-1-carbonsäure-2-äthylester in *1-Phenylhexin-4-on-1* übergeht. Dieses hat die gleichen Eigenschaften wie *Capillon*, geht bei der Reduktion mit LINDLAR-Katalysator in *cis-Phenylpenten-3-ylketon* und bei der Reduktion mit Palladium in *Caprophenon* über.

Vgl. hierzu auch die Untersuchungen über *Agropyren* (*Capillen*) Bd. IIIa, S. 414).

Eigenschaften: Schmp. 70°[2]).

UV-Spektrum: R. HARADA[2])[3]).

Identifizierung:

Oxim, feine Nadeln (aus Äthanol), Schmp. 110 bis 111°[2]);

Semicarbazon, Blättchen (aus Äthanol und Äther), Schmp. 143 bis 144°[2]);

2,4-Dinitrophenylhydrazon, orangerote Nadeln (aus Essigester), Schmp. 171 bis 172°[2]).

4. Unbekannte Ketone

Dimethylcyclohexenon

$C_8H_{12}O$. Mol.-Gew. 124,18

M. Stoll und W. Scherrer[1]) fanden im Eichenmoosextraktöl aus Serajewo ein Keton, das wahrscheinlich ein *Dimethylcyclohexenon* ist. Es riecht nach Bittermandelöl und Cumarin und bildet ein *Semicarbazon* mit Schmp. 159°.

[1]) Chim. et Ind. 17e Congr. Chim. Ind. Paris 1937; nach Ber. Schimmel **1939**, 19.

Benihion

K. Kafuku und N. Ischikawa[1]) isolierten dieses Keton aus dem Blätteröl von *Chamaecyparis formosensis*. Es schmilzt bei 139 bis 140° (aus 70proz. Alkohol) und ist wahrscheinlich ein Monoterpenketon.

[1]) Bull. chem. Soc. Japan **6**, 94 (1931); C. **1931**, II. 586.

Chrysanton

$C_{10}H_{16}O$. Mol.-Gew. 152,23

B. Takahashi[1]) isolierte dieses Keton aus dem Blütenöl von *Chrysanthemum lavandulaefolium* var. *typicum*. $Sdp._{10}$ 75 bis 76°, Semicarbazon Schmp. 185 bis 186°, p-Nitrophenylhydrazon Schmp. 134 bis 135°, 2,4-Dinitrophenylhydrazon Schmp. 115 bis 116°.

[1]) J. chem. Soc. Japan **54**, 843 (1933); C. A. **28**, 257 (1934); Ber. Schimmel **1934**, 12.

Kikuketon A und B

$C_{10}H_{16}O$. Mol.-Gew. 152,23

Vorkommen: T. Tsumaki, S. Hattori und M. Kuramoto[1]) isolierten aus dem Blütenöl von *Chrysanthemum indicum* über die 2,4-Dinitrophenylhydrazone zwei Ketone, die sie als *Kikuketon A* und *B* unterschieden.

Nach M. Kotake und H. Nonaka[2]) ist wahrscheinlich auch im Blütenöl von *Chrysanthemum sinense Kikuketon A* enthalten.

Isolierung: Letztere gewannen das Keton aus dem Neutralteil des Chrysanthemenöls nach Entfernen der Aldehyde mittels Bisulfits und des *Borneols* als sauren Phthalester über das Semicarbazon.

Eigenschaften:
Kikuketon A: Schmp. 152 bis 153°;
Kikuketon B: Schmp. 125 bis 126°.[1])

Identifizierung:
Kikuketon A -semicarbazon, Schmp. 187°[2]).
Kikuketon A -2,4-dinitrophenylhydrazon, Schmp. 155 bis 155,5°[2]).

[1]) T. Tsumaki, S. Hattori und M. Kuramoto, Repts. Res. Sci. Dept. Kyushu Univ. **1**, 10 (1947); C. A. **46**, 4506 (1952).
[2]) M. Kotake und H. Nonaka, Liebigs Ann. Chem. **607**, 153 (1957).

Santalon

$C_{11}H_{16}O$. Mol.-Gew. 164,24

Vorkommen: im ostindischen Sandelholzöl[1])[2]).

Isolierung: über das Semicarbazon.

Eigenschaften:
Sdp. 214 bis 215°, $Sdp._{15}$ 88 bis 89°, d_{15}^{15} 0,9906, α_D — 62,0°[1]).
Sdp. 213 bis 216°, d_{15}^{15} 0,9909, n_D^{20} 1,50021, α_D — 41°32′[2]).

Identifizierung:
Semicarbazon, Schmp. 174 bis 176°
Oxim, Schmp. 74,5 bis 75,5°.

[1]) F. Müller, Arch. Pharmaz. **238**, 371 (1900).
[2]) Schimmel & Co., Ber. Schimmel Oktober **1910**, 98, 105.

Parmon

$C_{13}H_{20}O$. Mol.-Gew. 192,29

Vorkommen: im ätherischen Veilchenblütenöl (etwa 0,04 %)[1]).

Im Veilchenblätteröl ist *Parmon* nicht gefunden worden.

Isolierung: als Semicarbazon abgeschieden und mittels des Reagenzes von GIRARD gereinigt.

Eigenschaften: Flüssigkeit mit sehr feinem, aber etwas schwachem Geruch, der veilchenähnlicher als der der Jonone, Methyljonone und Irone ist. $Sdp._{12}$ 110 bis 120°.

Identifizierung:

4-Phenylsemicarbazon, Schmp. 166 bis 168°;

p-Bromphenylhydrazon, Schmp. 132 bis 133°, $[\alpha]_D$ + 48° (in Alkohol).

[1]) L. RUZICKA und Mitarbeiter, C. R. XVII Congr. Chim. Ind. **1937**, 915; nach Perfum. Record **29**, 174 (1938). – L. RUZICKA und H. SCHINZ, Helv. chim. Acta **25**, 763 (1942).

Atractylon

$C_{14}H_{18}O$. Mol.-Gew. 202,28

Vorkommen: im Öl von *Atractylis ovata* Thunb. von S. TAKAGI und G. HONGO[1]) nachgewiesen.[2]), im Öl von *Atractylodes japonica* von I. YOSHIOKA, S. TAKAHASHI und H. HIKINO[3]).

Eigenschaften: Schmp. 42°, Sdp. 131 bis 132°, d_4^{21} 1,0269, n_D^{21} 1,52627, α_D^{21} 39,65°[1]).

Ist an der Luft unbeständig, in Lösung und unter Luftabschluß beständig. Gibt mit Salzsäure und Vanillin eine kirschrote Färbung; die Fichtenspan-Salzsäure-Reaktion fällt violett aus.

Hydrierung in Gegenwart von Platin in Essigsäure führt zu einer Hexahydroverbindung $C_{14}H_{24}O$, einem farblosen, beständigen Öl ($Sdp._4$ 135

[1]) S. TAKAGI und G. HONGO, J. pharmac. Soc. Japan **1924**, No. 509, S. 539; nach J. Soc. chem. Ind. **43**, B. 924 (1924).

[2]) Vgl. auch F. V. WELLS, Soap, Perfum. Cosmetics **32**, 261 (1959).

bis 136°); der Vorlauf von deren Fraktionierung bildete nach viermonatigem Aufbewahren die Verbindung $C_{14}H_{22}O_2$ (Schmp. 178°).[1])

Hat nach I. Yoshioka, S. Takahashi und H. Hikino[3]) die Zusammensetzung $C_{15}H_{20}O$.

[3]) Yakugaku Zasshi **80**, 1564 (1960): C. A. **55**, 9456 (1961). — vgl. S. Takahashi, H. Hikino und Y. Sasaki, Yakugaku Zasshi **79**, 541 (1959); C. A. **53**, 15479 (1959).

SACHREGISTER

www.ingramcontent.com/pod-product-compliance
Lightning Source LLC
LaVergne TN
LVHW081356011026
849161LV00013BA/2827
* 9 7 8 3 1 1 2 7 8 0 5 4 1 *